# 现代临床

# 内科疾病诊治解析

张素娇 等◎主编

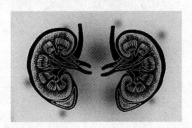

U0222557

长江出版传媒 湖北科学技术出版社

图书在版编目（C I P）数据

现代临床内科疾病诊治解析 / 张素娇等主编. — 武
汉：湖北科学技术出版社，2023.6
ISBN 978-7-5706-2651-9

Ⅰ.①现… Ⅱ.①张… Ⅲ.①内科-疾病-诊疗
Ⅳ.①R5

中国国家版本馆CIP数据核字(2023)第126053号

责任编辑：郑　灿　　　　　　　　　　　　　　　封面设计：喻　杨

出版发行：湖北科学技术出版社　　　　　　　　电话：027-87679468
地　　址：武汉市雄楚大街268号　　　　　　　　邮编：430070
　　　　　（湖北出版文化城B座13-14层）
网　　址：http://www.hbstp.com.cn
印　　刷：湖北星艺彩数字出版印刷技术有限公司　　　　邮编：430070
787×1092　　　1/16　　　　　　　　　　　23.25印张　552千字
2023年6月第1版　　　　　　　　　　　　　　2023年6月第1次印刷
　　　　　　　　　　　　　　　　　　　　　　定价：88.00元

# 《现代临床内科疾病诊治解析》
# 编委会

# 前　言

随着社会的发展和进步,临床医学模式不仅要重视生物学因素,还要更加重视心理、社会和环境因素及生活方式对疾病的影响。内科疾病治疗的目标已不仅是治愈某一个疾病,还要促进康复、减少残疾、提高生活质量。在治疗上要采取多样化综合治疗,从单纯治疗到预防和治疗相结合,从防病、治病扩展到对人群的健康监护及提高人体身心素质。医学模式的转变,对临床医师的知识结构提出了更高、更新的要求,以适应这一模式的转变。

本书重点介绍了临床内科常见病、多发病的病因、发病机制、临床表现、诊断方法和治疗手段等,包括呼吸内科疾病,如感染性呼吸疾病、气管支气管疾病、肺肿瘤等;心血管内科疾病,如高血压、心力衰竭、心律失常等;消化内科疾病,如胃肠和食管疾病、肝脏疾病等,肾内科疾病,如肾炎综合征、肾小管性酸中毒、肾皮质感染等;内分泌科疾病,如糖尿病、甲状腺疾病、肾上腺疾病等内容。本书内容全面,条理清晰,结构合理,融科学性、系统性、理论性及学术性为一体,可供内科工作者参阅。

本书在编写过程中,参考了许多专业书籍和文献,得到了相关专家的支持和帮助。尽管我们付出了很大的努力,但由于编者水平有限,时间和精力不足,本书难免有不足之处,我们恳切地希望专家及广大读者批评指正,谢谢。

编　者

# 目　录

# 第一章　呼吸内科疾病

## 第一节　急性上呼吸道感染

急性上呼吸道感染是指自鼻腔至喉部之间急性炎症的概称,是呼吸道最常见的一种传染病。70％～90％的由病毒引起,少数由细菌引起,细菌感染常继发于病毒感染之后。本病四季(多发于冬春季)、任何年龄均可发病,通过含有病毒的飞沫、雾滴或经污染的用具进行传播,多数为散发性,但常在气候突变时流行。由于病毒的类型较多,人体对各种病毒感染后产生的免疫力较弱且短暂,并无交叉免疫,同时在健康人群中有病毒携带者,故一个人1年内可有多次发病。

### 一、病因和发病机制

急性上呼吸道感染多由病毒引起。主要有流感病毒(甲、乙、丙)、副流感病毒、呼吸道合胞病毒、腺病毒、鼻病毒、艾柯病毒、柯萨奇病毒、麻疹病毒、风疹病毒。细菌感染可直接或继病毒感染之后发生,以溶血性链球菌为多见,其次为流感嗜血杆菌、肺炎球菌和葡萄球菌等。偶见革兰阴性菌。其感染的主要表现为鼻炎、咽喉炎或扁桃体炎。

急性上呼吸道感染常于机体抵抗力降低时发生,如受寒、劳累、淋雨等情况,原已存在或由外界侵入的病毒和(或)细菌迅速生长繁殖,导致感染。本病预后良好,有自限性,一般5～7天痊愈。常继发支气管炎、肺炎、鼻窦炎,少数人可并发急性心肌炎、肾炎、风湿热等。

### 二、诊断

#### (一)临床表现

根据病因不同,临床表现可有不同的类型。

1.普通感冒

普通感冒俗称"伤风",又称急性鼻炎,以鼻咽部卡他症状为主要表现。成年人多数为鼻病毒引起,其次为副流感病毒、呼吸道合胞病毒、艾柯病毒、柯萨奇病毒等。起病较急,初期有咽干、咽痒或烧灼感,发病同时或数小时后,可有喷嚏、鼻塞、流清水样鼻涕,2～3天或以后变稠。可伴咽痛,有时由于咽鼓管炎使听力减退,也可出现流泪、味觉迟钝、呼吸不畅、声嘶、少量咳嗽等。一般无发热及全身症状,或仅有低热、不适、轻度畏寒和头痛。检查可见鼻腔黏膜充血、水肿、有分泌物,咽部轻度充血。如无并发症,一般经3～7天痊愈。

2.急性病毒性咽炎、喉炎

根据病毒对上、下呼吸道感染的解剖部位不同引起的炎症反应,临床可表现为咽炎、喉炎。急性病毒性咽炎多由鼻病毒、腺病毒、流感病毒、副流感病毒以及肠病毒、呼吸道合胞病毒等引起。临床特征为咽部发痒和灼热感,当有咽下疼痛时,常提示有链球菌感染;咳嗽少见;流感病毒和腺病毒感染时可有发热和乏力。体检咽部明显充血和水肿,颌下淋巴结肿大且触痛。腺病毒咽炎可伴有结膜炎。

急性病毒性喉炎多由鼻病毒、流感病毒甲型、副流感病毒及腺病毒等引起。临床特征为声嘶、讲话困难、咳嗽时疼痛,常有发热、咽炎或咳嗽,体检可见喉部水肿、充血,局部淋巴结轻度肿大和触痛,可闻及喘息声。

**3.疱疹性咽峡炎**

疱疹性咽峡炎常由柯萨奇病毒 A 引起,表现为明显咽痛、发热,病程约 1 周。检查可见咽充血,软腭、悬雍垂、咽及扁桃体表面有灰白色疱疹有浅表溃疡,周围有红晕。多于夏季发作,多见儿童,偶见于成年人。

**4.咽结膜热**

咽结膜热主要由腺病毒、柯萨奇病毒等引起。临床表现有发热、咽痛、畏光、流泪,咽及结膜明显充血。病程 4～6 天,常发生于夏季,游泳中传播。儿童多见。

**5.细菌性咽-扁桃体炎**

细菌性咽-扁桃体炎多由溶血性链球菌引起,其次为流感嗜血杆菌、肺炎球菌葡萄球菌等引起。起病急,明显咽痛、畏寒、发热,体温可达 39℃以上。查体可见咽部明显充血,扁桃体肿大、充血、表面有黄色点状渗出物,颈下淋巴结肿大、压痛,肺部无异常体征。

**(二)实验室检查**

**1.血象**

病毒性感染见白细胞计数正常或偏低,淋巴细胞比例升高。细菌感染有白细胞计数与中性粒细胞增多和核左移现象。

**2.病毒和病毒抗原的测定**

视需要可用免疫荧光法、酶联免疫吸附检测法、血清学诊断和病毒分离鉴定,以判断病毒的类型,区别病毒和细菌感染。

**3.细菌学检查**

可通过痰细菌培养或咽拭子细菌培养判断细菌类型并行药敏试验。

## 三、鉴别诊断

本病需与下列疾病鉴别。

**(一)变应性鼻炎**

临床上很像普通感冒,所不同者起病急骤、鼻腔发痒、频繁喷嚏、流清水样鼻涕,发作与环境或气温突变有关,受异常气味刺激亦可发作,数分钟至 2 小时症状消失。检查:鼻黏膜苍白、水肿,鼻分泌物涂片可见嗜酸性粒细胞增多。

**(二)流行性感冒**

流行性感冒常有明显的流行趋势。起病急,全身症状较重,高热、全身酸痛、结膜炎症状明显,但鼻咽部症状较轻。取患者鼻洗液中黏膜上皮细胞的涂片标本,用荧光标记的流感病毒免疫血清染色,置荧光显微镜下检查,有助于早期诊断,或病毒分离或血清学诊断可供鉴别。

**(三)急性传染病前驱症状**

如麻疹、脊髓灰质炎、脑炎等在患病初常有上呼吸道症状,在这些病的流行季节或流行区应密切观察,并进行必要的实验室检查,以资区别。

#### 四、治疗

##### (一)病因治疗

###### 1.抗病毒治疗

目前尚无特殊抗病毒药物。普通感冒及急性咽炎、喉炎主要选用吗啉胍和其他抗感冒药，如复方感冒灵、三九感冒冲剂、复方酚咖伪麻胶囊(力克舒)、复方盐酸伪麻黄碱缓释胶囊(康泰克)等；化学药物治疗病毒感染，尚不成熟。吗啉胍(ABOB)对流感病毒和呼吸道病毒有一定疗效。阿糖腺苷对腺病毒感染有一定效果。利福平能选择性抑制病毒 RNA 聚合酶，对流感病毒和腺病毒有一定的疗效。近年发现一种人工合成的、强有力的干扰素诱导药——聚肌苷酸聚胞苷酸可使人体产生干扰素，能抑制病毒的繁殖。

###### 2.抗菌药物治疗

如有细菌感染(如细菌性咽-扁桃体炎等)，可根据病原菌选用敏感的抗菌药物。经验用药常选青霉素、第一代头孢菌素、大环内酯类或氟喹诺酮类。单纯的病毒感染一般可不用抗生素；但由于常并发细菌感染，因此，临床上常用抗菌药物作为上呼吸道感染的主要治疗措施。

##### (二)对症治疗

病情较重或发热者或年老体弱者应卧床休息，忌烟，多饮水，室内保持空气流通。如有发热、头痛，可选用解热镇痛药如复方阿司匹林、索米痛片等口服。咽痛可用消炎喉片含服，局部雾化治疗。鼻塞、流鼻涕可用 1% 麻黄碱滴鼻等。

##### (三)并发症治疗

出现并发症时，按并发症治疗原则进行处理。

# 第二节　流行性感冒

流行性感冒(influenza)简称流感，是流感病毒引起的急性呼吸道传染病。流感可以累及上呼吸道和(或)下呼吸道，常伴有全身症状，如发热、头痛、肌痛和乏力，呼吸道卡他症状相对较轻。流感发病率高，易引起暴发流行和大流行。虽有自限性，但在老年人及其他免疫功能低下者易导致流感病毒性肺炎或继发细菌感染而导致死亡。

#### 一、病因和发病机制

流感的传染源主要是急性期的流感患者。患病初始 2～3 天传染性最强，病后 1～7 天均有一定传染性。流感病毒在外界环境中存活时间极短，主要通过飞沫传播。除新生儿外，其他人群对流感普遍易感。病后有一定的免疫力，但流感病毒类型之间无交叉免疫力，加之流感病毒不断发生变异，故可引起反复发病。流感病毒属正黏病毒科，系 RNA 病毒。病毒颗粒呈球形或细长形，直径为 80～120nm，有一层脂质包膜，膜上有糖蛋白刺突，是由血凝素(H)和神经氨酸酶(N)所构成，均具有抗原性。流感病毒分甲、乙、丙 3 型。流感病毒颗粒的飞沫(直径一般＜10μm)吸入呼吸道后，病毒的神经氨酸酶破坏神经氨酸，使黏蛋白水解，糖蛋白受体暴露，病毒依靠糖蛋白受体特异性地吸附于细胞表面。病毒穿透细胞，在细胞核内进行复制，一个复制过程的周期为 4～6 小时,排出的病毒扩散感染到附近细胞,并使大量呼吸道纤毛上皮细胞受染、变性、坏死、脱落,产生炎症反应。

## 二、诊断

### (一)临床表现

流感常见的临床表现为全身症状的突然发生,如畏寒、寒战、发热、头痛、肌痛或全身不适,并伴有呼吸系统症状,主要为咳嗽和咽痛。然而,临床表现的范围和程度变化相当大,轻症患者只有相当轻微的呼吸道症状,如咳嗽而无发热,则与普通感冒相似。流感亦可逐渐出现或突然暴发,临床表现严重者可有明显衰竭的症状,而呼吸系统症状相对较少。患者一般有发热,体温 38～41℃。起病后第 1 天可出现体温的急剧上升,2～3 天后体温逐渐下降。偶有发热可延续 1 周以上,有时患者伴有畏寒、寒战。头痛较为普遍,全身肌痛常见,常累及下肢和腰背部,也可发生关节痛。随着全身症状的消退,患者呼吸系统的主诉变为突出,有咽痛或持续性的咳嗽,可持续 1 周或更长时间,伴有胸骨后不适。眼部的症状和体征包括眼球运动时疼痛、畏光和眼部烧灼感。无并发症的流感患者通常无明显体征。疾病早期,患者皮肤潮红、干燥和发热、有时肢体可多汗或呈花斑状,尤其在老年患者中较为显著。虽然患者有显著的咽痛,但咽喉部检查常无明显阳性表现,但有时有黏膜充血和鼻后部分泌物增多。颈部淋巴结有轻度肿大。大部分患者查体正常,少数患者有干啰音和散在湿啰音。如有明显的肺部并发症时,患者可有呼吸困难、发绀、双肺弥散性啰音和肺部实变体征。无并发症的流感患者,急性症状可于 2～5 天消退,大多数病例在 1 周内可缓解。然而,极少数患者,尤其是老年患者,衰弱(流感后衰弱)或乏力将持续数周。

### (二)并发症

#### 1.肺部并发症

(1)原发性流感病毒性肺炎:很少见,但较严重。临床上除有流感症状外,常有持续高热不退、咳嗽、咯血、呼吸困难和发绀等症状。早期患者肺部可无体征,重症患者体检时双肺呼吸音低,可闻及弥散性湿啰音。胸部 X 线片示弥散间质浸润或表现为急性呼吸窘迫综合征的影像学改变。血气分析有低氧血症的表现。呼吸道和肺实质分泌物的病毒培养,尤其在疾病早期采集标本,病毒的滴度明显升高。重症原发性病毒性肺炎病例中,组织病理学可发现肺泡间隔有明显的炎症反应,伴水肿和淋巴细胞、巨噬细胞的浸润,偶可见浆细胞和中性粒细胞浸润。肺泡毛细血管有微血栓形成,伴有坏死和出血。有心脏病(尤其是二尖瓣狭窄的患者)、慢性肺疾病、老年人以及某些孕妇易患流感病毒性肺炎。

(2)细菌性肺炎:多见于有慢性心肺疾病患者。在急性流感后可合并细菌性肺炎,多在流感后 2～4 天病情加重,出现寒战、发热加重,全身中毒症状加重,并出现咳嗽加剧、咳脓性痰、胸痛、气急、发绀。体检可出现肺部实变体征,肺部满布湿啰音。胸部影像学检查示肺部实变。痰液涂片或培养常可找见致病菌,常见致病细菌有:肺炎链球菌、金黄色葡萄球菌和流感嗜血杆菌。

(3)混合性病毒和细菌性肺炎:此类肺炎具有原发性流感病毒性肺炎和继发性细菌性肺炎的特征。患者的临床症状可逐渐加重或在短暂的症状改善后,又出现临床表现的恶化,最后出现细菌性肺炎的特点。痰培养可发现流感 A 病毒和上述致病细菌。

2.肺外并发症

(1)Reye综合征(脑病脂肪肝综合征):是甲型和乙型流感的一种以肝、神经系统为主的严重并发症,多见于2～16岁儿童。临床特征是在上呼吸道感染热退数日后出现恶心,呕吐,继而出现嗜睡、昏迷、惊厥等中枢神经系统症状。查体有肝大。实验室检查血清转氨酶和乳酸脱氢酶水平的增加,可出现低血糖。脑脊液压力升高而实验室检查正常。本综合征的发病机制尚不清楚,现已发现与使用阿司匹林治疗有关。流感后偶可并发肌炎、横纹肌溶解和肌红蛋白尿。急性肌炎时受累肌群可有非常明显的触痛,最常发生在腿部,严重时肌肉呈明显肿胀而无弹性。血清肌酸磷酸激酶可明显增加。个别患者因肌红蛋白尿而导致肾衰竭。病理显示脑水肿和缺氧性神经细胞退行性变,肝细胞有脂肪浸润。

(2)毒性休克综合征:多在流感后出现,伴有呼吸衰竭。血液中可有流感抗体增高,气管分泌物可找到致病菌,以金黄色葡萄球菌为多见。

另外,可出现中枢神经系统的并发症,包括脑炎、横贯性脊髓炎及吉兰-巴雷综合征。老年人如有心血管、肺疾病及肾疾病时,流感可促使这些原有疾病恶化,导致不可逆的改变和死亡。

### (三)实验室检查

流感急性期可从咽拭子、鼻咽洗出液或痰中分离出病毒。免疫荧光或血凝抑制试验可确定流感病毒的类型。用亚型特异性抗血清做血凝抑制试验能区分 A 型流感病毒血凝素亚型($H_1$、$H_2$、$H_3$)。血清学诊断需要对急性期血清和发病后 10～14 天的血清抗体滴度进行比较,主要用作回顾性诊断。如应用血凝抑制试验、补体结合试验检出抗体呈 4 倍以上升高,或 ELISA 检出抗体效价显著增高,则对急性流感的诊断有较大的意义。白细胞数量的变化较大,早期阶段白细胞较低,以后可为正常或稍升高。如有严重的病毒或细菌感染时,白细胞可呈显著的降低。当白细胞高于 $15.0 \times 10^9$/L 时,提示继发性细菌性感染。

## 三、流行性感冒的鉴别诊断

需要与其他有"流感样症状"的疾病进行鉴别,从患者表现来看很难区别这些疾病,应该由专业医生通过进一步血液检查、影像学检查、病原学检查等做出判断。

### (一)普通感冒

普通感冒传染性弱,病情较轻,以喷嚏、流涕等为主要表现;普通感冒的流感病原学检测阴性,或可找到相应的感染病原证据。

### (二)其他上呼吸道感染

包括急性咽炎、扁桃体炎、鼻炎和鼻窦炎。感染与症状主要限于相应部位,局部分泌物流感病原学检查阴性。

### (三)其他下呼吸道感染

流感有咳嗽症状或合并气管-支气管炎时,需与急性气管-支气管炎相鉴别;合并肺炎时需要与其他肺炎,包括细菌性肺炎、衣原体肺炎、支原体肺炎、病毒性肺炎、真菌性肺炎、肺结核等相鉴别。根据临床特征可做出初步判断,病原学检查可资确诊。

## 四、治疗

### (一)基本治疗

加强支持治疗和预防并发症,休息,多饮水,注意营养,饮食要易于消化,特别在儿童和老年患者应予以充分强调。密切观察和监测并发症。

**(二)抗病毒药物的应用**

以往常用药物有金刚烷胺(Amantadine)和金刚乙胺(Rimantadine)。但由于药物的不良反应、缺少理想的治疗效果并且有诱发产生耐药病毒株的倾向,这些药物的临床应用价值有限。新一代抗流感病毒药物神经氨酸酶抑制药(Neuraminidase inhibitor)已开始在临床应用,1999年起第一个被批准应用的药物为扎那米韦(Zanamiver)。抗病毒药物治疗需在起病1~2天使用,才能取得疗效。

1.金刚烷胺和金刚乙胺

金刚烷胺和金刚乙胺的体内外抗病毒活性主要限于A型流感病毒,金刚乙胺的抗病毒活性与金刚烷胺相似,但对某些A型流感病毒株的活性比金刚烷胺强4~10倍。金刚烷胺和金刚乙胺主要抑制A型流感病毒在细胞内复制,可用于预防和治疗亚洲A型流感病毒引起的流感,尤其当病毒的抗原变异株引起流感大流行时,临床应用意义更大。

当流行的流感病毒株与疫苗的病毒株免疫原性相差很大时,或接种人群不能耐受流感疫苗时,金刚烷胺和金刚乙胺可以作为免疫接种的替代和辅助治疗。一般用药要早,在流行期间应持续用药,通常需要6周,其有效率可达70%~90%。

用药剂量:①1~9岁,每天3~4mg/kg,1/d或分成2次使用,每天剂量不超过75mg;②10~65岁,200mg/d,分成1~2次使用;③>65岁者,100mg/d;④对肾功能不全或有活动性癫痫大发作的患者可适当减量。高危人群免疫接种的同时,口服金刚烷胺直至机体对免疫接种起保护性免疫应答反应,一般需要用药2周。

治疗流感应在发病24~48小时应用,可减轻发热和全身症状,减少病毒的排出,防止流感病毒的扩散。疗程一般为5~7天或在症状改善后再维持48小时。文献报道,高剂量金刚烷胺和金刚乙胺(每天400~500mg)可缩短流感病毒性肺炎的病程。金刚烷胺和金刚乙胺也可采用气溶胶形式给药,浓度为10g/L,2/d,每次30min,疗程1~2周。

金刚烷胺每天剂量<200mg,不良反应的发生率较低,为1%~2%。每天剂量超过300mg时,患者可出现失眠、焦虑、注意力不集中等不良反应,偶可引起惊厥,故癫痫病患者慎用。长期用药双下肢可出现网状青斑,可能与儿茶酚胺释放引起外周血管的收缩有关。金刚烷胺的最大耐受剂量为每天400~500mg。金刚乙胺的耐受性较好,极少引起中枢神经系统的不良反应。

2.神经氨酸酶(NA)抑制药

Zanamiver为新的抗病毒药物。NA的主要作用是从促进感染的气道上皮细胞释放新的病毒颗粒,NA抑制药通过抑制病毒NA的作用而发挥其治疗效应。扎那米韦能有效地抑制流感病毒A和B的所有病毒株。扎那米韦不容易穿透细胞膜,故不能为胃肠道所吸收。由于这一缘故,应用该药时需通过吸入给药。

扎那米韦的剂量和用法:对治疗流感病毒A或B所致的流感,剂量为10mg经口吸入,每天2次,共5天。治疗应在出现症状后48小时内进行。对老年人或肝肾功能不全的患者不需要调整剂量。目前不主张应用于年龄<12岁的儿童,孕妇或哺乳期的妇女也不推荐使用该药。

## （三）对症治疗

常用对症治疗药物如下。

### 1.抗胆碱能喷鼻剂

如异丙托溴铵（Ipratropium bromide）对流鼻涕、打喷嚏有效，特别是病程早期第 1 天开始使用。药理作用为抑制鼻部分泌物，减轻鼻部充血。15%～20%的患者可出现黏液涕中带血丝的不良反应。

### 2.伪麻黄碱

作用于呼吸道黏膜肾上腺素能受体，缓解鼻黏膜充血，减轻鼻塞，从而改善睡眠。对心脏和其他外周血管 α 受体作用甚微。不宜长期应用，3～5 天为限。

### 3.抗组胺药

第一代抗组胺药物如马来酸氯苯那敏（扑尔敏），对减少打喷嚏和流鼻涕有效。老年人有前列腺肥大者慎用。

### 4.解热镇痛药

在发热和肌肉酸痛、头痛时患者可选择。以对乙酰氨基酚（扑热息痛）最常用，它不但具有解热镇痛作用，还能降低机体对氧的需要，减少发热时所致的水分丧失等。但应避免与抗 HIV 药物齐夫拉定同时使用。过去曾用水杨酸盐（阿司匹林）作为流感的解热药物，其反复应用会增加病毒排出量，而改善症状轻微，且发现与 Reye 综合征有一定的关系，尤其在儿童中，现已不予推荐。

### 5.镇咳药

一般不主张使用，但在咳嗽剧烈影响休息时可酌情使用，以右美沙芬应用较多。

目前市面上各种抗感冒药多含有上述 1～5 类药物，常为复方制剂，如新康泰克为盐酸伪麻黄碱和马来酸氯苯那敏合剂。不同品种所含成分及剂量有差别，应根据症状进行合理选择。

## （四）抗菌药物

大部分无并发症的流感患者并不需要抗生素治疗。继发性细菌性肺炎是流感的一个重要并发症。常常是金黄色葡萄球菌感染所致，而肺炎链球菌、流感嗜血杆菌、革兰阴性菌感染较为少见。金黄色葡萄球菌肺炎常造成临床症状迅速恶化。通常抗菌药物中应包括一种抗金黄色葡萄球菌的药物。获得细菌培养和药物敏感试验结果后，应及时酌情调整抗菌药物。

# 五、预防

## （一）早期发现和快速诊断流感、及时报告和隔离、治疗患者

凡遇到以下情况，应疑有该病流行，及时上报疫情：①门诊上呼吸道感染患者连续 3 天持续增加，并有直线上升趋势；②连续出现临床典型流感病例；③有发热性感冒患者 2 例以上的家庭连续增加。遇上述情况，应采取措施，早期就地隔离，降低发病率，控制流行。在大型集会和集会活动，接触者应戴口罩。

## （二）药物预防

盐酸金刚烷胺预防甲型流感有一定效果，乙型流感则无效。奥司他韦对甲、乙型流感均有预防作用。因此，在流行早期必须确定流行株的型别，才能对没有保护的人群进行药物预防。干扰素和转移因子预防流感效果不确切。

**(三)疫苗预防**

流感疫苗可分为减毒活疫苗和灭活疫苗两种。接种后 6 个月至 1 年有预防同型流感的作用,发病率可降低 50%～70%。活疫苗采用喷鼻法,以集中使用为宜,使接种率达到 70% 以上。灭活疫苗采用三价疫苗皮下注射法,在中、小流行期,只在重点人群中使用。疫苗使用的主要问题是毒株的经常变异,制造疫苗的毒株力求接近流行株。通常,每年儿童在 1 个月内应分开 2 次接种流感疫苗,而成年人每年只需接种 1 次。如果流行的病毒与疫苗相匹配时,65 岁以下的健康人群中,流感疫苗的预防率可达 75%。在老年人中接种流感疫苗后,因流感和肺炎而住院的比例可下降 30%～70%。目前所使用的流感疫苗已被高度纯化,故很少有不良反应。但 25%～50% 的接种者可有局部的接种反应,5% 的接种者在 8～24 小时会出现低热或轻微的全身症状。由于疫苗是鸡胚制作的,所以,对鸡蛋过敏者应先进行脱敏或不应接种疫苗。

# 第三节　急性气管-支气管炎

急性气管-支气管炎为气管支气管树的急性炎症,临床主要症状有咳嗽和咳痰。病变局限于黏膜,病愈后支气管黏膜结构可以完全恢复正常,病程一般不超过 1 个月。冬季发病率高。老年人、小儿多见。尽管通常病情轻,但急性支气管炎在糖尿病和慢性肺或心脏病患者中可能很严重,常继发气流阻塞,肺炎是严重的并发症。

## 一、病因和发病机制

**(一)感染**

可以由病毒、细菌直接感染;也可因急性上呼吸道感染的细菌、病毒,在机体抵抗力降低时,乘机侵入支气管黏膜而引起炎症。常见的病原体有副流感病毒、流感病毒 A 和 B、腺病毒、冠状病毒呼吸道合胞病毒、柯萨奇病毒 A21、鼻病毒、引起风疹和麻疹的病毒、肺炎支原体、肺炎衣原体、百日咳杆菌、肺炎链球菌、流感嗜血杆菌、葡萄球菌等。

**(二)物理、化学因素**

如过冷空气、粉尘、烟雾或刺激性气体(氨气、氯气、硫化氢等)刺激气管黏膜引起炎症。

**(三)过敏反应**

常见变应原有花粉、有机粉尘、真菌孢子、细菌蛋白质等,可引起支气管过敏性炎症。

## 二、诊断

**(一)临床表现**

1.症状

(1)起病较急,往往先有急性上呼吸道感染的症状:鼻卡他症状,不适,寒战,低热,背部和肌肉疼痛以及咽喉痛等。

(2)咳嗽:剧烈咳嗽的出现通常是支气管炎出现的信号,开始时干咳无痰,但几小时或几天后出现少量黏痰,稍后出现较多的黏液或黏液脓性痰,偶可痰中带血,有些患者有烧灼样胸骨后痛或胸骨后发紧感、气促,咳嗽时加重,咳嗽、咳痰可延续 2～3 周才消失。

(3)发热:急性气管-支气管炎可有不同程度的发热,38℃左右,多于 3 天降至正常,持续发热提示可能合并肺炎。

2.体征

急性支气管炎肺部体征较少。可以无任何肺部体征;呼吸音可增粗,可能闻及散在的高音调或低音调干啰音,偶然在肺底部闻及捻发音或湿啰音,但啰音位置常不固定,咳嗽后可减少或消失。持续存在的肺部局部体征提示支气管肺炎的发生。

**(二)实验室检查**

1.血常规

外周血白细胞分类及计数多无明显改变,但细菌感染较重时,白细胞总数和中性粒细胞增高。

2.病原学检查

可通过痰培养行病原学检查,如细菌或支原体等。

3.X 线胸片

正常或双肺纹理增粗/增多。

### 三、鉴别诊断

**(一)流行性感冒**

起病急骤,发热较高,全身中毒症状如全身酸痛、头痛、乏力等明显。常有流行病史,并依据病毒分离和血清学检查,可供鉴别。

**(二)急性上呼吸道感染**

鼻咽部症状较明显,一般无咳嗽、咳痰,肺部无异常体征。

**(三)咳嗽变异性哮喘**

常规抗感染、镇咳治疗无效,此时支气管痉挛尚不明显,肺部听诊尚难听到哮鸣音,可行支气管激发试验或诊断性应用解痉药进行鉴别。

**(四)其他**

如支气管肺炎、肺结核、肺癌、麻疹、百日咳等多种肺部疾病可伴有急性支气管炎的症状,应做相应详细检查,以资鉴别。

### 四、治疗

**(一)一般治疗**

休息、保暖、多饮水、足够的热量、室内保持良好的通风等。

**(二)抗菌药物治疗**

根据感染的病原体及药敏试验选择抗菌药物治疗。一般未得到病原菌阳性结果前可选用大环内酯类、青霉素类、头孢菌类(第一代、第二代)、氟喹诺酮类。多数患者用口服抗菌药物即可,症状较重者可用肌内注射或静脉滴注。

**(三)对症治疗**

如镇咳、祛痰、降温等。

# 第四节 慢性阻塞性肺疾病

慢性阻塞性肺疾病(chronic obstructive pulmonary disease,COPD)由于其患者数多、病死率高、社会经济负担重,已成为一个重要的公共卫生问题,目前 COPD 已成为世界范围内第四位导致患者死亡的原因。在我国,COPD 同样是严重危害人民健康的重要疾病之一,据流行病学资料显示,我国北方及部分中部地区 15 岁以上人群中 COPD 的发病率约为 3%,说明COPD 在我国的患病率之高是十分惊人的。

近年来,随着吸烟人数的增加,在西方女性及中国、埃及、印度、古巴、墨西哥及南非等国COPD 的发病率有逐年增加的趋势。

## 一、定义

COPD 是一种常见的可以预防和可以治疗的疾病,其特征是持续存在的不可逆气流受限。气流受限呈进行性发展,伴有气道和肺对有害颗粒或气体所致慢性炎症反应的增强。急性加重和并发症影响患者整体疾病的严重程度。

## 二、COPD 与慢性支气管炎、肺气肿、哮喘的关系

COPD 与慢性支气管炎、肺气肿的关系密切。慢性支气管炎是指除外其他引起慢性咳嗽的原因后,患者每年咳嗽、咳痰 3 个月以上并连续 2 年以上。肺气肿是指终末细支气管远端气腔的异常持久地扩张,并伴有细支气管和肺泡壁的破坏。当患者只有慢性支气管炎和(或)肺气肿,但无气流受限时,则不能诊断为 COPD;一旦患者出现不可逆气流受限,则 COPD 诊断成立;无气流受限的慢性支气管炎可视为 COPD 的高危期。哮喘也具有气流阻塞,但其气流受限具有可逆性,而且哮喘的气道炎症不同于 COPD。部分患者可能出现 COPD 合并哮喘,可表现为不完全气流受限,临床上难以区分。

## 三、危险因素及发病机制

### (一)危险因素

COPD 的危险因素包括宿主因素和环境因素,COPD 的发生通常是这两种因素相互作用的结果。宿主因素研究最多的是 α 抗胰蛋白酶缺乏,但在我国尚无由 $α_1$ 抗胰蛋白酶缺乏引起肺气肿的正式报道。

目前其他参与 COPD 发病的基因尚未确定。环境因素包括:吸烟、职业性粉尘、化学物质、空气污染、感染等。其中,吸烟是 COPD 重要的发病因素,吸烟导致支气管上皮纤毛变短、不规则及运动障碍,不能有效清除有害颗粒,降低局部抵抗力,削弱吞噬细胞功能;吸烟者$FEV_1$ 年下降率快。

### (二)发病机制

目前认为,COPD 以气道、肺实质和肺血管的慢性炎症为特征,其中肺泡巨噬细胞、$CD8^+$T 细胞和中性粒细胞为主要的炎性细胞,这些细胞活化后释放多种炎性介质如白三烯 B4、IL-8、TNF-α 等,破坏肺结构并进一步促进中性粒细胞的炎症反应。另外,肺部的氧化/抗氧化及蛋白酶/抗蛋白酶失衡在 COPD 的发病中也起重要作用。

### 四、病理及病理生理

#### (一)病理

COPD的主要病理改变包括：①中央气道上皮炎性细胞浸润、腺体增大和杯状细胞增多致黏液分泌增加；②外周气道壁炎症损伤和炎症修复反复发生，导致气道重构、胶原沉积和瘢痕形成，进而致气道狭窄；③肺实质破坏，呼吸性支气管扩张和破坏、小叶中央型肺气肿，肺血管床破坏；④肺血管内膜增厚、平滑肌细胞增生、血管壁炎性细胞浸润，导致血管壁增厚。

#### (二)病理生理

COPD病理生理改变包括：黏液分泌增加、纤毛功能失调、肺过度充气、气体交换异常、气流受限、肺动脉高压和肺源性心脏病。随着COPD的进展，气道阻塞、肺实质破坏及肺血管床减少等因素，导致肺气体交换容量减少，产生低氧血症，后期伴有高碳酸血症。长期低氧血症导致肺血管收缩、血管内膜增生、纤维化甚至闭塞，导致肺动脉高压。

### 五、临床表现

#### (一)症状

COPD的症状好发于冬春寒冷季节，常有呼吸道反复感染史及急性加重史。首发症状为咳嗽，初期咳嗽呈间歇性，晨起重，以后早晚均有咳嗽，但夜间咳嗽并不显著，通常伴有咳少量黏液痰，清晨较多，合并感染时痰量增多、咳脓性痰，有时出现咳血痰或咯血，但少数患者仅为干咳，部分患者可无明显咳嗽症状。呼吸困难或气短是COPD的标志性症状，早期为活动后出现，后逐渐加重，以致日常活动甚至休息时也出现。部分患者可出现喘息和胸闷，晚期患者常有体重下降、食欲缺乏、精神抑郁或焦虑等。

#### (二)体征

早期可无明显体征。主要体征为：胸廓过度膨胀、前后径增大、剑突下胸骨下角增宽；呼吸变浅、频率增快、辅助呼吸肌参加呼吸运动，重症患者可出现胸腹矛盾运动；患者常采取缩唇呼吸以增加呼出气量、喜前倾坐位；严重低氧血症患者可出现皮肤黏膜发绀；伴右侧心力衰竭患者可出现下肢水肿、肝大。肺部叩诊呈过清音、心浊音界缩小、肝上界下移。听诊双肺呼吸音低，呼气延长，双肺底可闻及湿性啰音，双肺可闻及干啰音；心音遥远，剑突下心音较清晰响亮。

#### (三)肺功能检查

肺功能检查是判断气流受限的客观指标，且重复性好。事实上，气流受限是以 $FEV_1$ 和 $FEV_1/FVC$ 降低来确定的。吸入支气管扩张药后 $FEV_1 < 80\%$ 预计值且 $FEV_1/FVC < 70\%$ 者，可判断为不完全可逆的气流受限。另外，由于气流受限导致肺过度充气，使 TLC、FRC 和 RV 增高，VC 减低，RV/TLC 增加。肺毛细血管及肺泡隔破坏导致弥散功能降低。

#### (四)胸部 X 线检查

COPD 早期可无异常，以后逐渐出现两肺纹理增粗、紊乱等非特异性改变；主要 X 线表现为肺过度充气：肺容积增大、肺野透光度增加、胸廓前后径增大、肋骨走向变平、膈肌低平、有时可见肺大疱；心脏呈悬垂狭长形，肺门血管呈残根状，肺野外周血管纹理纤细稀少。并发肺动脉高压和肺源性心脏病时，可有肺门血管影扩大、右下肺动脉增宽、肺动脉圆锥膨隆及右心室增大表现。

## (五)血气分析

血气分析对晚期 COPD 患者十分重要,对 $FEV_1 < 40\%$ 预计值、急性加重期及具有呼吸衰竭或右侧心力衰竭征象患者均应做血气分析。COPD 患者血气异常首先表现为轻、中度低氧血症,随着疾病进展,低氧血症逐渐加重,并出现高碳酸血症。

## (六)其他检查

低氧血症患者,可出现红细胞增多症,并发感染时,痰涂片可见大量中性粒细胞,痰培养可检出相应病原菌,COPD 患者常见的感染病原菌为肺炎链球菌、流感嗜血杆菌、卡他莫拉菌、肺炎克雷白杆菌等。

胸部 CT 检查尤其是高分辨率 CT 检查可区别肺气肿类型、确定肺大疱大小和数量具有非常高的敏感性和特异性,对预计肺大疱切除术和肺减容手术的效果有一定价值。

## 六、诊断和鉴别诊断

依据病史、危险因素、体征及肺功能检查等综合分析诊断 COPD。肺功能检查提示不完全可逆的气流受限是诊断 COPD 的金标准。

COPD 应通过病史、体征、胸部 X 线表现等与哮喘、充血性心力衰竭、肺结核、支气管扩张等鉴别。COPD 与哮喘有时难以鉴别,尤其是部分哮喘患者发生气道重塑,导致气流受限的不可逆性;部分 COPD 患者可伴有气道高反应性,气流受限部分可逆,另外,尚有少部分患者两种疾病并存。此时,应根据患者临床表现及相关检查全面分析,必要时行支气管激发试验、支气管舒张试验和 PEF 变异率来进行鉴别。

## 七、评估

COPD 评估的目的是确定疾病严重程度、疾病对患者健康状态的影响及未来风险,以决定患者治疗方案。COPD 评估包括患者目前症状严重程度、肺功能严重程度、急性加重风险及目前并发症情况。

## (一)症状评估

GOLD 指南推荐使用改良英国 MRC 呼吸困难分级(modified british medical research coun-cil,mMRC)问卷进行呼吸困难指数评分,或 COPD 评估测试问卷(COPD assessment test,CAT)进行生命质量评分。mMRC 与其他健康状态测试的相关性好,且能预测未来的病死可能性;COPD 评估测试(CAT)问卷的评估可靠性与圣乔治呼吸问卷(StGeorge's respiratory questionnaire,SGRQ)相似,对患者健康状况的评估结果可靠。当 mMRC 的级别为 2 级或 2 级以上,或者 CAT 的评分为 10 或 10 以上时,提示患者的症状评分高。

## (二)气流受限严重程度分级

基于吸入支气管扩张药后 $FEV_1/FVC < 70\%$ 基础上,患者气流受限严重程度分级如下。

1.GOLD1:轻度

$FEV_1 \geq 80\%$ 预计值。

2.GOLD2:中度

$50\% \leq FEV_1 < 80\%$ 预计值。

3.GOLD3:重度

$30\% \leq FEV_1 < 50\%$ 预计值。

4.GOLD4:极重度

$FEV_1 < 30\%$ 预计值。

### (三)急性加重的评估

急性加重一种急性起病的过程,其特征是患者呼吸系统症状恶化,超出日常的变异,并且导致需要改变药物方案。急性加重会引起肺功能的下降、健康状态的恶化和死亡风险增加,急性加重的发生也是评估 COPD 预后的内容。既往 1 年中急性加重 2 次或 2 次以上者,再次出现急性加重的发生率高。不同患者急性加重的发生率变化很大,急性加重风险的最佳预测指标是以往的急性加重病史,另外,气流受限恶化会导致急性加重的发生增多,20% 的 GOILD2(中度气流受限)患者经常发生需要使用抗生素和(或)激素治疗的急性加重,GOLD3(重度气流受限)和 GOLD4(极重度气流受限)的患者发生急性加重的概率明显增加。由于急性加重导致肺功能下降、健康状态恶化和死亡风险增加,故评估急性加重风险被纳入 COPD 评估的一部分。

### (四)并发症的评估

COPD 常发生于长期吸烟的中年人,这些患者常常有各种与吸烟或老化相关的疾病。COPD 本身也存在肺外的表现,如体重减轻、营养不良和骨骼肌功能异常。COPD 患者经常存在的其他并发症包括:心血管疾病、代谢综合征、骨质疏松、抑郁症和肺癌,COPD 可以增加出现其他并发症的风险。轻度、中度或重度气流限制的患者均可以出现这些并发症,且这些并发症能影响 COPD 患者的病死率和住院率,因此,COPD 患者应该常规筛查这些并发症,并给予合理治疗。

### (五)综合评估

COPD 对患者健康状态的影响包括症状、肺功能和急性加重,因此,对 COPD 患者的综合评估应该包括这三个指标。其中肺功能和急性加重评估未来发生急性加重的危险度,根据这三个指标的评分,将患者分为 A、B、C 和 D 四类。在评估时,肺功能和急性加重的评分可以出现危险的不一致的情况,当两者不一致时,取危险度高的作为评分。进行该综合评估时,先根据 mMRC 或 CAT 进行评分,当 mMRC 的级别低于 2 级或 CAT 评分低于 10 时,患者属于表格中左侧的组别 A 类或 C 类。当 mMRC 的级别≥2 级或 CAT 评分≥10 时,患者属于表格中右侧的组别 B 类或 D 类。过去 1 年急性加重次数≥2 次为 C 类或 D 类,≤1 次为 A 或 B 类。4 类患者的具体情况如下:A 类:较少的症状,低风险;B 类:较多的症状,低风险;C 类:较少的症状,高风险;D:较多的症状,高风险。

## 八、治疗

### (一)稳定期的治疗

COPD 稳定期的治疗目的是减轻患者症状和减少未来风险两个方面,前者包括减少症状、提高运动耐力和改善健康状况,后者包括防止疾病进展、预防和治疗急性加重、预防和治疗并发症。

COPD 稳定期的治疗措施包括减少危险因素(尤其是吸烟),加强患者的教育和管理及药物治疗等多个方面。药物治疗用于预防和控制症状,减少急性加重的频率和严重程度,提高运动耐力和改善患者生命质量。

GOLD(2011)推荐的治疗方法是个体化治疗,其措施是先进行病情的评估,其评估包括症状评估、肺功能分级、急性加重的风险和并发症情况,根据前3者组成的综合评估方法将COPD患者分为4类,不同组别采用不同的治疗方案。同时,根据并发症情况,再给予相应的治疗,这样就可以制订个体化的治疗方案。

在非药物治疗方面,所有患者均须戒烟,并推荐进行运动锻炼,根据当地情况选择流感疫苗和肺炎球菌疫苗接种。B类、C类和D类患者还须接受肺康复训练,但肺康复训练和运动锻炼的益处不应被过分夸大。在药物治疗方面,GOLD(2011)按照不同组别患者,分别推荐首选药物、首选替代药物和其他治疗药物。跟以往的GOLD不同,在GOLD(2011)中,肺功能分级后,尚需要根据患者的症状进一步分为高分组和低分组的,不同组别采用不同的治疗方案。

1.支气管扩张药

支气管扩张药通过舒张支气管平滑肌、扩张支气管、促进肺的排空、改善肺过度充气状态,进而提高$FEV_1$,改善患者运动耐力,是控制COPD症状的主要药物。目前常用的支气管扩张药包括$\beta_2$受体激动剂、抗胆碱能药及甲基黄嘌呤药。联合应用不同作用机制和不同作用时间的支气管扩张药可增强支气管扩张作用而不良反应相当或减少。联合应用短效$\beta_2$受体激动剂和抗胆碱能药可使FEV1获得更大和更持久的改善;联合应用$\beta_2$受体激动剂、抗胆碱能药和(或)甲基黄嘌呤类药,亦可改善患者肺功能和健康状态。

2.糖皮质激素

COPD稳定期应用糖皮质激素治疗并不能阻止患者$FEV_1$的降低。有证据表明,对重度和极重度、反复急性加重患者规律应用中等剂量以上吸入激素治疗能降低患者急性加重频率和改善患者健康状态,联合应用吸入激素和长效$\beta_2$受体激动剂的作用优于单用吸入激素。但目前长期应用吸入激素对COPD患者的安全性尚无定论。对COPD患者,不推荐长期应用口服激素治疗。目前常用的吸入激素有氟替卡松、布地奈德和倍氯米松。

3.其他药物

(1)磷酸二酯酶4抑制药如罗氟司特(roflumilast)虽无支气管扩张作用,但与LAMA或LABA联用可改善患者肺功能,与吸入激素联用可减少急性加重。

(2)祛痰药:目前祛痰药的疗效并不确切,对于气道黏稠分泌物较多的患者,可以应用祛痰药以利于痰液排除和气道引流通畅。常用祛痰药有羧甲司坦,氨溴索,乙酰半胱氨酸等。

(3)抗氧化药:COPD患者氧化应激作用增强,促进COPD的病理生理变化,应用N-乙酰半胱氨酸等抗氧化药可降低疾病反复加重的频率。

(4)免疫治疗:流感疫苗具有减少COPD患者的严重程度和病死率,可每年注射1~2次。

4.氧疗

对于极重度患者应进行长期家庭氧疗(long term oxygen treatment,LTOT),其应用指征为:①$PaO_2<7.3kPa(55mmHg)$或$SaO_2<88\%$;②$PaO_2$ $7.3\sim8.0kPa(55\sim60mmHg)$,或$SaO_2<89\%$伴有肺动脉高压、心力衰竭或红细胞增多症(血细胞比容$>55\%$)。LTOT一般通过鼻导管给氧,流量$1\sim2L/min$,吸氧时间$>15h/d$。

5.康复治疗

康复治疗包括呼吸生理治疗、肌肉训练、营养支持、精神治疗等。呼吸生理治疗包括帮助患者咳嗽、用力呼气以促进分泌物排出;使患者放松缩唇呼吸以克服急性呼吸困难等。肌肉训练包括全身肌肉及呼吸肌锻炼。营养支持应使患者达到理想体重。

6.机械通气治疗

目前稳定期 COPD 患者是否需要应用机械通气治疗尚存在很大争论,对于合并呼吸衰竭的患者,联合对于应用无创正压通气(NIPPV)和 LTOT 对纠正 $CO_2$ 潴留和减轻患者呼吸困难的作用明显优于单用 LTOT。

7.外科治疗

对于部分 COPD 患者,根据患者不同情况,选择肺大疱切除术、肺减容手术或肺移植等。

**(二)急性加重期的治疗**

COPD 急性加重最常见的原因为气管-支气管树感染(主要为病毒或细菌感染)和空气污染,但仍有约 1/3 的患者加重的原因难以确定。肺炎、肺栓塞、气胸、肋骨骨折/胸部外伤、不恰当应用催眠镇静药、麻醉药、β 受体阻滞剂、充血性心力衰竭、心律失常等可以引起与 COPD 急性加重类似的表现,应注意鉴别。

1.抗生素

当患者呼吸困难加重、痰量增加及脓性痰时,应选用合适的抗生素治疗。COPD 患者继发感染常见的细菌有肺炎链球菌、流感嗜血杆菌、卡他莫拉菌、肺炎克雷白杆菌等,所选抗生素抗菌谱应覆盖上述细菌。COPD 患者多有支气管、肺部感染反复发生和反复应用抗生素治疗的病史,部分患者合并有支气管扩张,因此,这些患者感染的细菌耐药情况较一般患者严重,因此,痰培养+药敏对于指导抗生素的应用尤为重要。对于合并支气管扩张的患者,铜绿假单胞菌是常见的感染病原菌,选用抗生素时应注意选用能覆盖该菌的抗生素。另外,由于患者长期应用抗生素和激素,患者易继发真菌感染,宜采取预防和抗真菌措施。

2.支气管扩张药

对于过去已经规律应用支气管扩张药的患者,当 COPD 急性加重时应适当增加以往支气管扩张药的量和频次,必要时联合应用 2 种或 2 种以上支气管扩张药。对于较严重患者,可给予数天大剂量支气管扩张药联合雾化吸入治疗。

3.糖皮质激素

全身使用糖皮质激素治疗可能加快病情缓解和肺功能恢复激素量,通常应用泼尼松 30~40mg/d,连续 7~14 天,也可应用甲泼尼松龙静脉注射。近年来,国内外应用如布地奈德雾化悬液(普米克令舒)替代全身激素治疗儿童哮喘急性加重,起到部分替代全身激素的作用,但其在 COPD 急性加重的作用尚不清楚。

4.控制性氧疗

氧疗是 COPD 加重期住院患者的基础治疗。无严重并发症的 COPD 加重期患者氧疗后较容易达到满意的氧合水平($PaO_2$>60mmHg 即 8.0kPa,或 $SaO_2$>90%),但氧疗 30 分钟后应复查血气以判断是否达到满意的氧合水平和有无引起 $CO_2$ 潴留或酸中毒。

5.机械通气治疗

机械通气治疗的目的是改善患者的氧合、纠正 $CO_2$ 潴留、减轻呼吸肌疲劳、减轻患者症状,进而减少患者的病死率。机械通气治疗包括无创机械通气和有创机械通气两种。

(1)无创机械通气:COPD 急性加重期住院患者应用 NIPPV 可以降低 $PaCO_2$、提高 $PaO_2$、减轻呼吸困难、降低气管插管率和有创通气的使用,缩短住院天数,降低患者病死率。其应用指征如下:中至重度呼吸困难,伴辅助呼吸肌参与呼吸并出现胸腹矛盾运动;中至重度酸中毒(pH 值<7.30～7.35)及高碳酸血症($PaCO_2$ 45～60mmHg,即 6.0～8.0kPa);呼吸>25次/min。排除标准:呼吸抑制或呼吸停止;心血管功能不稳定(低血压、心律失常、心肌梗死);嗜睡、神志障碍,不能配合的患者;严重心血管并发症(低血压、休克、心力衰竭);易误吸者;痰液黏稠和气道内有大量分泌物,近期颌面部手术或胃食管手术;头面部外伤,鼻咽部异常;极度肥胖及严重胃肠胀气。

(2)有创机械通气:在积极药物及 NIPPV 治疗后患者呼吸衰竭仍进行性恶化时应进行有创通气治疗,其应用指征为:重度呼吸困难,伴辅助呼吸肌参与呼吸并出现胸腹矛盾运动;呼吸>35/min;威胁生命的低氧血症[$PaO_2$<40mmHg 或氧合指数($PaO_2/FiO_2$)<200mmHg];严重酸中毒(pH 值<7.25)及高碳酸血症($PaCO_2$>60mmHg);呼吸抑制或停止;嗜睡、神志障碍;严重心血管并发症(低血压、休克、心力衰竭);其他严重并发症(代谢紊乱、脓毒血症、肺炎、肺栓塞、气压伤、大量胸腔积液);NIPPV 治疗失败或存在 NIPPV 的排除指征。常用通气模式有辅助/控制通气(A/C)、压力支持通气(PSV)、同步间歇强制通气(SIMV)、SIMV+PSV。由于 COPD 患者存在内源性呼气末正压(PEEPi),为减少 PEEPi 所致的吸气功耗增加和人机对抗,常需加用外源性 PEEP(相当于 70%～80%PEEPi)。COPD 患者有时脱机较为困难,应根据患者具体情况决定脱机时间,应用 NIPPV 有利于患者早期脱机。

6.其他治疗

约有 50% 的 COPD 住院患者其体重低于理想体重的 90%,而且大多有全身肌肉(尤其是膈肌)的消耗。目前认为低体重和肌肉消耗与 COPD 病死率的增高和临床一般情况的恶化有关,而针对低体重的有效治疗措施有助于改善生存率。因此,应加强营养支持治疗。对于卧床、红细胞增多症或脱水的患者,应考虑应用肝素或低分子肝素抗凝治疗。注意维持水、电解质平衡,治疗伴随疾病等。

# 第五节　支气管哮喘

1995 年,WHO 和美国心肺血液病研究所共同发表了《全球哮喘防治的创议》(GINA 方案),并经过多次的更新和修订,已成为指导全球哮喘防治的纲领性文件。GINA 将哮喘定义为"一种由多种细胞和细胞组分参与的慢性气道炎症疾病。这种炎症使易感者对各种激发因子具有气道高反应性,并可引起气道的缩窄,表现为反复发作性的喘息、呼吸困难、胸闷或咳嗽等症状,常在夜间和(或)清晨发作、加剧,常常出现广泛多变的可逆性气流受限,多数患者可自行缓解或经治疗缓解"。该定义对哮喘的本质、病理生理和临床特征进行了描述,使我们能正确地认识和防治哮喘。

### 一、病因与发病机制

目前已经认识到气道慢性炎症的形成过程是哮喘发病机制的中心环节。所以,GINA 的哮喘定义已经清楚地阐明了慢性气道炎症是气道高反应性和哮喘反复发作的关键原因。变应原是哮喘发病最重要的危险因素,变应原引起机体异常的免疫反应是哮喘慢性气道炎症形成最基本的过程。淋巴细胞、肥大细胞/嗜碱性粒细胞、嗜酸性粒细胞、中性粒细胞等免疫细胞和炎性细胞以及气道上皮等组织细胞与众多的炎性细胞因子、多肽、化学介质等相互作用参与了气道炎症的形成过程。但其中的一些详细的机制尚未完全阐明。其次,哮喘发病还与气道的神经控制机制异常有关。遗传也是影响哮喘发病的重要因素,哮喘发病是遗传与环境因素相互作用的结果。慢性气道炎症和神经控制机制异常等因素导致了气道高反应性,当哮喘患者接触外界的刺激诱发因素时,气道平滑肌会产生过度的收缩反应,接触变应原还会产生气道炎症反应以及黏液分泌增多等,在这些因素的共同作用下使气道阻塞加重,导致哮喘症状发作。

以上介绍的是哮喘发病具有共性的机制,实际上近年来的研究显示哮喘是一种有明显异质性的疾病。哮喘发病的危险因素、气道炎症类型、病理生理改变和临床表现等方面都有一些不同的表型。不同临床表型的发病机制也存在一定的差异,对哮喘发病机制的认识还需要更多和更深入的研究来阐明。

### 二、诊断

#### (一)诊断标准

中华医学会呼吸病学分会发表的《支气管哮喘防治指南》提出的诊断标准如下。

(1)反复发作喘息、气急、胸闷或咳嗽,多与接触变应原、冷空气、物理、化学性刺激以及病毒性上呼吸道感染、运动等有关。

(2)发作时在双肺可闻及散在或弥散性,以呼气相为主的哮鸣音,呼气相延长。

(3)上述症状和体征可经治疗缓解或自行缓解。

(4)除外其他疾病引起的喘息、气急、胸闷和咳嗽。

(5)临床表现不典型者(如无明显喘息或体征)应至少具备以下一项试验阳性。

支气管激发试验或运动激发试验阳性。

支气管舒张试验阳性。

呼气流量峰值(PEF)日内(或 2 周)变异率≥20%。

哮喘的诊断并无"金标准",哮喘的诊断主要是临床诊断。在临床诊断中病史是最具诊断参考价值的材料。哮喘最常见的症状喘息、气短、胸闷、咳嗽、咳痰本身不具备诊断价值。然而,以上症状可以被明显的外界因素如变应原、刺激性气体、运动和病毒感染所反复诱发,并常在夜间(包括清晨)发作是哮喘病史中最具诊断价值的材料。根据其临床特征多数患者均可以得到正确的临床诊断。但哮喘临床表现不典型可借助辅助检查方法帮助诊断。辅助检查没有一项是诊断的"金标准",所以,应该结合临床和辅助检查综合判断做出临床诊断,而不应该机械地依靠辅助检查。

#### (二)实验检查

多数哮喘通过仔细地询问病史,依靠典型的病史可以确定临床诊断。但当症状不典型时,需要通过诊断标准第 5 条中提出的试验来帮助诊断。对确定为哮喘的患者还需要变应原检测进行病因诊断和肺功能的通气功能测定以帮助评价哮喘严重程度。

1.支气管激发试验

测定哮喘患者对组胺,醋甲胆碱等非特异性介质的气道反应性可以定性和定量的诊断支气管高反应性(BHR)。哮喘患者均存在 BHR,无 BHR 可除外哮喘。但有 BHR 不能肯定为哮喘,变应性鼻炎,部分 COPD、嗜酸性粒细胞增多症,近期呼吸道感染等也有不同程度的 BHR。此外,也要注意因试验质控不好导致的假阴性和假阳性,因此,将试验结果结合临床表现进行综合判断才能获得正确的临床诊断。

2.支气管舒张试验

对存在气道阻塞的患者($FEV_1$<70%预计值)做激发试验有一定的危险,容易导致哮喘的发作,对此类患者可进行支气管舒张试验。方法为首先给患者测定 $FEV_1$,然后,吸入 $\beta_2$ 受体激动剂,20 分钟再测定 $FEV_1$。$FEV_1$ 增加≥12%且 $FEV_1$ 增加绝对值≥200mL 为阳性。试验的意义为,阳性提示气道阻塞可逆,哮喘的可能性大。但部分 COPD 患者也可能表现为舒张试验阳性需要进行鉴别。此外,支气管舒张试验阴性也不能排除哮喘。中、重度以上的患者支气管舒张试验阳性率较高,但轻度和间歇发作性哮喘患者阳性较低。因为轻度和间歇发作性患者的 $FEV_1$ 已基本正常,使用支气管扩张药后 $FEV_1$ 很难再改善。

3.PEF 日间变异率

方法为在晨间和夜间用微型的呼气峰流速(PEF)仪测定 PEF。

由于哮喘患者存在气道高反应性。所以,PEF 在晨间和夜间有一定的差异,是间接反映气道高反应性的指标。正常人的差异<20%,哮喘患者常>20%。日间变异率>20%可以帮助诊断,但阴性不能除外诊断。在使用 PEF 日间变异率进行诊断时应注意质控问题,PEF 通常是患者自己测定,若患者掌握不好可能影响其测定结果的准确性。

4.变应原诊断

有变应原皮试和血清中特异性 IgE 检测两种方法,但特异性不高。因为有约 30%的特应性人群也可以呈阳性反应。变应原诊断不是诊断哮喘病的方法,其意义在于可以给哮喘提供病因学诊断,为防治哮喘发作提供依据。

(三)严重程度分级

一旦诊断确定后我们需要对患者的病情进行分级以利于患者的长期治疗。我国的哮喘防治指南将哮喘的病情评价分为如下。

1.病情严重程度的分级

主要用于治疗前或初始治疗时严重程度的判断,在临床研究中更有其应用价值。

2.控制水平的分级

这种分级方法更容易被临床医师掌握,有助于指导临床治疗,以取得更好的哮喘控制。分级主要依据患者的症状频次和肺功能的情况。

### 三、鉴别诊断

(一)COPD

哮喘主要应与 COPD 鉴别。40 岁以后发病的哮喘与 COPD 鉴别有时较为困难。哮喘与 COPD 都是常见的慢性疾病,少数患者可以同时合并这两种疾病。

### (二)心源性哮喘

急性左侧心力衰竭导致的心源性哮喘鉴别较为容易。心源性哮喘常有心脏病史、多在活动、劳累后,输液过快等诱因下出现,经利尿强心等处理后缓解,使用 $\beta_2$ 受体激动剂疗效不佳。过去没有心脏病和哮喘病史的老年患者突然出现喘息症状时,鉴别较为困难。需要特别注意排除心功能不全导致的喘息,不要误诊为哮喘。

### (三)气管狭窄

由于气管异物、肿瘤等因素造成的气管狭窄会出现喘息、呼吸困难等症状,不注意鉴别时可误诊为哮喘。气管狭窄表现为吸气性的呼吸困难,使用支气管扩张药效果不佳。用 CT 和支气管镜检查可以确诊。

### (四)癔症

与哮喘的鉴别点是:常见于青年女性,突然发作呼吸困难、喘息,常伴四肢发麻,但发作时肺部听诊无哮鸣音。用支气管扩张药治疗无效,症状可自行缓解。

### (五)变态反应性支气管肺曲菌病

肺曲菌病的一种特殊类型,由曲菌感染导致的机体变态反应,引起患者的喘息、咳嗽、咳痰,症状与哮喘很相似。主要鉴别依靠痰液检查发现曲霉菌菌丝或支气管组织活检检查发现曲菌感染。此外,烟曲霉皮试阳性,血清抗曲霉特异性 IgE、IgG 抗体增高也可以帮助鉴别。

### (六)嗜酸性粒细胞增多症

病因不清楚,患者的主要表现有咳嗽、气短、胸闷、喘息等症状,并伴有一定程度的气道高反应性,容易与哮喘混淆。主要的鉴别点:嗜酸性粒细胞增多症患者外周血的嗜酸性粒细胞增多明显。哮喘的嗜酸性粒细胞比例大多<10%。

## 四、长期治疗

对哮喘的治疗目前大家已经形成了共识,即哮喘是一种慢性气道炎症性疾病需要长期治疗,而不应像过去那样以治疗急性加重为主。从理论上讲,目前哮喘仍是一种不能治愈的疾病,但循证医学的证据表明大多数哮喘患者经过规范的哮喘治疗都可以达到良好的哮喘控制,并且能维持控制状态。

### (一)控制哮喘的目标

长期治疗的目的是控制哮喘,防止不可逆的气道阻塞和阻塞性肺气肿等并发症的发生。GINA 提出了 6 条控制哮喘的目标如下。

(1)达到并维持哮喘症状的控制。

(2)维持正常活动能力,包括体育锻炼。

(3)维持肺功能尽可能地接近正常。

(4)预防哮喘急性加重。

(5)避免哮喘治疗药物的不良反应。

(6)预防哮喘死亡。

GINA 提出的这一目标是哮喘患者比较理想的治疗目标。一项有 5000 多例患者参加的"获得哮喘最佳控制(GOAL)"的国际多中心临床试验的结果初步显示,经过 1 年的吸入激素或吸入激素联合长效 $\beta_2$ 受体激动剂治疗,有约 50% 的患者可以达到 GINA 的哮喘控制目标,获得完全的哮喘控制,约 80％的患者可以接近 GINA 的哮喘控制目标,达到良好控制。

### (二)长期治疗的药物

哮喘的长期治疗药物可以分为控制用药(con-troller medications)和缓解药物(reliever medications)两大类。

#### 1.控制药物

主要作用是消除气道炎症,预防哮喘发作,最终控制哮喘。所以,需要长期规律地使用。控制药物主要有以下几类。

(1)吸入激素:类固醇皮质激素是治疗哮喘的最好药物,吸入激素目前是作为治疗哮喘的一线用药,也是控制哮喘最重要的药物。在后面还要详细的介绍。

(2)色甘酸钠和尼多酸钠:色甘酸钠具有稳定肥大细胞膜的作用。有预防哮喘发作的作用。适用于轻、中度哮喘,使用后 2 周开始起作用,4～6 周作用达最大。使用剂量和方法为每次 20mg,每天 4 次。不良反应有咳嗽、头痛。

尼多酸钠是一种氯通道阻滞剂,具有抑制肥大细胞释放炎性介质和气道内的感觉神经激活的作用,具有预防哮喘发作,减少哮喘症状,尤其是减少哮喘咳嗽症状的作用。其治疗作用与色甘酸钠相似。不良反应有咳嗽、头痛、特殊气味。

以上两种药物均为非激素类药物。特别适合于青少年使用,不影响青少年的发育生长。但其抗感染作用不及吸入激素,对重度哮喘疗效较差。

(3)长效支气管扩张药:对吸入较大剂量激素仍不能控制哮喘症状的患者,可以联合使用长效支气管扩张药控制症状,并能减少吸入激素的剂量。

1)$\beta_2$ 受体激动剂:有吸入和口服两种剂型。吸入剂型有沙美特罗(商品名:施立稳)、福莫特罗(formoterol)等。口服有:沙丁胺醇(商品名:全特宁)、丙卡特罗、班布特罗等。长效 $\beta_2$ 受体激动剂以吸入剂型较为理想,口服剂型的不良反应发生率较高。

2)长效茶碱:有缓释和控释两种剂型。其改善症状的作用不及长效 $\beta_2$ 受体激动剂,但茶碱有一定的抗感染作用。长期使用没有疗效减低的减敏作用。

(4)抗白三烯制剂:扎鲁司特(安可来)、孟鲁司特(顺尔宁)等。白三烯(包括 LTC4、LTD4、LTE4、LTB4)即过去称之为"慢反应物质",是重要的哮喘气道炎症介质,其主要作用是:增加微血管的通透性,促进黏液分泌,募集嗜酸性粒细胞在气道内聚集。目前的抗白三烯制剂主要有拮抗白三烯受体和抑制白三烯合成两类。

抗白三烯制剂有较强的抗感染作用及改善症状的作用。抗白三烯制剂没有激素类的不良反应,是较理想的抗哮喘药物。缺点是价格较高。它在哮喘治疗中的地位定位于抗感染治疗的辅助用药,适用于轻中度持续哮喘。主要用于长期治疗预防哮喘发作,不适宜用于治疗哮喘急性发作。扎鲁司特的使用剂量和方法为每次 20mg,每天 2 次。不良反应有轻微的胃肠道症状、头痛、转氨酶升高等。

(5)抗组胺药:过去这类药物,如氯苯那敏治疗哮喘的作用较差,现已很少用于治疗哮喘。但近年来问世的一些新一代的抗组胺药物,除了具有抗组胺的作用外,还有拮抗其他炎性介质和保护肥大细胞膜的作用。这类药物的代表有:氯雷他定(clari-tyne)、西替利嗪(cetirizine)、特非那丁(terfena-dine)等。酮替芬也具有与抗组胺药物类似的作用,用于哮喘的预防治疗。

抗组胺药在临床使用对变应性哮喘有一定的防治作用。但它们在哮喘长期治疗中的地位及作用仍有待进一步的研究。

酮替芬的常用剂量是 1mg/d，每天 2 次。缺点是有嗜睡等中枢神经抑制作用。氯雷他定则无此不良反应，其使用方法为：10～20mg/d，每天 1 次。

（6）生物靶向药：尽管全球有多个单克隆抗体和小分子靶向药进入研发阶段，但是目前唯一被批准上市的是抗 IgE 单克隆抗体，也被 GINA 推荐作为第 5 级治疗的重要治疗手段之一。抗 IgE 单克隆抗体主要应用于血清 IgE 水平增高的经过吸入中高剂量糖皮质激素和 LABA 联合治疗后症状仍未控制的严重哮喘患者。目前在 11～50 岁的哮喘患者的治疗研究中尚未发现抗 IgE 治疗有明显不良反应，在 5 年的研究中亦未发现有明显不良反应，但是其长期治疗的潜在风险有待进一步观察，价格昂贵也使其临床应用受到限制。

2.吸入激素

吸入的糖皮质激素与全身激素的性质有所不同。局部激素与全身激素最大的差别在于，吸入激素仅在支气管黏膜表面起作用，血循环中的浓度极低。所以，长期使用也不会出现明显的全身性不良反应。

（1）糖皮质激素的结构特点：皮质激素的基本结构为甾体环。目前临床上应用的皮质激素大多为半合成。天然的皮质激素多为 A 型结构，即 1,2 位碳原子之间以单键结合；而绝大多数人工合成制剂，都为不饱和的双键结合，称 B 型结构。糖皮质激素按其作用的不同可分为全身激素和局部激素。吸入激素与全身性激素的区别主要是类固醇结构 D 环上引入了亲脂性的基团，使其亲脂性明显增强，主要在用药局部起作用。

（2）药代动力学特点：吸入激素较全身激素的亲脂性明显增强，导致对激素受体的亲和力增强，解离时间延长；局部抗感染活性增强；与肝微粒体酶亲和力增强，首过代谢增加。由于这些特点，ICS 在肺内有高度的局部活性和极小的全身作用。ICS 经口腔吸入后，仅约 10% 的药物进入肺内，80% 以上的残留在口咽部。其中多数经吞咽进入消化道。所以，ICS 的全身作用取决于胃肠道的吸收，即对激素生物利用度。其次是进入支气管内 ICS 的吸收入血循环。前者是最重要的因素。所以，生物利用度的大小是决定 ICS 全身性作用非常重要的指标。经胃肠道吸收的激素到肝脏后，多数可以代谢成为无生物活性的代谢物，称为肝的首过代谢作用。ICS 的口服生物利用度都很低。

（3）ICS 在肺的沉积：ICS 与全身用药的重要区别之一是药物的利用度有较大的差别，即使患者使用正确的方法吸入 ICS，也仅有部分药物在气道和肺内沉积，从而被利用。影响 ICS 在气道和肺内沉积的影响因素较多，如不同种类的 ICS，不同吸入装置、不同的剂型、药物的颗粒大小、患者操作技巧等。比较理想的药物颗粒大小为 2.5～5μm，药物颗粒过大会沉积在咽喉部，而不能到达远端气道；颗粒过小虽可以吸入到远端气道，甚至到达肺泡，但会随呼气时呼出。通常干粉剂的肺内沉积率大于 MDI。用 MDI 经储雾罐吸入也可以提高吸入效果，增加在肺内的沉积约 1 倍。训练患者正确使用吸入装置是保证药物疗效的基本前提。

（4）受体亲和力和局部的滞留：GR 的亲和力与 ICS 药理作用有直接关系。不同 ICS 有不同的受体亲和力，在常用的 ICS 中以 FP 最强、其次是 BDP 的代谢产物单丙酸倍氯米松（BMP）和 BUD。但 ICS 的药理作用除与受体亲和力有关外，还有其他的因素影响 ICS 的作用。ICS 在靶细胞局部的滞留时间也与药理作用有关。局部的滞留时间受 ICS 与 GR 的解离时间影响。FP 与 GR 解离的半衰期是 10.5 小时,是局部滞留时间最长的 ICS。

(5)清除:ICS 在肝分解、代谢。ICS 在肝的清除率主要受肝血流量的影响。因此,多数 ICS 在肝的清除率是大致相同的。ICS 清除半衰期则受肝清除率和组织分布的影响,所以,不同 ICS 的清除半衰期则不同。FP 的半衰期最长,其次是 BUD。清除半衰期决定 ICS 在体内的稳定浓度。清除半衰期长的药物若给药间歇短于半衰期则可能发生药物蓄积。FP 的半衰期较长在体内有一定的蓄积作用,应注意避免长期超大剂量使用。

(6)激素作用的分子机制:激素主要通过"关闭炎性基因"的表达,增加抗感染产物的基因转录来实现抗感染作用。肺内有广泛的 GR 分布,其中在气道上皮和支气管血管内皮细胞内的 GR 最为丰富。通常 GR 与 90kd 的热休克蛋白(hsp90)结合在一起,以失活状态存在于胞质之中。hsp90 起分子陪伴作用,使 GR 处于失活状态。激素分子通过扩散作用,跨过细胞膜进入胞质,与胞质内的 GR 结合。一旦激素与 GR 结合,hsp90 则分离。然后,GR-激素复合体转运至核内,与 DNA 特定的部位结合,影响基因转录。

GR-激素复合体进入胞核后,形成二聚体结合至 DNA 上被称为"糖皮质激素反应元件"(GRE)的位置,它位于激素反应基因启动子区的 5'端上游。激素与 GRE 的相互作用改变基因的转录,导致抗感染基因产物的转录增加或抑制"炎性基因"的转录。过去认为,激素关闭"炎性基因"是通过直接与"炎性基因"启动子上游的负性 GRE 结合而起作用。但在许多"炎性基因"启动子的上游却没有发现负性 GRE 序列。所以,现在认为激素关闭"炎性基因"可能是间接性调节的结果。许多炎性细胞因子的基因转录均需要细胞特异性的转录因子,如 NFcB、AP-1 等活化、参与。激素关闭"炎性基因"的作用可能主要在抑制转录因子的水平上起作用,而不是直接作用于"炎性基因"。

(7)药理和临床作用。

对哮喘气道炎症的作用:激素本身无直接的支气管扩张作用,它主要通过改善支气管黏膜的炎症,改善气道阻塞。长期吸入激素可以明显地改善气道炎症,而且可以修复炎症导致的气道上皮损害。抗哮喘气道炎症是 ICS 最重要的药理作用,激素抗感染的作用强大而广泛。激素抗感染作用的机制主要与减少炎性细胞的数量,抑制炎性的细胞功能,抑制细胞因子、炎性介质的产生,并增加抗感染产物的合成等有关。激素还能直接抑制气道黏膜下黏液腺细胞的分泌,也能间接地通过增加皮质素-1 的合成,抑制黏液素(mucin)基因表达等机制减少黏液分泌。

增加 β 肾上腺素能受体的数目:激素通过增加 β 肾上腺素能受体基因的转录增加其数量。激素能促进气道上皮细胞,平滑肌细胞的 β 肾上腺素能受体表达,防止长期应用 β 受体激动剂造成的数量下调。

降低气道高反应性(AHR):长期吸入激素治疗可以降低哮喘患者对组胺,醋甲胆碱的高反应性,也能降低对变应原、运动、雾、冷空气、缓激肽、腺苷等刺激的反应性。在用药数周后 AHR 就可以得到改善,改善的程度在不同的患者之间是有所区别的,通常治疗后,患者对激发的剂量耐受可以增加 1～2 倍。但 ICS 治疗很难使气道反应性降至正常。

改善哮喘症状:激素没有直接扩张支气管的作用,它可以通过改善气道炎症的作用改善哮喘症状。对哮喘急性加重的患者使用全身激素通常要在 4～6 小时或以后才能使症状得到改善,因为激素主要通过影响炎症产物的基因转录来抑制气道炎症反应;从使用 ICS 到哮喘症状改善的时间就更长,需要数天,达到稳定的疗效则需要 1 个月以上。长期使用 ICS 还能有效地预防和减少哮喘发作,减少因急性哮喘发作而导致的死亡。

改善肺功能:哮喘患者的气流受限,除有支气管收缩的作用外,更重要的还有气道炎症的作用,尤其是中重度哮喘气道炎症是气流受限的主要原因。所以,长期适量地吸入激素可以显著地减少支气管黏膜的炎症、水肿,减少黏液的分泌,改善肺功能,防止气道重塑的发生。

改善生命质量:哮喘症状不仅造成患者身体上的痛苦,也给患者带来身心的影响。近年来也开始用生命质量评分来判断哮喘给患者带来的影响。通过 ICS 治疗可以给患者在活动受限、症状影响、环境刺激和情绪作用等生命质量评分参数都带来好转,使生命质量得到显著的提高。

剂量/药效关系:由于 ICS 给药方式的特殊性和激素作用机制的复杂性,激素的量/效关系也较复杂。大多数患者每天吸入 400μg BDP 相当剂量的 ICS 即可获得良好的临床疗效,但患者对 ICS 疗效的个体差异也较大,需要根据个体情况调整 ICS 使用剂量。但相近 ICS 剂量之间的疗效没有显著差异。激素的剂量/反应曲线是一条弯曲的斜线。在小一中剂量时,疗效随着 ICS 的剂量增加而增加。但在大剂量范围内,剂量/疗效关系变得非常平坦,虽然 ICS 剂量的增加很多,但疗效增加却很小。在临床试验中 ICS 的剂量相差 4 倍以上,才显示出有统计学意义的临床疗效差别。所以,当患者在使用大剂量($>$800μg BDP/d)仍不能满意地控制哮喘症状时,再加大剂量的疗效改善有限。反而,不良反应却会明显增多。

不良反应:①ICS 不会造成库欣综合征等明显的全身性不良反应。对下丘脑-肾上腺皮质轴(PHA)功能的抑制和肾上腺皮质功能不足是激素最常见的不良反应,通常成年人吸入激素中等剂量($<$800μg BDP/d),儿童吸入小剂量($<$400μg BDP/d 或相当剂量)的 ICS 不会产生对 PHA 轴的抑制作用。但超过此剂量可能产生对 PHA 轴的抑制。近年有一些个案报道,长期使用大剂量 ICS($>$1000μg FP/d)造成患儿肾上腺皮质功能不足,应引起重视。其次,儿童哮喘使用 ICS 最关注的问题之一是对儿童发育、生长的影响。目前的资料表明长期使用小剂量(BUD$<$400μg/d)的 ICS 对儿童的发育和生长无显著的影响。长期使用 ICS 的剂量过大时可能会有一定的影响。其他全身激素的不良反应,如骨质疏松、皮肤变薄、白内障和眼压增高等则少有发生。②局部性不良反应常见的有声嘶、咽喉部不适、口腔真菌感染、口腔溃疡等。ICS 的局部不良反应除与剂量相关外,还与口腔黏膜与局部激素的接触时间有关。每次用药后漱口可以减少此不良反应的发生。另外,可通过使用储雾罐以减少药物在口咽部的沉积而降低其发生率。

3.ICS 的种类及剂型

(1)主要的 ICS 种类:目前,用于临床 ICS 有:氟尼缩松(FLU)、曲安奈德(TAA)、二丙酸倍氯米松(BDP)、布地奈德(BUD)、丙酸氟替卡松(FP)、糠酸莫米松(Mometasonefuroate,MF)、环索奈德等。这几种 ICS 临床使用的抗感染活性大小依次为:MF～FP$>$BUD$>$BDP$>$TAA$>$FLU。但这并不代表每种 ICS 之间有清楚的剂量/疗效关系。

二丙酸倍氯米松(BDP)是最早上市的 ICS,主要是葛兰素史克公司生产的必可酮(Becotide)。

必可酮的规格:50μg/揿、200 揿/支;250μg/揿、80 揿/支。目前已逐渐被其他 ICS 所取代。

布地奈德(BUD)商品名:普米克(pulmicort)为阿斯利康公司的产品。剂型有气雾剂、干粉剂和雾化溶液。气雾剂有 3 种规格:200μg/揿、100 揿/支;100μg/揿、200 揿/支;50μg/揿、200 揿/支。干粉剂规格:200μg/喷、200 喷/支。雾化溶液规格:1000μg/2mL/支、5 支/盒。

丙酸氟替卡松(FP)是葛兰素史克公司推出的人工合成的 ICS,商品名:辅舒酮。其抗感染活性约是 BDP 的 2 倍。口服 FP 的生物利用度仅为 1%,而 BUD 和 BDP 分别为 11% 和 20%。FP 低生物利用度的原因是 FP 的低胃肠吸收率和完全的肝首过代谢作用的结果。

辅舒酮规格为 125μg/揿、60 揿/支。国内广泛使用的氟替卡松产品是含 FP 和沙美特罗的复方制剂:舒利迭干粉剂。它有 3 种规格:100μgFP/50μg 沙美特罗/剂、60 个剂量/盒、250μgFP/50μg 沙美特罗/剂、60 个剂量/盒和 500μgFP/50μg 沙美特罗/剂、60 个剂量/盒。

糠酸莫米松(mometasone furoate,MF)是国外较新上市的 ICS,其抗感染活性与 FP 大致相当。有文献报道 MF 每天 1 次用药和每天 3 次用药具有相似的疗效。如果每天仅使用 1 次可以更方便患者,但每天 1 次的疗法仍没有被公认。

另外,即使应用大剂量 MF(800μg bid),其对下丘脑-垂体肾上腺轴(HPA)的抑制作用也较轻微,明显低于 FP880μg bid 和泼尼松 10mgqd,而推荐最大治疗剂量 400μg bid 对 HPA 轴无明显抑制作用。因此,MF 具有良好安全性,是治疗指数较高的 ICS。

环索奈德(Ciclesonide,CIC)是新开发的一种非卤化的 ICS,CIC 本身是几乎无药物活性的前体药(pro-drug),只有被吸入肺内在酯酶作用下才转化为有活性形式的去异丁酰基环索奈德。前体药可减轻药物残存在口咽部所可能产生的局部不良反应和吸收后的全身性作用。此外 CIC 气雾剂的颗粒<2μm,可以达到远端细支气管,甚至肺泡,在肺内的沉降率超过50%,远大于 BUD 和 FP。GINA 推荐使用的 CIC 剂量甚至低于 FP,并不是因为 CIC 的药物活性更强,主要是在肺内的沉积率更高,是 FP 的 2 倍以上。

(2)剂型。

压力定量气雾剂(pMDI):是采用四氟乙烷的化合物(HFA)作为抛射推动剂,将定量的药物抛射出装置。HFA 是一种惰性气体,不破坏大气层,已替代对大气臭氧层有破坏作用的氟立昂(CFC)。HFA 可用于吸入激素和 β₂ 受体激动剂的压力定量吸入器的抛射剂,对患者具有与 CFC 相似的疗效和一样的安全性和耐受性。目前市场上的压力定量吸入器(pMDI)的抛射剂多采用 HFA。

干粉剂(DPI):舒利迭准纳器、普米克都保、必酮碟等干粉剂吸入的效果优于定量气雾剂,不需要手动和呼吸的协调配合。疗效明显优于气雾剂,而且吸入后在口咽部的残留明显少于气雾剂。所以,局部的不良反应也较少。缺点是必须要达到一定吸气流速才能将药物吸入肺内,所以,小孩和体弱的老年人吸入效果较差。保存时需注意防潮,药粉受潮后吸入效果降低。价格较定量气雾剂贵。

雾化溶液:2mL 普米克雾化溶液含普米克(布地奈德)1mg 可以加入气动雾化器雾化给药。优点是能大剂量持续吸入,对患者呼吸配合的要求低,适合于不能使用 MDI 和 DPI 的婴幼儿和老年人。缺点是需要特殊的雾化器(气动雾化器),携带不方便,通常用于急诊使用。

4.吸入装置

ICS 的吸入装置种类非常多。气雾剂主要用 pMDI 的装置,国内主要有葛兰素史克公司和阿斯利康公司的产品。而干粉剂的吸入装置不同差别较大,国内有葛兰素史克公司的准纳器(Accuhaler)、旋碟器(diskhaler),阿斯利康公司的普米克都保(Turbuhaler)等。

5.缓解药物

即缓解急性哮喘症状的药物,在介绍哮喘急性发作期治疗已做介绍。

6.变应原疫苗治疗

变应原疫苗治疗即过去所称的"变应原脱敏治疗"或"变应原提取物的免疫治疗"。1911年,Noon 应用此疗法治疗枯草热和变应性鼻炎之后,该疗法也用于治疗变应性哮喘。但对其疗效和安全性一直有争议。近年来,一些临床的随机双盲对照试验先后证明了该疗法对变应性哮喘的有效性。1998 年,WHO 建议将变应原提取物的免疫治疗命名为"变应原疫苗治疗",并指出应采用标准化的变应原进行治疗。变应原疫苗治疗的基本方法是首先对哮喘患者进行变应原诊断。然后使用特异性的变应原提取物,从低浓度到高浓度进行皮下注射。变应原疫苗治疗的时间较长,需要 1~3 年或以上。由于变应原疫苗治疗仍有许多问题没解决,GINA推荐仅在经严格控制环境中的变应原和积极的吸入激素治疗后仍无效的患者使用这种特异变应原免疫治疗。

近年来由于对 GINA 的宣传和推广,吸入激素已在全球成为哮喘治疗的主导疗法。这对过去以解除支气管痉挛为主的治疗是明显的进步。但由于吸入激素仍不能治愈哮喘,长期使用,尤其大剂量使用仍有一些局部和全身的不良反应。因此,吸入激素仍有其局限性,仍不是完美的理想治疗方法。所以,研究理想的哮喘治疗方法仍是今后需要长期努力的方向。

### (三)治疗方案

GINA 和我国制定的哮喘长期治疗方案相似。均是以吸入激素为主的治疗方案,并根据控制水平调整治疗级别。

经以上治疗后,达到哮喘控制并至少维持 3~6 个月后可考虑逐渐减少维持治疗的剂量,但吸入激素的减量不能太快。要确定好控制疗效的最低维持剂量,长期治疗。对吸入激素的总疗程,尚无一致的意见。由于吸入激素仍不能治愈哮喘,部分儿童哮喘到青春发育期后哮喘可以自行缓解,但成年人哮喘从理论上讲需要终身用药。即使经治疗达到控制哮喘的标准后停药仍有相当多的患者会复发。通常应至少每 3 个月评价 1 次哮喘控制的情况,根据病情调整治疗方案,使哮喘能控制在一理想的水平。

## 五、急性加重的处理

哮喘急性加重(哮喘发作)是指哮喘患者气短、胸闷、喘息、咳嗽等症状在短时间内进行性地加重。对哮喘的急性加重应该给予迅速地处理。正确处理哮喘的急性加重首先需要正确的判断病情的严重程度。

### (一)病情严重程度评价

我国的哮喘急性加重期的严重程度分为轻、中、重和危重,分度标准几乎完全参照 GINA的标准。2003 版 GINA 将危重改为"呼吸接近停止"。分度的标准主要依靠患者的症状、体征、PEF 值和血气指标。

### (二)自我管理

哮喘作为一种慢性疾病,会经历无数次的急性加重。加强对患者的宣传教育,使每个患者都掌握好自我处理的正确方法至关重要。按照 GINA 提出的哮喘管理的治疗原则,医师在给每个患者制定的长期治疗方案中应该包括急性加重的处理方法。

1.病情严重程度评估

哮喘急性加重后患者首先应该对病情有大致的判断。对急性加重病情严重程度评估主要依靠患者的症状,有条件的患者可以自我测定 PEF,PEF 能更客观地反映病情的严重程度。轻、中度的急性加重可以先自行处理,重度和呼吸接近停止的急性加重或出现以下情况应急诊就医。①患者有致死性哮喘的危险因素;②重度急性哮喘使用短效 $\beta_2$ 受体激动剂后 PEF 仍低于预计值或本人最大值的 60%;③使用短效 $\beta_2$ 受体激动剂后症状不能迅速改善并维持 3 小时以上;④经激素治疗 2~6 小时或以后症状仍无改善;⑤哮喘症状继续恶化。

2.治疗哮喘急性加重患者可首先按以下方法处理

(1)$\beta_2$ 受体激动剂:吸入短效 $\beta_2$ 受体激动剂是最有效和治疗反应最快的方法,应作为首选使用。中度以下严重程度的急性加重,可以反复吸入短效 $\beta_2$ 受体激动剂,在开始的第 1 小时内可每 20 分钟吸入 2~4 喷。以后根据病情酌情使用,轻度急性加重每 3~4 小时吸入 2~4 喷,中度急性加重每 1~2 小时需要 6~10 喷。

(2)激素对中度以,上的急性哮喘可以使用口服泼尼松(0.5~1.0g/24h),或者使用短效 $\beta_2$ 受体激动剂治疗效果不佳均需要口服激素治疗。目前国内应用口服激素治疗哮喘急性加重很少,许多患者急性发作后主要依靠静脉给药治疗,这实际上是一个认识上的"盲点"。口服用药方便经济。通常使用激素需要 4 小时以上才能起效,口服泼尼松的吸收非常快,与静脉用药差别不大。只要使用剂量足够对多数急性哮喘的疗效与静脉用药并无大的差别。甚至有文献报道口服激素治疗哮喘持续状态的疗效与静脉用药无显著差异。

### (三)医院内治疗

1.吸氧

$SaO_2$ 少于 90% 的患者需吸氧治疗。可用鼻导管或面罩给予充分饱和湿化的氧疗,吸氧浓度以 30%~40% 为宜。氧疗的目的应该是动脉血氧分压 $>8.0kPa(60mmHg)$,氧饱和度在 90% 以上。氧疗可在脉氧浓度监测的条件下进行,无 $SaO_2$ 检测时建议最好尽早进行氧疗。

2.$\beta_2$ 受体激动剂

(1)气雾吸入法:对重度以上的患者最好用 MDI 加储雾罐或雾化器吸入给药。用 MDI 加储雾罐给药,可用短效 $\beta_2$ 受体激动剂 6~10 喷吸入。雾化器给药可使用沙丁胺醇(喘乐灵)5mg 或特布他林 2.5~10mg 雾化溶液持续雾化吸入。雾化器最好以压缩氧为动力,这样可以同时给氧。在开始治疗时持续吸入比间歇给药更好。对大多数患者吸入给药与静脉给药和皮下注射同样有效,而且出现不良反应较少。

(2)全身给药:对无吸入给药条件或吸入给药反应不佳的患者可以用 1% 肾上腺素 0.3mL 皮下注射。但高血压、心脏病患者需谨慎。

$\beta$ 受体激动剂治疗的限制剂量是出现心动过速或心动过缓,肢体震颤。出现以上症状应减量或停药。

### 3.茶碱

对少数吸入 $\beta_2$ 受体激动剂疗效不佳者或无条件使用吸入 $\beta_2$ 受体激动剂的患者,可静脉给予氨茶碱。首剂可给 5mg/kg 的负荷量。若过去已用过氨茶碱或病史不清者应直接给予维持量。静脉注射最好用 250mg 氨茶碱加入 100mL 液体中在 30 分钟快速滴完,作为首剂负荷量。以后用 0.5mg/(kg·h)静脉滴注做维持剂量,同时最好监测氨茶碱的血浓度,维持在10~15$\mu$g/mL 较为理想。不能监测血浓度时用药,每天原则不超过 0.8g。但氨茶碱的清除率受个体差异和其他药物等因素的影响较大,不能一概而论,需严密观察其毒性及不良反应。

二羟丙茶碱虽然平喘作用低于氨茶碱,但对心血管的不良反应仅是氨茶碱的 1/10;故对老年人和心脏病患者使用较为安全。

### 4.胆碱能拮抗剂

单独使用治疗急性哮喘的作用较弱,与 $\beta_2$ 受体激动剂联合使用有协同的扩张支气管的作用。在急诊处理时联合治疗比单独使用其中的一种药物疗效更好。

### 5.皮质激素

对住院患者应尽早使用全身激素。使用激素的剂量目前尚无统一的认识。应尽量使用短效制剂,如氢化可的松。用量一般 200~300mg,每 4~6 小时 1 次。甲泼尼龙 40~80mg 静脉滴注,使用后症状改善不明显可每 6~12 小时重复使用。甲泼尼龙在肺内的分布浓度较高,是目前治疗急性哮喘使用最广泛的全身激素。多数患者使用甲泼尼龙 80~160mg/d 即可,但不同患者对激素治疗反应存在一定差异,尤其是重症或激素依赖性哮喘需要使用的剂量会更大。而激素治疗的量效关系不是完全呈直线关系。所以,当初始治疗反应不佳时,激素的剂量往往需要加倍才能获得较好的疗效。

患者症状缓解、气道阻塞改善后,静脉使用激素可改为口服甲泼尼龙 30~60mg/d,在 5 天内激素可以突然停药,否则逐渐减量更为恰当。在此过程中一定要注意检测气道阻塞改善的情况,即 $FEV_1$ 或 PEFR 达到或接近正常或个人最佳值后,停用口服激素及其他治疗药物较为安全。否则,仅根据症状缓解停药,哮喘再发的可能性较大。

### 6.补液及纠正酸碱失衡

重症哮喘常有水分丧失需要补液。通常补液每 24 小时 2500~3000mL/m² 足够纠正脱水。但对无脱水的患者应避免输入过多的液体。一般情况下,1500mL 生理盐水足够维持水化。过多输液并不降低呼吸道分泌物的黏滞度,也不增加分泌物的清除。相反,如果过多输液会增加血管内的静水压,降低血浆胶体渗透压,增加肺水肿的危险性。尤其是急性哮喘时胸腔内负压急剧升高,更容易促使液体渗出增加。大量补液时应注意补充钾、钠,防止低钾低钠。重症哮喘患者往往抗利尿激素分泌增加。

重症哮喘因缺氧、呼吸困难消耗过大等原因产生代谢性酸中毒。由于严重的气道阻塞使 $CO_2$ 潴留又出现呼吸性酸中毒。呼吸性酸中毒并代谢性酸中毒可使 pH 值急剧下降。严重酸中毒的主要危害是造成支气管对 $\beta$ 激动剂的反应性降低。其次,高碳酸血症可以增加脑血流量,加重脑水肿。通常把 pH 值低于 7.2 作为补碱的指征。但补充碳酸氢钠中和氢离子后会产生 $CO_2$,加重 $CO_2$ 潴留。若采用人工通气,改善呼吸以后随着 $CO_2$ 排出,pH 值可以迅速升高。若不能在短时间内迅速地改善呼吸,排出 $CO_2$,可补充小剂量的碳酸氢钠,使 pH 值升高至 7.2 以上即可。每次补充 5% 碳酸氢钠 60~80mL,补碱速度不宜过快,若补碱后复查血气,pH 值仍在 7.2 以下,45 分钟以后还可再补相同的剂量的碳酸氢钠。

**7.硫酸镁**

静脉使用硫酸镁对急性哮喘有一定的支气管扩张作用,尤其是对重症哮喘和对初始治疗反应不佳的患者可能有一定益处。但硫酸镁在治疗急性哮喘中的作用仍有争议,GINA 不推荐将其作为常规治疗使用。主要不良反应是血管扩张及轻度的镇静作用。

**8.抗生素应用**

哮喘急性加重通常与细菌感染无关,所以,哮喘的急性加重不必要常规使用抗生素治疗。只有在有明显的细菌感染征象,如发热、咳黄色脓痰、胸片显示肺炎改变以及白细胞增多等时才可以考虑使用抗生素。在我国急性哮喘使用抗生素的情况仍比较普遍,这既浪费卫生资源、增加患者经济负担,也增加病原菌的耐药。

**9.其他**

用氦-氧混合气(60%~70%氦气+30%~40%氧气)给重症患者经面罩或呼吸机吸入可以改善患者的通气及症状。Jonathan 等报道一组患者用氦-氧混合气治疗后,$PCO_2$ 从 7.7kPa(57.9mmHg)降至 6.3kPa(47.5mmHg),pH 值从 7.23 升至 7.32。气道内的气流有层流和湍流两种,层流产生的阻力小,喘流产生的阻力大。氦气的密度较氮气小,其黏滞度小,在气道内为层流形式。故可以降低气道内阻力,改善患者的通气。激素治疗急性哮喘需要一定的时间才能见效。所以,对急性重症哮喘治疗初期使用氦-氧混合气,可以作为激素发挥疗效之前的一种治疗措施。

**(四)重症监护室的治疗**

**1.需要重症监护的标准**

(1)重症哮喘对初始治疗缺乏反应或尽管经适当的治疗症状仍继续恶化的患者。

(2)出现意识模糊、昏迷、嗜睡或呼吸不好,接近呼吸停止。

(3)在氧疗的情况下仍有低氧血症[$PaO_2$<8kPa(60mmHg)]和(或)$PaCO_2$>6kPa(45mmHg),或 $SaO_2$<90%。

**2.机械通气**

重症哮喘目前尚无绝对的机械通气指征。通常的机械通气指征为:①神志改变出现昏迷;②患者躁动需使用镇静药才能继续进行治疗者;③潮气量急剧减少导致的通气不足;④进行性的 $PaO_2$ 升高和 $PaCO_2$ 降低;⑤心跳、呼吸停止。

重症哮喘插管需要比较熟练的技巧。对躁动不安者可谨慎使用镇静药和肌肉松弛药。对重症哮喘目前常采用持续气道内正压通气(CPAP)和呼气末正压通气(PEEP)方式。重症哮喘在呼气末由于呼气肌收缩使胸膜腔内压增加,造成气道塌陷,使肺泡气排出受阻,肺容量增加在肺泡内产生正压,称为内源性 PEEP(PEEPi)。患者吸气时需增加吸气肌做功。如采用 PEEP 可避免气道过早塌陷,减少吸气肌做功。选择 PEEP 的大小目前看法不一。有人认为 PEEP 过小无益。但过大又可以加重病情,通常不宜超过 0.20kPa(20cmH₂O)。使用机械通气应注意最大吸气压(PpK)不宜超过 0.50kPa(50cmH₂O),否则易造成气压伤并影响循环功能。有报道,用潮气量为 8~12mL/kg 的所谓"控制性低通气"可以有效地减少气压伤和低血压。控制性低通气的代价是允许 $CO_2$ 分压"适度"增高。但 $CO_2$ 分压多高是适度仍无统一意见。总的原则是 $CO_2$ 分压的升高不对机体产生严重的后果即为适度。

# 第六节 肺炎支原体肺炎

支原体肺炎是由肺炎支原体(mycoplasma pneumonia)所引起的呼吸道和肺部的急性炎症。过去病因不明时被称为原发性非典型肺炎。1962 年明确支原体为其病因后定名为肺炎支原体肺炎。支原体肺炎占非细菌性肺炎的 1/3 以上,约占各种原因肺炎的 10%。秋冬季节发病较多,但季节性差异不显著。主要见于儿童和青年人(约占 71%)。

## 一、病因和发病机制

支原体是大小介于细菌和病毒之间,兼性厌氧、能独立生活的最小微生物,大小为 $10\mu m\times200\mu m$,丝状。目前发现的支原体有 150 种,其中 5 种对人有致病性。引起人类肺炎的主要是肺炎支原体。1986 年以来陆续有报道发酵支原体 incognitus 株可引起类似 ARDS 的致死性呼吸道感染。肺炎支原体是通过呼吸道传播,健康人吸入含肺炎支原体飞沫即可引起肺部感染。肺炎支原体的致病性可能与患者对病原体或代谢产物的过敏反应有关。肺炎支原体肺炎的主要病变为急性气管-支气管炎、毛细支气管炎、支气管肺炎、间质性肺炎。气道黏膜充血、水肿,上皮坏死、脱落。多为表浅感染,支气管腔内有中性粒细胞和巨噬细胞,病变可侵犯黏膜下层和支气管周围,产生淋巴细胞和浆细胞浸润。肺泡内可含有少量单核细胞为主的渗出液,可并发灶性肺不张、肺实变、肺气肿。毛细血管明显充血,肺间质主要为中性粒细胞和大单核细胞浸润。少数肺炎支原体肺炎可发生肺脓肿、肺囊肿、肺门淋巴结肿大、纵隔肿块、胸膜增厚等。宿主免疫反应强烈可能为肺炎支原体感染易引起肺炎以及某些肺外并发症的主要原因。肺支原体肺炎为自限性疾病,但少数并发严重肺外并发症或发生呼吸衰竭者可危及生命。

## 二、诊断

### (一)临床表现

1.症状

潜伏期 2～3 周,多数起病缓慢,发病初可有乏力、头痛、咽痛、鼻塞、流涕、畏寒、发热、肌肉酸痛、食欲缺乏、恶心呕吐等。2～3 天或以后出现明显咳嗽、胸骨后不适。多为阵发性刺激性呛咳,可咳少量黏痰或黏液脓性痰,偶有痰中带血。发热多为中低热,少数表现高热。发热可持续 1～3 周。咳嗽时间可长达 6 周。

2.体征

咽部充血,少数有鼻窦炎、结膜炎体征,颈淋巴结可肿大。病变广泛患者可有发绀。约 25% 的患者可出现斑丘疹、红斑或口唇疱疹。约 50% 患者吸气末可闻及干、湿啰音。少数呈肺实变体征。可合并出血性鼓膜炎、胃肠炎、溶血性贫血、关节炎、血小板减少性紫癜、心包炎、心肌炎、肝炎等,偶可合并周围神经炎、脑膜炎、脑炎、小脑共济失调等神经系统表现。

### (二)实验室检查

**1.血常规**

白细胞计数及中性粒细胞比例多为正常,约5%的患者轻度增高。淋巴细胞轻度增多。

**2.血清学检查**

是诊断肺炎支原体感染最好的方法。约50%的患者红细胞冷凝集试验阳性,滴定效价在1:32以上,恢复期效价4倍增加的意义大。补体结合试验适合于支原体肺炎急性期及恢复期的抗体检测。抗体上升4倍提示近期有感染,而持续高抗体效价仅提示既往或近期感染。免疫荧光试验检测肺支原体肺炎患者血清中肺炎支原体特异性抗体,肺炎支原体 IgM 效价≥1:16和肺炎支原体 IgG 效价上升4倍可判定为阳性结果。该方法敏感性为87%,特异性为81%。μ链捕获 ELISA 法在发病后1周即可检出特异性 IgM,10～30天达高峰,12～16周转为阴性。诊断较补体结合试验提前,特异性为80%～100%,敏感性为71%。红细胞 IgM 捕获检定(red-cell IgM capture assay),肺炎支原体特异性 IgM 的敏感性为89%,特异性为93%。

**3.支原体抗原及核酸检查**

肺炎支原体抗原直接检测和特异性核酸检测有助于诊断。固相酶免疫技术 ELISA 法,多克隆抗体免疫荧光法,单克隆抗体免疫印迹法,直接检测呼吸道分泌物或痰液肺炎支原体抗原。核酸杂交技术和聚合酶链反应技术可直接检测痰咽拭子,或支气管分泌物中肺炎支原体特异性核酸,用于肺炎支原体的早期诊断。

**4.病原学检查**

痰及咽拭子等标本中可培养分离出肺炎支原体。痰、鼻和咽拭子、胸腔积液、脑脊液、皮肤病灶受累组织脓液等培养可获肺炎支原体。能培养和分离出肺炎支原体对诊断有决定性意义。

**5.胸部 X 线检查**

肺部病变较多而症状及体征相对较轻不成比例。肺部病变早期为间质性肺炎,肺纹理增加及网织状阴影,后发展为斑点状或片状均匀的模糊阴影,近肺门较深。亦可表现为肺门附近向外伸展的扇形阴影。75%～90%的病灶发生在下叶,约50%的为单叶或单肺段分布。有时浸润广泛、有实变。肺部病变2～3周吸收,偶有延缓至4～6周者。可发生少量胸膜腔积液,一般需3～4周吸收。双侧性或大量胸腔积液极为少见。

## 三、鉴别诊断

### (一)衣原体肺炎

衣原体肺炎临床表现与支原体肺炎类似。但患者常为老年人及20岁以下青少年,起病1个月内可有本病患者接触史,常合并鼻窦炎。鹦鹉热衣原体肺炎一般有鸟类接触史。鉴别诊断主要依靠血清特异性抗体检测和病原体培养分离。

### (二)军团菌肺炎

军团菌肺炎可表现发热、咳嗽、呼吸困难,并可出现腹泻,β内酰胺类及氨基糖苷类抗菌药物治疗无效,而对大环内酯类和氟喹诺酮类抗菌药物治疗有效,与支原体肺炎类似。但军团菌肺炎胸痛及胸腔积液相对多见,高热也较多见,血象白细胞计数及中性粒细胞比例常增高。血清抗体检测及直接免疫荧光法检测痰中军团菌有利于军团菌肺炎诊断,而冷凝集试验及支原体培养有利于支原体肺炎的诊断。

### (三)病毒性肺炎

病毒性肺炎包括腺病毒、鼻病毒、冠状病毒、呼吸道合胞病毒等。多发生于冬春季,散发或暴发流行。在儿童和成年人中均可发生,人与人之间通过飞沫传播。咳嗽以干咳为主,少量黏痰或血丝痰。X线检查肺部以间质改变为主,可有斑点状、片状或均匀的斑片状阴影。与支原体肺炎类似。但病毒性肺炎高热相对多见,在儿童及免疫功能低下者病情常较重。鉴别主要依靠血清特异性抗体和病毒培养分离、支原体培养等。

## 四、治疗

### (一)一般治疗

注意保暖,卧床休息,供给足量的蛋白质、维生素、热量和水分。不能进食或进食少者,可考虑给予氨基酸、脂肪乳等。注意及时纠正电解质和酸碱失衡。重症者应注意保持呼吸道通畅。

### (二)抗支原体治疗

首选大环内酯类抗生素。如红霉素每天1.5g。分3次口服;交沙霉素每天1.2~1.8g,分3次口服。新的大环内酯类抗生素如罗红霉素、克拉霉素、阿奇霉素等具有组织浓度高、半衰期长,抗菌作用更强,胃肠道反应小等优点。罗红霉素150mg,2次/d,或克拉霉素250mg,2次/d,疗程均为0~14天。阿奇霉素,500mg/d,顿服,连用5~6天,可收到满意疗效。严重病例可静脉滴注红霉素,每天1.5g,延长疗程至21天;也可静脉滴注阿奇霉素,500mg/d,连用5~6天后停用3~4天,可重复应用同等剂量阿奇霉素。也可每天静脉滴注阿奇霉素0.25g,连用10天。静脉滴注红霉素易致血栓性静脉炎,加小剂量糖皮质激素,可望缓解。静脉滴注阿奇霉素血栓性静脉炎少见。红霉素可能引起肝损害,故肝病者忌用。

对于肝功能不全其他原因不宜使用大环内酯类抗生素时,可选用氟喹诺酮类药物治疗肺支原体肺炎,肝损害相对较小,疗程7~10天,重症病例可延长至2~3周,临床疗效好。随着肺炎支原体对大环内酯耐药率的增高,氟喹诺酮治疗支原体肺炎越来越受重视。常用氟喹诺酮类如环丙沙星、氧氟沙星.左氧氟沙星、司帕沙星、莫西沙星等,均可采用。环丙沙星静脉滴注为每次0.2g.2次/d,也可口服每次0.25g,2次/d。氧氟沙星每次0.2g,口服或静脉滴注,2次/d左氧氟沙星每次0.1~0.2g,口服或静脉滴注,2次/d。司帕沙星首日0.2g/d,以后0.1g/d,顿服。帕珠沙星,0.6g,分2次静脉滴注。喹诺酮类药物不良反应主要为胃肠道反应,可有血清转氨酶增高、末梢神经水肿、皮肤瘙痒、发疹等过敏反应。个别患者可能出现失眠、焦虑、紧张、欣快、幻觉震颤,甚至癫痫样发作。对儿童关节软骨发育可能有影响。因此,有癫痫等中枢神经疾病者忌用,孕妇、授乳妇女、儿童不宜使用。应注意环丙沙星与茶碱合用时,后者的代谢清除率降低,容易发生茶碱中毒。左氧氟沙星、司帕沙星对茶碱代谢无明显影响。司帕沙星临床疗效高,不良反应轻微,但应注意少数患者可能出现光敏反应。盐酸莫西沙星有效率更高,0.4g/d,口服或静脉滴注。若口服给药,为减少患者对不良反应的感受,可建议患者每晚晚餐后服用。

## (三)对症治疗

全身中毒症状明显或有肺外并发症的患者,早期短程应用地塞米松可迅速改善临床症状、缩短疗程。对阵发性呛咳者,应适当给予镇咳药物和雾化吸入治疗,如喷他维林、复方甘草合剂,必要时可口服复方桔梗片或磷酸可待因。高热者以物理降温为宜,无效者可临时服用解热药。有呼吸困难缺氧者应给予氧疗。消化道症状明显时,如恶心、呕吐等可给予多潘立酮或莫沙必利口服。有消化出血者应加用西咪替丁 400mg 静脉滴注,2～3 次/d,或法莫替丁 20mg 静脉滴注,2 次/d。

## (四)并发症处理

并发自身免疫性溶血性贫血时,应加用糖皮质激素治疗,如泼尼松每天 40～60mg,分 2～3 次口服,或氢化可的松每天 200～400mg 或地塞米松每天 10～20mg,分次静脉滴注。对自身免疫性溶血性贫血患者还应输注经生理盐水洗涤过的或冷冻的浓缩红细胞,同时应注意保护肾功能。发生血小板减少性紫癜者,除给予糖皮质激素治疗外,重者可考虑行血浆置换疗法,以除去血浆中的抗体,然后输入浓缩的血小板悬液。有雷诺现象者,可加用扩血管药治疗。

发生弥散性血管内凝血(DIC)时,在积极抗感染、纠正低血容量及酸中毒、改善缺氧和解除微血管痉挛等的同时,可酌情应用抗血小板聚集药物,如右旋糖苷-40、复方丹参注射液、右旋糖酐-10,阿司匹林等。在 DIC 的高凝期和消耗性低凝期(患者有出血、休克、血小板进行性减少、皮肤瘀斑及发绀等),则选用肝素(每天 50～400mg)抗凝血治疗。使用肝素期间,必须监测凝血时间及凝血活酶时间等,以调整治疗方案。在使用肝素抗凝治疗的基础上,可以补充凝血因子(洗涤过的红细胞悬液和血小板悬液等),并可适当选用抗纤溶药物。

对免疫复合物性间质性肾炎和肾小球肾炎等,可予糖皮质激素、利尿药及对症处理,发生急性肾衰竭时给予透析治疗。有中枢神经系统异常时(如脑膜炎、脊髓炎、脑肉芽肿性血管炎、小脑共济失调、多发性神经根炎、癫痫发作、精神失常等,可根据病情考虑使用糖皮质激素、镇静药、脱水药、维生素、脑细胞营养药等及对症处理。发生心包炎或心肌心包炎、急性心功能不全、心脏节律或传导异常(包括完全性房室传导阻滞)、心包积液等,应给予相应的处理,如糖皮质激素、能量合剂、心肌营养药、强心药、利尿药、血管活性药物、抗心律失常药等。心包积液量大,引起心脏压迫症状时可行心包穿刺抽液减压,以缓解症状。

出现感染性休克时应积极补液扩容,给予血管活性药物,维持血压及重要脏器的血流灌注,纠正水及电解质失衡,根据血气分析结果,纠正酸碱失衡,短期使用糖皮质激素。

肺炎支原体感染可同时合并呼吸道病毒感染(如流感病毒或腺病毒)或细菌(包括军团菌)感染。如继发细菌感染,则可根据病原学检查,选用针对性的抗生素治疗。肺不张者通过抗感染治疗、体位引流等处理多能复张,不能复张者可行经纤维支气管镜支气管局部用药及冲洗。急性呼吸窘迫综合征发生时,积极进行机械通气治疗。

# 第七节 衣原体肺炎

衣原体(chlamydia)是一群光镜下可见的寄生于宿主细胞内的微生物,但不同于病毒,有由黏肽组成的细胞壁,含 DNA 和 RNA 两种核酸。用吉姆萨染色观察呈球形,革兰染色阴性。其特殊的生长周期中有原体和始体两种不同颗粒结构。对广谱抗生素敏感。衣原体属包括沙眼衣原体(chlamydia trachomatis)、鹦鹉热衣原体(C. psittacosis)、肺炎衣原体(C. pneumoniae)和牲畜衣原体(C.pecorum)4 个不同的种。其中牲畜衣原体仅感染牛和羊,尚无引起人类疾病的报道。

## 一、肺炎衣原体肺炎

肺炎衣原体肺炎是由肺炎衣原体导致的肺实质急性炎症,在衣原体肺炎中最常见。肺炎衣原体也可导致上呼吸道感染及急性气管支气管炎。血清流行病调查显示人类的肺炎衣原体感染是世界普遍性的,与人口密度有正向关系。儿童感染率在 20% 左右,随着年龄的增长感染率迅速上升,青壮年可达 50%～60%,老年达 70%～80%。感染率没有性别差异,四季均可发生。

### (一)病因和发病机制

肺炎衣原体形态不一,原体直径约 $0.38\mu m$,网状体直径约 $0.51\mu m$。有与其他衣原体不同的种抗原。肺炎衣原体为新发现的衣原体,是目前临床上最常引起呼吸道和肺实质感染的一种衣原体,不存在动物中间宿主。肺炎衣原体传染途径是通过呼吸道飞沫传播。因此,在半封闭的环境如家庭、学校、军队以及其他人口集中的工作区域可存在小范围的流行。5 岁以下儿童极少感染,8 岁以上儿童及青年为易感人群。流行期间 70%～75% 的易感者可被感染,感染后产生的免疫力很弱。肺炎衣原体的感染还可能与哮喘、冠状动脉粥样硬化性心脏病、慢性阻塞性肺疾病的急性发作和恶化有关。目前,肺炎衣原体已是继肺炎双球菌和流感嗜血杆菌之后引起社区获得性肺炎的主要病原体,与嗜肺军团菌和肺炎支原体一起成为社区获得性肺炎的三种非典型病原体。

### (二)诊断

1.临床表现

(1)全身中毒症状:肺炎衣原体感染的潜伏期为 15～23 天,可有发热、头痛、乏力,多为中低热,少数高热。

(2)呼吸系统表现:表现有咽痛、咳嗽,干咳为主,可咳少量白色黏痰,偶有少量血丝痰。继发细菌感染,可咳较多脓性痰。少数病情较重者可有呼吸困难和发绀。病变肺叶可闻及湿啰音。老年肺炎衣原体肺炎患者临床表现可能较为严重,尤其是合并细菌感染或存在慢性阻塞性肺疾病等基础疾病时,可导致病情加重,出现严重呼吸困难,有时是致死性的。可合并上呼吸道感染表现,如鼻窦炎、中耳炎和咽炎。

2.实验室检查

(1)血常规:大多数患者白细胞计数及中性粒细胞比例正常,少数患者轻度增高。

（2）X线胸片：多数表现为双肺斑点状或斑片状密度增高影，少数表现为大片密度增高影。

（3）病原体检查：可进行肺炎衣原体的培养，取鼻咽部或咽后壁拭子、气管和支气管吸出物、肺泡灌洗液等标本培养。最近有报道经胰酶和（或）乙二胺四乙酸钠（EDTA）处理后的标本肺炎衣原体分离率大大提高。分离物可用肺炎衣原体种特异性单克隆抗体进行鉴定。但由于肺炎衣原体的培养要求高，一般实验室难以做到。

（4）肺炎衣原体特异性DNA片段扩增：应用PCR对呼吸道分泌物进行肺炎衣原体特异性DNA片段扩增，对诊断有很大帮助，但需要注意质量控制，防止出现假阳性结果。

（5）微量免疫荧光试验（MIF）：是目前国际上标准的且是最常用的肺炎衣原体血清学诊断方法，除性病门诊患者和性工作者特定人群外，肺炎衣原体肺炎的MIF血清学诊断可使用肺炎衣原体单一抗原，即不需要同时检测沙眼衣原体和鹦鹉热衣原体抗体。血清学诊断标准为：MIF试验IgG≥1∶512和（或）IgM≥1∶32，在排除类风湿因子（RF）所致的假阳性后可诊断为近期感染，双份血清抗体滴度4倍或以上升高也诊断为近期感染。

### （三）鉴别诊断

#### 1.鹦鹉热衣原体肺炎

鹦鹉热衣原体肺炎多有鸟类接触史，而肺炎衣原体肺炎则无。衣原体培养鉴定、血清种特异性抗体检测、特异性补体结合试验等是鉴别的关键。

#### 2.支原体肺炎

支原体肺炎外周血白细胞计数及中性粒细胞不增高，咳嗽较重，痰少，双肺可出现散在片、絮状密度增高影，与肺炎衣原体肺炎相似。痰支原体培养、衣原体培养、血清特异性抗体检测有利于鉴别。

#### 3.军团菌肺炎

军团菌肺炎可表现发热、咳嗽、呼吸困难，血象白细胞计数及中性粒细胞比例轻度增高，与肺炎衣原体肺炎类似。军团菌培养鉴定、衣原体培养、血清特异性抗体检测均有利于鉴别。

#### 4.流感病毒性肺炎

冬春季高发，急性起病，全身毒血症状较肺炎衣原体肺炎重，且上呼吸道卡他症状较为明显，体检可见面颊潮红，结膜充血和眼球压痛，咽充血，口腔黏膜可有疱疹。实验室检查白细胞正常、减少或略增加，淋巴细胞可增加，胸部X线检查病初可见沿肺门向周边走向的炎症浸润，以后出现散在性片状、絮状影，常分布于多个肺野，晚期则呈融合改变，多集中于肺野的内中带，类似肺水肿。痰中病毒抗原检测、血清抗体检测及病毒分离培养有助于鉴别。

### （四）治疗

#### 1.对症支持治疗

休息，适当补充维生素和液体，呼吸困难和发绀者吸氧。

#### 2.抗衣原体治疗

大环内酯类抗生素治疗有效。红霉素剂量为2.0g/d，分4次口服。红霉素疗程不少于3周。可使用阿奇霉素、罗红霉素、克拉霉素等新大环内酯类抗生素，生物利用度更高，不良反应较小，但疗程有待于临床观察总结。有报道使用阿奇霉素，0.5g/d，前5天静脉滴注，随后5天口服，疗效确切，但应注意阿奇霉素半衰期长达48小时以上，最好间歇给药，避免蓄积中毒。氟喹诺酮类抗菌药物如左氧氟沙星、司帕沙星等对肺炎衣原体有效,对于合并肝功能不全而不宜使用大环内酯类抗生素时或大环内酯疗效差时可选用,如盐酸莫西沙星,0.4g/d,口服或静脉滴注。对于感染严重者也可联合应用大环内酯类和氟喹诺酮类抗菌药物,但须注意对心脏 Q-T 间期的影响。对于成年人衣原体肺炎,新喹诺酮类抗菌谱广,能够覆盖社区获得性肺炎的常见病原体,药动学也有很大改善,已经开始取代红霉素,在肺炎衣原体肺炎的治疗中逐渐占据了主导地位。

## 二、鹦鹉热衣原体肺炎

鹦鹉热衣原体肺炎是吸入鹦鹉热衣原体感染引起的急性肺部炎症,为鹦鹉热最常见的表现。该病绝大多数为散发,发病与季节无明显关系。人感染鹦鹉热衣原体后,持续带病原体可长达 10 年之久。

### (一)病因和发病机制

鹦鹉热衣原体的宿主最早被认为是鹦鹉,因此,由其导致的疾病被称为鹦鹉热。实际上有 190 余种鸟类均可传播此病。目前人类的鹦鹉热并不常见,且通常发生于接触受感染鸟类(职业性的暴露或宠鸟)者。禽类的饲养和加工业是职业性鹦鹉热感染的主要来源。受鹦鹉热衣原体感染的鸟类通常累及肠道,病原体经粪便排出体外。鹦鹉热衣原体对外界的抵抗力很强,在干燥的鸟粪中可存活数月。鸟-人的感染方式是气溶胶呼吸道吸入。有报道鹦鹉热衣原体存在人-人传播途径,但罕见。鹦鹉热衣原体吸入呼吸道,经血道侵入肝、脾等网状内皮系统,在单核吞噬细胞内繁殖后,再经血行播散至肺和其他器官。肺内病变常始于肺门区域,在血管周围产生炎症,并向周围扩散引起小叶性和间质性肺炎,以肺叶和肺段的下垂部位明显,细支气管及支气管上皮发生脱屑和坏死。早期肺泡内充满中性粒细胞和水肿渗出液,随后被单核细胞所代替,病变部位可产生实变和少量出血,肺间质有淋巴细胞浸润,可出现肺门淋巴结肿大。少数可累及胸膜。肝可出现局部坏死,常有脾大,心、肾、神经系统及消化道均可受累。

### (二)诊断

1.临床表现

(1)全身中毒症状:鹦鹉热潜伏期为 1～2 周,也可长达 4 周。可以只有轻度的或一过性的流感样症状,也可以是急性发病,出现寒战、高热,体温逐渐升高,第 1 周内可达 40℃,伴相对缓脉、乏力肌肉关节痛、头痛、畏光、鼻出血等,可出现类似伤寒的玫瑰疹。

(2)呼吸系统表现:表现有咳嗽,多为干咳,也可咳少量白色黏痰,可出现少量咯血,肺部病变范围广泛者可出现呼吸困难,肺部病变区域可闻及湿啰音。

(3)其他症状:累及消化系统者可出现恶心、呕吐、腹痛等,可有肝脾大,神经系统受累可出现嗜睡、谵妄、木僵、抽搐等。

2.实验室检查

(1)血常规:白细胞计数及中性粒细胞比例多为正常,偶有轻度增高。

(2)病原体检查:最可靠的方法是进行鹦鹉热衣原体的培养,取鼻咽部或咽后壁拭子、气管和支气管吸出物、肺泡灌洗液等标本培养,分离物可用鹦鹉热衣原体种特异性单克隆抗体进行鉴定。

(3)分子生物学检查:应用 PCR 从呼吸道分泌物扩增鹦鹉热衣原体特异性 DNA 片段,对诊断有很大帮助,但需要注意质量控制,防止出现假阳性结果。

(4)血清学检查:微量免疫荧光试验(MIF)是目前国际上标准的且是最常用的衣原体血清学诊断方法,但在鹦鹉热衣原体做诊断时应谨慎,除患者具有病鸟接触史以外,血清标本应同时检测沙眼衣原体、肺炎衣原体和鹦鹉热衣原体抗体并比较抗体滴度,以滴度最高作为感染的衣原体种,从而确定是否是鹦鹉热衣原体,因为3个衣原体种之间可能存在血清学交叉反应,鹦鹉热衣原体肺炎的临床症状类似于肺炎衣原体肺炎,但前者的发病率远远低于后者。血清学诊断标准为:MIF试验IgG≥1:512和(或)IgM≥1:32,在排除类风湿因子(RF)所致的假阳性后可诊断为近期感染,双份血清抗体滴度4倍或以上升高也可诊断为近期感染。

(5)胸部X线检查:双肺可出现多发的斑点状、斑片状密度增高影,偶见双肺粟粒样结节影及少量胸腔积液,肺实变少见。肺内病变吸收缓慢,有报道治疗7周后仍有50%患者病灶不能完全吸收。

**(三)鉴别诊断**

1.支原体肺炎

支原体肺炎外周血白细胞计数及中性粒细胞不增高,咳嗽较重,痰少,双肺可出现散在片、絮状密度增高影,与鹦鹉热衣原体肺炎相似。后者易发生高热。痰支原体培养、衣原体培养、血清特异性抗体检测及鸟类接触史有利于鉴别。

2.病毒性肺炎

病毒性肺炎的临床症状和X线胸片改变与鹦鹉热衣原体肺炎相似。鉴别诊断主要依赖于病原学及血清学检查。

**(四)治疗及预防**

1.抗衣原体治疗

肺炎衣原体感染的治疗与肺炎支原体相似,但疗程相对较长。首选红霉素,2g/d,分4次口服;或多西环素,首剂0.2g,以后每次0.1g,2/d,疗程均为21天。一般用药后24~48小时体温下降,症状开始缓解。部分病例可复发,如果没有禁忌,可进行第2个疗程治疗。使用新大环内酯类抗生素治疗,生物利用度更高,不良反应少,但临床应用经验尚少。如克拉霉素,每次0.5g,2次/d,疗程21天;阿奇霉素,0.5g/d,顿服,连用5~6天或以后,间隔3~4天再服(半衰期长达48小时以上,避免蓄积中毒);罗红霉素,3g/d,分2次口服。尚可应用利福平,0.45g/d,分3次口服;左氧氟沙星,0.4g/d,分2次口服。盐酸莫西沙星,0.4g/d,口服或静脉滴注。

2.对症支持治疗

休息,补充能量、液体及维生素。抽搐者给予镇静药,呼吸困难者吸氧治疗,严重缺氧者进行机械通气治疗。

3.预防

鹦鹉热有可能发生人与人之间传播,因此,患者应予隔离,痰液需消毒。避免接触感染的鹦鹉等鸟类或禽类可预防感染,禽类加工业的工人尤其应注意防护。加强国际进口检疫和玩赏鸟类的管理,如发现有病动物可屠杀处理,或隔离治疗,如在饲料中加金霉素,或用四环素或金霉素浸泡种子等,均有治疗作用。

**三、沙眼衣原体肺炎**

沙眼衣原体肺炎(chlamydia trachomatis pneumonia)是由沙眼衣原体引起的肺部炎症。

沙眼衣原体主要是人类沙眼和生殖系统感染的病原,偶可引起新生儿和成年人免疫抑制者的肺部感染。

**(一)病因和发病机制**

沙眼衣原体是引起人类沙眼、性病淋巴肉芽肿、包涵体性结膜炎,生殖道感染的常见病原体,由其导致的肺炎主要见于儿童,尤其是新生儿,在极少数情况下,沙眼衣原体也引起免疫缺陷成年人患者的呼吸道感染,甚至正常成年人的社区获得性肺炎。新生儿可在产道内感染,其他人可能通过接触或吸入感染。

**(二)诊断**

**1.沙眼衣原体肺炎的临床表现**

沙眼衣原体新生儿肺炎大多数无发热,起始症状通常是鼻炎、伴鼻腔黏液性分泌物和鼻塞。随后发展为断续的咳嗽,呼吸急促,可闻及肺部啰音,可伴有心肌炎和胸腔积液。50%患儿可伴有急性包涵体性结膜炎。成年人免疫抑制患者可见咽炎、支气管炎和肺炎等呼吸道感染,可有干咳、发热、肌痛、寒战、咯血和胸痛。

**2.实验室检查**

(1)血常规:白细胞计数及中性粒细胞比例多为正常,少数情况下增高。

(2)胸部 X 线检查:双肺显示为间质浸润,亦可见支气管肺炎或网状、结节样阴影。

(3)沙眼衣原体的培养:取鼻咽部或咽后壁拭子、气管和支气管吸出物、肺泡灌洗液等标本培养,新生儿沙眼衣原体肺炎可同时取眼结膜刮屑物培养和(或)涂片直接荧光法(DFA)检测沙眼衣原体。分离物可用沙眼衣原体种特异性单克隆抗体进行鉴定。

(4)分子生物学检查:应用 PCR 从呼吸道分泌物扩增沙眼衣原体特异性 DNA 片段对诊断有很大帮助,但需要注意质量控制,防止出现假阳性结果。

(5)血清学检查:微量免疫荧光试验(MIF)是目前国际上标准的且是最常用的沙眼衣原体血清学诊断方法,尤其适用于新生儿和婴儿沙眼衣原体肺炎的诊断,因为可检测出患儿血清中存在高水平的非母体 IgM 抗体(不通过胎盘屏障)。血清学诊断标准为:MIF 试验 IgG≥1:512和(或)IgM≥1:32,在排除类风湿因子(RF)所致的假阳性后可诊断为近期感染,双份血清抗体滴度 4 倍或以上升高也诊断为近期感染。

**(三)鉴别诊断**

沙眼衣原体肺炎的临床症状、体征及胸部 X 线表现与病毒性肺炎或支原体肺炎相似,鉴别诊断主要依靠病原体检查、血清特异性抗体检查等。

**(四)治疗及预防**

**1.抗衣原体治疗**

沙眼衣原体肺部感染的治疗主要为红霉素或四环素(不用于孕妇和儿童)类口服,新生儿和婴儿的用量为红霉素每天 40mg/kg 或琥乙红霉素每天 40mg/kg。国内有报道应用罗红霉素治疗儿童沙眼衣原体肺炎,罗红霉素分散片 5~8mg/kg,分 2 次口服,对照组用红霉素 50mg/kg,分 3 次口服,疗程均为 10 天,结果罗红霉素组总有效率 97%,明显高于对照组的 59%,且罗红霉素组未见明显不良反应。亦可用磺胺甲恶唑每天 100mg/kg,疗程 2~3 周。成年人红霉素口服的用量为每天 2g,疗程 2 周;亦可用多西环素(100mg,2/d)治疗,疗程 1~2

周;或用氧氟沙星,300mg,2 次/d,疗程 1 周;莫西沙星,0.4g/d,口服或静脉滴注。对轻症感染,阿奇霉素 1g 顿服亦有效。

2.对症支持治疗

休息,补充能量、液体及维生素。抽搐者给予镇静药,呼吸困难者吸氧治疗,严重缺氧者进行机械通气治疗。

3.预防

孕妇如有沙眼衣原体生殖器官感染,产前进行治疗是预防新生儿感染的最佳方法。红霉素对胎儿无明显毒性,可用于治疗,亦可选用琥乙红霉素。新生儿出生后,立即涂红霉素眼膏,可有效预防结膜炎;如无症状,应在出生后第 3 周做胸部透视,以排除婴幼儿衣原体无症状肺炎。

# 第八节  肺 脓 肿

肺脓肿(lung abscess)是由不同病原菌引起的肺部化脓性感染,通常存在病原菌感染量大(吸入性感染)或(和)支气管阻塞导致支气管引流障碍等因素,最终导致肺组织坏死,并形成空洞。若肺内仅形成直径 2cm 以下的多发小空洞,有时被称为坏死性肺炎或肺坏疽。由于肺脓肿和坏死性肺炎病理过程相同,因此,临床上不需严格对二者进行区别。诊治不当的肺脓肿预后不佳。抗生素问世前肺脓肿的病死率高达 40%。

## 一、病因及发病机制

89%的肺脓肿可分离出厌氧菌。46%的肺脓肿只有厌氧菌感染,43%的为厌氧菌和需氧菌混合感染,仅少数肺脓肿不能分离出厌氧菌。肺脓肿较常分离出的需氧菌为金黄色葡萄球菌、化脓性链球菌、肺炎克雷白杆菌和铜绿假单胞菌。大肠埃希菌和 B 型流感嗜血杆菌亦可引起肺组织坏死。少见而重要的引起肺脓肿的病原体有星形奴卡菌、军团菌、鼻疽杆菌、结核杆菌及溶组织阿米巴等。溶组织阿米巴肺脓肿一般发生在右肺下叶基底部。糖尿病及免疫功能受损的患者中某些真菌(如毛霉菌、曲菌等)感染也能引起空洞。

肺脓肿多为吸入感染,因此,多发于右上叶后段,其次为左上叶、双下叶背段。吸入性肺脓肿患者常患有牙周疾病,无牙者肺脓肿少见,提示肺脓肿发生过程中可能存在支气管阻塞、肺栓塞、败血性栓塞或其他未知机制。院内吸入感染多为耐药的革兰阴性菌。肺脓肿通常是在炎症基础上发生组织坏死和空洞而形成。在原有空洞基础上发生感染可以没有明显组织坏死。

肺脓肿根据病程有急性和慢性之分,急性肺脓肿病程通常少于 4～6 周,而慢性肺脓肿病程则更长。根据病因肺脓肿可分为原发性、血源性和继发性肺脓肿。原发性肺脓肿亦称吸入性肺脓肿,主要通过吸入感染所致,是肺脓肿最多见的类型。血源性肺脓肿是因菌血症或脓毒症时细菌或脓毒栓子经血流至肺,引起肺小血管栓塞所致。继发性肺脓肿是在原有肺部疾病(如阻塞、肺外感染波及肺部、支气管扩张,免疫受损等)基础上发生的脓肿。痰有恶臭味的肺脓肿与厌氧菌感染有关,称为腐败性脓肿。

## 二、诊断

### (一)病史

肺脓肿患者常有吸入感染的基础,如酗酒、全身麻醉、吞咽困难、会厌功能紊乱、牙周疾病及其他各种原因导致的意识障碍等。或有局部支气管阻塞、支气管扩张、胸部外伤、肺栓塞等基础疾病。

### (二)临床表现

1.全身毒血症状

多为急性起病,有寒战、高热,体温常达 39～40℃,伴有乏力、多汗、全身肌肉酸痛。咳出大量脓痰后,毒血症状可显著减轻,在数周内一般情况可恢复正常。慢性肺脓肿毒血症状可以不明显,可出现不规则发热。

2.呼吸系统表现

可出现咳嗽、咳痰、胸痛及呼吸困难。初期咳白色黏痰,量不多,7～10 天或以后咳大量脓痰,每天痰量可达 300～500mL。厌氧菌感染痰多有恶臭味。约 1/3 的患者有不同程度的咯血,可为痰中带血,也可发生大咯血而危及生命。

病变范围广泛者及合并贫血的患者可出现呼吸困难。肺部病变区域可出现肺实变体征,可闻及湿啰音,空洞巨大者可出现"空瓮音"。

累及胸膜时出现胸腔积液表现。血源性肺脓肿往往先有原发感染灶并引起全身脓毒血症表现,数日后出现咳嗽、咳痰等呼吸道症状。血源性肺脓肿咳嗽、咳痰相对较轻,一般咳痰量不多,可有咯血。

3.其他表现

慢性肺脓肿可出现慢性消耗表现,如贫血、消瘦及杵状指等。阿米巴肺脓肿常有腹痛及肝大等表现。

### (三)实验室检查

1.血常规

急性肺脓肿血白细胞计数及中性粒细胞常显著增高,白细胞计数多为(20～30)×10⁹/L,少数情况下可高达 50×10⁹/L 以上。慢性肺脓肿血白细胞计数及中性粒细胞增高不明显,甚至可以正常,但常出现红细胞及血红蛋白降低。

2.胸部 X 线检查

肺脓肿 X 线表现通常有肺炎—坏死性肺炎空洞形成的过程。早期病变区域可出现大片密度增高的炎性病灶,1～3 周或以后排出大量脓痰,肺部即可见空洞形成。原发性(吸入性)肺脓肿常为孤立性空洞,但少数情况下也可形成蜂窝状小空洞。血源性脓肿往往在双肺形成多发空洞,且变化较快。感染累及胸腔或脓肿破溃入胸腔可造成脓胸。约 1/3 的肺脓肿伴有脓胸。继发性肺脓肿可在 48～72 小时发展形成。

3.病原学检查

肺脓肿患者应进行血培养和痰培养,并进行药物敏感试验。合并脓胸时应进行胸腔穿刺培养。脓肿本身的培养推荐采用支气管冲洗、双套管保护刷、环甲膜穿刺吸引或 X 线引导下经皮肺穿刺抽吸术等。

### 三、鉴别诊断

#### (一)细菌性肺炎

细菌性肺脓肿在早期很难与细菌性肺炎进行鉴别。但血象白细胞计数及中性粒细胞增高不显著者,肺脓肿可能性小。细菌性肺炎通过强有力的抗感染治疗多在 3~5 天体温下降,而肺脓肿多在 7~10 天或以后咳出大量脓痰,全身中毒症状才显著减轻。肺部形成空洞后肺脓肿诊断即完全明确。仅在肺部某一个区域形成多发的直径<2cm 的空洞时,可诊断为坏死性肺炎,而不诊断为肺脓肿。

#### (二)支气管囊肿和肺囊肿继发感染

支气管囊肿和肺囊肿继发细菌感染时可出现高热,咳嗽、咳脓痰,但患者多有反复肺部感染的病史,X 线检查显示囊肿壁较薄,而吸入性肺脓肿空洞壁较厚。血源性肺脓肿多合并或近期曾有肺外感染病灶,全身毒血症状常肺脓肿继发感染重。肺囊肿在感染控制后肺部仍可见壁如发丝的透光区,而血源性肺脓肿在感染控制后气囊多逐步消失。

#### (三)空洞性肺结核

慢性细菌肺脓肿需与空洞性肺结核进行鉴别。主要依靠痰找抗酸杆菌、结核菌培养、结核杆菌纯蛋白衍化物皮肤试验等进行鉴别。肺部 X 线检查显示空洞周围有较多条片影、钙化灶,或在相应肺区域有多发细结节状支气管播散灶,多提示为空洞性肺结核。

### 四、治疗

#### (一)抗菌药物治疗

抗生素问世前肺脓肿的病死率高达 40%,即使病情得到控制也有半数患者留有慢性并发症。抗生素治疗急性肺脓肿有效率可达 90%。

治疗细菌性肺脓肿应尽可能根据细菌学检查结果选择抗菌药物,在获得细菌药物敏感试验结果前,应尽早开始经验性治疗。首选青霉素,剂量常较大,通常(800~1200)万 U/d,分 2~3 次静脉滴注。青霉素过敏或厌氧菌感染者,可用克林霉素,常用剂量为 0.45~0.9g,病情好转后酌情减量。也可选择其他抗菌药物,如头孢噻吩 4~6g/d,分次静脉滴注;阿奇霉素 0.5g/d,静脉滴注,由于其半衰期长达 48 小时以上,故每使用 5~6 天应间隔 3~4 天再用;利福霉素钠 1.0~1.5g/d,分 2~3 次静脉滴注。对耐药金黄色葡萄球菌感染者,可应用万古霉素 2g/d 或去甲万古霉素 1.6g/d,分 2 次静脉滴注;也可选用利奈唑胺,1200mg/d,分 2 次口服或静脉滴注。若合并大肠埃希菌和铜绿假单胞菌感染,可联合应用头孢哌酮/舒巴坦、哌拉西林/他唑巴坦、氨基糖苷类抗生素、氟喹诺酮类抗菌药物等。肺脓肿多合并厌氧菌感染,故常联合应用抗厌氧菌药甲硝唑,2g/d,分 2 次静脉滴注。为减轻胃肠道反应等不良反应,可用替硝唑或奥硝唑代替甲硝唑。急性肺脓肿抗菌药物治疗疗程一般为 1~2 个月,至少要 2~3 周,直至症状消失,脓腔及炎症消散,仅残留条索状纤维阴影。

#### (二)介入治疗

对于病程未超过 6 个月的慢性肺脓肿,可采用环甲膜穿刺或留置肺导管滴入抗菌药物,也可反复经支气管镜吸引脓液,并向病变区域注入抗菌药物,可望使脓腔愈合而避免手术,但经支气管镜吸引和冲洗有可能导致感染在肺内扩散。少数患者肺脓肿巨大,内含大量脓液,并且体质衰竭,随时可能因脓液大量溢出而导致窒息。对此类患者,不宜通过支气管镜吸引和注药,必要时可酌情经胸壁向脓腔内置管引流,并用甲硝唑或替硝唑注射液通过引流管冲洗脓腔,但应警惕感染可能通过引流伤口扩散,故应在强有力抗菌药物治疗前提下进行。若置管部位已经产生广泛胸膜粘连,则脓液不易漏入胸膜腔形成脓胸。合并脓胸时,及时进行胸腔闭式引流。

### (三)体位引流

内有液平的肺脓肿一般表明脓腔与支气管相通,可进行体位引流。体位引流应根据脓肿的部位采取相应的体位。原则是将病变部位抬高,使引流支气管开口方向向下,便于脓液流出。一般肺上叶病变引流可取坐位或半卧位,中、下叶病变引流宜取头低脚高位。并根据不同肺段的解剖位置身体同时进行不同角度的转位。身体倾斜度在 $10°\sim45°$,以患者能耐受又能有效引流为原则。

体位引流每天进行 $2\sim3$ 次,每次 $10\sim15$ 分钟。具体时间可视病情轻重及引流情况而定。如分泌物较多患者又能耐受,可适当延长引流时间。引流的同时应鼓励患者咳嗽及用力呼气以利排痰。饭后不宜立即进行体位引流,以防呕吐。每天痰量$<30mL$ 时可考虑停止体位引流。体位引流应依患者的身体情况进行,对脓痰很多且身体衰弱的患者进行体位引流应谨慎,以防大量脓痰突然排出造成窒息。高龄、体弱,伴有心力衰竭、严重呼吸困难及大咯血者不宜采用。

### (四)外科治疗

对于内科积极治疗 6 个月以上空洞仍较大者及合并大咯血内科治疗无效者,可考虑外科手术切除病变肺段或肺叶,合并肺梗死或感染迅速恶化者有时也可手术治疗。但对急性肺脓肿,尤其是血源性肺脓肿治疗后残留的薄壁气囊,可随访观察,有自愈可能。

### (五)一般治疗

补充足够的营养、水分,保持电解质平衡。纠正贫血及营养不良,必要时输血及血浆等。缺氧患者应吸氧。对于重症或体质衰竭患者可静脉滴注入血丙种球蛋白,总量不少于 $20g$,分 $3\sim4$ 天给予。

# 第九节 支气管、肺良性肿瘤及瘤样病变

支气管、肺良性肿瘤是指生长在气管、支气管和肺实质内的肿瘤,包括支气管平滑肌瘤、支气管软骨瘤、肺脂肪瘤、肺纤维瘤、肺良性透明细胞瘤等;瘤样病变包括先天性或感染等因素引起的,临床上酷似肿瘤的病变,如肺囊肿、肺错构瘤、肺炎性假瘤、肺假性淋巴瘤等。支气管、肺良性肿瘤及瘤样病变虽较肺癌及肺结核少见。若此类病变体积较大或继发感染,可出现局部压迫症状或全身症状,其临床症状和 X 线片表现酷似原发性支气管癌,往往难以鉴别。

支气管肺良性肿瘤和瘤样病变的分类,意见尚不一致。世界卫生组织 1977 年修订的肺肿瘤组织学类型分类中,良性上皮性肿瘤有乳头状瘤、腺瘤。良性软组织肿瘤有脂肪瘤、纤维瘤、血管瘤、神经纤维瘤、淋巴管瘤、软骨瘤、肌胚细胞瘤,其他尚有良性内皮细胞瘤、透明细胞瘤、

化学感受器瘤和畸胎瘤。瘤样病变包括错构瘤、淋巴细胞增生性病变、炎性假瘤、嗜酸性肉芽肿，以及其他肉芽肿性疾病如结核病、真菌病、寄生虫感染和血管畸形。支气管、肺良性病变很少发生恶变，其中极少恶变和从未见恶变者包括：错构瘤纤维瘤、黏液瘤、脂肪瘤、肺血管瘤及动静脉瘤、硬化性血管瘤、肺良性透明细胞瘤等。

## 一、肺与支气管腺瘤

来源于气管、支气管上皮及腺体的瘤为低度恶性肿瘤，过去长期以来多沿用支气管腺瘤这个名称，并归属良性肿瘤。1982年世界卫生组织（WHO）肺肿瘤组织分类方法已将类癌归属于恶性上皮肿瘤，腺样囊性癌和黏液表皮样癌归属于支气管腺体癌。因此，目前已废弃支气管腺瘤这一名称，分别采用腺样囊性癌（圆柱瘤）、类癌、黏液表皮样癌。并将此三类瘤归属肺癌的分类中。

### （一）支气管类癌（bronchial carcinoid tumor）

支气管类癌属低度恶性，来源于上皮的原发性肺、支气管肿瘤。其发病率在三种低度恶性的肿瘤中占80%～90%。超微结构的研究证实类癌的瘤细胞内含有神经分泌颗粒与Kulchitsky细胞结构相似，因此，其可能来源于支气管黏膜上皮及腺体的嗜银细胞，属于胺前体摄取脱羧（APUD）细胞肿瘤。神经分泌颗粒具有内分泌功能，可分泌具有激素及生物活性物质，如5-羟色胺、组胺和促肾上腺皮质激素等肽类激素，因此，部分类癌患者伴有类癌综合征及库欣综合征等。

1.诊断及鉴别诊断

只有获得病理学依据，才能确定支气管类癌诊断。其他资料可提供诊断线索或有利于判断疗效和预后。

（1）临床表现：发病以成年人为多见，年龄一般较高，平均56岁，性别无差异。临床症状与肿瘤发生部位、大小有关。周围型类癌都无症状，仅在查体胸部X线片发现。若肿瘤位于气管及主支气管，常因呼吸道不全梗阻有呼吸困难、气喘及喘鸣，常误为哮喘。另有咳血丝痰，反复肺感染或咯血，少数为大咯血。少数类癌伴有类癌综合征及库欣综合征。类癌综合征表现为皮肤潮红、腹泻、哮喘、心动过速、心瓣膜病和糙皮病。

（2）胸部影像学检查：周围型类癌胸部X线片表现为肺孤立结节，右肺多见，多数直径1.5～2cm，最大可达4cm左右。国外报道周围型占10%～15%，国内报道达40%～50%。位于支气管腔内的类癌，常表现为远端肺组织有炎性改变。胸部CT片可以清晰显示肿瘤的轮廓及位置。

（3）支气管镜检查：支气管镜检查病理诊断确诊率约为50%。因Kulchitsky细胞分布在支气管黏膜上皮的基底层，向腔内生长的肿瘤表面常覆盖有完整的支气管黏膜上皮，因此，活检时有时仅能取到肿瘤的表浅组织，难以获得类癌特征性改变的组织。

（4）实验室检查：测定血清素产物、24小时尿5-HIAA（5-羟基吲哚乙酸）、尿5羟色胺（5-HT）、血小板5-HT及嗜铬粒蛋白A，对诊断或术后复发的判断有一定意义。血清素含量升高阳性率约为84%。因活性胺在肿瘤和肝中被迅速降解，只有18%的患者能分泌足够的活性胺，表现出典型的类癌综合征。

（5）经皮肺穿刺活检：穿刺针吸涂片细胞学检查对诊断无价值，应使用直径1.8mm以上的槽式切割活检针(如 BARD 活检针)穿刺取材进行组织病理检查,可以确诊。

(6)开胸探查:对于能耐受手术者,应争取手术切除病灶,并可确诊。

支气管类癌需与肺癌、其他肺部良性肿瘤鉴别。出现典型的类癌综合征,应高度怀疑支气管类癌,但与其他肿瘤的鉴别最终依靠病理学检查结果。

2.治疗

目前已认为类癌为低度恶性的疾病,术后可复发,发生近、远处转移。因此,对于支气管类癌应尽可能切除肿瘤,但又要尽可能保存正常肺组织。位于主支气管、中间及叶支气管的肿瘤,如远端肺组织无明显不可逆的病变,可争取做袖状切除或支气管成形术,并清扫肺门转移的淋巴结。如远端肺组织因反复感染已为不可逆病变,需做肺叶或全肺切除术。手术过程中麻醉药的应用及肿瘤受挤压,可能导致低血压,术前应给予大量抗血清素药物。术后 5 年生存率可达 90%左右。不典型类癌预后较差,平均生存时间为 27 个月,患者往往死于远处转移。类癌对放射治疗有一定敏感性,因此,术后也可辅以放射治疗。

对于气管、主支气管腔内的类癌,若患者不能耐受手术,可经支气管镜行高频电凝、微波热凝固、激光及冷冻治疗等,清除肿瘤组织,保持支气管通畅,但对支气管外的病灶及转移局部淋巴结无帮助。对于不能耐受手术的周围型类癌,若外照射放射治疗效果不佳,可进行经皮穿刺放射性粒子植入近距离放射治疗。

化学治疗对类癌的治疗作用仍有争议,有文献报道,链佐星联合多柔比星可使肿瘤缩小69%,但神经毒性严重影响患者生命质量。1998 年 Bajetta 报道 5-FU、达卡巴嗪及表柔比星对神经内分泌瘤有一定疗效。可试用 5-FU 500mg/m² 静脉滴注,1～5 天;及链佐星500mg/m² 静脉滴注 1～5 天,每间隔 6～10 周为一个疗程。

类癌综合征可出现明显的症状,甚至成为其死亡原因之一。因此,应积极治疗类癌综合征,改善患者的生命质量,延长生存时间。治疗类癌综合征的药物主要有以下几类。

(1)血清素拮抗剂:①甲基麦角酰胺,开始 2mg,2 次/d,必要时增加至 4mg,4 次/d;在控制急性发作时,1～4mg,静脉注射或 10～20mg 加入生理盐水 100～200mL 静脉滴注,时间应控制在 1～2 小时或更长;不良反应有疲惫、昏厥和低血压;对控制腹泻效果较好,对皮肤潮红和哮喘样发作,效果不一;②Gyproheptadine hydrochloride(Periactine),6～30mg/d,口服,急性发作时,以 50～70mg 加入生理盐水 100～200mL 静脉滴注,时间应控制在 1～2 小时或更长;③5-Fluorot-ryptophan,200mg,口服,3 次/d。

(2)激素分泌抑制药:奥曲肽(Octreotid),可能为生长抑素类似物,能抑制激素分泌和(或)阻止肿瘤生长;150～300μg/d,分 3 次皮下注射,约 70%的患者有主观症状改善。如每天剂量达 1500mg,似乎能抑制肿瘤生长。它的治疗耐受性较好,仅注射部有疼痛、红斑及肿胀反应。部分患者有腹痛,脂肪泻,轻度高脂血症。如长期应用,促使胆囊活动能力降低,约 1%的患者可产生胆结石危险。目前已有长效奥曲肽制剂,每月只需肌内注射 1 次,可以更好增加患者的依从性,改善患者的生命质量。

(3)其他药物:当奥曲肽控制类癌症状失败时,加用干扰素,对症状控制有帮助。也有报道奥曲肽联用干扰素可使 67%的瘤体缩小。一般常用干扰素 300 万～900 万 U,皮下注射,每周3 次。

### (二)腺样囊性癌(adenoid cystic carcinoma)

发生于气管及大支气管内低度恶性的三种瘤中,腺样囊性癌约占10%,又称圆柱瘤,起源于黏液腺上皮,为持续性生长,但非常缓慢。在确诊后,部分患者存活10年以上。男女发病率为1:1。吸烟不是本病的危险因素。本病多发生于40~50岁人群,36%的患者于40岁前确诊本病。<40岁患者的气管肿瘤中,3%的为鳞癌,40%的为囊性腺样癌,51%的为其他类型肿瘤。症状与肿瘤的部位有明显的关系。因为其主要生长于气管、隆突部及大支气管,所以,主要表现为喘鸣和吸气性呼吸困难。

1.诊断及鉴别诊断

结合临床表现及辅助检查,可发现肿瘤,确诊仍依据病理学检查。

(1)临床表现:早期因肿瘤较小,一般无临床症状,偶有干咳、咳血丝痰。症状持续时间较长,进展极缓慢,长期被误诊为慢性气管炎及支气管扩张并感染。当瘤体占管腔内径1/2以上,可有较明显的高调喘鸣,呼吸困难,患侧反复发生肺部感染。此时病情恶化较快,因经常有喘息发生,又易被误诊为支气管哮喘或哮喘持续状态。严重时可出现发绀、急性呼吸衰竭。以原发灶远处转移为首发症状很少见。

(2)胸部影像学检查:气管、支气管正侧位、斜位断层像及胸部CT片,可发现气管或支气管内有占位性肿块。位于主支气管内的肿瘤,可发生患侧反复肺部炎症,或全肺不张。胸部CT片可发现肿瘤周围的组织及淋巴结受累情况。

(3)支气管镜检查:囊性腺样癌多发生于较大的气管,约50%的发生于气管,余主要位于左、右主支气管。在气管90%以上的呈局限生长,50%的发生在气管的上1/3前壁。经支气管镜活检是确诊手段。通过测量声带到隆突的长度、肿瘤上方距声带的距离和肿瘤底部离隆突的距离,有利于确定能否手术。肿瘤如占气道的1/2以内长度时能被安全切除,并行气道重建。如肿瘤侵袭范围>5~6cm,就不宜行手术。

(4)其他检查:疑有累及食管时,应行食管镜检查。

(5)病理检查:标本来源主要通过支气管镜活检或手术摘除肿瘤组织,穿刺活检较少获得。囊性腺样癌可沿气管、支气管壁黏膜下层或神经鞘膜浸润生长,可侵犯邻近的组织和器官;或呈息肉型垂于管腔内;瘤可向管腔内外生长,腔内部分可较小,腔外部分病变较广泛。肿瘤在支气管腔内也可广泛浸润性生长。约50%的有淋巴结转移,但发生较晚。镜下见肿瘤呈筛状,即使转移到其他脏器时,也保持这种形态。瘤组织内血管的基质中有大量白细胞浸润。肿瘤细胞巢被基底膜样物质包绕,形成腔,称之为假性囊。内有糖蛋白,奥辛蓝及PAS染色阳性。假性囊内衬有细胞,并有肌上皮细胞围绕。

囊性腺样癌与其他大气道肿瘤或大气道狭窄性疾病一样,当普通胸部X线检查双肺无异常发现,而反复发作喘息时,需与支气管哮喘和喘息性支气管炎鉴别。囊性腺样癌呼吸困难为双相性且发作与体位改变明显相关,三凹征阳性,双相高调喘鸣音,肺功能为固定性通气功能障碍,支气管舒张试验阴性。若为一侧主支气管狭窄,可发现患侧肺单侧干鸣音,患侧肺语颤减弱,胸部CT及支气管镜检查可发现气道内肿瘤。与其他肿瘤的鉴别必须依赖病理检查。

2.治疗

囊性腺样癌的恶性程度较类癌为高,因此,应积极手术切除。按瘤的位置及侵犯的部分决定手术范围,可行肺叶切除或局部切除,甚至可行气管、隆突切除重建,支气管袖式切除。当累及食管时可行食管切除和部分食管切除同时行气管切除术,但病例必须严格选择。即使已发生远处转移,仍不失手术的机会。如病灶切除彻底,10 年生存率达 60％以上。由于肿瘤细胞沿黏膜下和神经鞘膜扩散,因此,40％～50％的病例手术切缘肿瘤阳性,10 年生存率仅 30％～45％。如不宜彻底切除,可行姑息性切除后加用放射治疗,本瘤对放射治疗有一定敏感性,可降低复发率,延长复发时间,患者可长期带瘤生存。对于少数的肺转移灶可行微病灶切除术。

至晚期本病可有两肺广泛转移。肝、骨骼、脑、肾、肾上腺转移也较为常见。即使发生远处转移,仍可生存相当长的时间。平均为 37 个月,少数达 16 年。

气管、支气管腔内近距离放射治疗可作为本病放射治疗的增强治疗方法之一,或局部复发的辅助治疗。有报道当患者接受了 50Gy 的外照射后,再接受近距离腔内照射,部分患者可达到完全缓解,中位生存期达 34 个月。但有少数患者可发生气道炎及软骨软化。发生气道狭窄,此时应考虑气道支架置入。对于不能手术或术后肿瘤复发导致明显气道狭窄,可置入捆绑$^{125}$I 粒子的支架,可立即缓解气道狭窄,并对肿瘤进行近距离放射治疗。

经支气管镜高频电凝、微波热凝固、冷冻治疗、激光治疗等,可清除支气管腔内部分肿瘤组织,有利于临时减轻气道狭窄。

**(三)黏液表皮样癌**(mucoepidermoid tumors)

黏液表皮样癌也称黏液表皮样瘤,与唾液腺的黏液表皮癌类似。黏液表皮样瘤来自气管、支气管的唾液腺。在组织上与类癌、腺样囊性癌均属支气管腺瘤。目前认为其是恶性肿瘤。本病罕见,在肺癌中仅占 0.2％。在支气管瘤中约占 5％。文献报道已达 200 例以上。黏液表皮样瘤多数发生在大气道,局限于气管占 10％,位于主支气管占 15％,约 75％的位于叶、段支气管。黏液表皮样癌发病倾向于较年轻人,也有发生于儿童。平均年龄 35 岁,范围 3 个月至78 岁。凡<16 岁者,96％的为低度恶性,<30 岁者,51％的为低度恶性。如<30 岁女性,中低度恶性达 80％,男性更多为高度恶性。但>50 岁老年人中,却以低度恶性为主。患者中吸烟者占 22％。

1.诊断及鉴别诊断

患者反复出现肺部同一部位感染、肺不张,或大气道狭窄导致呼吸困难,均应考虑气管及支气管肿瘤可能,积极进行胸 CT 检查及支气管镜检查,多能确定诊断。

(1)临床表现:病变发生于气管者较样囊性癌少,发生于叶、段支气管者较多。主要表现为气道阻塞性症状,如反复肺炎、咯血、咳嗽、喘鸣及呼吸困难等。胸痛往往也是常见症状,可能与感染有关。病程可以很缓慢,自症状开始,病程范围 1 周至 30 年,平均达 5.5 年。在确定诊断时,已有部分患者的病灶呈弥散性。约 27％的患者有转移。高度恶性的患者中,42％已属晚期。

(2)胸部影像学检查:胸片及胸 CT 可发现阻塞性肺炎及阻塞性肺不张表现,也可有局限性肺气肿表现。胸 CT 是发现肿瘤病灶的主要手段。

(3)支气管镜检查:可明确病理诊断及病变范围,有利于制订治疗方案。

(4)病理学检查:通过支气管镜检查或手术获取标本。瘤呈灰色或粉红色。突出于支气管腔内,肿瘤表面有光滑的黏膜覆盖。镜下瘤主要由鳞状细胞、未分化(中间型)细胞聚集而成,内包含有腺腔,腺腔内有黏液。基质有白细胞浸润及玻璃样变。依据生物学特性,可分为两类,即低度恶性及高度恶性。前者很少有丝分裂,不沿黏膜下浸润性生长。高度恶性类中有丝分裂活跃,坏死明显,细胞核呈多形性,几乎100％均发生于气管近端,组织学上与腺鳞癌相似;但后者见有高度的角化,96％的病变部位位于气管远端。文献报道低度恶性黏液表皮样癌,有时也发生侵入性地生长,且低度及高度恶性在组织学上有时也不易区分。也应注意其与良性支气管黏液腺瘤及鳞状细胞癌易混淆。

本病常被延误诊断。对于有气道阻塞症状患者应行支气管镜检查,可明确部位及病理诊断。镜下见支气管内不规则肿物,向腔内突出,多数肿块也显示不清晰,因表面由平滑黏膜覆盖。

2.治疗

治疗原则以手术切除为主,可行肺叶或全肺切除,并行肺门淋巴结清扫。术后再辅以放射治疗。预后较腺样囊腺癌、类癌差。国内报道1年生存率为83.3％。

完全切除低度恶性的肿瘤,术后可能存活5～9年或以上,一般无复发。甚至切缘阳性患者,部分于2～9年或以后才局部复发,高度恶性又局限的肿瘤比低度恶性的生存时间短。且高度恶性者常在手术时不能完全切除肿瘤或切缘有瘤,约术后18个月死亡。高度恶性完全切除的约25％复发,甚至死亡于远处转移。也有患者在术后4年复发,复发后可再手术。

## 二、支气管平滑肌瘤

支气管平滑肌瘤(intrabronchial leiomyoma)起源于支气管平滑肌,部分来自肺组织内血管壁的平滑肌和胚胎迷走的平滑肌,为少见的良性肿瘤。女性多见,约为男性的1.5倍。发病年龄可自婴幼儿到60岁以上老年人,中年较为多见。

(一)诊断

1.症状和体征

支气管平滑肌瘤导致支气管狭窄或阻塞后,可出现咳嗽、胸痛、发热、反复发作的局限性肺炎、肺不张,可出现喘息,但吸气困难较明显;双肺可出现哮鸣音;喘鸣可随体位改变而变化;气管扩张药物治疗无效。

肺平滑肌瘤多数无症状,多在健康查体时发现。当瘤体较大或压迫邻近支气管时,可出现咳嗽、咳血丝痰、胸闷、胸痛、乏力,偶可大咯血。

2.胸部影像学检查

胸片及胸CT显示肿瘤常位于肺外周,直径大多为2～6cm,最大可达13cm。胸CT可见肿瘤向支气管管腔突出。发生在较大的或肺段支气管时,可阻塞管腔引起肺不张和阻塞性肺炎。位于肺的平滑肌瘤表现为肺实质肿物,边界清楚,质地均匀、致密,罕有空洞或钙化。

3.支气管镜检查

支气管镜检查可看到肿瘤,表面多光滑,并可做活组织检查。

4.其他检查

痰细胞学检查对诊断无帮助。对于肺平滑肌瘤,可用直径1.8mm左右的槽式活检针做经皮肺穿刺活检,太细的活检针取得组织太少,影响对良性肿瘤的病理诊断。

**5.病理学特点**

气管和支气管平滑肌瘤为腔内肿瘤,由气管、支气管黏膜下肌层组织长出,向支气管腔内突出,呈息肉状,基底广,瘤体较小。肿瘤外有包膜,呈灰白色圆形实性结节,中度硬。一般蒂不明显,偶有短蒂。切面呈灰白、粉红或灰红鱼肉样。瘤体球状或稍呈分叶状。气管平滑肌瘤好发于气管下 1/3 段的后壁(膜部)。支气管平滑肌瘤可发生于各主支气管、叶支气管及段支气管。肺实质平滑肌瘤多数为单发,也有多发,大小不等;最大者为 13cm。瘤呈圆形,有分叶,有包膜,切面呈黄白或灰白色,质韧实。

镜下瘤细胞呈椭圆形或长梭形,分化良好,成交错排列的细胞束。细胞大小一致,胞质丰富,边界清楚,内有纵行肌原纤维。胞核呈卵圆形或长梭形,核膜明显,无核分裂象。肿瘤表面覆盖复层柱状上皮或鳞状上皮细胞,上皮与肿瘤之间有增厚的玻璃样变的基底膜分开,肿瘤周围的支气管组织正常。偶见瘤细胞呈腺泡状排列。在肺平滑肌瘤中纤维组织和血管成分比较多。HE 染色时与纤维瘤、神经纤维瘤、神经鞘瘤难以区分,用特殊染色和电镜可区别。

**(二)鉴别诊断**

支气管平滑肌瘤导致大气道狭窄时,需与支气管哮喘或喘息性支气管炎鉴别。喘息及喘鸣音随体位改变而变化,支气管扩张药治疗无效,多提示大气道内有肿瘤或狭窄。单侧肺局限性干鸣音多提示一侧主支气管狭窄。气管及支气管内肿瘤较小时,普通胸片常不能发现异常,应及时进行胸CT检查,注意观察气管、支气管腔大小。支气管肺部不同良性肿瘤及恶性肿瘤相互鉴别需依赖活检病理学检查。

**(三)治疗**

平滑肌瘤为良性瘤,故以保守性切除为宜。由于支气管、肺平滑肌瘤的临床.X线和支气管镜检查所见,往往与肺癌及其他支气管肺肿瘤相似,故多需术中冷冻切片明确诊断,再行肿瘤局部切除术,手术切除预后良好。对于不能手术的气管、支气管腔内肿瘤,可在支气管镜观察下采用微波热凝固、激光、高频电凝、冷冻等方法消除腔内肿瘤,缓解气道狭窄。肺平滑肌瘤应注意与转移性良性平滑肌瘤鉴别,后者皆为女性,发病年龄 30～74 岁,80%的患者既往有子宫纤维瘤或子宫平滑肌瘤病史,有的病理学家认为这类病变是属错构瘤或是多发性原发性肺部肿瘤。胸部 X 线片呈多发小结节或两肺弥散性多发结节,病灶进展缓慢。病理表现为平滑肌和结缔组织,细胞无异型或核分裂。多数认为是子宫肌瘤转移而致的,但它的组织学显示良性。目前也有认为它可能是分化好的转移性平滑肌肉瘤,此瘤与雌激素和黄体酮水平有关,当两激素水平增高,瘤体即增大。分娩后,两激素水平突然下降,瘤体随即缩小。闭经后,瘤体可趋于稳定。若患者仍处于卵巢功能期,宜行全子宫和双附件切除术。

**三、支气管软骨瘤**

呼吸系统软骨性肿瘤(chondroma)来自气管、支气管和细支气管的软骨,称为支气管软骨瘤,属于罕见的良性肿瘤。

**(一)诊断及鉴别诊断**

**1.临床表现**

临床症状多不明显,当肿瘤增大影响支气管分泌物引流时,可造成阻塞远端的肺组织继发性感染。在有症状的患者中,如肺内有多发结节时,应注意与转移性平滑肌肉瘤鉴别。

罕见软骨瘤患者具有 Carney 三联征,其包括胃上皮样平滑肌瘤、肺软骨瘤和肾上腺外的嗜铬细胞瘤。某些病例只有其中两种瘤组织。多数发生于 30 岁以下女性,男性只占 10%。

2.胸部影像学检查

胸片可显示单个或多个圆形结节,边界清。它与错构瘤均可显示瘤内有钙化点,故难以鉴别,但后者还含有脂肪、淋巴、上皮或腺体样组织。

3.病理特征

软骨瘤呈椭圆形,可有分叶,质地较硬,包膜透明。瘤内有钙化,甚至骨化,生长非常缓慢。经纤维支气管镜活检,不易钳取组织。肿瘤切面呈灰白色,因有软骨,所以,可见钙化,切开肿瘤时有摩擦感。显微镜下见肿瘤含有玻璃样软骨和纤维软骨组织,表面覆盖上皮,为纤维组织所隔开,内有正常软骨及钙化,无腺体及其他组织。

软骨瘤与错构瘤在影像学上有时无法鉴别,需要术后病理检查才能区别。

(二)治疗

鉴于肺内、气管及支气管腔内软骨瘤和恶性肿瘤在临床上不易区别,故多主张采取积极手术治疗。对于支气管腔内的软骨瘤可经支气管镜介入治疗,减轻气道狭窄。

## 四、肺纤维瘤

肺纤维瘤是一种罕见的肺内良性肿瘤,可发生于气管、支气管壁或外周肺组织。多见于20~40 岁中青年,通常症状轻,一般为体检或肿块巨大伴感染时才被发现。

### (一)诊断及鉴别诊断

1.临床表现

患者多无症状,常在 X 线胸片检查时偶尔发现。支气管腔内的纤维瘤可引起阻塞性肺炎或肺不张。

2.胸部影像学检查

胸片显示肿物为圆形致密阴影,边缘整齐。胸部 CT 表现相似于胸片,肿物密度均匀,无分叶及毛刺。CT 值为软组织密度(35~50Hu),增强 CT 扫描有轻度强化,少数纤维瘤可见沙粒状钙化。

3.支气管镜检查

可显示支气管腔内纤维瘤经支气管镜行肿物活检,病理可得到正确诊断。肺内的肿瘤可经皮肿物活检也明确诊断。

4.经皮肺穿刺活检

可取得肿瘤组织进行病理检查。

5.病理特点

肺纤维瘤呈白色块状,大小不等,肿物质硬,边缘光整,无包膜与邻近的血管和支气管不相连接。肿块切面呈灰白色,有较多的胶原组织,呈漩涡状,主要由梭形纤维细胞及胶原束构成。纤维细胞核长,内有分布不均匀的染色质。瘤中心有明显的玻璃样变。

纤维瘤与肺平滑肌瘤、恶性纤维肉瘤在 CT 图像上难以鉴别,只有通过肿物活检后病理确诊。恶性纤维肉瘤在镜下细胞生长活跃,核分裂象不规则,并有异形细胞增多。

## (二)治疗

手术治疗可以根治。

## 五、肺脂肪瘤

肺脂肪瘤少见,自1927年Kernan首次于支气管镜下成功切除1例支气管脂肪瘤以来,文献中陆续有报道。关于肺脂肪瘤的起源问题,尚无定论。多数学者认为肺脂肪瘤由正常存在于支气管壁的黏膜下软骨板外或胸膜下的脂肪组织细胞增生而来,而不是异常的或化生而来。另一部分学者则主张由胚胎残余原始未分化中胚叶细胞或异常发育而来。临床上大致分为支气管型及胸膜下型两型。前者又根据瘤体局限于腔内或向管壁外发展而分为腔内型及哑铃型。胸膜下型向内发展侵入支气管而成为中间型。本病男性多于女性,男性约为女性的5倍,年龄20~85岁。

### (一)诊断及鉴别诊断

1.临床表现

多数肺脂肪瘤无症状,而在体检或其他疾病胸部透视或摄片时被发现。当瘤周肺组织出现炎症时,可产生呼吸道的相应症状。支气管脂肪瘤当瘤体微小时亦无症状,一旦出现症状,可持续数周至数十年。症状与肿瘤部位、病史的长短、支气管阻塞程度有关。早期表现为干咳、气喘或胸闷,常被误以为慢性气管炎。随着肿瘤的增大,可产生反复阻塞性肺炎,久之出现肺不张,支气管扩张,或肺实变。体检可发现有局限性喘鸣音。一般因脂肪瘤内缺乏血管,故不易引起咯血,如伴发炎症时,可出现血痰。位于大气道带蒂的脂肪瘤,有时在体位改变时,可突然完全阻塞气道,引起突发的呼吸衰竭而导致死亡。

2.胸部影像学检查

支气管内脂肪瘤普通胸片可无异常发现。直至瘤体增大,阻塞管腔,出现阻塞性肺炎、肺不张或全肺不张。胸CT可清楚显示瘤的部位及性质。CT对肺实质内的脂肪瘤诊断非常正确,一般见为孤立性结节,位于肺周边,肿物轮廓清楚,光整,极少分叶。CT值一般在50Hu以上,并显示脂肪瘤的壁有纤维组织环绕,瘤中间可有纤细的纤维条索分隔。有时当CT检查改变体位时,肿块形态有轻度的改变。支气管内型的瘤体较小,一般在3cm以内,肺脂肪瘤的瘤体较大,一般在3~6cm。

X线影像检查时,脂肪瘤有时与含较多脂肪的错构瘤相混淆,但如能仔细寻找瘤内有无钙化对鉴别诊断极有意义,因脂肪瘤无钙化,而错构瘤常含有低密度软组织和钙化。

3.支气管镜检查

发生于较大支气管的脂肪瘤,支气管镜下可见到息肉状的肿物,表面光滑,色淡黄或灰黄,带蒂的肿物易活动。活检常不易成功,且所得脂肪组织难与正常支气管壁的脂肪区别。不过支气管镜下所见瘤的形态,结合CT往往可以做出正确诊断。

4.病理特点

经支气管镜活检、肺穿刺活检及手术标本进行病理学检查。镜下见多数脂肪瘤为成熟的脂肪细胞组成。有少量纤维组织,可伴有黏液变性。也有报道脂肪瘤内有其他类型的细胞,如骨、软骨细胞及纤维组织,瘤组织内有部分间叶组织。偶尔肺脂肪瘤中有少数伴有奇特核的巨大细胞,散在于成熟的脂肪组织中,但经1年以上随诊未见疾病进展。有时可见到形态一致的成纤维细胞和不等量的胶原纤维,此称之为梭形细胞脂肪瘤,不可误认为脂肪肉瘤。

**(二)治疗**

脂肪瘤一旦确诊后,应尽早手术切除,以免日久造成对肺及支气管的永久性的损害。支气管内脂肪瘤可行支气管镜下切除,或行支气管切开取脂肪瘤。必要时行肺段、肺叶切除。肺脂肪瘤大多位于脏层胸膜下,因此,可行肿瘤摘除,对肺组织损伤极少。

## 六、肺错构瘤

肺错构瘤(pulmonary hamartoma)是肺内最常见的良性肿瘤。1904 年 Albercht 首先描述了错构瘤,其是由肺的正常结构成分组成,由于胚胎发育期异位组织的组合,形成瘤样畸形。构成成分可以是量的异常、排列异常、分化程度的异常,或三者均存在。因肺错构瘤主要成分是软骨和脂肪组织所构成,曾也称软骨瘤或软骨黏液样错构瘤。在镜下与先天性淋巴或血管扩张症、肌性增生、血管瘤、脂肪瘤、肌瘤等可以互相混淆。也有将错构瘤、畸胎瘤同列为发育性肿瘤。发生率较低,为 0.75%～8%。一般发生于肺实质内的错构瘤占 90%,发生于支气管内为 10%,多为单发,罕见多发弥散型。

**(一)诊断**

**1.临床表现**

错构瘤可发生于任何年龄,更多发于 40～60 岁,<30 岁者仅占 6%。多见男性,男女比例为(2:1)～(3:1)。肺内错构瘤一般无临床症状,常在体检时发现,肿瘤增大缓慢。少数患者有咳嗽、咳血痰和胸痛等症状。位于气管、支气管腔内的错构瘤,随着瘤体的大小和部位不同,可具有不同的症状。气管内隆突部的错构瘤常有喘鸣。由于瘤体阻塞大的支气管,可产生严重的呼吸困难和发绀等,常被误诊为哮喘,常因体位的变化和分泌物梗阻,使上述症状加重。位于叶支气管、一侧主支气管内的瘤,如有部分梗阻和狭窄可表现为慢性化脓症,呈反复发作性,日久引起继发支气管扩张、阻塞性肺炎及肺气肿。如完全梗阻时,可发生肺不张、支气管扩张和严重感染。

**2.胸部影像学检查**

肺错构瘤的诊断主要依据 X 线检查,X 线片呈现类圆形或椭圆形肿物,边缘清楚光滑,有浅分叶,直径多数为 2～4cm,也有大至 12cm 以上,少数为多发。肿物密度不均匀,由于构成成分主要为软骨,因此,有弧形、环形及片状钙化,典型的呈爆米花或核桃肉样形态。有文献报道,在胸片中仅 10%具有典型的钙化。当肿瘤内脂肪成分多,可产生低密度区。肿物的大小长期稳定;支气管内的错构瘤在 X 线胸片上不易发现,常因支气管梗阻而发生阻塞性肺炎,支气管扩张和肺不张征象。胸 CT 检查以薄层平扫或高分辨率 CT 扫描为宜,层厚和间隔一般采用<3mm,诊断率可达 50%以上。CT 显示肿物圆形或椭圆形,常位于肺的周边,一般直径<3.0cm。少数错构瘤可以很大。肿块有浅分叶,边界清,无毛刺。约 50%的病例可显示脂肪,25%有钙化。根据错构瘤的组织成分,可分 4 种类型:①密度较均匀的软组织肿块,且无钙化。②肿块内含有较多脂肪,呈低密度灶,CT 值在 -120～-50Hu。在磁共振成像(MRI)检查时,$T_1$ 加权像表现为高信号区。③肿块内含钙化灶时,呈典型的爆米花状,或斑点状。④肿块内含脂肪及钙化灶,可有②③的特征。上述表现以后两种最具有特征性。

注意当瘤内脂肪少,MRI 的分辨率就较低,钙化灶在 MRI 上往往无信号。

**3.支气管镜检查**

腔内型错构瘤在支气管镜检查时,可直接见到瘤体,质地较硬,表面覆盖有正常黏膜,肿物周边黏膜正常,如肿物带蒂时,呈现活动性改变。由于肿瘤质地坚硬,不易取得满意组织进行病理检查,因此,如 X 线影像学已确诊为错构瘤,可不做活检,也有报道对周边型的错构瘤经皮肺活检可得到病理诊断。

**4.病理特点**

肺错构瘤表现常呈圆形或椭圆形肿块,边界清,有轻度浅分叶,或有脐凹状,直径一般 3cm 左右。易与周围肺组织分离。表面有完整的包膜。瘤剖面呈灰白色,肿物质硬、有黏液和囊腔,主要组成成分有软骨细胞、腺体、平滑肌、脂肪、纤维组织及上皮组织。中心有胆固醇结晶、淋巴细胞浸润。钙化发生率报道不一,为 $3\% \sim 84\%$,钙化多在中心位置,分布均匀,似核桃肉状。肺实质内的错构瘤多位于肺的周边及低垂部,或紧贴于支气管向肺实质方向生长。气管、支气管腔内的错构瘤可呈分叶状,被覆正常黏膜上皮。根部有细蒂与支气管膜状部相连。

**(二)鉴别诊断**

**1.结核瘤**

它常位于肺上叶尖后段或下叶背段,边缘光整,密度可均匀或不均,内有钙化,病灶周围有散在卫星灶。而错构瘤一般位于肺周边及低垂部分,当显示内有爆米花样钙化或脂肪粒时,可与结核瘤鉴别。但如无钙化及脂肪时,与结核瘤鉴别有一定困难。

**2.周围型肺癌**

肺错构瘤常呈孤立结节状病灶,常无症状,故需与早期周围型肺癌鉴别。但肺癌常呈分叶状软组织肿物,周边有毛刺,钙化少见。而错构瘤周边光整,无毛刺,分叶浅,瘤内显示有脂肪、钙化、软组织,故两者较易鉴别。

**(三)治疗**

肺错构瘤为良性肿瘤,术前常不易确诊,且有恶变可能,主张手术治疗。手术适应证:①有明显症状,如咯血、反复阻塞性肺炎和胸痛等;②肿块增长快;③不能排除恶性肿瘤。手术方法原则上应尽量少切除正常肺组织,术式以局部肿瘤摘除或楔形切除术为最佳;而肿瘤直径较大,且位于肺实质深部近肺门与大血管粘连或远端肺组织失去功能者可考虑肺叶切除术,避免全肺切除。近年来,由于开展电视胸腔镜手术,因切口小,损伤少,美容效果好等优点,有条件者亦可应用于错构瘤的楔形切除、肺叶切除术。但因术前确诊率低,术中强调行快速冷冻病理切片检查,作为决定术式的依据,预防术中损失更多的肺组织或手术不彻底。

## 七、肺良性透明细胞瘤

肺良性透明细胞瘤(benign clear cell tumors of the lung)是肺部少见的良性肿瘤。因其胞质内富含糖原颗粒,故又称糖瘤。其来源尚不清楚,已发现部分病例瘤内细胞有黑色素颗粒,免疫组化显示本病 HMB-45 阳性,与黑色素瘤、腱鞘肉瘤相似结果,提示有可能与黑色素瘤有关。在部分瘤内见到嗜银颗粒及神经内分泌颗粒,暗示来源于 Kulehitsky 细胞。也有学者推测本瘤可能来源于上皮源性肿瘤。1963 年由 Liebow 和 Casthman 首次报道。肺良性透明细胞瘤好发于 $30 \sim 60$ 岁,临床多无症状。通常体检发现为孤立性边界较清的钱币状病灶,直径 $1 \sim 4cm$,与肺其他肿瘤或瘤样病变不易区别。

**(一)诊断**

1.临床表现

症状轻微,如轻咳、少量痰、偶有血丝痰及咯血、胸痛胸闷乏力及发热等。此瘤生长非常缓慢。

2.胸部影像学检查

胸部 X 线片显示肺实质内孤立性圆形结节,边界清晰,密度均匀一致,结节一般＜3cm,有报道达 6cm 大小。

3.支气管镜检查及经皮肺穿刺活检

取组织标本做病理学检查,可确诊。

肺透明细胞瘤临床及病理诊断要点:①中年人多见,常为体检发现,多无症状;②肿瘤直径1~4cm,边界清晰,规则,呈钱币样病变;③肿瘤边界规则,但无包膜,切面呈实性;④肿瘤细胞大小较一致,胞质透明,核居中,无异型性;⑤瘤细胞胞质 PAS 染色呈阳性;⑥瘤组织内见大小不等的薄壁血窦。

**(二)鉴别诊断**

1.肺透明细胞癌

此癌多见于肺周边部,光镜下亦由大的透明、圆形或不规则形细胞构成,PAS 染色呈阳性。但癌细胞具有恶性肿瘤细胞的特征。

2.肺转移性肾透明细胞癌

癌细胞具有透明特征,PAS 染色有时呈阳性,但癌细胞内含丰富的类脂,故油红 O 染色呈阳性。此外癌细胞核呈异型性可做鉴别。

3.肺炎性假瘤

多数炎性假瘤易与肺透明细胞瘤区别。但当炎性假瘤中的组织细胞丰富,且伴透明性变时,需与透明细胞瘤鉴别。炎性假瘤的细胞成分较复杂,常伴有慢性炎性细胞浸润,肺泡上皮细胞增生及间质纤维组织增生等改变。

临床尚有将透明细胞瘤误诊为肺结核的报道。

**(三)治疗**

本病治疗主要行肿物摘除或切除术,预后良好,不易复发。

## 八、肺畸胎瘤

肺畸胎瘤是原发于肺内而无纵隔畸胎瘤的肺部肿瘤,一种罕见的肺部肿瘤。支气管内畸胎瘤更为罕见,国内已有恶性畸胎瘤报道。畸胎瘤考虑来源于原始生殖细胞,为迷走的胚胎性组织(第三咽囊)沿支气管下行,被肺胚芽包绕形成的肿瘤。男性多于女性,或相近。发病年龄16~72 岁,40 岁以下占 85％。

**(一)诊断**

1.临床表现

临床表现无特异性。症状以咳嗽(95％)、咳血痰或咯血(80％)为主,其次为胸痛、发热、咳出毛发样物和胸闷、气短。也可有杵状指。

2.胸部影像学检查

胸部影像学检查可显示团块状阴影,肿物边缘清晰,可有分叶状,密度不均匀,内有蜂窝状及条索状透亮区。约15％的病例肿物内可见钙化或牙齿,对确诊有帮助。肺畸胎瘤合并感染时,可形成肺脓肿,肺炎或肺不张,巨大的瘤体也可引起纵隔移位。胸CT可显示畸胎瘤的特点:①厚壁囊肿;②囊肿内钙化出现率30％～60％,脂肪出现率50％～60％。当肿块内出现脂肪及脂肪液平时,对良性畸胎瘤的诊断是非常具有特异性。该肿瘤囊性部CT值一般近似水。畸胎瘤伴继发感染时,肿物可突然增大,边缘可模糊;感染控制后,肿块又可缩小,边界再显示清楚。

3.病理学特点

肺畸胎瘤位于肺实质或支气管腔内的畸胎瘤大体所见与纵隔畸胎瘤相似。肺内畸胎瘤瘤体直径5～10cm,最大为18～10.5cm。支气管腔内瘤体较小,有蒂与支气管壁相连,3/4发生在左上叶。肿瘤表面有包膜,光滑,可分叶。切面见有囊腔,多数为多房性囊腔,少数为单囊。囊壁厚薄不一,腔内充满皮脂、胶胨样物及毛发,为浅黄或棕色。囊壁上见有隆起结节,向腔内突出,大小不一,似绒毛状颗粒,质韧或软。囊壁主要成分为外胚层,如皮肤、毛发、其他皮肤附件、神经细胞及牙齿。其次为内胚层组织,如胰腺、呼吸上皮、肠上皮、甲状腺等。中胚层如横纹肌、平滑肌、血管、软骨和生血组织。囊腔与支气管相通。

支气管内畸胎瘤多呈息肉状,向支气管内突入,缓慢生长,表面有粗毛穿出,阻塞支气管,引起其远端支气管扩张及肺化脓性感染。

(二)鉴别诊断

肺畸胎瘤在影像学上表现片团影者,需与肺部恶性肿瘤鉴别。表现为囊状病灶者,需与肺结核、支气管扩张、肺脓肿鉴别。若病灶内有钙化或牙齿是本病X线片的特征,而CT能发现胸片不能确定的钙化灶,并能显示肿瘤与胸膜、纵隔、心包的关系,因此,术前CT检查对诊断及手术也很重要。临床上有以下特点需考虑此病:中青年,一般情况好,病程长,如有咳出毛发、皮脂样物病史更有意义,X线片或CT提示肺部上叶有肿块或囊肿,直径大,边界清楚,内有钙化.牙齿及脂肪组织高度提示本病。一旦疑诊此病,或术前不能确定肿瘤良、恶性时,应尽早争取手术,行肺叶切除术,一般都恢复良好,达到满意效果。

(三)治疗

良性肺及支气管畸胎瘤的治疗主要行肺叶切除术,术后良好。恶性肺畸胎瘤如无血行转移,经手术仍可得到治愈。

## 九、肺硬化性血管瘤

肺硬化性血管瘤(pulmonary sclerosing hemangioma,PSH)是一种少见的肺部良性肿瘤。临床缺乏特异性症状,术前易误诊为肺癌或结核球、错构瘤等其他肺良性肿瘤。1956年Liebow和Hubbell首次报道本病,1980年WHO将其命名为肺硬化性血管瘤,1999年WHO的肺和胸膜肿瘤新分类中将其列为混杂性肿瘤,是一个真性的、上皮性肿瘤,而不是非特异炎症所致的肺内瘤样增生病变。临床特点有三高:①女性比例高;②发病年龄偏高;③无症状者比例高。文献报道女性约占病例的80％,80％的患者年龄在40～60岁,50％～87％的患者无症状。

## (一)病因和发病机制

病因及发病机制尚不清楚。关于本病的来源目前尚有争议,有认为来源于间胚叶,因其Vimen-tin 抗体染色为阳性。又从电镜观察到肿瘤的实性区及覆盖于间隙的细胞是颗粒状肺泡细胞、Clara 细胞及未分化的上皮细胞,细胞边缘有微绒毛,细胞连接间有典型桥粒,具有复杂的板层体,粗内质网中存在 PE-10(表面活化剂脱辅基蛋白抗体),因此,提示本瘤可能是源于 II 型肺泡细胞。本瘤未见到血管肿瘤所见的典型杆状或管状的 Weibel-palade 体及饮液细胞泡等,因此,为非血管内皮来源,与软组织硬化性血管瘤完全不同。

## (二)诊断

### 1.临床表现

发病年龄 15~83 岁,平均年龄 42 岁,多数为女性。女性比男性多 6.5 倍。多数病例无症状,常为体检发现。主要症状为咯血,咯血量多少不等。其次为咳嗽、胸痛、背痛、呼吸困难及胸膜炎。

### 2.胸部影像学检查

本病 X 线片表现有一般肺良性肿瘤的特点,但缺乏特异性征象,如多为肺内孤立的圆形或类圆形结节或肿块影,边缘一般光滑锐利,可有浅分叶,密度较均匀,直径多在 5cm 以下,肿瘤较大时邻近支气管可受压移位。有文献报道在断层或 X 线胸片显示为孤立性圆形肿块,密度较均匀,边缘光滑,偶见凹凸不平及分叶状。胸 CT 可见肿物内有钙化斑。病灶多见于右肺,偶可见肺门淋巴结肿大,但无瘤转移。瘤体旁有时可见新月状透明影,称气新月影(air crescent)。形成原因可能为瘤内有扩张或破裂的瘤组织与小支气管相通时,气体可进入瘤体造成了气空隙。或瘤体与压缩肺组织形成假包膜间有半圆形空隙,上述空间隙均 2mm 左右。气新月影也可见于肺包虫囊、肺真菌、肺脓肿、结核空洞,外伤性血肿等。支气管的动脉造影见瘤周有瓜皮样网状血管影,为本瘤的特征。或见与肿瘤有一致性的扩张血管影像。

### 3.其他检查

支气管镜检查及经皮肺穿刺活检对确诊本瘤价值不大,但有利于本瘤与其他肺部肿瘤的鉴别。

### 4.病理特点

病灶呈球形或椭圆形,外有很薄的纤维素样假包膜,与周围肺组织分隔。瘤体表面光滑,偶见表面凹凸不平呈结节状。质软或韧。切面色黄或灰,散在红棕色出血区,内杂有微小裂隙,有时可见坏死和钙化。瘤体直径 0.8~8.2cm,多数<3.5cm,少数有多发,也可形成卫星式病灶分布。多数发生于右肺,位于胸膜下,病灶可伸延入叶间隙。镜下瘤细胞形态可为单一或多态形。细胞核缺乏,或圆形,或椭圆形。少数病例中细胞核成戒指状,有丝分裂罕见。胞质透亮,周边清晰。硬化性血管瘤有 4 种主要病理类型,即实性区、乳头状、血管样和硬化区。各种类型所占比例不等,但实性区均具备。一般至少有 3 种类型混合。

(1)实性区:丰满的梭形或多边形细胞排列成片状或巢块,内有规则的腔隙,腔隙周为柱状肺泡细胞衬着。瘤细胞和腔隙内均有散在的红细胞。

(2)出血区:内含有大的扩张的血液充填空隙,及小的不规则的小通道。典型的圆形瘤胞可以在空隙中见到。

(3)乳头状区:较小的柱状瘤细胞聚集呈乳头状结构突入实性区的腔隙内,乳头状结构中心有圆形瘤细胞束,伴胶原纤维或玻璃样变,即为硬化区。

(4)硬化区:此区大小不等,含致密纤维组织和不同程度的玻璃样变,弹性纤维稀少。在上述各区内有分布不规则的出血,含铁血黄素细胞、泡沫状组织细胞、肥大细胞和其他炎性细胞。

免疫组化显示细胞角蛋白抗体、上皮膜抗原、Vimentin、胚胎性碱性磷酸酶、EMA,S100蛋白、aSMA 等均阳性。也有报道表面活化剂脱辅基蛋白抗体阳性。

**(三)鉴别诊断**

肺硬化性血管瘤需与肺部其他良性肿瘤鉴别。影像学发现气新月征时,注意与肺部曲菌病、肺包虫病、肺脓肿、肺结核等鉴别。

**(四)治疗**

手术切除是治疗本病的唯一有效方法,也是最终确诊的手段。由于肿瘤大多靠近脏层或叶间胸膜,肿瘤与周围肺组织有明确界限,因此,大多肿瘤只需行肿瘤挖除术或楔形切除术。部分肿瘤较大、位置较深或与血管关系较密者则需行肺叶切除。有时术中冷冻切片病理报告为恶性肿瘤或恶性肿瘤不除外时,可行肺叶切除。用电视辅助胸腔镜行楔形切除也是一种理想的手术方法。术后一般无复发或转移。国外文献报道有术后 3～25 年复发者。

## 十、肺炎性假瘤

肺炎性假瘤(inflammatory pseudotumor of the lung)是一种瘤样炎性增生性病变。国内资料报道占肺内良性肿瘤第一或第二位。由于肺炎性假瘤的 X 线片表现往往难与肺癌及其他良性肿瘤相鉴别,临床医师在肺部孤立性病变的鉴别诊断中,常涉及本病,因而已受到临床医师的重视。肺炎性假瘤好发于成年人,多发生于 20～50 岁,资料中从 1～73 岁均有报道,女性发病率略高于男性。有 50％患者无任何症状,常因常规体检而发现肺部肿块阴影。其余50％患者可有上呼吸道感染的症状,如咳嗽,痰中带血胸痛、发热等。有文献报道,肺炎性假瘤多数为良性病变,但可发生恶变,显示为恶性纤维组织细胞瘤。

**(一)病因及发病机制.**

其病因尚不清楚,很可能是肺部细菌或病毒感染后引起的局限性非特异性炎症病变及机化。有学者报道在本病中分离到 EB 病毒,并在研究中已发现本病患者的肺泡灌洗液中中性粒细胞数及其趋化因子(C5、C5a、ARG)均增高;经 TBLB 病理显示肉芽肿内有浆细胞、黄色组织细胞及淋巴细胞,因此,推测本病与感染的慢性免疫和炎性反应有关。

肺炎性假瘤的病理组织学表现复杂,常含多种炎性细胞和间质细胞,如浆细胞、淋巴细胞、黄色瘤细胞、肥大细胞及组织细胞等,病变周围通常发生成纤维细胞增生,肉芽肿、淋巴细胞炎性反应、淋巴样增生及肺泡纤维化。最常见的组织学主要有 3 种类型:机化性肺炎、纤维组织细胞瘤及淋巴浆细胞瘤,但在不同病例中这 3 种类型比例不一。①机化性肺炎:肺泡内主要有淋巴细胞及炎性细胞,病灶周边为纤维细胞,这些病理改变延伸至间质,细支气管及小气道。形成无化脓性及无活动性感染性肉芽肿性肺炎。其病灶中心有胶原组织或玻璃样变。有时可发生空洞。大淋巴细胞可排列成生发中心。1/2 以上的病例有多核含脂型巨细胞。②纤维组织细胞型:有棱形细胞排列成层式,其细胞核为正常染色,偶有浓染,有丝分裂罕见。常有胶原变性,弹性纤维成为肺泡内结构,病灶中伴钙化.骨化及黏液瘤形成。病灶周围有中性白细胞、淋巴细胞、浆细胞及脂质性组织的细胞浸润。③淋巴浆细胞型：病灶 50％以上由浆细胞和淋巴细胞组成。淋巴细胞排列成大的生发中心，梭形的成纤维细胞成分显著。瘤周围淋巴细胞、浆细胞、组织细胞及中性粒细胞也有明显聚集。偶也发生空洞。

免疫组化显示 Vimentin 强阳性，平滑肌肌蛋白阳性，Desmin 仅有灶性阳性。病灶的小气道可显示角蛋白、上皮膜抗原阳性，S 100、Leu7 及 Ⅷ因子有关的抗原阴性，浆细胞 K、免疫球蛋白阳性。

**(二)诊断及鉴别诊断**

**1.临床表现**

炎性假瘤可发生于任何年龄，多数在 40 岁以下，平均 28.3 岁，56％发生于儿童。性别差异不大。半数患者无症状。但在病初有呼吸道感染症状，如咳嗽、咳痰、咳血丝痰。也有患者表现为胸痛、发热喘息、脓胸、气胸及呼吸困难，其他如关节痛、乏力及体重下降等。一般病程较长，数月至数年，有的长达 16 年。当发现肺内炎性假瘤时，患者常有呼吸道感染，少见肺梗死及隐球菌感染。

**2.胸部影像学检查**

诊断主要靠 X 线片，最重要的特征是肺内可见边界清楚、外形光滑、边缘锐利，圆形或椭圆形肿块阴影，瘤体大小不一，最小直径为 0.7cm，最大可占据整个肺叶，但多数为 4～5cm，与周围组织分界清楚。根据 X 线片表现，分为两种类型：肿块型和浸润型。肿块型表现为圆形或椭圆形，均匀一致，少数可有分叶，周围肺野无改变；浸润型较少见，表现为大团块状，周围肺组织内残留有炎性改变。如在肿块上方或外侧方发现边缘呈尖角状突起，形似桃尖状肿块，谓之桃尖征，也是炎性假瘤的一种表现。胸 CT 显示肺炎性假瘤病灶多靠近肺边缘部，与胸膜紧贴或有粘连，呈圆形或卵圆形结节，单发多见常位于两侧中下肺野外侧，边缘锐利、密度均匀可有分叶，直径在 4cm 以下占70％。但个别病例可有钙化或空洞，不累及肺门或纵隔淋巴结，这一点有利于良性病变的诊断。但缺乏特异性的表现。

**3.支气管镜及经皮肺穿刺活检**

对确诊价值不大，主要用于与肺部其他肿瘤及结核球的鉴别。

**4.开胸探查**

不能除外肺癌时，可行开胸探查，取病变组织做病理检查。

**(三)鉴别诊断**

若患者年龄在 40 岁以上，应注意与周围型肺癌相鉴别。肺癌病变密度不均匀，边缘有毛刺，增长较快，可出现脐样切迹。肺癌可出现肺门及纵隔淋巴结肿大，而炎性假瘤无此征象。但有时与癌仍难以鉴别，必要时应开胸探查。由于肺炎性假瘤的组织学结构和细胞组成复杂，每一病例之形态变化又相差较大，因此，在缺乏经验的情况下，常可误诊为：①支气管腺瘤；②未分化癌或肉瘤；③细支气管肺泡癌；④真性血管瘤。肺炎性假瘤在左右肺叶中，无明显部位选择性，但大多数位于肺叶边缘部。表浅部位肿块多数凸起于肺叶表面，深在者肺组织外观正常，而肺癌病例则在肿块表浅部或周围肺组织有皱缩现象。这一点对于在手术中的诊断有一定的帮助。

**(四)治疗**

由于肺炎性假瘤在临床上很难与肺癌相鉴别,且有肺炎性假瘤癌变的报道,故发现后应及时开胸探查。手术原则在尽可能保留正常肺组织的前提下切除病灶,对于浅表且病灶较小者,可做楔形切除,对于位置较深者应做肺叶切除术。不能切除者有放射治疗治愈的报道,甚至个别病变可自行消失,无复发之报道。药物治疗无效。术后预后良好,局部复发罕见。预后与肿瘤纤维化程度、瘤体的大小无关。如病灶内有坏死,奇特的巨大细胞,或 50 个高倍视野中,有≥3 个有丝分裂瘤细胞,患者的预后就较差。

## 十一、混合瘤

混合瘤(mixed tumor)是指含有上皮和间质两种成分,常常发生在气管,气管及肺实质内一般罕见。1991 年 Sakamoto 报道了 40 例,国内报道甚少。发病年龄 26~71 岁,平均年龄 48 岁,男性多见。瘤体呈樱桃或羽毛状,通常呈灰白色、坚实和无蒂,切面坚固、灰白、有少许黏液。瘤发生于表皮下组织,被呼吸道复合组织及鳞状上反覆盖。瘤内腺体呈小管状,伴有大量嗜酸性物质。鳞状细胞有不典型增生,上皮成分是混合性,伴有黏液软骨样组织。有局灶性纤维化。奥辛蓝染色(黏多糖)显示有丰富的基质。

免疫组化显示 S-100 蛋白、角蛋白、纤维性神经胶质酸性蛋白(glial fibrillary acidic protein)、肌动蛋白抗体(actin)和 vimentin 呈阳性。病理诊断方面主要是与腺样囊腺癌及恶性肿瘤鉴别。腺样囊腺癌是圆柱形多形性腺瘤,瘤中心充满了 PAS 阳性物质。内无软骨灶,但有周围神经的侵犯,并沿气管及支气管布散性生长。免疫组化 S 100 蛋白为阴性,纤维性神经胶质酸性蛋白为阳性。在梭形细胞中肌动蛋白抗体阳性。细胞质中 CAM5.2 角蛋白抗体呈强阳性反应。

另尚需与单态性瘤(monomorphic tumor)鉴别,本瘤病理为单一的上皮细胞,呈索状,S-100 蛋白为灶性阳性。与嗜铬细胞瘤非常相似,必须与之鉴别。

气管内混合瘤经常存在间断发作性咳嗽、气短或哮喘。其他症状有活动后呼吸困难、咯血、喘鸣或哮鸣音、声嘶、吞咽困难、反复呼吸道感染。病程缓慢,有报道达 9 年以上。周围肺实质内的混合瘤一般在常规胸片中发现,少数病例可发生骨转移。

由于临床前诊断困难,大多需经手术切除后确诊。

## 十二、肺化学感受器瘤

肺化学感受器瘤(pulmonary chemodectoma)又称非嗜铬副神经节细胞瘤,是肺内罕见的良性肿瘤,体积细小。主要来源于副交感神经系统,最常见为颈动脉体处的化学感受器,也可见于颈静脉、主动脉弓及迷走神经旁,较少见于四肢、腹膜后、眼眶,中耳、鼻咽部和鼻窦等处。气管或肺内的化学感受器瘤罕见,一般好发生于右肺。文献报道对伴有或不伴有高血压病的化学感受器瘤进行了儿茶酚胺的测定,具有高血压患者的瘤可测定到肾上腺素、去甲肾上腺素及血管紧张肽原酶。正常血压患者的瘤体没有测出肾上腺素及多巴胺,但去甲肾上腺素可测出,为 830ng/mg 湿性肿瘤,提示肾上腺外的瘤潜在分泌上述激素。

肉眼见肿瘤 1~7cm,可多发,多数为圆形,有分叶,切面呈灰粉色。如是恶性化学感受器瘤,瘤组织完全被包绕,并压迫肺动脉,沿支气管侵蚀性布散,或转移至隆突下,纵隔及支气管旁淋巴结。镜下瘤的特点:①有丰富血管,与肺动脉关系密切。②为一致性的圆形或多角形细胞构成同心巢(zellaballen)。瘤细胞大,形态可不规则。胞质双染、嗜酸性或胞质清晰。核位中心,染色质深染,呈细点彩状。在缺血区有呈浓染的多核。也有其他类型的细胞如柱状及假腺细胞状,形成假玫瑰花样,因此,需与类癌、神经内分泌癌及神经母细胞瘤鉴别。另一种类型为由分化差的梭形细胞组成,称之为肉瘤样型。多数瘤有典型的 zellballen 和支柱型,或有Ⅱ型肺泡细胞型。凡有支柱型存在,预后往往较好。

化学感受器瘤主要见于女性,男:女为 2:9,患者平均年龄为 56 岁。临床常见症状为咯血、呼吸困难及声嘶。其他表现为胸痛、乏力、发热、吞咽困难、喘鸣及高血压等。X 线胸片显示为大小不等的结节状阴影,可呈圆形,边缘光滑,分叶状,质地均匀及致密,肿瘤生长缓慢。少数呈现为粟粒样浸润。本病对放射治疗、化学治疗不敏感。虽为良性或低度恶性肿瘤,也可转移至肺、骨、肝及淋巴结等,主要以手术切除治疗为主。

### 十三、肺黏液瘤

黏液瘤(myxoma)的组织学结构颇似原始的间皮(primitive msenchyme),含有黏蛋白基质,多见于皮下组织、骨、肌肉或泌尿生殖器。发生于肺者极少见。

肿瘤瘤体呈光滑、轻度分叶的块状,表面有极薄的包膜。切面见棕黄色胶胨样物质。镜检,肿瘤与肺组织分界清楚。肿瘤由具有致密的胞质及粗突的星形细胞所构成。核呈卵圆形,有细小规则的染色体及核仁。在星形细胞间,含有多量黏性、细颗粒状的嗜碱性物质,极似黏蛋白。未见核分裂象。肿瘤呈浸润或膨胀式生长,但不转移。

临床症状多不明显。黏液瘤 X 线片征象为圆形,边缘整齐,轻微分叶的块状阴影。手术切除彻底治疗效果佳。若切除不,有复发倾向。

### 十四、支气管乳头状瘤

支气管乳头状瘤(papilloma of the bronchus)为支气管单发或多发的良性肿瘤,为少见肿瘤。其病因与慢性炎症可能有关,少数发生恶性变。本病可分 3 种类型:单发支气管乳头状瘤、支气管多发的鳞状乳头状瘤及炎性息肉。肉眼所见,肿物生长呈疣状,并突入支气管腔内。有报道,瘤可来自终末支气管,或瘤呈囊性肿块。

病理组织学显示瘤细胞呈鳞状上皮细胞形。含有结缔组织基质,常常有大量淋巴细胞浸润,瘤表面完全被有纤毛或无纤毛的柱状上皮细胞或鳞状上皮细胞覆盖,也可夹杂多层的间变鳞状上皮细胞及分化较好的鳞状上皮细胞。有时呈混合性乳头状瘤,其伴有多形性支气管黏液腺囊性瘤。来自终末支气管或细支气管的瘤可以布散到邻近的肺泡腔,甚至肺泡腔内充满瘤细胞,或延伸至上皮层。

单发支气管乳头状瘤非罕见,可发生于气管,或叶段支气管,瘤灶约 1.5cm。Fantone 于 1982 年报道了 59 例,常见发生于中年吸烟男性,也见于儿童。组织学经常显示为鳞状上皮细胞形,其中 1/3 患者为癌细胞或为浸润性癌。Basheda 于 1991 年报道 33 例中 10 例有不典型增生,但无有丝分裂,或核不规则。如病理为乳突状的鳞状细胞乳头状瘤,则往往是属于癌性的病变,但本病尚无乳头瘤病毒感染证据。临床表现主要是咯血,发生肺不张及支气管阻塞性病变。

多发性鳞状乳头状瘤多数见于青少年,发生于喉、气管及支气管,为上气道病毒性疾病。通常病变早期位于喉,后期可布散到支气管树及肺内,病灶呈无蒂或有蒂乳头状,衬在扁平鳞状上皮细胞上生长。常可引起咯血、喘鸣、1/3 的病例有呼吸困难、肺不张和阻塞性肺炎。胸片可显示多发结节性病灶,并有空洞形成。少数可发生恶性变。根据儿童期有喉乳头状瘤病史及支气管镜活组织检查可得到明确病理诊断。

炎性乳头瘤常见为单发,为多倍体性肿块,病灶内有丰富的肉芽组织,显然与支气管受慢性刺激有关。常见于如慢性支气管炎、支气管结石、支气管扩张、烧灼、异物吸入等。临床主要表现为支气管受阻塞症状。

单发支气管乳头状瘤可行支气管内瘤切除术。多发性鳞状乳头状瘤如病灶局限,可行手术切除。曾报道应用干扰素治疗,但不能达到治愈或长期存活。炎性乳头瘤治疗以手术切除及控制感染为主要治。

## 十五、肺动静脉瘘

肺动静脉瘘(pulmonary arteriovenous fistulas)是指肺动脉与肺静脉之间的异常沟通,是少见的先天性发育异常。肺动脉与肺静脉在肺内直接吻合,两者之间没有正常毛细血管网,造成自右向左分流。更因瘘壁常呈动脉瘤样扩张和膨出,亦称动静脉瘤、肺血管瘤或血管性错构瘤。多见于女性,成年人以 30～40 岁最多见,约 10% 的发生在婴儿。

在胚胎的正常发育过程中,胚芽周围的静脉丛与第 6 对动脉弓衍生出来的肺动脉支相吻合,形成血管床。此后在此血管床中又出现血管间隙并形成毛细血管,将原始的动、静脉丛分隔开,形成正常的肺动脉-肺毛细血管-肺静脉系统。如果在胚胎发育过程中,血管间隔的形成发生障碍,肺动脉分支不经毛细血管网,直接与肺静脉分支相通。出生后,由于肺动脉压力高于肺静脉,部分肺动脉血即通过此异常通道流入肺静脉。由于该处血管壁较薄,不能承受肺动脉的压力,血管壁逐渐扩张形成囊状,亦称为肺动静脉瘤。50%～60% 的病例合并有遗传性毛细血管扩张症。

肺动静脉瘘多为单发,亦有多发者,双侧者约占 10%。约半数病例伴有遗传性出血性毛细血管扩张症。肺动静脉瘘可发生在任何肺叶,但以下叶肺较多见。动静脉瘘的大小与构成动静脉瘘的血管相关,由一根或数根较大的血管干构成,血流量较大者,可形成较大的瘘;有的为薄壁动静脉瘘的血液,未经肺泡进行气体交换,直接流入肺静脉回到左心,进入体循环,形成病理性动静脉分流,可使动脉血 $PaO_2$ 降低,但动脉血 $PaCO_2$ 不升高。

本病虽为发育性疾病,但多数 30 岁左右出现症状。其可能的原因是幼小时动静脉瘘较细小,不致引起症状,X 线也不易发现。多数患者无明显症状,偶尔在 X 线检查时才被发现。部分患者行动后易感疲劳、气短。少数患者出现鼻出血咯血、血尿、便血;有的出现眩晕、头痛、视物模糊。细小的肺动静脉瘘多无明显体征。较大的肺动静脉瘘可出现发绀,杵状指。在肺动静脉瘘邻近的胸壁可听到血管杂音,有时整个心动周期均可听到,以收缩期最为明显。

胸片及胸部 CT 表现在肺中、下野,一个或多个圆形或卵圆形分叶,密度均匀,边界清楚块影。直径 1～10cm,一般以 3～6cm 较为多见。有时在块影的近心端可见两个条索状阴影与肺门相连。这就是动静脉瘘的流入和流出血管。透视下可见肺门血管搏动亢进,肿块大小随呼吸而改变,深吸气时增大,呼气时缩小(Valsalva-Mueller 试验)。胸部增强 CT 检查对明确病灶的性质可提供有益的帮助。胸部高分辨病灶薄层 CT 扫描有时可观察到动静脉瘘的进出血管影像,对诊断具有确诊意义。肺血管造影可查见动静脉瘘为单发的或多发的,可据此确定手术范围。

有活动后气急、疲劳等明显临床症状者，未经手术病死率可高达50％，有时出现严重并发症，如大咯血或自发性血气胸、肺部感染等。因此，对诊断明确的肺动静脉瘘，除了两肺多发、广泛分布的病变不能手术以外，一般均应手术切除。手术切除预后良好。

# 第二章　心血管内科疾病

## 第一节　原发性高血压

### 一、概述

原发性高血压(EH)是一种以体循环动脉压升高为主要临床表现而病因未明的独立性疾病,占所有高血压90%以上。2005年美国高血压协会(ASH)将高血压定义为:高血压是由多种复杂和相关因素引起的处于不断进展状态的心血管综合征,在血压持续升高以前即有早期标志物出现,其发展过程与心血管功能和结构的异常密切相关,最终导致心脏、肾脏、大脑、血管和其他器官的损害。近年来有关高血压临床研究为高血压的治疗积累了大量循证医学证据。因此,用循证医学结果指导临床科学控制血压,早期干预各种危险因素,改善糖、脂代谢紊乱,预防和逆转靶器官的不良重塑已成为防治高血压的重要途径。

### 二、流行病学

高血压是心血管疾病中最常见的疾病之一。根据调查资料显示,我国18岁及以上居民高血压患病率为18.8%,相比1991年上升了31%,全国约有高血压患者2.0亿人。中国南北方共14省市的自然人群调查显示,高血压总患病率为27.86%,且北方多于南方。国外资料显示,美国现有高血压患者约5000万,而全球约有10亿人。预计2025年全球高血压的患病率将增长60%,达15.6亿人。2002年,我国高血压的知晓率、治疗率及控制率分别为30.2%、24.7%、6.1%,远远低于美国(2000)的70%、59%和34%。血压升高使脑卒中、冠心病事件、终末期肾病的风险显著增加。高血压是脑卒中的最重要危险因素。资料显示,高血压患者的病死率比无高血压者高48%。根据WHO调查,每年大约有1700万人死于高血压。目前我国每年用于治疗高血压及其导致的相关心脑血管疾病费用高达3000亿元。高血压已经成为危害人类健康的主要疾病之一。

### 三、病因和发病机制

#### (一)病因

高血压是一种多因素多基因联合作用而导致的疾病,其具体发病原因并不十分清楚。研究发现,父母均患高血压,其子女的高血压发生率可达46%,父母中一人患高血压,子女高血压发生率为28%,显示高血压与遗传因素有关。不良生活方式如膳食过多的钠盐、脂肪,以及缺少体力活动、长期精神紧张、吸烟、过量饮酒均可引发高血压。资料表明,每天摄入食盐增加2g,则收缩压和舒张压分别升高2.0mmHg及1.2mmHg。男性持续饮酒者比不饮酒者4年内高血压发生危险增加40%。年龄、性别及肥胖也与高血压密切相关。另外,糖尿病和胰岛素抵抗也是高血压的重要危险因素,据WHO的相关资料,糖尿病患者中高血压的患病率为20%~40%。近来研究发现,炎症及细胞因子、氧化应激、睡眠呼吸暂停等均是高血压发病的重要原因。

### (二)发病机制

高血压的发病机制较为复杂。心排出量升高、交感神经过度兴奋、肾素分泌过多、血管内皮细胞分泌过多内皮素等是高血压的传统发病机制,其中 RAS 的过度激活起着至关重要的作用。这些因素通过中枢神经和交感神经系统功能亢进、肾脏水钠潴留、离子转运异常、血管内皮细胞功能异常、胰岛素抵抗等环节促使动脉内皮反复痉挛缺氧,不能承受血管内压力而被分开,血浆蛋白渗入,中膜平滑肌细胞肥大和增生,中膜内胶原、弹性纤维及蛋白多糖增加,最后导致血管的结构和功能发生改变,即血管重塑。因此,外周血管重塑、顺应性下降、血管阻力增加是高血压的主要病理生理表现。随着病情的进一步发展,血压不断升高,最终导致心脏、大脑、肾脏及眼底等靶器官循环障碍、功能受损。

## 四、诊断

### (一)血压水平

我国高血压防治指南(2010 修订版)(以下简称我国指南)将血压分为正常、正常高值及高血压三类。高血压诊断标准采用国际公认标准,即在未用抗高血压药情况下,收缩压≥140mmHg 和(或)舒张压≥90mmHg。由于血压水平与心血管发病危险之间的关系呈连续性特点,各国在血压水平定义上也不完全一样。我国指南将血压 120～139/80～89mmHg 定为正常高值,该人群 10 年中心血管发病危险较<110/75mmHg 水平者增加 1 倍以上。而美国高血压预防、检测、评估和治疗联合委员会第七份报告(简称 JNC-7)则将血压 120～139/80～89mmHg 定为高血压前期,目的是对高血压进行提前干预,而将收缩压≥160mmHg 或舒张压≥100mmHg 定为 2 级高血压,不设 3 级高血压,认为 2 级以上高血压其临床处理相似,操作更为简便。收缩压≥140mmHg 和舒张压<90mmHg 单列为单纯性收缩期高血压。

### (二)危险分层

根据高血压危险因素、靶器官的损害程度及血压水平对患者进行危险分层及风险评估。2007ESC/ESH 欧洲高血压指南(以下简称 2007 欧洲指南)强调"高血压诊断分类中要综合考虑总体心血管危险的重要性"。认为高血压的治疗与预后不单纯取决于血压升高水平,同时也取决于总体心血管危险,并提出临床上应更加关注亚临床靶器官损害。包括颈动脉增厚(IMT>0.9mm)或斑块形成、颈股动脉脉搏波速率>12m/s、踝臂血压指数<0.9、轻度血肌酐升高(男 1.3～1.5mg/d,女 1.2～1.4mg/d)、肾小球滤过率或肌酐清除率降低、微量清蛋白尿(30～300mg/24h)等。虽然亚临床靶器官损害常常无明显临床表现,但与预后密切相关,研究表明纠正,上述亚临床损害可降低患者的心血管病发病率与病死率。

## 五、治疗

降压治疗的最终目的是降低患者心血管总体危险水平,减少靶器官的损害,进而最大程度改善患者的预后。

降压目标:我国指南建议,普通高血压患者血压降至<140/90mmHg;老年人收缩压降至<150mmHg,如能耐受,还可进一步降低;年轻人或糖尿病及肾病患者降至<130/80mmHg;糖尿病患者尿蛋白排泄量如达到 1g/24h,血压控制则应低于 125/75mmHg。将血压降低到目标水平可以显著降低心脑血管并发症的风险。但在达到上述治疗目标后,进一步降低血压是否仍能获益,尚不确定。有研究显示,将老年糖尿病患者或冠心病患者的舒张压降

低到 60mmHg 以下时,可能会增加心血管事件的风险。

### 1.非药物治疗

主要是进行生活方式的干预。资料显示,进行生活方式干预可有效预防和控制高血压,降低心血管风险,并且可提高降压药的效果。我国指南认为血压在正常高值时,就应进行早期干预;JNC7 设定"高血压前期",也是强调早期血压控制及进行健康生活方式干预的重要性;2007 欧洲指南更是强调高血压的防治要考虑"总的心血管危险因素",说明非药物治疗的重要性及必要性。非药物治疗措施包括减轻体重,减少钠盐及脂肪摄入,多吃水果和蔬菜,限制饮酒、戒烟,减轻精神压力,适当有氧运动等。低脂饮食不仅可使血脂水平降低,还可以延缓动脉粥样硬化的进程。WHO 建议每人每天食盐量不超过 6g,建议高血压患者饮酒越少越好。目前非药物治疗已成为高血压防治必不可少的有效手段。

### 2.药物治疗

大量的临床试验研究证实,降压治疗的主要收益来自降压本身,且血压降低的幅度与心血管事件的发生率直接相关。因此,进行非药物治疗的同时,还要进行药物降压治疗。其用药原则:早期、长期、联合、用药个体化。目前常用于降压的药物主要有以下 5 类,即利尿剂、β受体阻滞剂、血管紧张素转换酶抑制剂(ACEI)、血管紧张素 II 受体阻滞剂(ARB)、钙拮抗剂。

(1)利尿剂:利尿剂用于高血压的治疗已有半个世纪了。多年来的临床经验证明,无论单用或联合使用都能有效降压并减少心血管事件危险,是抗高血压的常用一线药物之一。传统复方降压制剂如复方降压片、北京降压 0 号以及海捷亚等均含有利尿剂。但随着 ACEI、ARB 以及长效 CCB 等新药的开发,加之长期使用利尿剂所带来的糖脂代谢异常不良反应,使利尿剂在高血压中的地位也经受过考验。迄今为止规模最大的降压试验 ALLHAT 显示,利尿剂氯噻酮在减少主要终点事件(致死性冠心病和非致死性心肌梗死发生率)上与 CCB 氨氯地平或 ACEI 赖诺普利无差别,但在减少两个次要终点(脑卒中和联合的心血管事件)上利尿剂优于赖诺普利,而且氯噻酮组心力衰竭发生率较氨氯地平组低 38%,较 ACEI 组低 19%,中风发生率减少 15%。利尿剂降低心力衰竭及卒中发生率的作用在 CONVINCE 及 HYVET 试验中也得到证实。HYVET 研究显示,在收缩压 160mmHg 以上的高龄老年(80 岁)高血压患者中进行降压治疗,采用缓释吲达帕胺 1.5mg/d 可减少脑卒中及死亡危险。但 ALLHAT 试验发现氯噻酮组的新发糖尿病的发生率为 11.6%,明显高于赖诺普利组或氨氯地平组。后来的 ASCOT-BPLA 的研究也证实,利尿剂与β受体阻滞剂搭配使用全因病死率比 CCB 和 ACEI 高 11%,新发生的糖尿病的比率大于 30%,提示利尿剂与β受体阻滞剂合用时有更大的不良反应。

但是另外一些大规模临床试验(SHEP、STOP 和 MRC)证实,利尿剂与其他降压药一样不仅具有良好的降压效果,而且小剂量对糖、脂肪、电解质代谢无不良影响,其相关不良反应呈剂量依赖性。美国的一项近 24 万人的 42 个临床试验分析表明,小剂量利尿剂在预防心血管病方面比其他抗高血压药更为有效。基于大量的临床试验证据,JNC7 将噻嗪类利尿剂作为降压的首选药物,并提出大多数患者需首选利尿剂或以其作为联合用药的基础。我国指南及2007 欧洲指南也将利尿剂作为一线和基础用药。适用于轻中度高血压患者、老年人单纯收缩期高血压、肥胖及高血压合并心力衰竭的患者。慎用于有糖耐量降低或糖尿病、高血脂、高尿酸、痛风以及代谢综合征的患者,特别注意不要与β受体阻滞剂联合使用。常用量:氢氯噻嗪片 12.5～25mg/d。

(2)ACEI:ACEI 用于治疗高血压始于 20 世纪 80 年代。通过抑制 RAS、减少 Ang Ⅱ 的生成及醛固酮分泌、增加缓激肽及前列腺素释放等机制降低血压。ACEI 在高血压的治疗中疗效明确,作用肯定。CAPPP 和 ALLHAT 试验发现,ACEI、利尿剂或 CCB 长期治疗能同等程度地降低主要终点事件和病死率。BPLTTC 的汇总分析表明,使用 ACEI 治疗使高血压患者的脑卒中发生率降低 28%、冠心病事件减少 20%、心力衰竭减少 18%、主要心血管病事件减少 22%、心血管病病死率降低 20%、总病死率降低 18%。

大量循证医学证据也证实,ACEI 具有很好的靶器官保护作用,如 SOLVD、CONSENSUS 及 V-HeFT Ⅱ 试验证实 ACEI 能显著降低心力衰竭的总病死率。SAVE、AIRE 及 TRACE 均证实,ACEI 不仅使心肌梗死患者的病死率显著降低且能防止心肌梗死复发。HOPE、ANBP2 发现,ACEI 对冠心病高危人群预防干预中有重要作用。ALLHAT 试验中 ACEI 显著减少新发糖尿病风险。PROGRESS 证实,脑卒中后无论患者血压是否升高,ACEI 与利尿剂合用有益于预防脑卒中复发。BENEDICT 研究结果显示,ACEI 单独应用也能够预防和减少 2 型糖尿病时微量清蛋白尿的发生。AIPRI 及新近 ESBARI 研究均证明贝那普利对肾功能作用的很好保护作用。基于大量的循证医学证据,在 JNC7 中,ACEI 拥有心力衰竭、心肌梗死后、冠心病高危因素、糖尿病、慢性肾病、预防中风复发 6 个强适应证。研究发现,ACEI 可以与多种降压药组合使用,与利尿剂搭配可增加降压疗效,降低不良反应。ADVANCE 研究结果显示,在糖尿病患者中采用低剂量培哚普利(2～4mg)/吲达帕胺(0.625～1.25mg)复方制剂进行降压治疗,可降低大血管和微血管联合终点事件 9%。ASCOT-BPLA、INVEST 显示,ACEI 和钙拮抗剂组合使总病死率、心血管病病死率、脑卒中及新发生糖尿病均显著降低,被誉为最合理组合。我国指南也将其作为一线和基础降压用药。其用法注意从小剂量开始,逐渐加量以防首剂低血压。

(3)ARB:近十多年来,ARB 在心血管药物治疗领域得到迅速发展。它能阻断 RAS 的 $AT_1$ 受体,降低外周血管阻力,抑制反射性交感激活及增强水钠排泄,改善胰岛素抵抗和减少尿蛋白,其降压平稳而持久,长期应用耐受性好。在 LIFE 研究中,ARB 氯沙坦与β受体阻滞剂阿替洛尔降压效果相似,但前者可使高血压伴左室肥厚的患者心血管事件发生率显著降低 13%,卒中发生率降低 25%,新发糖尿病的危险进一步下降 25%。SCOPE 研究发现,老年高血压患者使用 ARB 坎地沙坦的降压效果优于对照组,同时该药显著减少非致死性卒中的发生。MOSES 证实高血压合并脑血管病史的患者,ARB 依普沙坦较尼群地平更能显著减少心血管事件和再发卒中的发生。

虽然 VALUE 试验未显示出缬沙坦用于高危高血压治疗的总体心脏预后优于氨氯地平,但发现前者比后者心力衰竭发生率显著降低 19%,新发糖尿病显著减少 23%。IRMA2 及 IDNT 提示 ARB 能降低 2 型糖尿病患者患肾病的风险,其效应与降压无关。最近的 JIKEI-HEART 研究认为,高血压合并冠心病、心力衰竭、糖尿病等高危因素的患者加用 ARB 缬沙坦,不但增强降压效果,而且卒中发生率较对照组显著降低 40%,充分说明 ARB 在抗高血压的同时具有超越降压以外的心脑血管保护作用。鉴于 ARB 的突出表现,2007 欧洲指南指出

ARB可广泛用于心血管病:心力衰竭、心肌梗死后、糖尿病肾病、蛋白尿/微量蛋白尿、左室肥厚、心房颤动、代谢综合征以及ACEI所致咳嗽。但是否ARB可以完全代替ACEI呢?有关ARB与ACEI的对照研究(ELLITE2、OPTIMAL、VALIANT等)均未能证实ARB在高危高血压患者或合并心力衰竭的患者中降低终点事件方面优于ACEI。但根据HIJ-CREATE结果显示,合并高血压的冠心病患者应用ARB与应用ACEI相比,两者对心血管事件的复合终点的影响相似,但前者在预防新发糖尿病及保护肾功能方面具有更多优势,推测合并高血压的冠心病患者可能更适于应用ARB类药物治疗。但这方面的证据目前尚不多。建议不能耐受ACEI者可选用ARB。ONTARCET试验提示,ARB或ACEI等治疗心血管高危人群(冠心病、脑卒中、周围血管病、伴靶器官损害的糖尿病),可预防心血管事件的发生。

(4)CCB:CCB用于治疗高血压已有二十多年的历史。常用的抗高血压药代表药为硝苯地平,现已发展到第三代氨氯地平。大量研究证实,CCB的降压幅度与利尿剂、ACEI、β受体阻滞剂及ARB相似。ALLHAT试验发现,与赖诺普利组相比,氨氯地平组致死性与非致死性脑卒中发生率显著下降23%,我国FEVER研究证实,CCB与利尿剂联用可进一步降低脑卒中事件。PREVENT、CAMELOT以及IDNT的结果表明,氨氯地平在平均降低收缩压5mmHg的情况下,可使心肌梗死危险下降31%。VALUE与IDNT的研究提示氨氯地平在预防卒中及冠心病、心肌梗死方面均显著优于ARB。虽然在预防新发糖尿病风险方面,VALUE、IDNT及ALLHAT证实CCB不及ARB;但在HOT和ALLHAT研究中证实,长效CCB在糖尿病高血压患者中应用具有很好的安全性和有效性,降压的同时能延缓或阻止肾功能损害进展。CHIEF研究阶段报告表明,初始用小剂量氨氯地平与替米沙坦或复方阿米洛利联合治疗,可明显降低高血压患者的血压水平,高血压的控制率可达80%左右,提示以钙通道阻滞剂为基础的联合治疗方案是我国高血压患者的优化降压方案之一。

另外,PREVENT、INSIGHT、BPLT、Syst-Eur及中国几组研究也证明,CCB对老年人、SBP、ISH、颈动脉粥样硬化、糖尿病及外周血管病均有良好效果。研究发现,在ALLHAT中单用CCB苯磺酸氨氯地平或ACEI赖诺普利其疗效并未优于传统药物噻嗪类利尿剂,但在ASCOT试验中两药联合使用时疗效却明显优于传统组合,不但显著减少了总的冠心病事件,而且大幅度减少了新发糖尿病的发生率,充分显示新药组合带来的良好收益。目前我国指南、2007欧洲指南JNC7及2006英国成人高血压指南都将CCB作为一线降压药。JNC7中CCB的强适应证为高血压合并冠心病的高危因素及糖尿病者。我国指南及2007欧洲指南中其适应证为老年高血压、单纯收缩期高血压、高血压合并心绞痛、外周血管病、颈动脉粥样硬化及妊娠等。

(5)β受体阻滞剂:β受体阻滞剂通过对抗交感神经系统的过度激活、减轻儿茶酚胺的心脏毒性、减慢心率、抑制RAS的激活等发挥降压、抗心肌重构、预防猝死的作用。多年来一直作为一线降压药物使用。随着有关β受体阻滞剂临床试验的开展,其临床地位也备受争议。

LIFE研究发现,氯沙坦组比阿替洛尔组新发生的糖尿病减少25%。在高危的糖尿病亚组中结果更为显著,氯沙坦组的主要终点比阿替洛尔组减少24.5%,总病死率减少39%。在ASCOT试验中也证实,β受体阻滞剂/利尿剂组合效果不及CCB/ACEI组合,并证明使用β受体阻滞剂可以显著增加新发糖尿病的风险。学术界对此也展开了一场大讨论。2006年英国高血压协会(BHS)指南不再将β受体阻滞剂作为高血压患者的首选药物,将其地位从第一线降至第四线。但后来分析发现以上有关β受体阻滞剂研究中多选用传统药物阿替洛尔，并不能代表所有的β受体阻滞剂，而且不同的研究对象也会产生不同的结果。在 INVEST 中，发现高血压和冠心病的患者，使用β受体阻滞剂阿替洛尔和使用 CCB 维拉帕米其在降低病死率，减少心肌梗死发生以及预防中风上的效果一样，这说明，对于高血压伴有冠心病的患者，β受体阻滞剂仍然大有作为。BPLTTC 荟萃分析显示，β受体阻滞剂在降低血压和降低心血管危险方面与 CCB 或 ACEI 无显著差别。MAPHY 研究中，美托洛尔与利尿剂具有相同的降压疗效，且总病死率、心源性死亡、猝死发生率美托洛尔组显著低于利尿剂组。一些大型临床研究（STOP-H、UKPDS、CAPP、STOP-2）均证实β受体阻滞剂治疗高血压能显著改善患者的预后。基于这些大量的荟萃分析和临床试验，2007 欧洲新指南认为β受体阻滞剂在高血压降压治疗中仍占有重要地位，并将β受体阻滞剂仍放在一线降压药物之列。我国指南也指出，β受体阻滞剂与其他几类降压药物一样可以作为降压治疗的起始用药和维持用药。特别适用于伴有冠心病心绞痛、心肌梗死、快速心律失常、心功能不全、β受体功能亢进等患者，但因其对脂类和糖类代谢的不良影响，不主张与利尿剂联合使用。β受体阻滞剂使用也应从小剂量开始，逐渐加大至最大耐受量。

3.调脂治疗

我国高血压患者有 30%～50% 的患者伴有高脂血症。血清总胆固醇水平升高，对高血压病患者的冠心病危险起协同增加作用。虽然在 ALLHAT 中加用普伐他汀治疗没有显现出较大优势，但 ASCOT 研究表明，CCB（氨氯地平）组加用阿托伐他汀使冠心病事件降低了 53%，而在β受体阻滞剂（阿替洛尔）治疗组中，则只减少了 16%。表明氨氯地平与阿托伐他汀联用在预防冠心病事件上存在明显的协同作用，提示对伴有高血脂的高血压患者，配合调脂治疗获益更大。有人认为以 CCB 为基础加上他汀的治疗方案是最好的联合治疗方案，称其为"ASCOT 方案"。REVERSAL、IDEAL 和 ASTEROID 均证明，强化降脂可以实现动脉粥样斑块的逆转。他汀类药物除降脂外，还与其降脂外作用如抗感染、抗氧化、内皮修复等有关，它能直接抑制血管壁和肝脏中的胆固醇生成，稳定或逆转动脉粥样硬化斑块，并最终降低临床心血管事件的发生率。最近的研究试图从升高 HDL-C 角度上寻找依据，如最新发布的 ILLU-MINATE 试验结果，发现胆固醇酯转移蛋白（CETP）抑制剂 Torcetrapib 虽可显著升高 HDL-C 水平，但增加总病死率和主要心血管事件，这方面证据不多，尚需进一步积累。目前普遍认为，降压的同时给予调脂治疗是降压治疗的新策略。

4.抗血小板治疗

阿司匹林抑制血小板聚集抗血栓的特性使其在心血管疾病预防中具有重要地位。目前已常规用于冠心病二级预防。以前由于抑制血小板聚集导致脑出血的危险性增加，多年来人们一直谨慎用于高血压患者。近年来的大量临床试验证实，对于既往有心脏事件史或心血管高危患者，抗血小板治疗可降低脑卒中和心肌梗死的危险。在 HOT 试验中，小剂量阿司匹林的应用使主要的心血管事件减少 15%，心肌梗死发生危险降低 36%，且对脑卒中和致死性出血的发生率无影响。CHARISMA 结果显示：对于心血管事件高危患者（一级预防）和心血管疾病患者（二级预防），单纯阿司匹林组疗效和氯吡格雷加阿司匹林组相比主要疗效终点（心肌梗死、卒中和心血管性死亡）无显著性差异，但氯吡格雷组出血并发症发生率显著高于阿司匹林组,进一步确定阿司匹林在心血管事件一级、二级预防中长期应用的基石地位。JNC7 推荐:血压控制良好的高血压患者应该考虑使用阿司匹林。我国指南指出,小剂量阿司匹林对 50 岁以上、血清肌酐中度升高或 10 年总心血管危险≥20%的高血压患者有益,建议对高血压伴缺血性血管病或心血管高危因素者血压控制后可给予小剂量阿司匹林。推荐 100mg/d(75～150mg)阿司匹林为长期使用的最佳剂量。

### 5.高血压疫苗

高血压疫苗 CYT006-AngQb,主要作用于血管紧张素Ⅱ。目前已进入Ⅱa 期试验。研究发现注射疫苗 14 周后,日间收缩压和舒张压下降幅度分别为 5.6mmHg 和 2.8mmHg,明显低于基线水平。收缩压整体下降幅度也显著优于安慰剂组。特别令人感兴趣的发现是高血压疫苗可有效控制晨峰血压。

研究显示,高浓度组可将凌晨收缩压稳定控制在 130～140mmHg,而安慰剂组该时间段收缩压则在 130～160mmHg 变化。与降压药物相比,高血压疫苗比普通降压药更具有优势:半衰期长(123 天),可有效控制晨峰血压;每 4 月注射一次,依从性好;可有效控制血压,而降压药物只能使 1/4 的患者血压得到控制。主要不良反应表现为注射部位疼痛、皮疹或红肿等。目前研究仍在继续中。如果试验成功并最终用于临床,那么患者每年注射 2～3 次即有望控制血压,这将是高血压治疗史上具有里程碑意义的进展。

### 6.基因治疗

高血压是一种多基因遗传性疾病,是某些基因结构及表达异常的结果,具有家族聚集倾向且药物控制并不十分满意,所以研究者们试图从基因水平探索新的防治方法。与降压药物相比,基因治疗特异性强、降压效果稳定、持续时间长、毒副作用小,有望从根本上控制具有家族遗传倾向的高血压。

高血压基因治疗包括正义(基因转移)和反义(基因抑制)两种方式。正义基因治疗高血压是指以脂质体、腺病毒或逆转录病毒为载体,通过静脉注射或靶组织局部注射将目的基因转染到体内,使之表达相应蛋白以达到治疗高血压的目的。常用的有肾上腺髓质素基因、心房利尿肽基因、一氧化氮合酶基因、血红素加氧酶基因等。反义基因治疗是根据靶基因结构特点设计反义寡核苷酸(ASODN)分子,导入靶细胞或机体后与双链 DNA 结合形成三聚体(triplex)或与 mRNA 分子结合形成 DNARNA 和 RNARNA 杂合体,从而封闭或抑制特定基因的复制或表达。目前 ASODN 在恶性肿瘤、病毒感染性疾病(肝炎、流感等)、某些遗传性疾病等试验治疗中已取得一定效果。反义基因主要有:Ⅰ型 AngⅡ受体基因、酪氨酸羟基酶基因、血管紧张素原基因。随着心血管分子生物学的快速发展,基因技术也将不断克服困难,最终造福于广大高血压患者。

# 第二节  继发性高血压

## 一、概述

### (一)继发性高血压的病因和特点

高血压按发病机制不同分为原发性与继发性两种。继发性高血压亦称症状性高血压,是指由于某些确定的疾病或原因引起的血压升高,此种高血压存在明确的病因。因为易误诊、漏诊等原因,继发性高血压的发病率尚无很准确的统计。以前认为此种高血压占所有高血压患者的5%～10%,国内学者在2274例高血压患者中发现继发性高血压占14%。在继发性高血压中,肾血管性高血压占24.8%;肾性高血压占22.3%;原发性醛固酮增多症比例最高,占40.2%。新疆维吾尔自治区高血压诊断治疗研究中心自1997年成立至2005年,收住院的4514例高血压患者中继发性高血压占17.9%,其中肾血管性高血压占10.5%,原发性醛固酮增多症占9.9%,嗜铬细胞瘤占6.3%。继发性高血压常是临床综合征的表现之一,与原发性高血压相似,当原发病的其他症状不多或不典型时,非常容易被误诊为原发性高血压。由于许多继发性高血压可以通过去除诱因或手术治疗而阻止病情的发展,避免对靶器官造成更加严重的损害。因此,在临床工作中对继发性高血压早期正确的诊断十分重要。

继发性高血压常具有以下共同特点:①年轻患者血压中、重度升高。②老年患者原来血压正常,突然出现了高血压。③症状、体征或实验室检查具有继发性高血压的线索,如肌无力、周期性四肢麻痹;明显怕热、多汗、消瘦;阵发性高血压伴头痛、心悸、多汗;肢体脉搏不对称或腹部闻及粗糙的血管杂音;血尿、蛋白尿;严重低血钾等。④规律地联合应用常规降压药物疗效较差。⑤急进性和恶性高血压,病程进展迅速,靶器官损害严重。

继发性高血压的原因很多,主要有以下几类:①肾脏的实质性病变,如各类型肾炎、慢性萎缩性肾盂肾炎、多囊肾、巨大肾积水、肾脏肿瘤、肾结石、肾结核等。②肾血管性疾病,如大动脉炎、肾动脉纤维性结构不良、肾动脉粥样硬化外伤导致的肾动脉血栓等。③全身性疾病,如系统性红斑狼疮、硬皮病等风湿病;糖尿病、痛风等代谢性疾病。④内分泌疾病,如肾上腺疾病,常见为库欣综合征、嗜铬细胞瘤及原发性醛固酮增多症;甲亢、肾素分泌瘤等。⑤心血管疾病如主动脉瓣关闭不全、主动脉缩窄。⑥神经系统疾病,如颅压增高、间脑综合征等。

### (二)继发性高血压的筛查思路

继发性高血压的病因和机制非常复杂,涉及多个器官、多个系统甚至多个学科,要求专业技术人员具有非常广泛和深入的医学知识。同时,高血压患者又是一个庞大的患病群体,如果盲目地对所有高血压患者进行全方位的继发性高血压的排查,势必给患者个人和社会带来沉重的医疗负担。为此,对继发性高血压的排查,建议由浅入深,分初步筛查和专科精细检查两步进行。

继发性高血压的初步筛查思路:对所有就诊的高血压患者都应想到继发性高血压的可能性,首先详细询问病史和仔细进行体格检查,并有选择性地通过血、尿常规、血糖、血脂、血浆离子、肾功、心电图、双肾B超、颈动脉B超、眼底甚至血醛固酮/肾素比值(ARR)等检查,在进行心血管危险因素评估的同时,对常见继发性高血压进行初步的排查。例如:若出现血尿、蛋白尿、肾功异常和(或)双肾结构异常,初步诊断为肾实质性高血压;若以舒张压升高为主(大于110mmHg),腹部有血管杂音、双肾不等大伴有高血浆醛固酮、高肾素,可初步诊断为肾血管性高血压;若有向心性肥胖、皮肤紫纹、低血钾、高尿钾、高 ARR 或阵发性血压升高伴头痛、心悸、多汗,可初步诊断为内分泌性疾病所致的继发性高血压;若四肢脉搏不对称,下肢血压低于上肢,主动脉闻及血管杂音,可初步诊断为主动脉缩窄等等,从而更进一步地进行专科深入检查,以明确诊断。若专科精细检查不能证实初步诊断时,应重新考虑和审视自己的诊断思路。

## 二、肾实质性高血压

### (一)病因

引起高血压的常见肾实质性病因为急性和慢性肾小球肾炎、慢性肾盂肾炎、妊娠高血压综合征、先天性肾脏病变(多囊肾、马蹄肾、肾发育不全)、肾结核、肾结石、肾肿瘤、继发性肾脏病变(各种结缔组织疾病、糖尿病性肾脏病变、肾淀粉样变、放射性肾炎、创伤和泌尿道阻塞所致的肾脏病变)等。

肾实质性高血压的发生主要是由于肾小球玻璃样变性、间质组织和结缔组织增生、肾小管萎缩、肾细小动脉狭窄等导致肾单位大量丢失。肾脏既有实质性损害也有血液供应不足,后者为肾内血管病变所引起。造成肾缺血缺氧的情况下,肾脏可以分泌多种升高血压的因子,主要是肾小球旁细胞分泌大量肾素。过多的血管紧张素Ⅱ通过直接缩血管作用、刺激醛固酮分泌导致水钠潴留和兴奋交感神经系统使血压升高。高血压反过来又可引起肾细小动脉病变,进一步升高肾小球内囊压力加重肾脏缺血。这样互相影响,遂使血压持续增高,形成恶性循环,加重肾脏病变。近年研究结果提示,一些抗高血压因子的缺乏可能也参与肾性高血压的发病。与同等水平的原发性高血压比较,肾实质性高血压的药物疗效较差,眼底病变更重,心血管并发症多而严重,更易进展成恶性高血压。值得强调的是:肾实质性高血压又将反过来危害肾脏,明显加速肾实质损害的进程,形成恶性循环。

### (二)诊断

首先详细地询问病史可以获得许多重要资料,有利于病因诊断。发病前有链球菌等细菌或病毒的感染史,伴有发热、水肿、血尿,有助于急性肾小球肾炎的诊断;如患者过去有肾小球肾炎的病史,或有反复水肿史,有利于慢性肾小球肾炎的诊断;有反复尿路感染的病史,有发热、腰酸痛、尿频、尿痛、血尿等,则提示慢性肾盂肾炎的可能。

其次尿常规、肾功能对肾实质性高血压诊断有重要价值。急性肾小球肾炎患者可有蛋白尿、红细胞和管型尿;血中尿素氮、肌酐水平可略增高。若再有较明显贫血、血浆清蛋白降低和氮质血症而视网膜病变不明显,蛋白尿出现在高血压之前,蛋白尿持续而血压增高不显著,都提示为慢性肾小球肾炎。慢性肾盂肾炎患者急性期和慢性活动期尿中白细胞增多,也可同时有蛋白、红细胞和颗粒管型,尿细菌培养多为阳性(菌落数>1000/mL)。后期尿浓缩功能差,为低比重尿(可在 1.012 以下)。单侧慢性肾盂肾炎患侧肾萎缩或排尿功能明显受损,膀胱中的尿主要为健侧肾所排时,则常规尿检查时可能阴性。

特殊检查项目如静脉肾盂造影有助于鉴别诊断。急性肾小球肾炎患者静脉肾盂造影常因肾小球滤过率明显降低而不显影。静脉肾盂造影如显示造影剂排泄延迟,双侧肾影缩小等情况,有利于慢性肾小球肾炎的诊断。慢性肾盂肾炎患者静脉肾盂造影可显示肾盂与肾脏的瘢痕和萎缩性变化。需要注意的是慢性肾小球肾炎的症状可能比较隐蔽,与高血压病肾损害的鉴别有时不易,当晚期发生肾衰竭及双侧肾影缩小时,就更不易与高血压病相鉴别。

高血压病肾损害系原发性高血压引起的良性小动脉肾硬化(又称高血压肾小动脉硬化)和恶性小动脉肾硬化,并伴有相应临床表现的疾病。发病年龄多在 40～50 岁以上,高血压病史在 5～10 年。早期仅有夜尿增多,继之出现蛋白尿,个别病例可因毛细血管破裂而发生短暂性肉眼血尿,但不伴明显腰痛。常合并动脉硬化性视网膜病变、左心室肥厚、冠心病、心力衰竭、脑动脉硬化和(或)脑血管意外史。病程进展缓慢,少部分渐发展成肾衰竭,多数肾功能轻度损害和尿常规异常。鉴别诊断困难者在早期应做肾活检。

### 三、肾血管性高血压

20 世纪 70 年代,Mexwell 等就肾血管性高血压进行了多中心的合作研究,他们对 339 例原发性高血压和 91 例动脉粥样硬化性肾血管性高血压患者的年龄、病程及临床表现进行对照,得出以下结果:后者起病年龄常＞45 岁,病程短,不到 2 年,临床表现常为进展性高血压,眼底改变的发生率高,特别是腹、胁部的血管杂音发生率高达 41％,而原发性高血压患者腹、胁部的血管杂音发生率仅为 7％。

#### (一)病因

RVH 是由于各种病因导致单侧或双侧肾动脉主干或分支狭窄引起血流动力学严重障碍而出现的动脉血压升高。在轻、中度高血压人群中 RVH 的发生率虽＜1％,但随着高血压的程度及人群年龄而增加。西方国家 70％～90％的肾动脉狭窄是由动脉粥样硬化引起的。以往的研究表明,大动脉炎为我国肾动脉狭窄的首位病因,占 61.9％。但国内相关医院经肾动脉造影证实为肾动脉狭窄的 144 例患者中,动脉粥样硬化性肾动脉狭窄 87 例,占 60.4％,居首位;大动脉炎 43 例,占 29.9％;纤维肌性发育不良(FMD)9 例,占 6.3％。动脉粥样硬化性肾动脉狭窄无论病例数还是在肾动脉狭窄中所占的比例在 10 余年来均明显上升。动脉粥样硬化已取代大动脉炎成为我国肾动脉狭窄的首要病因,这与近年来我国动脉粥样硬化性疾病发病率升高的趋势相符。

由于肾动脉狭窄引起肾脏血流灌注的固定性减少,肾脏缺血,激活肾素-血管紧张素醛固酮系统(RAAS)引起血压升高。

#### (二)诊断

1.高血压

高血压是 RVH 最突出的临床表现,病史中有突然发生的高血压,尤其青年或老年人,高血压呈恶性,或良性高血压突然加重,舒张压呈中,重度升高以及对药物治疗无反应的高血压患者,都应怀疑 RVH。动脉粥样硬化性肾动脉狭窄患者高血压的发生率可达 92％～93％,顽固性高血压和恶性高血压患者的比例也高于原发性高血压患者中的比例。

2.血管杂音

约 50％的 RVH 患者腹部听诊有血管杂音,肾动脉狭窄杂音多位于脐上 3～7cm 处及两侧,有时在脊肋角处可闻及高音调的收缩舒张期或连续性血管杂音。Davis 等报道腹部或胁部杂音的出现在筛选试验中对肾血管性高血压具有较好的预测价值。Svetkey 等发现与肾动脉狭窄相关最好的是腹部或胁部杂音,也是唯一有统计学意义的体征。腹部听诊有血管杂音的高血压患者如为年轻女性要首先考虑大动脉炎,其次为 FMD,前者在活动期尚有发热、血沉快、C 反应蛋白阳性,血 $\alpha_1$、$\alpha_2$ 及 $\gamma$ 球蛋白增多。

3.上下肢收缩压差

正常人经动脉内直接测压时,上肢与下肢血压相等。当采用固定宽度袖带(成人为 12cm)血压计测压时,则下肢动脉收缩压水平较上肢高 20~40mmHg,乃因收缩压与肢体粗细呈正比,与袖带宽度成反比所致。大动脉炎患者若下肢较上肢收缩压小于 20mmHg,则反映主动脉系统有狭窄存在。

4.RVH 的筛选检查

对怀疑本病者,可做以下检查。

(1)腹部超声波检查:如见一侧肾脏纵轴显著小于对侧,直径差 1.5cm 以上则高度怀疑本症。

(2)卡托普利试验和周围静脉血浆肾素活性(PRA)测定:卡托普利试验:试验前不限盐饮食,停用利尿剂及 ACEⅠ类药物 2 周,检查肾功能。试验当天不用任何降压药,口服卡托普利 25mg 后 1 小时测定血浆肾素活性。

试验阳性诊断标准为:刺激后的血浆肾素活性(PRA)$\geqslant 12\mu g/(L \cdot h)$,PRA 增加值$\geqslant$ $10\mu g/(L \cdot h)$,并且 PRA 较刺激前增加 50% 以上,其诊断的敏感性和特异性均$\geqslant$95%。缺点是对 ACEⅠ类药物过敏、中至重度肾功能损害的患者($Cr>221\mu mol/L$)等不适于做此试验。

采用口服卡托普利的试验可使血管紧张素Ⅱ(AngⅡ)生成减少,因此醛固酮减少,血容量下降而降低了醛固酮对肾素分泌的负反馈抑制作用,使 RVH 的高肾素状态得以表现出来。

(3)静脉肾盂造影:如见一侧肾排泄造影剂迟于对侧、肾轮廓不规则或显著小于对侧(直径差 1.5cm 以上)、造影剂密度深于对侧或输尿管上段和肾盂有压迹(可能为扩大的输尿管动脉的压迹)、提示有肾血管病变的可能。

(4)放射性核素肾图测定:通过分析曲线血管相、实质相和排泄相,有助于判断两侧肾脏的血液供应、肾小管功能和排尿情况,从而估计有无肾缺血的存在。

(5)选择性肾动脉造影和分侧肾静脉 PRA 测定:选择性肾动脉造影仍是目前确诊 RVH 的金标准。对有阳性发现者,可进一步做选择性肾动脉造影和分侧肾静脉 PRA 测定。前者用以确定狭窄部位,后者通过证实患侧肾脏肾素产生增多而评定肾动脉狭窄的功能意义。分侧 PRA 测定如显示病侧的 PRA 为健侧 1.5 倍或以上,且健侧不高于下腔静脉血,可诊断本病且预测手术治愈率可达 80%~90%。也有人认为由于患侧 PRA 明显增高,通过反馈机制抑制健侧肾脏分泌肾素,故与远端下腔静脉的 PRA 相近。健侧肾静脉与远端下腔静脉 PRA 比值<1.3,就说明无血管病变或无有意义的病变。但必须注意如病侧的 PRA 与健侧的比值< 1.5 者,不能排除 RVH,特别是双侧肾动脉均有狭窄者。

测定前给予一定的激发措施,包括倾斜体位、低盐饮食或给予血管扩张剂、利尿剂或转换酶抑制剂(如测定前 24 小时口服卡托普利 25mg)可刺激患侧肾脏释放肾素。如不做激发,或测定前未停用抑制肾素分泌的降压药(β受体阻滞剂,交感神经抑制剂和神经节阻滞剂),可导致假阴性结果。

总之,当临床上怀疑 RVH 时,可先采用非介入检查,如:多普勒超声、磁共振及螺旋 CT 血管造影。当临床上高度怀疑 RVH 时,可直接应用肾动脉造影来证实病变,评价血流动力学和压力阶差,从而指导治疗。

## 四、原发性醛固酮增多症

### (一)病因

原发性醛固酮增多症(PA)是 1954 年由 ConnJW 首次报道的,以血压升高、低血钾、高血浆醛固酮(Ald)、低血浆肾素活性(PRA)为特征的继发性高血压的常见病因之一,又称 Conn 综合征。PA 是由于肾上腺皮质肿瘤或增生,分泌过多的醛固酮所致,但以腺瘤为多见,故经手术切除肾上腺腺瘤后,PA 可得到治愈,但是如不能早期诊断和及时治疗,则长期高血压可导致严重的心、脑、肾及血管损害。

PA 患者因其肾素分泌被抑制,与正常及高血浆肾素活性的高血压患者相比,曾被认为是伴有较低的血管并发症发生率的一种相对良性的高血压。近年来研究报道在 PA 患者中,心血管并发症的发生率可高达 14%～35%,认为高醛固酮血症是心脏损害的危险因素之一。DuCailar 的研究也发现血浆醛固酮浓度与心肌肥厚程度正相关。醛固酮分泌的自主性增多可导致体内钠和水潴留,进而导致有效血容量增加和肾素释放受抑。高血压的产生部分与血容量增加有关,外周血管阻力的增高在高血压的维持中也起重要作用。低血钾是醛固酮对肾小管作用的直接结果。

### (二)诊断

既往的研究资料中均认为 PA 仅占高血压患者的 0.5%～2.0%。但是,已有研究报道提示 PA 的实际患病率可能被远远低估了,应用 ARR,可提高 PA 的诊断率。国内学者对 549 例门诊及住院的高血压患者进行 ARR 筛查发现 14%(77/549)的高血压患者诊断为 PA。对高血压伴肌无力,怀疑 PA 的患者需要进行一系列的实验室检测,通常我们用以筛选和确诊的检查有血钾、24 小时尿钾、基础血 Ald、24 小时尿 Ald 及 ARR。

#### 1.低血钾

近年研究认为 PA 已成为继发性高血压中最常见的形式。本症多见于成年女性,其发病年龄高峰为 30～50 岁,临床上以长期的血压增高和顽固的低血钾为特征。表现为肌无力、周期性四肢麻痹或抽搐、烦渴、多尿等。实验室检查有低血钾、高血钠、代谢性碱中毒、尿比重低而呈中性或碱性、尿中醛固酮排泄增多、血浆肾素活性低且对缺钠的反应迟钝、尿 17-酮皮质类固醇和 17-羟皮质类固醇正常等发现。高血压患者伴有低血钾时要考虑到本病的可能。PA 的诊断线索主要依据:①自发性低血钾(血清 $K^+$<3.5mmol/L)。②中度或严重低血钾(血清 $K^+$<3.0mmol/L)。③服用常规剂量的噻嗪类利尿剂而诱发严重低血钾,并且补充大量钾盐仍难以纠正。④停用利尿剂 4 周内血清钾仍不能恢复正常。⑤除外由其他继发性原因所致的难治性高血压。但也要注意排除失钾性肾炎、长时间应用利尿剂引起尿排钾过多和各种原因所致的继发性醛固酮增多症。

传统观点认为,只有在高血压患者出现自发性低钾血症和与之不相称的尿钾增多时才考虑 PA 的诊断。新近多项研究显示,大部分 PA 患者,特别是早期患者并无低钾血症。有文献报告有 7%～38%的 PA 患者其血清钾离子浓度正常,甚至 Mosso 等发现的 37 例患者中只有

1 例患者发生低血钾。因此,血钾正常并不能排除 PA,特别是在患者饮食中限制钠盐摄入或摄钾增多的情况下。在不控制饮食的情况下所测的 PRA 和血浆或尿中醛固酮水平对 PA 的诊断没有帮助。仅以低血钾作为筛查线索常常导致漏诊,这也可能为既往 PA 发病率低的原因之一。因此有学者建议将 PA 的筛查范围扩大到整个高血压人群。

2.醛固酮/血浆肾素活性比值(ARR)

1994 年 Jordon 等采用醛固酮/血浆肾素活性比值{ARR,ARR = Ald(ng/dL)/PRA[ng/(mL·h)]}法作为初步筛选方法,调查 199 例血清钾均正常的原发性高血压的患者,发现至少有 8.5%患者为 PA。有学者指出,PA 的实际患病率可能被远远低估了。目前,国外越来越多的研究提示 PA 的患病率在 5%以上,可能达到 6.1%～9.5%。Gordon 等采用这一方法对包括正常血钾在内的高血压人群检测,发现 ARR 以 30 为临界值时阳性率高达 10%,可使 PA 的检出率增加 10 倍,而且这一方法可以在血浆 Ald 水平还未升高的时期对 PA 做出早期诊断。Loh 对新加坡高血压人群进行研究发现,其 ARR 升高者高达 18%,而其中仅有 21%伴有低钾血症。由此可见,自发性低钾血症仅仅是 PA 晚期的一个临床表现,如果以其作为 PA 的筛查的必要条件将会使大部分的患者漏诊。国外 ARR 标准是以 30 为临界值,国内也多以此为标准。王执兵等应用 ARR 比值法,以两次 ARR 大于 30 者作为筛查标准,随后给以高钠试验,血浆 Ald 水平不被抑制者(即 Ald>10ng/24h),诊断为 PA。从 308 例高血压患者中筛选出 11 例 PA,占调查人群的 3.6%。总之,ARR 比值法可作为疑诊患者的初筛试验之一,可提高 PA 的诊断率,尤其是在血钾正常者。此外,目前已发现有血压正常的 PA,或临床前 PA。以往的研究对象多为高血压者,对血压正常的 PA 或临床前 PA 的发病情况,有待进一步研究。

3.醛固酮抑制试验

醛固酮抑制试验是给予患者高盐饮食 3 天,收集其 24 小时尿,检测其醛固酮、钠离子、钾离子和皮质醇水平,24 小时尿钠分泌超过 200mEq 显示钠负荷充分,PA 患者尿醛固酮水平不被高钠负荷所抑制,24 小时尿醛固酮超过 12μg,尿钾离子分泌超过 40mEq。对于 ARR 检测筛查阳性者,醛固酮抑制试验具有明确诊断的价值。

4.螺内酯(安体舒通)试验

螺内酯拮抗醛固酮受体从而对抗醛固酮在远端肾小管的潴钠排钾,可以有效控制 PA 患者的钾丢失。平衡饮食 7 天条件下测定血尿钠、钾,血 $CO_2$-CP 及尿 pH 值。之后仍在平衡饮食下每天服用螺内酯 320～400mg 分 4 次,总共 5～7 天,最后 2 天再次测定上述指标做比较。PA 患者尿钾减少,血钾升高,血钠降低,碱中毒可纠正,部分患者血压下降。

5.定位和分型诊断

PA 常见的亚型为醛固酮瘤(APA)和特发性醛固酮增多症(IHA),少见亚型主要为一侧肾上腺球状带增生所致单侧增生。目前所知的家族性 PA 主要有两种类型:Ⅰ型,即糖皮质激素可治性醛固酮增多症(GRA),为常染色体显性遗传,而家族性 APA 和 IHA 则归为Ⅱ型。引起 PA 的肾上腺的原发性疾病不同,其治疗方法各异,如 APA 可通过手术治疗,IHA 除手术治疗外,另需配合其他方法治疗。因此,对 APA 与 IHA 的鉴别诊断很重要。Blumenfeld 等报道,PA 者中 APA 占 60%～70%,IHA 占 25%～35%。Sawka 等对 97 名行一侧肾上腺切除术的 APA 和肾上腺皮质增生患者随访 29 个月,结果显示 98％的患者高血压得到改善,并且 33％的患者得到根治。国内学者报道 APA 手术后患者血、尿醛固酮及血钾、血压完全恢复正常者为 65％。

(1)体位激发试验(PST):患者于清晨 8 时卧位抽血测血 Ald 及 PRA,然后肌内注射呋塞米 0.17mg/kg(通常 40mg)并站立 2 小时再次抽血测定血 Ald 及 PRA。

体位激发试验是目前较常使用的 PA 患者分型诊断的方法之一。一般认为 APA 患者醛固酮分泌有一定的自主性,不受肾素-血管紧张素的影响,取站立位后血醛固酮不上升;而 IHA 患者醛固酮分泌呈非自主性,且对肾素-血管紧张素的反应增强,在站立位时,血肾素的轻微升高即可使血醛固酮增多。相关研究显示 192 例 APA 患者中 86 例体位试验血浆醛固酮水平无显著性变化,而 39 例 IHA 患者中 15 例血浆醛固酮明显升高。因此,体位激发试验结合 B 超、CT 和 MRI 等影像学检查,可以对 APA 与 IHA 进行鉴别诊断。

(2)赛庚啶试验:当临床与生化检查支持原醛诊断,而肾上腺 CT 定位不典型时需进行增生与腺瘤的鉴别,可做赛庚啶试验。

正常饮食下晨 8 时取卧位测定血浆 Ald 作为对照,再口服赛庚啶 8mg,于服药后 2 小时内每 30 分钟抽血,测定血浆 Ald。腺瘤患者血 Ald 较基础值下降＜30％或下降＜4ng/dL;而增生型则血清素被赛庚啶所抑制,使血清素兴奋 Ald 分泌的作用减少,因此血 Ald 明显下降。

(3)影像学检查:超声检查对于直径大于 1.3cm 以上的醛固酮瘤可以显示出来,然而难以将直径较小的腺瘤和特发性肾上腺增生鉴别。肾上腺 CT 和磁共振可检出直径小至 5mm 的肿瘤,当其显示一侧肾上腺单个小肿块对于诊断 APA 有重要的价值,然而双侧肾上腺增生可以表现为非对称性多个结节,肾上腺 CT 和磁共振显像难以鉴别出 APA 或 IHA。Lingam 等发现 IHA 患者的肾上腺较 APA 患者显著增大,如果将肾上腺脚的宽度大于 3mm 作为 IHA 的诊断标准,则其敏感性为 100％,而如果将大于 5mm 作为诊断标准,则其特异性为 100％。

(4)肾上腺静脉抽血(AVS):肾上腺插管抽血检查,肾上腺的影像学检查在 PA 的诊断及分型诊断中有着非常重要的价值,是目前 PA 患者术前鉴别诊断的主要手段。但对于直径小于 1cm 的肿瘤,与增生难以区别。AVS 是 PA 分型诊断的重要方法之一,被认为是确定 PA 病因的金标准,由于操作难度大,在国内尚未广泛开展,新疆维吾尔自治区高血压诊断治疗研究中心和上海交通大学医学院附属瑞金医院开展了此项工作。该技术在 DSA 引导下,将导管直接插入两侧肾上腺静脉取血,测醛固酮及皮质醇。能较精确地反映患者两侧肾上腺分泌醛固酮的量。患侧醛固酮增高不到健侧 2 倍则提示为双侧增生,超过 3 倍者提示为腺瘤,可判断肾上腺的功能状态,作为影像学检查的补充。

总之,应在高血压人群中采用 ARR 来更加广泛地筛查 PA 患者,确定为 PA 者需行体位试验或影像学检查,必要时作 AVS 激素检测以明确其类型,指导治疗。对于影像学检查未能发现明显占位性病变或病灶小于 1cm 的患者,AVS 是首选的检查。

## 五、皮质醇增多症

### (一)病因

皮质醇增多症(Cushing 综合征)是下丘脑-垂体分泌 ACTH 样物质刺激肾上腺皮质增生或肾上腺皮质自身发生肿瘤,使调节糖类和盐类的肾上腺皮质激素分泌增多,导致水钠潴留和高血压。

Cushing 综合征分为 ACTH 依赖型,包括库欣病(Cushing 病)、异位 ACTH 综合征;ACTH 非依赖型,包括肾上腺皮质腺瘤、肾上腺皮质腺癌和原发性肾上腺结节性增生。

(二)诊断

1.临床特征

本病除高血压外,还有向心性肥胖、面色红润、皮肤紫纹、毛发增多以及血糖增高等临床特征。依发生率可排序为向心性肥胖、高血压、多血质、月经紊乱、糖代谢异常、紫纹、痤疮、多毛、水肿、精神症状、色素沉着等;有以上症状常可作为临床诊断线索。异位 ACTH 综合征多数无典型的外貌,高血钠、碱中毒和低血钾明显。色素沉着发生率以异位 ACTH 综合征最高,其次为 Cushing 病,与 ACTH 水平较高有关。

由于此症有典型的向心性肥胖及其他高皮质醇血症的体征,且血、尿皮质醇水平增高,诊断一般并不困难。但病因诊断非常重要,它对手术时部位的确定有决定性作用,常常需要借助于实验室检查进行病因诊断。

2.实验室指标

(1)血皮质醇昼夜规律测定:测上午 8 点血皮质醇为对照值,当日下午 4 点及午夜 0 点测血皮质醇,0 点血皮质醇低于对照值的 50% 时判断为昼夜节律正常。Cushing 综合征患者昼夜节律消失,上午 8 点高于正常,而下午 4 点、午夜 0 点不明显低于上午 8 点值。

(2)午夜 0 点 1mg 地塞米松抑制试验:第 1 天测上午 8 点血皮质醇为对照值,当晚午夜 0 点服地塞米松 1mg,第 2 天测上午 8 点血皮质醇,次日皮质醇水平高于对照值的 50% 判断为不抑制。

(3)2 天小剂量地塞米松抑制试验:口服地塞米松 0.75mg,每 6 小时 1 次,共用 8 次,试验后观察上午 8 点血皮质醇。判断方法有两种:①不能抑制到正常范围以下判断为不抑制。②不能被抑制到对照值的 50% 以下判断为不抑制。

地塞米松能抑制垂体 ACTH 分泌,使血浆及尿皮质类固醇减少。而 Cushing 综合征患者这种反馈抑制作用不正常,血浆皮质类固醇不减少。1mg 地塞米松抑制试验及 2 天小剂量地塞米松抑制试验用于鉴别 Cushing 综合征与单纯性肥胖,正常人或单纯性肥胖者,血浆皮质醇均比对照值下降 50% 以上(包括 1mg 和 2mg 法)。Cushing 综合征患者服药后血浆皮质醇较对照抑制不足 50%。

(4)大剂量地塞米松抑制试验:口服地塞米松 2mg,每 6 小时 1 次,共 8 次,观察项目同小剂量地塞米松抑制试验。判断标准:试验后可被抑制到对照值的 50% 以下为可被抑制,不能被抑制到对照值的 50% 以下为不被抑制。大剂量地塞米松抑制试验用以鉴别 Cushing 病、异位 ACTH 综合征及肾上腺肿瘤。在 Cushing 病,下丘脑-垂体-肾上腺皮质轴可被超生理剂量的糖皮质激素所抑制,而肾上腺皮质肿瘤及异位 ACTH 综合征患者皮质醇分泌是自主性的,不被糖皮质激素抑制。

3.影像学检查

用 CT、MRI、B 超、X 线等,CT、MRI 提示肾上腺有肿瘤、增生或垂体肿瘤,B 超提示肾,上腺有肿瘤、增生,X 线提示蝶鞍区扩大为阳性。

### 六、嗜铬细胞瘤

**(一)病因**

嗜铬细胞瘤为起源于神经节的肿瘤,通过释放大量儿茶酚胺(肾上腺素和去甲肾上腺素)引起患者血压阵发性或持续性增高。嗜铬细胞瘤较少见,发生率仅为 1/20 万,又有"10％肿瘤"之称,即肿瘤中 10％双侧性、10％多发性、10％复发性、10％家族性、10％恶性、10％异位。随着诊断技术的提高,Manger 等发现约 15％恶性、18％异位、20％的是家族性的,家族性嗜铬细胞瘤是嗜铬细胞瘤的一种特殊类型。

**(二)诊断**

1.临床特征

(1)高血压:嗜铬细胞瘤患者最常见的临床症状即是血压增高,由于肿瘤分泌肾上腺素及去甲肾上腺素的方式不同,高血压可表现为阵发性、持续性或在持续性高血压的基础上阵发性加重。50％～60％的患者为持续性高血压,其中有半数患者呈阵发性加重;40％～50％的患者为阵发性高血压,发作持续的时间可为几分钟、几小时、1 天或数天不等;开始时发作次数较少,以后逐渐发作频繁,可由数周或数月发作一次逐渐缩短为每天发作数次或十余次;其血压明显升高,收缩压可达 200～300mmHg,舒张压可达 150～180mmHg。阵发性高血压发作是嗜铬细胞瘤患者的特征性表现,平时血压正常,而当体位变换、压迫腹部、活动、情绪变化或排大、小便等时可诱发发作。有的患者病情进展迅速,严重高血压发作时可出现眼底视网膜血管出血、渗出、视盘水肿、视神经萎缩以致失明,甚至发生高血压脑病或心、肾严重并发症而危及生命。嗜铬细胞瘤患者高血压发作时,一般降压药治疗常无明显效果。

(2)嗜铬细胞瘤三联征:嗜铬细胞瘤高血压发作时最常见的伴发症状为头痛、心悸、多汗三联征,其发生率分别为 59％～71％、50％～65％、50％～65％。因血压突然升高而出现剧烈头痛,甚至呈炸裂样,患者往往难以忍受;心悸常伴有胸闷、憋气、胸部压榨感或濒死感,患者感到十分恐惧;有的嗜铬细胞瘤患者平时即怕热及出汗多,发作时则大汗淋漓、面色苍白、四肢发凉。高血压发作时伴头痛、心悸、多汗三联征,对嗜铬细胞瘤的诊断有重要意义,其特异性及灵敏性均为 90％以上。

阵发性血压增高伴有头痛、心悸、多汗等症状,对一般降压药无反应,高血压伴有高代谢表现和体重减轻、糖代谢异常,以及对诱导麻醉和降压药治疗的升压反应均提示为嗜铬细胞瘤可能。定性诊断主要依据尿 VMA 和血、尿儿茶酚胺的检测。定位诊断有 B 超、CT、MRI 和间碘苄胍($^{131}$I-MIBG)。

2.实验室指标

(1)24 小时尿儿茶酚胺、3-甲氧基-4 羟基苦杏仁酸(VMA)和 3-甲氧基肾上腺素测定:测定前患者须充分休息。

(2)血浆儿茶酚胺:对 24 小时尿儿茶酚胺、3-甲氧基-4 羟基苦杏仁酸(VMA)和 3-甲氧基肾上腺素增高者可作血浆儿茶酚胺(CA)测定。嗜铬细胞瘤患者的血浆儿茶酚胺水平较高血压病患者明显增高。对有一定症状而休息时血浆儿茶酚胺水平在临界状态的高血压患者,可在给予可乐定后复查血浆儿茶酚胺水平,正常人和高血压病患者的儿茶酚胺水平将下降,而嗜铬细胞瘤患者则不受影响。但对已在接受降压药治疗者应慎用,曾有报道可乐定抑制试验引起严重的低血压。

3.药理试验

(1)酚妥拉明试验:酚妥拉明为肾上腺素能 α-受体阻滞剂,消除或减弱去甲肾上腺素的升压效应。对于血压持续>170/110mmHg 者及阵发性高血压型于发作持续时间较长才可进行此诊断试验。

试验前 1 周左右应尽可能停用降压药物,尤其利血平,试验前 8 小时停用镇静药及安眠药。平卧位,静脉滴注生理盐水。基础血压需测 5~10 次,待血压平稳在 170/110mmHg 以上时方可开始试验。

通过三通管迅速静脉注射酚妥拉明 5mg＋NS 1mL,之后每 30 秒测血压 1 次,共 6 次,以后每分钟测血压 1 次,共 10 次。正常人注入酚妥拉明后,血压下降<35/25mmHg。嗜铬细胞瘤患者注入酚妥拉 2 分钟后血压下降>35/25mmHg,且持续 5 分钟以上。在试验前应备好升压药物(如去甲肾上腺素),防止低血压反应。凡有冠心病或脑动脉硬化者禁用此试验。

(2)可乐定抑制试验:可乐定系中枢 $\alpha_2$ 肾上腺素能受体兴奋剂,可抑制神经元介导的儿茶酚胺释放,但不能抑制嗜铬细胞瘤患者肿瘤自主性儿茶酚胺的释放。

空腹 10 小时过夜,试验日清晨平卧,测血压并抽血测定儿茶酚胺为基础值,口服可乐定 0.3mg 后每 30 分钟测血压 1 次,每小时抽血 1 次测定儿茶酚胺共 3 小时。非嗜铬细胞瘤高血压患者的血浆儿茶酚胺降至 500pg/mL 以下,或较用药前降低 50％以上,而绝大多数嗜铬细胞瘤患者血浆儿茶酚胺仍大于 500pg/mL。由于 β 受体阻滞剂可干扰儿茶酚胺的清除而出现假阳性,因此试验前应停用。

4.影像学检查

能明确病变的数目、位置。影像手段检查出嗜铬细胞瘤的敏感性及特异性各不相同。B超可发现大的肿块,用 B 超进行定位诊断简便易行,可全方位扫描以及可重复性,阳性率高,安全可靠,可作为嗜铬细胞瘤尤其对伴有肾上腺外嗜铬细胞瘤定位诊断的首选方法,但敏感性和特异性均不如 CT 和 MRI。CT 检查能更清晰地显示肾上腺区病变,可为定位诊断提供更详尽的影像学资料。嗜铬细胞瘤典型者直径常大于 5cm,甚至超过 20cm。CT 表现多样,常呈边缘清楚的混杂密度肿块,伴有囊变或中心坏死,可有钙化,肿瘤实体部分强化明显。MRI 与CT 比较有以下优势:①无须碘对比剂,不引起过敏反应。②组织分辨率高,与肝脏相比,$T_1WI$ 上为略低信号,$T_2WI$ 则为明显高信号,注射 Gd-DTPA 后呈明显延迟强化。③可任意方位成像,当肿瘤较大时有利于判断肿瘤的起源。当 CT 检查为阴性时,冠状位并有脂肪抑制技术的 $T_2WI$ 特别有意义,它可发现肾上腺外的,特别是位于脊柱旁和心旁区的异位嗜铬细胞瘤。

本病的影像学特征取决于病理组织结构:瘤体较小时,病理检查可见其内含有丰富而形态一致的肿瘤细胞,分布均匀,血管及纤维很少,因而在 CT 片上肿瘤密度类似肾脏;当肿瘤增大后,其内肿瘤细胞大小不一、排列不均匀或囊性变,CT 片示肿瘤中心呈相对低密度,周边呈厚度不均匀的软组织密度。增强扫描不论肿瘤大小,其实体部位信号明显强化。大多数嗜铬细胞瘤 $T_1WI$ 低于或类似于肝脏信号强度,半数以上增强后病灶明显强化。这是由于 $T_1WI$ 的低或等信号区相当于横切面上的肾实质区,$T_2WI$ 的高信号区相当于肿瘤内的坏死或液化区,

因而表现为 $T_1WI$ 低信号，$T_2WI$ 明显高信号，加之强化效果高于其他肾上腺肿瘤，并可显示肿瘤与主动脉、腔静脉等血管的关系，故有利于与其他肾上腺肿瘤鉴别。现代影像技术的广泛应用，对无典型高血压表现，儿茶酚胺及尿 VMA 均正常的无症状嗜铬细胞瘤的检出率在迅速增加。

5.[131]I-间碘苄胍([131]-MIBG)嗜铬细胞瘤显像

[131]I-MIBG 与嗜铬细胞瘤有很强的亲和力，对嗜铬细胞瘤具有功能与解剖诊断双重意义。Ilias 等报道[131]I-MIBG 诊断嗜铬细胞瘤的特异性达 95%～100%，灵敏度为 77%～90%。[131]I-MIBG 的特异性、敏感性、分辨率高于 B 超和 CT 扫描，对恶性嗜铬细胞瘤还具有治疗作用。饮食和一些药物（如拉贝洛尔、抗抑郁药、某些钙拮抗剂等）可能干扰肿瘤摄取或潴留[131]I-MIBG，检查前应避免这些因素。

近来 PET 显像用于嗜铬细胞瘤定位也较多。[18]F-多巴胺、[18]F 多巴、[18]F-脱氧葡萄糖（FDG）、[11]C-对羟麻黄碱 PET 显像都是非常灵敏的功能显像，可以取代[131]I-MIBG 或在[131]I-MIBG 显像阴性时使用。Mamede 等比较[18]F-多巴、[18]F-FDG 和[131]I-MIBG 显像，认为[18]F-FDG 灵敏度更高，但只是当[18]F-FDA 和[131]I-MIBG 显像阴性时才建议用[18]F-FDG 显像。

以上检查方法均可有假阴性存在，因此必要时可作选择性血管造影或分侧静脉插管测定局部血浆儿茶酚胺水平，但这些方法都有一定的危险性，要严格掌握应用指征。

## 七、主动脉缩窄

先天性主动脉缩窄或多发性大动脉炎引起的降主动脉和腹主动脉狭窄，都可引起上肢血压增高，下肢血压低，甚至测不到血压。本病多见于青少年，多为先天性血管畸形，少数为多发性大动脉炎所致。

先天性主动脉缩窄和多发性大动脉炎，可在主动脉各段造成狭窄，如狭窄发生于主动脉弓的降部至腹主动脉分叉处之间，其所引起的体循环血流变化可使下肢血液供应减少而血压降低，大量血液主要进入狭窄部位以上的主动脉弓的分支，因而头部及上肢的血液供应增加而血压升高。

由于狭窄部位以下的降主动脉与腹主动脉血供不足，且肾动脉的血液供应也不足，遂使肾脏缺血的因素亦参与了这类疾病高血压的形成机制。

正常人平卧位用常规血压计测定时下肢收缩压较上肢高 20～40mmHg。主动脉缩窄患者的特点常是上肢血压高而下肢血压不高或降低，形成反常的上下肢血压差别，下肢动脉搏动减弱或消失，有冷感和乏力感。在胸背和腰部可听到收缩期血管杂音，在肩胛间区、胸骨旁、腋部和中上腹部，可能有侧支循环动脉的搏动、震颤和杂音。胸部 X 线片可能显示肋骨受侧支循环动脉侵蚀引起的切迹，主动脉造影可以确立诊断。多发性大动脉炎在引起降主动脉或腹主动脉狭窄的同时，还可以引起主动脉弓在头臂动脉分支间的狭窄或一侧上肢动脉的狭窄，这时一侧上肢血压增高，而另一侧血压降低或测不到。

总之，继发性高血压发生的部位分布广泛，涉及的病种及学科多，在平时诊治患者的过程中，不可能对每例高血压都从头到脚，从内到外进行筛查与鉴别，也不可能将有关学科的疾患都列入考虑之中，应该按照初步诊断和筛查思路，学会从病史、临床的症状、体征及常规实验室检查中，寻找出继发性高血压的诊断线索。获得诊断线索后，再联想到继发性高血压的各种疾病及其临床特点,确定某种继发性高血压的可能性,有目的地通过专科精细检查加以确诊或排除,使更多的继发性高血压患者早期明确诊断,得到正确及时的治疗,避免对靶器官造成严重的损害。

# 第三节　慢性心力衰竭

## 一、概述

心力衰竭是指在有适量静脉血回流的情况下,由于心脏收缩和舒张功能障碍、心排出量不足维持组织代谢需要的一种病理状态。临床上以心排出量不足、组织的血液灌注不足,以及肺循环和体循环淤血为特征。慢性心力衰竭是由于器质性心脏病经过长期慢性心肌肥厚和扩张、心室重构所致。慢性心力衰竭是各种心脏疾病的严重阶段,其发病率高,5 年生存率与恶性肿瘤相仿。

## 二、诊断

### (一)症状

主要为左心衰竭,表现为肺部淤血和肺水肿、胸闷或呼吸困难、不能平卧、端坐呼吸,这时两肺满布干湿性啰音,咳白色或粉红色泡沫样痰。同时也表现心、脑、肾等器官缺血和(或)淤血的表现,如头晕或意识淡漠、极度疲乏、肾功能不全、少尿等。若在慢性左心衰竭的基础上发生右心衰竭,即为全心衰竭,则表现静脉系统淤血和全身液体潴留的表现,如颈静脉怒张、肝大、腹腔积液、胸腔积液、全身低垂部位水肿。

### (二)体征

(1)患者常有活动后呼吸困难,重症有发绀、收缩压下降、脉快、四肢发冷、多汗等。

(2)通常在双侧肺底部可听到湿啰音,有时可闻及哮鸣音及干啰音。

(3)右心衰竭时可出现颈静脉怒张或肝静脉反流阳性,淤血性肝大与压痛。胸腔积液通常为双侧,如为单侧,多累及右侧。合并有心源性肝硬化者,则可见腹腔积液,见于慢性右心衰竭或全心衰竭的晚期患者。

(4)对称性、凹陷性水肿,常见于身体下垂部位;可走动的患者,其心源性水肿最初常在傍晚时分出现于脚或踝部,经一夜休息后消失;卧床患者发生在骶部,晚期水肿加重并影响全身,可累及上肢、胸壁和腹壁,尤其是外阴部位。

(5)除基本心脏病的体征外,常发现心脏增大、奔马律、交替脉、相对性二尖瓣关闭不全的收缩期杂音。

### (三)检查

1.实验室检查

(1)肝功能:淤血性肝病时,可有血清球蛋白、转氨酶升高。

(2)血电解质测定:长期利尿治疗容易发生电解质紊乱,可见有低血钾、低血钠,这常是难治性心力衰竭的诱因。

2.特殊检查

(1)二维超声及多普勒超声检查:可用于以下几方面:①诊断心包、心肌或心脏瓣膜疾病。②定量或定性房室内径,心脏几何图、室壁厚度、室壁运动、心包、瓣膜狭窄定量、关闭不全程度等,可测量左心室射血分数(LVEF)、左心室舒张末期容量(LVEDV)和收缩末期容量(LVESV)。③区别舒张功能不全和收缩功能不全,LVEF<40%为左心室收缩功能不全,LVEF还能鉴别收缩功能不全或其他原因引起的心力衰竭。④LVEF及LVESV是判断收缩功能和预后的最有价值的指标,左心室收缩末期容量指数(LVESVI=LVESV/表面面积)达45mL/m$^2$的冠心病患者,其病死率增加3倍。⑤为评价治疗效果提供客观指标。

(2)放射性核素与磁共振显像(MRI)检查:核素心血管造影可测定左、右心室收缩末期、舒张末期容积和射血分数。通过记录放射活性、时间曲线,可计算出左心室的最大充盈速率和充盈分数以评估左心室舒张功能。核素心肌扫描可观察室壁运动有无异常和心肌灌注缺损,有助于病因诊断。由于MRI是一种三维成像技术,受心室几何形状的影响较小,因而能更精确地计算收缩末期、舒张末期容积、心搏量和射血分数。MRI三维直观成像可清晰分辨心肌心内膜边缘,故可定量测定左心室重量。MRI对右心室心肌的分辨率亦很高,亦可提供右心室的上述参数,此外还可比较右心室和左心室的心脏搏击量,以测定左房室瓣(二尖瓣)和主动脉瓣的反流量,有助于判断基础疾病的严重程度。

(3)X线胸片:心脏的外形和各房室的大小有助于原发心脏病的诊断。心胸比例可作为追踪观察心脏大小的指标。肺淤血的程度可判断左心衰竭的严重程度。肺间质水肿时在两肺野下部肋膈角处可见到密集而短的水平线(kerley B 线)。当有肺泡性肺水肿时,肺门阴影呈蝴蝶状。X线胸片还可观察胸腔积液的发生、发展和消退的情况。

(4)心电图:可有左心室肥厚劳损,右心室增大,$V_1$导联 P 波终末负电势(ptf$V_1$)增大(每秒≥0.04mm)等。

(5)运动耐量和运动峰耗氧量(VO$_{2max}$)测定:前者(最大持续时间,最大做功负荷)能在一定程度内反映心脏储备功能,后者是指心排出量能随机体代谢需要而增加的能力。但运动耐量更多地取决于外周循环的变化而非中心血流动力学变化,这是由于心力衰竭时外周血管收缩,因而心排出量的增加不一定伴有运动耐量的增加;运动耗氧量是动静脉血氧差和心排出量的乘积。在血红蛋白正常,无器质性肺部疾患时,动静脉血氧差恒定,因而运动峰耗氧量可反映运动时最大心排出量,是目前较好的能反映心脏储备功能的无创性指标,且可定量分级。VO$_{2max}$分级标准:A 级:每分钟>20mL/kg;B 级:每分钟 10～20mL/kg;C 级:每分钟 10～15mL/kg;D 级:<每分钟 10mL/kg。

(6)创伤性血流动力学检查:应用漂浮导管和温度稀释法可测定肺毛细血管楔嵌压(PCWP)和心排出量(CO)、心脏指数(CI)。在无二尖瓣狭窄,无肺血管病变时,PCWP可反映左心室舒张末期压力。

**(四)诊断要点**

(1)根据临床表现、呼吸困难和心源性水肿的特点,以及无创和(或)有创辅助检查及心功能的测定,一般不难做出诊断。临床诊断应包括心脏病的病因(基本病因和诱因)、病理解剖、生理、心律及心功能分级等诊断。

（2）NYHA心功能分级：Ⅰ级，日常活动无心力衰竭症状；Ⅱ级，日常活动出现心力衰竭症状（呼吸困难、乏力）；Ⅲ级，低于日常活动出现心力衰竭症状；Ⅳ级，在休息时出现心力衰竭症状。

**（五）鉴别诊断**

1.左心衰竭的鉴别诊断

左心衰竭以呼吸困难为主要表现，应与肺部疾病引起的呼吸困难相鉴别。虽然大多数呼吸困难的患者都有明显的心脏疾病或肺部疾病的临床证据，但部分患者心源性和肺源性呼吸困难的鉴别较为困难，慢性阻塞性肺病也会在夜间发生呼吸困难而憋醒，但常伴有咳痰，痰咳出后呼吸困难缓解，而左心衰竭者坐位时可减缓呼吸困难；有重度咳嗽和咳痰病史的呼吸困难常是肺源性呼吸困难。

急性心源性哮喘与支气管哮喘发作有时鉴别较为困难，前者常见于有明显心脏病临床证据的患者，且发作时咳粉红色泡沫痰，或者肺底部有水泡音则进一步支持本病与支气管哮喘的鉴别；呼吸系统疾病和心血管疾病两者并存时，有慢性支气管炎或哮喘病史者发生左心衰竭常发生严重的支气管痉挛，并出现哮鸣音，对支气管扩张剂有效者支持肺源性呼吸困难的诊断，而对强心、利尿及扩张血管药有效，则支持心力衰竭是呼吸困难的主要原因。呼吸困难的病因难以确定时，肺功能测定对诊断有帮助。此外，代谢性酸中毒、过度换气及心脏神经官能征等，有时也可引起呼吸困难，应注意鉴别。

2.右心衰竭的鉴别诊断

右心衰竭和（或）全心衰竭引起的肝大、水肿、腹腔积液及胸腔积液等应与缩窄性心包炎、肾源性水肿、门脉性肝硬化引起者相鉴别；仔细询问病史，结合相关体征及辅助检查以资鉴别。

## 三、治疗

**（一）治疗原则**

心力衰竭机制的研究成果及循证医学证据使药物治疗策略发生了极大的变化。20世纪50年代治疗模式是以增加心肌收缩力、改善症状为主；目前的治疗模式是以抑制心脏重构、阻断恶性循环，防止心力衰竭症状和心肌功能的恶化，从而降低心力衰竭的病死率和住院率为主，即从改善短期血流动力学措施转为长期的、改善心肌的生物学功能的修复性策略。除药物治疗外，非药物治疗也有了飞跃的发展。

心力衰竭的治疗原则：①去除基本病因，早发现、早诊断、早治疗。②消除心力衰竭的诱因如控制感染、治疗心律失常特别是快速心室率的心房颤动；纠正贫血、电解质紊乱等。③改善生活方式，戒烟、戒酒，低盐、低脂饮食，肥胖患者应减轻体重。重度心力衰竭患者应限制入水量并每天称体重以早期发现液体潴留。④定期随访，积极防治猝死。⑤避免应用某些药物（如Ⅰ类抗心律失常药及大多数的钙拮抗剂等）。

**（二）药物治疗**

1.利尿剂

尽管利尿剂治疗心力衰竭对病死率的影响没有大规模的临床试验验证，但利尿剂是治疗心力衰竭的基础药物，控制液体潴留最有效。所有伴液体潴留的心力衰竭患者，均应给予利尿剂直至肺部啰音消失、水肿消退、体重稳定，然后用最小剂量长期维持，并据液体潴留情况随时调整剂量,一般需长期使用,可防止再次出现液体潴留。如利尿剂用量不足造成液体潴留,可降低血管紧张素转化酶抑制剂(ACEI)的效应,增加β受体阻滞剂负性肌力的不良反应;反之,剂量过大引起血容量减少,可增加 ACEI 和β受体阻滞剂的低血压反应并有出现肾功能不全的危险。

目前观点认为,合理使用利尿剂是有效治疗心力衰竭的基石。利尿剂应当早期与 ACEI 和β受体阻滞剂联合并维持应用,除非患者不能耐受。2007 年中国《慢性心力衰竭诊断治疗指南》强调,利尿剂必须最早应用,以袢利尿剂(呋塞米、托拉塞米等)为首选,噻嗪类(氢氯噻嗪等)仅适用于轻度液体潴留、伴高血压和肾功能正常者。

2.ACEI

1987 年发表的北欧依那普利生存率研究(CONSENSUS)第一次证明了 ACEI 能降低心力衰竭患者病死率,紧接着 FAMIS、CONSENSUS Ⅱ 等大型临床研究也证实,急性心肌梗死(AMI)早期应用 ACEI 能减少梗死面积的延展和心室重塑,有利于左心功能的恢复。SAVE 及 SOLVD-T 等研究显示 AMI 后伴有左心衰竭的患者使用 ACEI 可明显降低病死率和再梗死率。HEART 研究更进一步显示 AMI 早期(24 小时)较延迟用药组(2 周后)的左室射血分数(LVEF)改善明显;并且足量用药组效果优于低剂量组,降低病死率也更显著。迄今为止已有 40 多项临床试验评价了 ACEI 对心力衰竭的作用,这些试验证实 ACEI 使不同程度心力衰竭的患者及伴有或不伴有冠心病的患者死亡危险性均降低,奠定了 ACEI 作为心力衰竭治疗基石的地位。

基于上述大量临床试验,美国和欧洲心力衰竭治疗指南认为:所有心力衰竭患者,无论有无症状,包括 NYHA Ⅰ 级,均需应用 ACEI,除非有禁忌证或不能耐受。且需早期、足量、长期使用,以改善症状、功能、生存和因心力衰竭住院率,减少急性心肌梗死后再梗。迄今为止还没有观察 ACEI 治疗 AHF 疗效的临床试验,但早期不稳定的 AHF 患者不主张使用 ACEI(ESC 指南 Ⅱ b 类,证据 C 级)。ACEI 应该从小剂量开始应用,逐渐加量,尽可能加量至大型临床研究证明的有效剂量(目标剂量),而不是单独基于症状改善。

3.血管扩张剂

1991 年的 V-HeFT Ⅱ 试验表明,血管扩张剂对心力衰竭的疗效不如 ACEI。非洲-美洲心力衰竭试验(A-HeFT),显示非洲裔美国心力衰竭患者在标准药物治疗的基础上,加用硝酸异山梨醇(ISDN)与肼屈嗪的固定剂量复方制剂可以显著提高治疗效果、降低死亡风险和其他重要临床事件的发生。ISDN 能刺激产生一氧化氮而改善内皮功能,肼屈嗪具有血管扩张和抗氧化作用,理论上可增强硝酸盐的效果,但在大规模人群中进行的血管扩张剂治疗心力衰竭研究的 post-hoc 分析中,应用血管扩张剂者并未获得更大的临床益处。推测内皮功能和一氧化氮的活性在黑人和白人身上有种族差异。

4.地高辛

自 1785 年首次应用地高辛治疗心力衰竭,多年来一直认为地高辛为-正性肌力药,直到 20 世纪末才澄清这一经典药物治疗心力衰竭的作用机制,主要是通过降低神经内分泌系统的活性。自 1977 年至 1997 年共有 16 个双盲、随机、安慰剂对照试验证实,地高辛在治疗浓度时具有良好的正性肌力、血管扩张以及神经激素调节作用。1997 年著名的 DIG 试验发现地高辛虽可降低患者因心力衰竭恶化的再住院率,但不能降低心力衰竭患者的病死率。

地高辛主要用于改善心力衰竭患者的症状,或用于伴有快速心室率的心房颤动患者。在心力衰竭早期应用并不必要,不用于 NYHA Ⅰ级患者。收缩性心力衰竭患者应先使用能减少死亡和住院危险的药物如 ACEI 和 β 受体阻滞剂,如果体征和症状仍未缓解,才加用地高辛。长期应用地高辛,剂量在一般认可的治疗范围内,是否会产生不良的心血管作用,目前还不清楚。地高辛中毒的诊断主要是根据临床和心电图表现,而不能单独依赖于血药浓度。

5.钙通道阻滞剂(CCB)

1996 年的 PRAICE 试验显示,氨氯地平与安慰剂相比,主要致死性或非致死性事件发生率无明显差异,氨氯地平有降低病死率的趋势,并且对非缺血性心力衰竭疗效较好。其他如V-HeFTⅢ(非洛地平缓释片)、DEFIANT-Ⅱ(长效尼索地平)等研究中,使用 CCB 的心力衰竭患者并未明显获益。由于缺乏循证医学证据支持 CCB 的有效性和安全性,FDA 未批准CCB 用于心力衰竭。鉴于安全性的考虑,即使用于治疗有心力衰竭的高血压或心绞痛患者,大多数 CCB 也应避免使用。目前为止,临床试验仅提供了氨氯地平和非洛地平长期应用安全性的资料,因此,它们可以用于伴有高血压和心绞痛的心力衰竭患者。地尔硫卓和维拉帕米禁用于收缩性心力衰竭,更不宜与 β 受体阻滞剂合用。

6.β 受体阻滞剂

β 受体阻滞剂由于强负性肌力作用,既往是心力衰竭患者治疗的禁忌。目前临床实践证明,治疗心力衰竭初期 β 受体阻滞剂可降低 LVEF,对心功能有明显的抑制作用,但治疗超过3 个月后,则可改善心功能,并显著增加 LVEF,这种急性药理作用与长期治疗截然不同的效应,被认为是内源性心肌功能的"生物效应",且是时间依赖性的。β 受体阻滞剂可分为三代:第一代普萘洛尔,无心脏选择性,心力衰竭时耐受性差,不宜应用;第二代选择性 $\beta_1$ 受体阻滞剂美托洛尔和比索洛尔有心脏选择性,没有抗氧化作用,在心力衰竭时耐受性好;第三代非选择性全面阻滞肾上腺素能 $\alpha_1$、$\beta_1$ 和 $\beta_1$ 受体阻滞剂,有抗氧化作用。

目前已有 20 个以上的随机对照试验,超过 10000 例成人心力衰竭患者应用选择性 $\beta_1$ 受体阻滞剂美托洛尔或比索洛尔治疗,结果显示能改善心力衰竭患者的长期预后,显著降低心力衰竭患者猝死的危险性。美托洛尔治疗心力衰竭的随机干预临床试验 MERITHF 结果显示,美托洛尔显著降低总病死率、心脏性猝死发生率,且耐受性良好。CIBIS Ⅰ～Ⅱ(心力衰竭比索洛尔研究)及其荟萃分析结果证实,无论患者的年龄如何,是否存在糖尿病和肾功能损害、是否同时应用地高辛、胺碘酮或醛固酮拮抗剂,比索洛尔均可改善患者的生存率,降低病死率和猝死率。CIBISⅢ研究表明,在轻中度心力衰竭患者中,比索洛尔初始治疗与 ACEI 初始治疗同样重要,均可作为首选治疗,可根据患者的具体情况做出决定。对"先用 ACEI,然后再加用 β受体阻滞剂"的观点给予了否定,强调尽早联合应用两类药物。1999 年完成的 CARMEN 试验及后来的 COPERNICUS 试验证实,轻度和严重心力衰竭患者早期联合应用 ACEI 和卡维地洛治疗,具有有益的临床效应。COMET 研究(欧洲卡维地洛与美托洛尔对比研究)的结果提示,治疗中、重度慢性心力衰竭,兼具 β 和 α 受体阻滞作用的卡维地洛比选择性 $\beta_1$ 受体阻滞剂美托洛尔可能有明显的生存益处,推测选择性 $\beta_1$ 受体阻滞剂,使衰竭心脏的 $\beta_1$ 受体作用减弱,同时 $\beta_2$ 受体和 $\alpha_1$ 受体作用增强。以阻断 $\beta_1$ 受体为主,兼有适当的 $\beta_2$ 受体和 $\alpha_1$ 受体阻断作用的非选择性β受体阻滞剂对心力衰竭治疗可能获益更大,但尚无大型临床试验的结果支持α₁受体阻滞或抗氧化作用对心力衰竭更有利,且该试验中选用的是短效美托洛尔,应用剂量低于平均剂量,非选择性β受体阻滞剂优于选择性β受体阻滞剂的结论目前仍有争议,有待更大规模的临床试验进行验证。人们普遍认为高龄患者对β受体阻滞剂的耐受能力差。COLA Ⅱ研究结果确立了卡维地洛长期治疗老年收缩性心力衰竭患者的良好疗效和耐受性,因此,对老年慢性心力衰竭患者不能因为顾虑患者的耐受力而不用β受体阻滞剂治疗。但并非所有的β受体阻滞剂对慢性心力衰竭均同样有益,如 BEST 研究显示,布新洛尔未能改善慢性心力衰竭患者的长期预后。据临床试验,只推荐使用比索洛尔、卡维地洛、琥珀酸美托洛尔。澳大利亚悉尼大学对年龄≥70 岁的慢性心力衰竭患者进行了 SENIORS(奈比洛尔干预对老年人后果和再住院的效用)的研究,奈比洛尔在 SENIORS 研究中被证实有效,也被 2008 年欧洲 ESC指南推荐。

另外 β受体阻滞剂的剂型与剂量的选择对心力衰竭患者非常重要。即使是同一种β受体阻滞剂如果其剂型和剂量不同,也可能产生不同的临床益处。

目前已确立β受体阻滞剂在心力衰竭治疗中的地位,即从传统认为的禁忌证转变为常规治疗适应证,包括选择性 β₁受体阻滞剂和全面阻滞肾上腺素能 α₁、β₁和 β₂受体阻滞剂。1999年美国建议,NYHA Ⅱ、Ⅲ级病情稳定的慢性收缩性心力衰竭患者需在 ACEI 和利尿剂基础上加用β受体阻滞剂,β受体阻滞剂必须从极小剂量开始,而且要尽早应用,并缓慢逐步递增剂量,剂量递增不少于 2 周间隔,直至最大耐受量后长期维持,除非有禁忌证或不能耐受。即使应用低剂量的β受体阻滞剂也比不用好。NYHA Ⅳ级心力衰竭患者,需待病情稳定(通常 4 日内未静脉用药;已无液体潴留并体重恒定)后,在严密监护下应用。2009 年美国 ACC/AHA指南提出:当容量负荷状态已调整到最佳状态,并成功停用静脉利尿剂、血管扩张剂和正性肌力药物后,推荐开始应用β受体阻滞剂。2004 年 9 月美国心力衰竭学会第 8 届年会上发布的心力衰竭治疗指南中指出,慢性阻塞性肺疾病患者,甚至是偶然使用支气管扩张剂的哮喘患者并不是使用β受体阻滞剂的绝对禁忌证,但需权衡利弊用药。β受体阻滞剂治疗心力衰竭剂量并非按患者治疗反应确定,心率是公认的 β₁受体阻滞的指标。

7.醛固酮拮抗剂

已证实人体心肌存在醛固酮受体,正常人体促肾,上腺皮质激素刺激醛固酮的产生作用有限,且醛固酮首次通过肝脏的清除是完全的,在肝静脉很少或没有醛固酮。然而在心力衰竭时,血浆促肾上腺皮质激素浓度升高,结果致糖皮质激素水平增高和醛固酮分泌增加;心力衰竭时 Ang Ⅱ水平增高,也会刺激醛固酮合成分泌增多;另外,糖皮质激素、抗利尿激素、心钠素、儿茶酚胺、血浆高密度脂蛋白降低也能促使醛固酮分泌。同时由于肝脏的灌注降低,醛固酮的清除降低,进一步增高血浆醛固酮的浓度。醛固酮可加强 Ang Ⅱ对心肌结构和功能的不良作用,可引起低钾、低镁,可激活交感和降低副交感活性,在心肌细胞外基质重塑中起重要作用,从而促进心力衰竭的发展。

已证实,醛固酮拮抗剂螺内酯对心力衰竭患者有益。RALES 试验,入选 1663 例 NYHAⅢ级(70.5%)或Ⅳ级(29.5%)患者,在传统药物治疗基础上加小剂量螺内酯(平均 26mg),可明显降低严重心力衰竭的发病率和病死率,因疗效显著而提前结束这一试验。EPHESUS 试验入选 6000 余例心肌梗死后伴左室收缩功能不全和有 CHF 表现的稳定期患者,随访 16 个月,结果表明,在 ACEI 和 β 受体阻滞剂常规治疗的基础上加用选择性醛固酮受体拮抗剂依普利酮(25～50mg/d)能够使 AMI 合并心力衰竭的患者进一步获益,心脏猝死的危险性和总病死率下降,对 LVEF<30% 的患者这一有益作用更为显著。依普利酮是一种新型选择性醛固酮受体拮抗剂,对雄激素、孕激素受体的作用极小,不会增加男性乳房发育,较螺内酯安全性更佳。

心力衰竭患者短期应用 ACEI,可降低醛固酮水平,但长期应用常出现醛固酮的逃逸现象,不能保持血中醛固酮水平稳定持续的降低。由于"醛固酮逃逸"现象及醛固酮在心力衰竭中的病理生理作用,决定了心力衰竭治疗中醛固酮拮抗剂不可替代的作用。由于螺内酯阻滞醛固酮的负反馈,可激活 RAAS,故应与 ACEI 联合应用。2010 年公布的 EMPHASIS-HF 试验显示,依普利酮显著减少收缩性心力衰竭患者和轻微症状患者(NYHA Ⅱ 级)的死亡风险和住院风险,依普利酮治疗轻度心力衰竭也显示出获益。目前建议:重度心力衰竭 NYHA Ⅲ～Ⅳ 级患者,心肌梗死后有左室收缩功能障碍和心力衰竭表现或糖尿病心力衰竭患者,在常规治疗的基础上,应用小剂量的螺内酯 20mg/d,以改善生存,减少病死率。醛固酮拮抗剂在轻、中度心力衰竭的有效性和安全性尚有待确定。如果出现了疼痛性男子乳腺发育(在 RALES 研究中占 10%),应当停用螺内酯。使用醛固酮拮抗剂前,男性血肌酐应低于 2.5mg/dL、女性低于 2.0mg/d 且血钾低于 5.0mmol/L,使用中应严密监测肾功能和血钾。

8.Ang Ⅱ 受体阻滞剂

20 多年开发的特异性 Ag Ⅱ 受体阻滞剂(ARB),为心力衰竭的治疗提供了新的途径,其作用机制是与 Ang Ⅱ 受体结合并阻滞经 ACE 和非 ACE 途径产生的 Ang Ⅱ,作用较 ACEI 更完全。理论上 ARB 的疗效应更佳,第一个研究 ARB 治疗心力衰竭的试验 VAL-HeFT 试验(缬沙坦治疗心力衰竭试验)入选 5010 例心力衰竭患者,结果证明,在常规治疗基础上加用缬沙坦可使病死率、致残率的危险性及再住院率进一步下降。分析心力衰竭中 7% 未服用 ACEI 单用缬沙坦的患者疗效,结果说明,缬沙坦对不能耐受 ACEI 的患者疗效显著。

CHARM 试验(坎地沙坦对心力衰竭患者减少病死率和病死率的评价)在使用基础治疗(包括 ACEI)加 ARB 可以降低慢性心力衰竭患者的病死率和病残率。但 VALIANT 试验(缬沙坦急性心肌梗死后患者的研究)结果不支持 ACEI 联合使用 ARB。VALIANT 试验结果与前述两项研究结果不同,原因可能与研究的患者群体不同有关,急性心肌梗死后心力衰竭病程不同于慢性心力衰竭,且 VALIANT 试验中 ARB 和 ACEI 同时使用,ARB 使用剂量较小(缬沙坦 80mg,2 次/d);而 VAL-HeFT 和 CHARM 试验中 ACEI 使用较长时间后才加用 ARB,此时 ACEI 可能产生 RAAS 逃逸现象,这种情况下加服较大剂量 ARB(缬沙坦 160mg,2 次/d)效果会比较好。ELITE Ⅱ 试验共入选 3152 例≥60 岁、有症状的 HF 患者。总病死率在氯沙坦(12.5～50mg/d)和卡托普利(12.5～50mg/d,每天 3 次)两组无差异;猝死和心搏骤停复苏的发生率两组亦无差异,未能证实氯沙坦优于卡托普利。Jong 等对 ARB 治疗心力衰竭的 17 个随机对照试验、共 12469 例患者进行了 Meta 分析,结果在降低全病因病死率或心血管病死率方面 ARB 并不比 ACEI 优越。但若用于 ACEI 不耐受的患者,仍可获得较好的疗效。

ARB 须达到较高的靶剂量水平,才能产生与 ACEI 类似的降低病死率和发病率等益处,ARB 可用于不能耐受 ACEI 不良反应如咳嗽的心力衰竭患者,从而减少住院率。但须注意,ARB 也有引起血管性水肿的可能性。建议,未应用过 ACEI 和能耐受 ACEI 的心力衰竭患者,仍以 ACEI 为首选。目前尚不推荐 ACEI、ARB、醛固酮拮抗剂这三种药物常规同时使用。

9.胺碘酮的应用

无症状、非持续性室性和室上性心律失常时,除 β 受体阻滞剂,通常不建议其他抗心律失常药物用于心力衰竭患者。持续性室性心动过速、室颤、曾经猝死复生、房颤或室上性心动过速伴快速室率或血流动力学不稳定者应予治疗,治疗原则与非心力衰竭者相同,但应避免应用 I 类抗心律失常药物。胺碘酮延长动作电位时间,具有钾通道阻滞作用,对室上性和室性心律失常有效,并可恢复与维持房颤患者的窦性节律或提高电复律的成功率,且不增加心力衰竭患者的死亡危险性,是临床上唯一的无明显负性肌力作用的抗心律失常药。新近大规模安慰剂对照试验结果表明,甲亢或甲减、肝炎、肺纤维化及神经病变的不良反应发生率相对低,小剂量(100～200mg/d)可减少不良反应,是心力衰竭伴心律失常时药物治疗中较好的选择。

几项安慰剂对照的心力衰竭试验中,只有 CESICA 研究表明胺碘酮可改善生存率。胺碘酮对预防心力衰竭猝死或延长生存尚无确切有效的证据,且有一定的毒性,故不推荐心力衰竭患者常规预防性应用胺碘酮。

10.抗血小板及抗凝药物治疗

曾有研究提出,冠心病伴心力衰竭患者同时服用 ACEI 和阿司匹林会削弱 ACEI 的临床益处。至今最大规模的回顾性研究,对入选心肌梗死患者超过 1000 例以上的研究进行了系统分析,结果显示,同时接受 ACEI 和阿司匹林治疗的 96712 例心肌梗死患者与单用 ACEI 治疗者相比,降低 30 日总病死率相对危险相似。目前尚无证据支持临床上 ACEI 与阿司匹林合用存在显著相互作用。

WATCH 试验在 NYHA II～IV级且 LVEF<35% 的心力衰竭患者中,比较开放标签的华法林与双盲的抗血小板药物(160mg/d 阿司匹林或 75mg/日氯吡格雷)对主要终点:全因病死率、非致死性心肌梗死及非致死性脑卒中的联合终点的影响。WATCH 平均随访 2 年后提前结束,结果提示,华法林、阿司匹林和氯吡格雷三种药物治疗慢性心力衰竭患者结果相近似,死亡、非致命性心肌梗死或脑卒中的危险相近似。WARCEF 试验通过 2860 例心力衰竭患者比较华法林与阿司匹林在预防死亡和脑卒中的作用,结果两组的卒中发生率和血管源性病死率无统计学差异。WASH 研究结果表明无论是阿司匹林还是华法林在心力衰竭中预防性应用都不能降低死亡、心肌梗死和卒中,而且阿司匹林可能增加住院率。

一般认为,抗血小板和抗凝治疗对心力衰竭本身无使用的适应证。建议心力衰竭伴有明确动脉粥样硬化疾病(例如 CHD 或 MI 后)、糖尿病和脑卒中而有二级预防适应证的患者应用阿司匹林(I 类,C 级)。心力衰竭伴阵发或持续性 AF,或曾有血栓栓塞史患者,应予华法林抗凝治疗(I 类,A 级),并调整剂量,使 INR 保持在 2～3。窦性心律患者不推荐常规抗凝治疗,但有明确的心室内血栓,或者超声心动图显示左心室收缩功能明显降低,心室内血栓不能除外时,可考虑抗凝治疗(IIa 类,C 级)。

11.他汀类药物

基础研究表明,HMG-CoA 还原酶抑制剂(他汀类药物)可以通过抗感染、抗氧化抗自由基损伤、刺激血管及心肌组织中 NO 的合成、抑制心肌局部 ACE 的活性、降低局部 AngⅡ水平、抑制基质金属蛋白酶的产生达到抑制心肌纤维化及心室重构的目的。另有研究表明,他汀类药物可以下调 AngⅡ受体,改善心率变异性,这可能对预防恶性心律失常和改善预后有益。

美国洛杉矶大学医学院对 9997 例常规治疗同时接受他汀类药物治疗 1 年的心力衰竭患者进行了回顾分析,结果显示,心力衰竭患者接受较大剂量他汀类药物治疗后,房扑和房颤的患病率显著降低。

澳大利亚 Monash 大学进行的 UNIVERSE 研究,观察他汀类药物对缺血性或非缺血性心力衰竭患者的影响,结果显示,大剂量瑞舒伐他汀对于收缩性心力衰竭患者降低胆固醇安全有效,但未能改善左心室重构。2007 年美国心脏学会(AHA)公布了 CORONA 研究结果,该研究入选 5011 例 NYHA Ⅱ～Ⅳ级缺血性病因引起的收缩性心力衰竭患者,结果提示:他汀类药物使高敏 C 反应蛋白水平明显下降,但未能降低复合心血管终点或全因死亡。

2008 年公布的 CISSI-HF 试验,入选症状性心力衰竭患者 4574 位,平均随访 3.9 年,冠心病占 40%,NYHA Ⅲ或Ⅳ级分别为 37%,试验表明他汀对于心力衰竭患者并未改善临床预后,无冠心病患者未见明显获益,由于不良事件很少,所以使用他汀类药物还是很安全的。他汀类药物对于慢性心力衰竭本身未发现确切的治疗作用。

12.抗抑郁治疗在心力衰竭中的作用

2007 年第 56 届 ACC 年会公布了一项研究,对近两万老年患者的心力衰竭高危因素进行分析发现,抑郁与心力衰竭有密切联系。

13.窦结 If 抑制剂

伊伐布雷定为选择性窦结 If 抑制剂,可以与存在于窦结的 If 通道结合,减慢心脏跳动的速率,2010 年公布的 SHIFT 研究显示,在现有优化的标准内科治疗基础上,伊伐布雷定对于心率仍大于 70 次/min 的患者有益,使心血管死亡或心力衰竭住院数量显著减少 18%,提示降低心率可以改善心力衰竭患者的预后。

目前认为,伊伐布雷定是一种单纯降低心率的药物,尚未发现其具有心脏保护作用,故不能单独应用,应作为标准治疗后进一步治疗的辅助药物之一。可应用于在现有优化临床标准用药如利尿剂、β 受体阻滞剂和 ACEI 达到最佳治疗后心率仍然偏快的心力衰竭患者。

(三)非药物治疗

1.心脏再同步化治疗 CRT

既往研究显示,心力衰竭时 CRT 可使左右心室同步收缩,抑制左室重塑,有效缓解心力衰竭症状,并提高运动耐力,改善心力衰竭患者的生活质量。MUSTIC、MIRACLE、CARE-HF 研究均证实,早期的 CRT 可以改善左室收缩不同步引起的中重度心力衰竭患者的症状,减少再住院率、降低全因病死率或主要心血管原因住院的复合终点,改善生活质量。McAlister 对 3216 例 QRS 时限增宽的 CHF 患者(NYHA Ⅲ～Ⅳ级占 85%)进行荟萃分析发现:CRT 使心功能改善,全因病死率降低 25%,因心力衰竭加重者病死率降低 42%,心力衰竭住院率降低 32%。循证医学证据确立了 CRT 在心力衰竭中的治疗地位。

2005 年,ACC/AHA 和 ESC《慢性心力衰竭诊断与治疗指南》指出,经最佳治疗后 LVEF≤35％、心功能 NYHAⅢ～Ⅳ级、窦性节律时心脏失同步(QRS 间期大于 0.12 秒)患者行 CRT(除非有禁忌证)列为Ⅰ类适应证。

2006 年,中华医学会心电生理和起搏分会参考 ACC/AHA 和 ESC 的指南,结合我国情况制订了我国的 CRT 适应证。Ⅰ类适应证要求同时满足以下条件:①缺血性或非缺血性心肌病。②抗心力衰竭药物充分治疗后,NYHA 心功能仍在Ⅲ级或不必卧床的Ⅳ级。③窦性心律。对于房颤患者,如果符合Ⅰ类适应证其他条件,也可行 CRT 治疗(Ⅱa 类适应证)。④LVEF≤35％。⑤LVFDD≥55mm。⑥QRS 波时限≥0.12s 伴有心脏运动不同步。2007 年中国《慢性心力衰竭诊断治疗指南》指出:对于 NYHAⅢ～Ⅳ级、LVEF≤35％且 QRS＞0.12 秒的症状性心力衰竭,可置入 CRT-D(Ⅱa,B 级)。

2007 年 ESC 公布了心力衰竭患者的 CRT 治疗适应证:①心力衰竭患者 CRT 治疗或 CRT 联合植入式心脏复律除颤器(CRT-D)治疗建议:经最佳药物治疗仍然存在症状的心力衰竭患者,NYHAⅢ～Ⅳ级,LVEF≤35％,左心室扩大,窦性心律,QRS 波群增宽≥0.12s。CRT-D 对于功能状态良好预期生存期＞1 年的心力衰竭患者是一种可接受的治疗选择(Ⅰ类)。②对于同时具有普通永久起搏器植入适应证的心力衰竭患者应用 CRT 治疗建议:NYHAⅢ～Ⅳ级的症状性心力衰竭患者,LVEF≤35％,左室扩大,同时具有永久起搏器植入适应证(首次植入永久起搏器或升级传统起搏器为 CRT),Ⅱa 类。③具有植入式心脏复律除颤器适应证的心力衰竭患者联合应用植入式心脏复律除颤器和心脏再同步治疗(CRT-D)的建议:符合 ICD 植入Ⅰ类适应证(首次植入或在更换起搏器时升级),经最佳药物治疗仍然存在症状的心力衰竭患者,NYHAⅢ～Ⅳ级,LVEF≤35％,左室扩大,QRS 波群增宽≥0.12 秒,Ⅰ类。④伴有永久性心房颤动的心力衰竭患者应用 CRT 治疗建议:经最佳药物治疗仍然存在症状的心力衰竭患者,NYHAⅢ～Ⅳ级,LVEF≤35％,左室扩大,永久性心房颤动同时存在房室结消融适应证,Ⅱa 类。

在新的指南中更加重视了心力衰竭患者猝死的预防,符合 CRT 治疗Ⅰ类适应证的患者,也是 CRT-D 治疗的Ⅰ类适应证。

依据 2009 年 REVERSE 和 MADIT-CRT 试验,2010 年 ESC 年会上更新了心力衰竭器械治疗指南,修改了 CRT 推荐,推荐将 CRT 用于优化内科治疗后 NYHAⅡ级、LVEF＜35％、QRS 波增宽的窦性节律患者,强调预防心力衰竭进展,降低心力衰竭并发症发生率。其修订要点为将患者心功能从 NYHAⅢ级改为 NYHAⅡ级,意味着轻度症状的心力衰竭患者亦可从 CRT 治疗中获益。

2010 年公布的 RAFT 试验又进一步充实了 CRT/ICD 用于轻度心力衰竭患者的证据。结合我国国情,鉴于目前临床经验表明 CRT 存在高达约 30％的"无反应者",及尚缺乏国人的随访研究证据,我国专家认为选择 NYHAⅡ患者时,应持慎重的态度,不宜作为常规。

单独根据心电图 QRS 波的宽度确定是否存在心脏失同步存在不足,通过超声心动图组织多普勒显像直观确定心脏是否出现收缩失同步日益受到重视。有研究表明,术前通过组织多普勒技术进行病例选择能够显著降低术后无反应者的比例。

2.心脏复律除颤器 ICD

心力衰竭患者约半数死于心脏猝死,ICD 则可以预防心血管事件的发生。评估 ICD 二级预防效果的临床试验 AVID、CASH、CIDS 显示对于高危严重心力衰竭患者(如心搏骤停、室颤、血流动力学不稳定室速患者),心内置入 ICD 可以降低总病死率和心律失常所致死亡。评价 ICD 一级预防效果的 MADIT 和心力衰竭心脏性猝死试验 SCD-HeFT 结果显示,中度心力衰竭患者(NYHA Ⅱ～Ⅲ级),LVEF≤30%,接受常规治疗加 ICD 治疗的病死率明显低于未置入 ICD 而仅使用胺碘酮者。COMPANION 研究提示 CRT 加 ICD 治疗组病死率明显低于药物治疗组和单用 CRT 治疗组。荟萃分析结果也显示了 ICD 的有益作用。

2007 年中国《慢性心力衰竭诊断治疗指南》及 2009 年 ACC/AHA《成人心力衰竭诊疗指南》,ICD 植入的一级预防强调经最佳治疗后及患者预期能以较好的功能状态生存超过 1 年且有下列指征者。

3.干细胞移植

TOPCARE-AMI、BOOST、REPAIR-AMI、TCT-STAMI 研究发现,干细胞移植包括骨骼肌干细胞、骨髓单个核细胞、内皮祖细胞、骨髓间充质干细胞和外周血干细胞等,可以明显改善急性心肌梗死及梗死后心力衰竭患者的心脏功能。其中 REPAIR-AMI 试验从德国和瑞典的 17 个中心入选 204 例心肌梗死患者,心肌梗死 5 天后向患者冠状动脉内直接输注骨髓干细胞,结果显示,4 个月时患者的 LVEF 提高,特别是基线 LVEF<49% 的心肌梗死患者获益更大。Kang 等研究显示,粒细胞集落刺激因子(G-CSF)动员外周血干细胞,并经冠状动脉输入,也可以改善心脏功能。目前干细胞治疗心肌梗死是一种很有前景的治疗手段,但其机制尚不十分清楚。如何选择合适患者、合适干细胞类型,以及植入最佳时机和植入途径等问题,尚需要解决。

# 第四节　急性心力衰竭

## 一、概述

急性心力衰竭又称急性心功能不全。是由心脏做功不正常引起血流动力学改变而导致的肾脏和神经内分泌系统的异常反应的临床综合征。机械性循环障碍引起的心力衰竭称机械性心力衰竭。心脏泵血功能障碍引起的心力衰竭,统称泵衰竭。

由各种原因引起的发病急骤、心排出量在短时间内急剧下降,甚至丧失排血功能引起的周围系统灌注不足称急性心力衰竭。

## 二、诊断

### (一)症状

根据心脏排血功能减退程度、速度和持续时间的不同,以及代偿功能的差别,分下列 4 类表现:昏厥型、心源性休克型、急性肺水肿型、心搏骤停型。

**1.昏厥型**

突发的短暂的意识丧失,称之心源性昏厥。发作时间短暂,发作后意识立即恢复,伴随面色苍白、冷汗等自主神经功能障碍的症状。

**2.心源性休克型**

早期见神志清醒、面色苍白、躁动、冷汗、稍有气促;中期见神志淡漠、恍惚、皮肤湿冷、口唇四肢发绀;晚期见昏迷、发绀加重、四肢厥冷过肘膝、尿少,同时见颈静脉怒张等体循环淤血症状。

**3.急性肺水肿型**

突发严重气急、呼吸困难伴窒息感、咳嗽,咳粉红色泡沫痰,严重者由鼻、口涌出。

**4.心搏骤停型**

意识突然丧失(可伴全身抽搐)和大动脉搏动消失,并伴呼吸微弱或停止。

**(二)体征**

**1.昏厥型**

意识丧失,数秒后可见四肢抽搐、呼吸暂停、发绀,称阿斯综合征。伴自主神经功能障碍症状,如冷汗、面色苍白。心脏听诊可发现心律失常、心脏杂音等体征。

**2.心源性休克型**

早期脉细尚有力,血压不稳定,有下降趋势,脉压<2.7kPa(20mmHg);中期神志恍惚、淡漠,皮肤呈花斑纹样,厥冷,轻度发绀,呼吸深快,脉细弱,心音低钝,血压低,脉压小,尿量减少;晚期昏迷状态,发绀明显,四肢厥冷过肘、膝,脉搏细或不能触及,呼吸急促表浅,心音低钝,呈钟摆律、奔马律。严重持久不纠正时,合并消化道出血,甚至DIC。

**3.急性肺水肿型**

端坐呼吸,呼吸频率快,30～40次/min,严重发绀,大汗,早期肺底少量湿啰音,晚期两肺布满湿啰音,心脏杂音常被肺内啰音掩盖而不易听出,心尖部可闻及奔马律和哮鸣音。

**4.心搏骤停型**

为严重心功能不全的表现,昏迷伴全身抽搐,大动脉搏动消失,心音听不到,呼吸微弱或停止,全身发绀,瞳孔散大。

**(三)检查**

**1.X线检查**

胸部X线检查对左心衰竭的诊断有一定帮助。除原有心脏病的心脏形态改变之外,主要为肺部改变。

(1)间质性肺水肿:产生于肺泡性肺水肿之前。部分病例未出现明显临床症状时,已先出现下述一种或多种X线征象。①肺间质淤血,肺透光度下降,可呈支雾状阴影。②由于肺底间质水肿较重,肺底微血管受压而将血流较多地分布至肺尖,产生肺血流重新分配,使肺尖血管管径等于甚至大于肺底血管管径,肺尖纹理增多、变粗,尤显模糊不清。③上部肺野内静脉淤血可致肺门阴影模糊、增大。④肺叶间隙水肿可在两肺下野周围形成水平位的Kerley-B线。⑤上部肺野小叶间隙水肿形成直而无分支的细线,常指向肺门,即Kerley-A线。

(2)肺泡性肺水肿:两侧肺门可见向肺野呈放射状分布的蝶状大片雾状阴影;小片状、粟粒状、大小不一结节状的边缘模糊阴影,可广泛分布两肺,可局限一侧或某些部位,如肺底、外周或肺门处;重度肺水肿可见大片绒毛状阴影,常涉及肺野面积的 50％以上;亦有表现为全肺野均匀模糊阴影者。

2.动脉血气分析

左心衰竭引起不同程度的呼吸功能障碍,病情越重,$PaO_2$ 越低。动脉血氧饱和度低于 85％时可出现发绀。多数患者 $PaCO_2$ 中度降低,系 $PaO_2$ 降低后引起的过度换气所致。老年、衰弱或神志模糊患者,$PaCO_2$ 可能升高,引起呼吸性酸中毒。酸中毒致心肌收缩力下降,且心电活动不稳定易诱发心律失常,加重左心衰竭。如肺水肿引起 $CO_2$ 明显降低,可出现代谢性酸中毒。动脉血气分析对早期肺水肿诊断帮助不大,但据所得结论观察疗效则有一定意义。

3.血流动力学监护

在左心衰竭的早期即行诊治,多可挽回患者生命。加强监护,尤其血流动力学监护,对早期发现和指导治疗至关重要。

应用 Swan-Ganz 导管在床边即可监测肺动脉压(PAP)、PCWP 和 CO 等,并推算出 CI、肺总血管阻力(TPR)和外周血管阻力(SVR)。其中间接反映 LAP 和 LVEDP 的 PCWP 是监测左心功能的一个重要指标。在血浆胶体渗透压正常时,心源性肺充血和肺水肿是否出现取决于 PCWP 水平。当 PCWP 高于 $2.40 \sim 2.67$ kPa($18 \sim 20$ mmHg),出现肺充血,PCWP 高于 $2.80 \sim 3.33$ kPa($21 \sim 25$ mmHg),出现轻度至中度肺充血;PCWP 高于 $4.0$ kPa($30$ mmHg),出现肺水肿。

肺循环中血浆胶体渗透压为是否发生肺水肿的另一重要指标,若与 PCWP 同时监测则价值更大。即使 PCWP 在正常范围内,若其与血浆胶体渗透压之差 $<0.533$ kPa($4$ mmHg),亦可出现肺水肿。

若 PCWP 与血浆胶体渗透压均正常,出现肺水肿则应考虑肺毛细管通透性增加。

左心衰竭患者的血流动力学变化先于临床和 X 线改变,PCWP 升高先于肺充血。根据血流动力学改变,参照 PCWP 和 CI 两项指标,可将左心室功能分为 4 种类型。

Ⅰ型:PCWP 和 CI 均正常。无肺充血和末梢灌注不足。予以镇静剂治疗。

Ⅱ型:PCWP$>2.40$ kPa($18$ mmHg),CI 正常,仅有肺淤血。予以血管扩张剂加利尿剂治疗。

Ⅲ型:PCWP 正常,CI 每分钟 $<2.2$ L/m²。仅有末梢灌注不足。予以输液治疗。

Ⅳ型:PCWP$>2.40$ kPa($18$ mmHg),CI 每分钟 $<2.2$ L/m²。兼有肺淤血和末梢灌注不足。予以血管扩张剂加强心药(如儿茶酚胺)治疗。

4.心电监护及心电图检查

可以发现心脏左、右房室肥大及各种心律失常改变,有助于诊断。严重致命的心律失常如室性心动过速、紊乱的室性心律、室颤、室性自律心律,甚至心室暂停、严重窦缓、Ⅲ度房室传导阻滞等。

5.血压及压力测量

(1)动脉血压下降。心源性休克时动脉血压下降是特点,收缩压 $<10.6$ kPa($80$ mmHg),一般均在 $9.2$ kPa($70$ mmHg),脉压 $<2.7$ kPa($20$ mmHg),高血压者血压较基础血压下降 20％以

上或降低 4kPa(30mmHg)。

(2)静脉压增高,常超过 1.4kPa(14cmH$_2$O)。

(3)左心室充盈压测定,左心室梗死时达 3.3～4kPa(25～30mmHg),心源性休克时达 5.3～6kPa(40～5mmHg)。

(4)左心室舒张末期压力,以肺楔压代表,一般均超过 2.77kPa(20mmHg)。

(5)冠状动脉灌注压平均<8kPa(60mmHg)。

### (四)诊断要点

**1.病因诊断**

急性心力衰竭无论以哪种表现为主,均存在原发或继发原因,足以使心排出量在短时间内急剧下降,甚至丧失排血功能。

**2.临床诊断**

(1)胸部 X 线片见左心室阴影增大。

(2)无二尖瓣关闭不全的成人,于左心室区听到第三心音或舒张期奔马律。

(3)主动脉瓣及二尖瓣无异常而左心室造影见左心室增大,心排血指数低于 2.7L/(min·m$^2$)。

(4)虽无主动脉瓣及二尖瓣膜病变,亦无左心室高度肥大,但仍有如下情况:①左心室舒张末期压为 1.3kPa(10mmHg)以上,右心房压力或肺微血管压力在 1.6kPa(12mmHg)以上,心排出量低于 2.7L/(min·m$^2$)。②机体耗氧量每增加 100mL,心排出量增加不超过 800mL,每搏输出量不增加。③左心室容量扩大同时可见肺淤血及肺水肿。

(5)有主动脉狭窄或闭锁不全时,胸部 X 线检查左心室阴影迅速增大,使用洋地黄后改善。

(6)二尖瓣狭窄或闭锁不全,出现左心室舒张末期压升高,左心房压力或肺微血管压力增高,体循环量减少,有助于诊断由瓣膜疾病导致心力衰竭。

### (五)鉴别诊断

急性心力衰竭应与其他原因引起的昏厥、休克和肺水肿相鉴别。

**1.心源性昏厥与其他类型昏厥的鉴别**

昏厥的当时,心律、心率无严重过缓、过速、不齐或暂停,又不存在心脏病基础的可排除心源性昏厥。可与以下常见昏厥鉴别。

(1)血管抑制性昏厥:本病发病特点:①多发于体弱年轻女性。②昏厥发作多有明显诱因,如疼痛、情绪紧张、恐惧、手术、出血、疲劳、空腹、失眠、妊娠、天气闷热等,昏厥前有短时的前驱症状。③常在直立位、坐位时发生昏厥。④昏厥时血压下降,心率减慢,面色苍白且持续至昏厥后期。⑤症状消失较快,1～2 天康复,无明显后遗症。

(2)直立性低血压性昏厥:特点是血压急剧下降,心率变化不大,昏厥持续时间较短,无明显前驱症状。常患其他疾病,如生理性障碍、降压药物使用及交感神经截除术后、全身性疾病如脊髓炎、多发性神经炎、血紫质病、高位脊髓损害、脊髓麻醉、糖尿病性神经病变、脑动脉粥样硬化、急性传染病恢复期、慢性营养不良。往往是中枢神经系统原发病的临床症状之一。故要做相应检查,以鉴别诊断。

(3)颈动脉窦综合征:特点:①患者有昏厥或伴抽搐发作史。②中年以上发病多见,各种压迫颈动脉窦的动作,如颈部突然转动、衣领过紧均是诱因。③发作时脑电波出现高波幅慢波。④临床上用普鲁卡因封闭颈动脉窦后发作减轻或消失可支持本病诊断。

2.心源性休克与其他类型休克鉴别诊断

此症患者有心脏器质性病变基础上或原有慢性心力衰竭基础上的急性心力衰竭,而出现心源性休克。在休克时,静脉压和心室舒张末压升高,与其他休克不同。其他类型休克多有明确的病因,如:出血、过敏、外科创伤及休克前的严重感染等方面可与心源性休克鉴别。另外,即刻心电图及心电监护有致命性心律失常,可有助于诊断。

3.急性心力衰竭肺水肿与其他原因所致肺水肿鉴别

(1)刺激性气体吸入中毒可引起急性肺水肿,其特点:①有刺激性气体吸入史。②均有上呼吸道刺激症状,重者引起喉头水肿、肺炎、肺水肿,引起明显呼吸困难,突发肺水肿。③除呼吸道症状外,由于吸入毒物种类不同,并发心、脑、肾、肝等器官损害。

(2)中枢神经系统疾病所致肺水肿,有中枢神经系统原发病因存在,如颅脑创伤、脑炎、脑肿瘤、脑血管意外所致意外肺水肿。

(3)高原性肺水肿是指一向生活在海拔1000m以下,进入高原前未经适应锻炼的人,进入高原后,短则即刻发病,长则可在2年后发病,大多在1个月内发病。多在冬季大风雪气候发病,与劳累有关。前驱症状有头痛、头晕,继之出现气喘、咳嗽、胸痛、咳粉红色泡沫样痰、双肺湿啰音、发绀等急性肺水肿情况。依其特定的发病条件诊断不难。

## 三、治疗

### (一)吸氧和辅助通气

应保证AHF患者气道通畅,$SaO_2$维持在正常范围(95%～98%)(Ⅰ类,证据C级),如果增加吸氧浓度无效,可行气管内插管(Ⅱa类,证据C级)。低氧血症的AHF患者应增加吸氧浓度(Ⅰa类,证据C级),但无低氧血症的患者,增加吸氧浓度可能有害。研究证明,氧过高会减少冠脉血流、降低心排出量、升高血压和增加全身血管阻力。

已有5项随机对照研究的结果表明,对于左心衰竭心源性肺水肿患者,与标准治疗比较,使用持续气道正压(CPAP)无创性通气治疗能改善AHF患者的氧合作用、症状和体征,减少气管内插管。另有3个使用无创性正压通气(NIPPV)随机对照试验的结果表明,NIPPV能减少气管内插管,但并不能降低病死率或改善远期心功能。Collins等对随机对照研究进行荟萃分析,结果显示,急性心源性肺水肿患者使用CPAP和NIPPV能明显减少气管内插管和机械通气(ESCⅡa类,证据A级)。现有数据未显示它们能降低病死率,但有下降的趋势。2007年ESC公布了3CPO研究结果,急性心源性肺水肿患者接受无创通气治疗可更快改善代谢异常及呼吸窘迫,采用CPAP或NIPPV均可安全受益,但对7天及30天病死率无影响。

有创性机械通气不用于可通过氧疗、CPAP或NIPPV能有效逆转的低氧血症患者。使用气管内插管机械通气最常见的原因是,呼吸频率减少、高碳酸血症和意识障碍提示呼吸肌疲劳,以下情况也需要气管内插管机械通气:①缓解呼吸困难(减少呼吸肌做功)。②避免胃内容物反流入气管。③改善肺内气体交换,纠正高碳酸血症和低氧血症;或用于因长时间心肺复苏或应用麻醉药物所致意识不清患者。④保证气管灌洗,预防气管阻塞和肺不张。

### (二)血管扩张剂

如果血压正常但伴有低灌注状态、瘀血体征、尿量减少,血管扩张剂应作为一线用药,用于扩张外周循环并降低前负荷。

#### 1.硝普钠

硝普钠适用于严重心力衰竭患者和后负荷增加的患者,如高血压心力衰竭或二尖瓣反流患者,推荐从 $0.3\mu g/(kg \cdot min)$ 起始(ESC 指南 I 类,证据 C 级)。在 ACS 引起的 AHF 患者硝酸甘油优于硝普钠,因为硝普钠能引起"冠状动脉窃血综合征"。

#### 2.硝酸酯类药物

小剂量硝酸酯类药物仅扩张静脉,随剂量增加也可扩张动脉,包括冠状动脉。合适剂量的硝酸酯类药物可以使静脉扩张和动脉扩张保持平衡,从而只减少左室的前负荷和后负荷而不减少组织灌注。

在急性心力衰竭患者中进行的两项随机试验显示,应用血流动力学允许的最大剂量的硝酸酯类药物与小剂量利尿剂配合,其效果优于单纯应用大剂量利尿剂(ESC 指南 I 类,证据 B 级)。

2001 年,欧美指南提出:当期望降低病死率时,应当使用 ACEI,当期望改善症状时可以将 ACEI 和硝酸酯联合应用。2009 年美国 ACC/AHA 指南进一步肯定了硝酸酯对美国黑人心力衰竭患者的疗效,提出在采用 ACEI、β受体阻滞剂和利尿剂并优化治疗后仍然有症状的美国黑人心力衰竭患者,可以联合使用肼曲嗪/硝酸酯治疗,并将其推荐强度由 II a 级上升为 I 级。血管扩张剂可作为伴有心绞痛或呼吸困难症状或高血压的辅助治疗,硝普钠、硝酸酯类、某些α受体阻滞剂(如压宁定)仍可用于急性充血性心力衰竭的治疗。而血管扩张剂哌唑嗪、酚妥拉明因降压明显和反射性心动过速已不用于心力衰竭。

#### 3.新型血管扩张剂重组 B 类利钠肽(脑钠肽,rhBNP)

实验显示,rhBNP 有舒张血管和利尿作用,使心力衰竭犬平均动脉压、左室舒张末压下降,尿量和尿钠排出量增加,能明显降低心力衰竭犬的心脏前后负荷,而不影响心脏收缩功能。对脑钠肽(BNP)进行的 10 项临床试验共有 941 名心力衰竭患者。其中,随机双盲 VMAC 试验观察了 489 名急性心力衰竭患者,结果:在基础治疗的基础上,用药后 3 小时,与安慰剂相比,脑钠肽组患者呼吸困难好转的程度更明显;与硝酸甘油组相比,脑钠肽组患者的肺毛细血管楔压(PCWP)降得更低,但改善呼吸困难效果无差异,且对血压和心率影响不明显。奈西立肽,是重组人脑钠肽,与内源 BNP 相同,对静脉、动脉和冠脉均有扩张作用,从而降低前、后负荷,降低外周血管阻力,增加心排出量,但不直接增强心肌的收缩能力。它抑制肾素-血管紧张素醛固酮系统和交感神经系统,尿钠排出量增加,改善血流动力学效果优于硝酸甘油,且不良反应更小,但可致低血压,对预后影响有待研究。荟萃分析资料显示,使用奈西立肽者血肌酐水平呈剂量依赖性升高。

FUSION-I 研究发现,每周静脉滴注奈西立肽 1 次、持续 3 个月可安全用于 CHF 门诊患者。进一步进行的 FUSION II 试验,以 920 例慢性失代偿性心力衰竭患者为研究对象,随机双盲应用奈西立肽或安慰剂每周一次或 2 周一次,治疗 12 周,随访 24 周。结果显示,两组间病死率及住院率(因心力衰竭或肾功能不全住院)无显著差异,未能改善患者的临床预后,治疗组也没有增加肾脏损害,该研究提示:重组 BNP 的序贯疗法对慢性心力衰竭无效,仅用于急性期治疗。PRECEDENT 研究发现,正性肌力药物多巴酚丁胺,可显著增加缺血性和非缺血性失代偿性 CHF 患者各种类型室性异位心律失常的发生,而奈西立肽与之相比不增加心率,可显著减少严重心律失常的发生。PROACTION 研究发现(237 例患者),标准治疗基础上,奈西立肽静脉滴注 12 小时后可使基线收缩压增高(>140mmHg)的失代偿性 CHF 患者的收缩压降低 28.7mmHg,而对基线收缩压正常患者,低血压的发生并未见增加,可在急诊室安全有效地使用。

2001 年,美国 FDA 批准奈西立肽用于急性失代偿性心力衰竭(ADHF)患者。美国 AHA/ACC、欧洲 ESC 和我国急性心力衰竭指南为 Ⅱa 类推荐应用。2009 年公布的 ASCEND-NF 试验,旨在评价其在 ADHF 患者应用的安全性和疗效。共入选 7000 多例因心力衰竭住院患者,用药组持续不间断静脉滴注奈西立肽 7 天。结果显示,奈西立肽未加重肾功能损害,也未增加病死率,但 30 天的死亡和再住院率也未见下降,与安慰剂组相比,气急症状虽有轻度减少,但无显著差异。奈西立肽临床使用的经验仍有限,需要进一步观察。

### (三)利尿剂

有液体潴留症状的急性或急性失代偿性心力衰竭患者应给予强力和速效的袢利尿剂(呋塞米、托拉塞米),并推荐静脉使用。托拉塞米是具有醛固酮受体拮抗作用的袢利尿剂,半衰期较长、生物利用度为 76%～96%;吸收不受药物影响;利钠利尿活性是呋塞米的 8 倍,而排钾作用弱于呋塞米(因其抗醛固酮作用);心功能改善作用优于呋塞米;可抑制 AngⅡ引起的血管收缩。首先静脉给予负荷量,随后持续静脉滴注比单剂"弹丸"注射更有效。噻嗪类和螺内酯可与袢利尿剂合用,这种联合治疗比使用单药大剂量利尿剂更有效且不良反应小。袢利尿剂与多巴酚丁胺、多巴胺或硝酸酯联合应用比单独使用利尿剂更有效和不良反应更小(ESC 指南Ⅱb 类,证据 C 级)。

利尿剂抵抗指在足量应用利尿剂的条件下利尿剂作用减弱或消失,水肿持续存在的状态,约 1/3 的心力衰竭患者发生。利尿剂抵抗治疗包括:限制钠及水摄入、保持电解质平衡、低血容量时补充血容量、增加利尿剂剂量和(或)给药次数、静脉大剂量给药(比口服更有效)、静脉滴注给药(比静脉大剂量给药更有效)、几种利尿剂联合治疗、利尿剂与多巴胺或多巴酚丁胺联合应用、减少 ACEI 剂量,若上述治疗措施无效可考虑超滤或透析。

利尿剂不良反应包括神经内分泌激活(特别是 RAAS 和交感神经系统),低钾、低镁和低氯性碱中毒,后者可能导致严重心律失常,利尿剂也可发生肾毒性和加重肾衰竭。过度利尿会降低静脉压、肺毛细血管楔压和心脏舒张期充盈。

### (四)血管升压素受体拮抗剂

精氨酸血管升压素具有强烈的血管收缩、水潴留、增强 NE、AngⅡ及致心室重构等作用,是心力衰竭恶化的因素之一。精氨酸血管升压素受体拮抗剂托伐普坦(tolvaptan)可选择性地阻断肾小管上的精氨酸血管升压素受体,并具有排水不排钠的特点,此类药物又称利水药。2007 年 ACC 公布的 EVEREST 研究是一项随机双盲对照的临床试验,4133 例急性失代偿性心力衰竭患者口服托伐普坦短期治疗(7 天及出院前)和长期治疗(平均随访 9.9 个月),结果证实短期应用托伐普坦可使气促和水肿症状明显减轻,改善低钠血症。但长期治疗不能减少主要心血管事件,也不能降低病死率。

### (五)正性肌力药物

#### 1.cAMP 依赖性的正性肌力药物

cAMP 依赖性的正性肌力药物包括：①β 肾上腺素能激动剂，如多巴胺、多巴酚丁胺等。②磷酸二酯酶抑制剂，如米力农、氨力农以及依诺昔酮等。

多巴胺是一种内源性儿茶酚胺，是去甲肾上腺素的前体，它的作用是剂量依赖的，可以作用于多巴胺能受体、β 肾上腺素能受体和 α 肾上腺素能受体三种不同受体。小剂量多巴胺[$<2\mu g/(kg \cdot min)$]只作用于外周多巴胺能受体，降低外周血管阻力，其中以扩张肾、内脏、冠脉和脑血管床最明显，可改善肾血流、肾小球滤过率，增加肾脏低灌注和肾衰竭患者对利尿剂的反应；较大剂量[$>2\mu g/(kg \cdot min)$]多巴胺刺激 β 肾上腺素能受体，增加心肌收缩力和心排出量。剂量$>5\mu g/(kg \cdot min)$作用于 α 肾上腺素能受体，增加外周血管阻力，使左室后负荷、肺动脉压力和阻力增加，可能对心力衰竭患者有害。

多巴酚丁胺主要通过刺激 $\beta_1$ 和 $\beta_2$ 受体(3：1 比例)起作用，小剂量多巴酚丁胺使动脉轻度扩张，通过降低后负荷增加心搏出量[$2\sim20\mu g/(kg \cdot min)$]，大剂量多巴酚丁胺使血管收缩。心率通常以剂量依赖的方式增加，心率增加的程度较其他儿茶酚胺类药物小，但因为加快房室传导，使心房纤颤患者心率增加比较明显。

PROMISE、PRIME Ⅱ、VEST 及 PICO 等试验均显示口服磷酸二酯酶抑制剂与安慰剂相比全病因病死率、心血管病死率、心脏猝死均增加，为此，试验被迫提前终止。DICE、OPTIME-CHF 等试验表明，静脉用药与口服正性肌力药物相似，因心力衰竭加重而住院的患者用多巴酚丁胺和米力农并无额外益处。大量临床试验表明，上述药物短期用于急性心力衰竭时具有增加心肌收缩力和有益的血流动力学作用，但长期使用却增加病死率，其确切机制尚未明了，可能与此类药物的致心律失常作用有关。由于磷酸二酯酶抑制剂增加心脏收缩功能，有利于加用 β 受体阻滞剂，而 β 受体阻滞剂可预防磷酸二酯酶抑制剂的致心律失常作用，当与 β 受体阻滞剂同时使用和(或)对多巴酚丁胺反应不佳时，先使用磷酸二酯酶抑制剂(Ⅱa 类，证据 C 级)。ESC 指南指出，此类正性肌力药适用于外周循环血液灌注不足(低血压、肾功能不全)，无论有无瘀血或肺水肿，经最佳剂量利尿剂和血管扩张剂治疗，但效果不佳的患者(Ⅱ类，证据 C 级)。米力农和依诺昔酮发生血小板减少症较氨力农少。由于此类药物增加了氧需求量和钙负荷，应谨慎应用。不主张慢性心力衰竭患者长期或间歇静脉滴注此类正性肌力药。可用于晚期、难治性心力衰竭或心脏移植前的终末期心力衰竭的患者，且尽量短期应用。

#### 2.强心苷

通过抑制心肌 $Na^+-K^+-ATP$ 酶，增加 $Ca^{2+}-Na^+$ 交换，增加心肌收缩力。AHF 时强心苷可轻度增加心排出量，降低充盈压。但对于 AMI 合并 HF 的患者，AIRE 研究的亚组分析显示，强心苷对预后有不利影响，常预示威胁生命心律失常事件的发生，且使肌酸激酶升高更明显。ESC 指出不推荐给予 AHF 患者具有正性肌力作用的强心苷，特别是急性心肌梗死后 AHF。AHF 时使用强心苷的指征是心动过速如心房颤动诱导的心力衰竭，如心力衰竭应用其他药物不能有效地控制心率时。AHF 时，严格控制快速心律失常的心率能缓解心力衰竭的症状。洋地黄的禁忌证包括心动过缓，Ⅱ度或Ⅲ度房室传导阻滞，病态窦房综合征，颈动脉窦过敏综合征，预激综合征，肥厚梗阻型心肌病，低钾血症和高钙血症。

3.Ca²⁺通道增敏剂

欧洲心脏病学会急性心力衰竭指南和我国《急性心力衰竭诊断与治疗指南》均Ⅱa类推荐应用(B级证据)Ca²⁺通道增敏剂。大规模临床试验证实,传统的正性肌力药β肾上腺素能激动剂在增强心肌收缩力的同时也增加心肌耗能,长期应用可增加心力衰竭患者的病死率。静脉用Ca²⁺通道增敏剂左西孟坦增加收缩蛋白对钙离子的敏感性,不增加细胞内Ca²⁺浓度,发挥正性肌力作用,同时促进血管平滑肌ATP依赖的钾离子通道开放,扩张外周血管。首次评价左西孟坦的随机对照双盲研究(revive-2研究)及LIDO、RUSSLAN、CASINO研究均显示,左西孟坦在增加心排出量、降低病死率方面优于多巴酚丁胺,短期使用能改善血流动力学效应及症状,半衰期长(80小时)。但大剂量左西孟坦可引起心动过速和低血压。

2007年公布的SURVIVE试验纳入了1327例左心室射血分数≤30%的急性失代偿性心力衰竭患者,结果显示,左西孟坦与多巴酚丁胺相比,5天和1个月病死率没有差异,6个月死亡发生率也相似,分别为26%和28%。目前仍需要进一步证明其长期治疗效果以及更多地收集安全性数据。

除上述治疗,AHF的治疗还包括病因治疗、并发症的治疗,必要时应考虑主动脉内球囊反搏等治疗。

# 第五节　急性心肌梗死

## 一、定义

急性心肌梗死是持久而严重的心肌急性缺血所引起的部分心肌坏死,伴有心功能障碍,临床上产生胸痛和组织坏死的全身反应、心肌急性损伤与坏死的心电图进行性演变和心肌酶水平升高,常并发急性循环衰竭和严重心律失常。

## 二、病理解剖

冠状动脉的闭塞或高度狭窄是心肌梗死的最常见原因,心肌梗死的部位和范围主要取决于冠状动脉的病损部分和供血范围。动脉粥样硬化斑块的形成是冠状动脉狭窄的主要原因,急性心肌梗死是在粥样硬化斑块的基础上产生了斑块破裂、出血和继发血栓形成使冠状动脉急性闭塞所致。

冠状动脉共有三支,即前降支(LAD)、左回旋支(LCX)和右冠状动脉(RCA)。任何一支冠脉发生急性闭塞都会产生相应部位的急性心肌梗死。冠状动脉前降支主要分布在前纵沟两侧的左右心室前壁、近心尖区的膈面和室间隔的前2/3区,故前降支的上1/3区域内的闭塞主要产生左室前壁、心尖部及室间隔前部的梗死,而中1/3区域内的闭塞主要引起心尖部的梗死,但是病理检查常可发现近前纵沟部右室前壁心肌梗死;回旋支主要分布于左心室的后壁和侧壁,因此该支动脉的闭塞、梗死发生于左室侧壁,并根据回旋支的发达程度,可累及不同范围的左室后壁及室间隔后部;右冠状动脉主要分布于右心室的前壁、侧壁、后壁和室间隔的后部,有时还分布到后纵沟旁的左室后壁,因此,右冠状动脉的闭塞引起右室前壁、右室后壁、后纵沟旁的左室后壁和室间隔后部的梗死。心房的梗死很少见。乳头肌是否受累取决于该乳头肌起始部心壁血液供应的病损程度。窦房结动脉 2/3 的人起源于右冠状动脉,1/3 起源于左回旋动脉;房室结动脉供应房室结和房室束的血液,约 90％的起自右冠状动脉,10％的起自左回旋动脉。这两个动脉分支的血流受阻可以引起心律失常。此外,梗死周围区的心肌缺血也可以引起心律失常。

在心肌梗死的最初 1～2 天无明显的大体形态变化,以后则出现典型的贫血性梗死形态,病变区的心肌呈灰白或浅黄色,干燥无光泽,与周围非梗死心肌间分界不清且不规则,梗死与非梗死心肌有互相掺杂,坏死累及心包时引起无菌性纤维素性心包炎。心内膜被累及时由于心内膜的炎性反应诱发心室腔内心肌梗死部位的血栓形成,脱落的血栓可致动脉栓塞。在显微镜下,急性心肌梗死发生后 6 小时出现明显的病理改变,早期可见心肌细胞肿胀,嗜酸性增强,空泡变性,核溶解,横纹消失,并聚集成块,最后发生坏死崩解。间质内水肿、继而有白细胞浸润。随着电子显微镜和细胞学技术的应用发现:缺血数分钟心肌细胞即可有细胞内水肿、糖原颗粒减少及线粒体肿胀,但是作为心肌收缩装置的肌原纤维在心肌细胞死亡相当时间后才有病理形态的变化。不可逆损伤的心肌细胞受到再灌注或再给氧,会加速出现凝固性坏死和膜结构的破坏。随着病变的发展,心肌梗死部位中性多形核粒细胞与吞噬细胞增多,而坏死组织逐渐被溶解吸收,肉芽组织从梗死周围区长入,由于心肌细胞的再生能力极差,梗死最后被纤维瘢痕所代替,心肌梗死即进入愈合期。

心肌梗死的愈合时间随着梗死范围的大小而异,一般需要 5～8 周,心肌梗死部位在心腔内压力的影响下逐渐伸展,心壁变薄,局部膨出,形成室壁瘤,瘤体腔内常可见附壁血栓。急性期梗死区的心室壁向外膨出,称为急性室壁瘤。急性室壁瘤常随心脏的舒缩呈反常或反向运动。严重的急性透壁性心肌梗死有时可以引起心脏破裂,使血液急剧充盈到心包腔内发生心脏压塞。心肌梗死也有室间隔穿孔或乳头肌断裂而致二尖瓣脱垂或关闭不全者。

## 三、临床表现

### (一)先兆

突然发生或出现较以往更剧烈而频繁的心绞痛,心绞痛持续时间较以往长,诱因不明显,硝酸甘油疗效差,心绞痛发作时伴有恶心、呕吐、大汗、心动过缓、急性心功能不全、严重心律失常或血压有较大波动等,都可能是心肌梗死的先兆(梗死前心绞痛)。如此时心电图示 ST 段一时性明显抬高或压低,T 波倒置或增高,更应警惕近期内发生心肌梗死的可能。及时积极治疗,有可能使部分患者避免发生心肌梗死。也有少数患者起病隐袭,症状轻微,可无疼痛。

### (二)症状

随梗死面积的大小、部位、发展速度和原来心脏的功能情况,特别是曾否有过陈旧性心肌梗死等而轻重不同。

#### 1.疼痛

疼痛是最先出现的症状,疼痛部位和性质与心绞痛相同,但常发生于安静或睡眠时,即使在劳力后发生者,经安静休息或含服硝酸甘油,也不能缓解,疼痛程度较重,范围较广,持续时间可长达数小时或数天,或暂时减轻后又加剧并更为持久,患者常烦躁不安、出汗、恐惧,有濒死之感。疼痛部位大多数累及胸骨后,甚至包括整个心前区,在我国 1/6～1/3 的患者疼痛的性质及部位不典型,如位于上腹部,常被误认为胃溃疡穿孔或急性胰腺炎等急腹症;位于下颌或颈部,常被误认为骨关节病。疼痛的性质和程度,可带有心绞痛时那种紧闷和压迫感,但大多数更为剧烈,呈压榨感,难以忍受,常常需要使用麻醉性强镇痛药才能减轻。部分患者无疼痛,多为糖尿病患者或老年人,一开始即表现为休克或急性心力衰竭;少数患者在整个过程中都无疼痛或其他症状,而事后才发现得过心肌梗死。

### 2.全身症状

全身症状主要是发热,伴有白细胞增高和红细胞沉降率增快等非特异性全身反应,由坏死物质吸收所引起。一般在疼痛发生后 24~48 小时出现,程度与梗死范围常呈正相关,体温一般在 38℃上下,很少超过 39℃,持续 1 周左右。发热延长至 1 周以上或一度消退后重新出现,或体温特别高者,应怀疑有无并发感染,少数延长或再度出现的发热可由新的心肌梗死、栓塞的并发症或梗死后综合征引起。

### 3.胃肠道症状

胃肠道症状常出现在发病早期,特别是当疼痛剧烈时,1/3 的患者伴有恶心、呕吐和上腹胀痛,可能是急性心肌病变引起迷走神经对胃肠道反射性作用的结果。肠胀气也不少见。

### 4.低血压和休克

疼痛期血压下降常见,可持续数周后再上升,且常不能恢复以往的水平,未必是休克。若疼痛缓解而收缩压低于 10.6kPa(80mmHg),患者烦躁不安、面色苍白、皮肤湿冷、脉细而快、大汗淋漓、尿量减少、神志迟钝,甚至昏厥者则为休克的表现。

### 5.心力衰竭

主要是急性左心衰竭,可在起病最初数天内发生或在疼痛、休克好转阶段出现。发生率为 20%~48%,为梗死后心脏收缩力显著减弱和顺应性降低所致。患者出现呼吸困难、咳嗽、发绀、烦躁等,严重者可发生肺水肿或进而发生右心衰竭的表现,出现颈静脉怒张、肝肿痛和水肿等。右心室心肌梗死者,一开始即可出现右心衰竭的表现。

### (三)体征

急性心肌梗死时心脏体征可在正常范围内,体征异常者大多数无特异性。心脏可有轻至中度增大,其中一部分与以往的心肌梗死或高血压影响有关;心率可增快,也可减慢;在前壁心肌梗死的早期,可能在心尖处和胸骨左缘之间扪及迟缓的收缩期膨出,是由心室壁反常运动所致,常在数天或数周内消失;心尖部扪及额外的收缩期前向外冲动,伴有听诊第四心音,与左心室顺应性减弱有关;第三心音奔马律反应左室舒张中期压和舒张期容积增高,常表示有左心室衰竭;第一、第二心音多减轻;10%~20%的病例在发病第 2、3 天出现心包摩擦音,说明有反应性纤维蛋白性心包炎,一般不伴有明显的心包积液;有乳头肌功能障碍引起二尖瓣关闭不全时出现心尖部的收缩期杂音;右心室梗死较重者可见颈静脉膨胀,深吸气时更为明显。

## 四、诊断

### (一)临床要点

心肌梗死的诊断主要依靠症状、心电图和心肌酶的测定。在急性期有显著的胸痛伴有休克或心力衰竭症状者,诊断比较容易。疼痛性质与部位典型而持续半小时以上,经休息和使用硝酸甘油后不能缓解者,随后出现体温升高、血白细胞计数增高、血沉加速,特别是血清酶增高,而无其他胸痛的明确原因,即使心电图变化不典型,也可做出急性心肌梗死的诊断。也有不少病例疼痛不剧烈,甚至无疼痛,故有原因不明的胸闷、休克、胸痛,伴有恶心、呕吐,或出现心力衰竭而无其他原因的心脏病证据者,都应进行心电图检查及血清酶学测定。

急性心肌梗死的诊断标准:必须至少具备下列 3 条标准中的 2 条。

(1)缺血性胸痛的临床病史。

(2)心电图的动态演变。

(3)心肌坏死的血清心肌标志物浓度的动态改变。

部分心肌梗死患者心电图不表现 ST 段抬高,而表现为其他非诊断性心电图改变,常见于老年人及有心肌梗死病史的患者,因此血清心肌标志物浓度的测定对诊断心肌梗死有重要价值。在应用心电图诊断急性心肌梗死时应注意到超急性期 T 波改变、后壁心肌梗死、右室梗死及非典型心肌梗死的心电图表现,伴有左束支传导阻滞时,心电图诊断心肌梗死困难,需进一步检查确立诊断。

**(二)心电图**

1.早期超急性损伤期

急性损伤区传导阻滞;梗死导联的 R 波上升速度缓慢;弓背向上的 ST 段急剧抬高;T 波高尖。

2.急性充分发展区

从第一期的单向 QRS-T 曲线变为三相曲线,出现病理性 Q 波,ST 段由水平型或弓背型抬高渐回至等电位线,出现一系列 T 波演变(倒置→倒置最深→变浅或平坦或直立)。在早期超急性损伤期过渡到充分发展期之前,抬高的 ST 段和高大的 T 波可恢复常态,暂时呈"正常"的伪性改善。

3.慢性稳定期

陈旧梗死期各种表现。

**(三)心肌坏死的生化标志物**

1.心肌酶

心肌组织受急性缺血性损伤时,从坏死组织释放的各种酶,可以使这些酶在血清中的含量增高。所以反应心肌组织坏死,血清酶的升高特异性高,诊断价值大。

(1)肌酸磷酸激酶(CPK):CPK 有 3 种同工酶:CPK-BB,CPK-MB,CPK-MM。其中 CPK-MB 为心肌特有,诊断急性心肌梗死特异性和敏感性高,一直是诊断心肌梗死的标准标志物。根据 CPK-MB 定量有助于推算梗死范围和判断预后。

(2)血清谷草转氨酶(SGOT):SGOT 为心脏非特异性酶,如 SGOT/SGPT>1,可与急性肝损伤鉴别。

(3)乳酸脱氢酶(lactic dehydrogenase,LDH):LDH 有五种同工酶:$LDH_1$、$LDH_2$、$LDH_3$、$LDH_4$、$LDH_5$,$LDH_1$ 在心肌中含量最高,当 $LDH_1 \geq LDH_2$ 时对急性心肌梗死有诊断价值。

2.心肌肌钙蛋白

肌钙蛋白复合物包括 3 个亚单位:肌钙蛋白 T(TnT)、肌钙蛋白 I(TnI)和肌钙蛋白 C(TnC)。TnT 和 TnI 从具有心肌特异的基因获取,因此,心肌肌钙蛋白专指心肌特异的 cTnT

或 cTnI。

心肌肌钙蛋白作为生化标志物为检测细胞坏死提供了一个高度敏感和特异的方法,早期释放到细胞溶质池,后期释放到结构池。早在症状发作后 2~4 小时在血液中可检测到肌钙蛋白,但是肌钙蛋白的升高也可以延迟到 8~12 小时,持续时间 5~14 天。

**(四)放射性核素检查**

可以用于急性心肌梗死的检查有以下 3 种。

1.$^{201}$铊灌注显像

发病早期休息时$^{201}$铊显像可见灌注缺损,较大或多处缺损表明心肌损害面广,有预后意义。由急性缺血而未坏死的心肌造成的缺损可于 3 小时后重分布。持续缺损也可由陈旧梗死所引起。

2.$^{99m}$锝焦磷酸盐显影

急性梗死的心肌可摄取$^{99m}$锝焦磷酸盐而显影,有助于诊断。

3.放射性核素心脏造影

显示心室壁局部运动障碍及测定射血分数,以估计左右心室功能。

**(五)其他实验室检查**

1.儿茶酚胺增高

发病几小时内血浆儿茶酚胺(主要是去甲肾上腺素)含量增高,尿中的排泄量也增多。原无糖尿病的患者可在急性心肌梗死最初几天发生血糖过高和糖尿,可能是由于体内肾上腺素和皮质激素暂时性分泌增多所致。发病最初 2 天血浆游离脂肪酸的浓度也增高。

2.血白细胞增多

白细胞增多常与体温升高平行发展,多从发病后 1~2 天增高至 $10 \times 10^9 \sim 20 \times 10^9$/L,中性粒细胞 75%~90%,持续 3~7 天。血液嗜伊红细胞的绝对计数常于起病后数小时即显著降低,持续 2~6 天,与肾上腺皮质激素分泌增高有关。

3.红细胞沉降率

梗死后 2~3 天开始增高,2~3 周恢复正常。

**(六)超声心动图**

可以显示心室壁局部运动障碍及测定射血分数,也可以检测出心脏破裂后急性心包积血、室间隔穿孔、乳头肌断裂后所致急性二尖瓣关闭不全。

**(七)诊断性心导管检查**

冠状动脉造影可以提供详细的解剖信息,确定预后并为最佳治疗提供方向。冠状动脉造影与左心室造影结合,还可以确定整个心室和某一部分心室的功能。血流动力学不稳定的患者,放置主动脉内气囊反搏术的同时行冠状动脉造影。

**五、鉴别诊断**

**(一)心绞痛**

与急性心肌梗死比较,疼痛性质轻,持续时间短,舌下含服硝酸甘油效果好。无发热,无血清心肌酶及心电图的动态演变。

自发性心绞痛发作持续 5~10 分钟或反复发作者,心电图可有暂时性的 ST 段和 T 波的改变,但无异常 Q 波,应密切观察心电图、心肌酶的测定,以除外急性心肌梗死,特别是非穿壁性心肌梗死。

**（二）急性心包炎**

（1）在胸痛的同时或以前有发热及血白细胞增高,在发病当天甚至数小时内出现心包摩擦音,但无休克现象。

（2）疼痛在咳嗽或深呼吸后加重,坐位前倾时减轻。

（3）心电图除 aVR 外其他多数导联 ST 段呈弓背向下抬高,T 波倒置,但无 Q 波。

（4）血清心肌酶一般无明显增高。

**（三）肺动脉栓塞**

（1）肺动脉栓塞常引起胸痛伴有咳血、呼吸困难及休克,但发热、血白细胞增高多在 24 小时内出现。

（2）右室负荷增加的表现:P2 亢进、肝大、颈静脉怒张等。

（3）心电图 Ⅰ 导联 S 波加深,Ⅲ 导联 Q 波显著心前区导联过渡区左移,右胸导联上 T 波倒置,即呈现 SⅠQⅢTⅢ改变。

（4）静脉注射[131]碘标记的血清蛋白后,肺扫描可显示血供中断所引起的空白区。

**（四）主动脉夹层动脉瘤**

（1）疼痛一开始即达到高峰,常放射至背、肋、腹、腰、下肢。

（2）可出现上肢血压、脉搏不对称,有时出现主动脉关闭不全的体征。

（3）心电图上无急性心肌梗死特异性改变。

（4）超声心动图、胸片及核磁、强化 CT 扫描有助于诊断。

## 六、治疗

**（一）院前急救**

院前急救的任务是帮助急性心肌梗死患者安全、迅速地转运到医院,以便尽早开始再灌注治疗;重点是缩短患者就诊延误的时间和院前检查、处理、转运所需的时间。

帮助有心脏病或有急性心肌梗死高危因素的患者提高识别急性心肌梗死的能力,一旦发病立即采取以下急救措施:①停止任何主动活动和运动,卧床休息。②立即舌下含服硝酸甘油片(0.5mg),每 5 分钟可重复使用。若含服硝酸甘油 3 片仍无效则应拨打急救电话,由急救中心派出配备有专业医护人员、急救药品和除颤器等设备的救护车,将其运送到附近能提供 24 小时心脏急救的医院。

医护人员根据患者的病史、查体和心电图结果做出初步诊断和急救处理,给予心电图和血压监测、舌下含服硝酸甘油、吸氧、建立静脉通道和使用急救药物,必要时给予除颤治疗和心肺复苏。识别急性心肌梗死的高危患者,如有低血压＜13.3kPa(100mmHg)、心动过速＞100次/min 或有休克、肺水肿体征等。

急性心肌梗死患者被送达医院急诊室后,医师应迅速完成病史采集、临床检查和记录 1 份 18 导联心电图以明确诊断。对 ST 段抬高的急性心肌梗死患者,在 30 分钟内收住冠心病监护病房开始溶栓,或在 90 分钟内开始行急诊 PTCA 治疗。在典型临床表现和心电图 ST 段抬高已能确诊为急性心肌梗死时,绝不能因等待血清心肌标志物检查结果而延误再灌注治疗的时间。

**(二)ST 段抬高型急性心肌梗死的治疗**

1.一般治疗

(1)监测:持续心电、血压和血氧饱和度监测,及时发现和处理心律失常、血流动力学异常和低氧血症。

(2)卧床休息:可降低心肌耗氧量,减少心肌损害。对血流动力学稳定且无并发症的急性心肌梗死患者一般卧床休息 1～3 天,对病情不稳定及高危患者卧床时间应适当延长。

(3)饮食和通便:急性心肌梗死患者需禁食至胸痛消失,然后给予流质、半流质饮食,逐步过渡到普通饮食。所有急性心肌梗死患者均应使用缓泻剂,以防止便秘时排便用力导致心脏破裂或引起心律失常、心力衰竭。

(4)建立静脉通道:保持给药途径畅通。

(5)镇痛:急性心肌梗死时,剧烈胸痛使患者交感神经过度兴奋,产生心动过速、血压升高和心肌收缩功能增强,从而增加心肌耗氧量,并易诱发快速性室性心律失常,应迅速给予有效镇痛剂,可给予吗啡 5～10mg 皮下或肌内注射,必要时 1～2 小时后重复 1 次。不良反应有恶心呕吐、低血压和呼吸抑制。故原则上以用较小剂量和较少次数为宜,疼痛减轻后停用。需要时可以短期服用镇静药。疼痛较轻者不必常规使用麻醉性镇痛剂。

(6)吸氧:急性心肌梗死患者初起即使无并发症,也应给予鼻导管吸氧,以纠正因肺淤血和肺通气/血流比例失调所致的中度缺氧。在严重左心衰竭、肺水肿合并有机械并发症的患者,多伴有严重低氧血症,需面罩加压给氧或气管插管并机械通气。

(7)硝酸甘油:急性心肌梗死患者只要无禁忌证,通常使用硝酸甘油静脉滴注 24～48 小时。硝酸酯类药物可以扩张冠状动脉,同时扩张周围静脉,减少心脏的静脉回流,也可以一定程度地扩张周围动脉。血压偏低并有大量出汗或呕吐而疑有血容量不足者,在未明确血流动力学情况前不宜使用。下壁伴右室梗死时,因更易出现低血压,也应慎用硝酸甘油。

(8)β 受体阻滞剂:急性心肌梗死早期疼痛伴有心率快、血压升高而无心力衰竭证据者,即可应用 β 受体阻滞剂。有急性肺水肿、重度心力衰竭、Ⅱ度或高度房室传导阻滞或严重心动过缓者禁用。

(9)其他治疗:纠正水、电解质及酸碱平衡失调。

2.灌注治疗

(1)溶栓治疗。

溶栓治疗的适应证:①持续胸痛>1/2 小时,含服硝酸甘油症状不能缓解,2 个或 2 个以上相邻导联 ST 段抬高(胸导联≥0.2mV、肢体导联≥0.1mV),或提示急性心肌梗死病史伴左束支传导阻滞(影响 ST 段分析),起病时间<12 小时,年龄<75 岁(ACC/AHA 指南列为Ⅰ类适应证)。对于前壁心肌梗死、低血压(收缩压<13.3kPa)或心率增快(>100 次/min)患者治疗意义更大。②ST 段抬高,年龄>75 岁。对这类患者,无论是否溶栓治疗,死亡的危险性均很大(ACC/AHA 指南列为Ⅱa 类适应证)。③ST 段抬高,发病时间 12～24 小时,溶栓治疗效果不大,但在有进行性缺血性胸痛和广泛 ST 段抬高并经过选择的患者,仍可考虑溶栓治疗(ACC/AHA 指南列为Ⅱb 类适应证)。④高危心肌梗死,就诊时收缩压>24kPa(180mmHg)和(或)舒张压>14.6kPa(110mmHg),这类患者颅内出血的危险性较大,应认真权衡溶栓治疗的益处与出血性卒中的危险性。对这些患者首先应镇痛、降低血压(如应用硝酸甘油静脉滴注、β受体阻滞剂等),将血压降至 20/12kPa(150/90mmHg)时再行溶栓治疗,但是否能降低颅内出血的危险尚未得到证实。对这类患者若有条件应考虑直接 PTCA 或支架置入术(ACC/AHA 指南列为Ⅱb 类适应证)。虽有 ST 段抬高,但起病时间超过 24 小时,缺血性胸痛已消失者或仅有 ST 段压低者不主张溶栓治疗(ACC/AHA 指南列为Ⅲ类适应证)。

溶栓治疗的禁忌证:①绝对禁忌证:既往任何时间发生过出血性脑卒中,1 年内发生过缺血性脑卒中或脑血管事件(包括 TIA);颅内肿瘤;近期(14 天内)活动性内脏出血(月经除外);可疑主动脉夹层;入院时严重且未控制的高血压>24/14.6kPa(180/110mmHg)或慢性严重高血压病史;感染性心内膜炎;近期(2~4 周)创伤史,包括头部外伤、创伤性心肺复苏或较长时间(>10 分钟)的心肺复苏;近期(<3 周)外科大手术;近期(<2 周)在不能压迫部位的大血管穿刺;曾使用链激酶(尤其 5 天至 2 年内使用者)或对其过敏的患者,不能重复使用链激酶;妊娠;活动性、消化性溃疡;严重的肝、肾功能障碍及进展性疾病,如恶性肿瘤;糖尿病合并视网膜病变者;二尖瓣病变并有心房纤颤,且高度怀疑左心室腔内有血栓者;出血性疾病,或有出血倾向者。②相对禁忌证:血小板计数<10×10⁹/L;体质过度衰弱者;患者已服用华法林类药物,但凝血酶原时间延长不超过正常值 3 秒。

治疗步骤:溶栓前查血常规、血小板计数、出凝血时间及血型,配血备用。即刻服用阿司匹林 300mg,进行溶栓治疗,以后每天服用阿司匹林 300mg,3 天后改服 100mg。

溶栓剂的使用方法:①尿激酶:剂量为 3 万 U/kg,建议剂量为 150 万 U 左右,于 30 分钟内静脉滴注,配合肝素皮下注射 7500~10000U,每 12 小时 1 次,或低分子量肝素皮下注射,每天 2 次。②链激酶或重组链激酶:建议 150 万 U 于 1 小时内静脉滴注,配合肝素皮下注射 7500~10000U,每 12 小时 1 次,或低分子量肝素皮下注射,每天 2 次。注意事项:链激酶具有抗原性,因此给药前需静脉给予地塞米松 3~5mg 或氢化可的松 50mg,以免发生过敏反应。③重组组织型纤溶酶原激活剂(rt-PA):国外较为普遍的用法为加速给药方案(即 gusto 方案),首先静脉注射 15mg,继之在 30 分钟内静脉滴注 0.75mg/kg(不超过 50mg),再在 60 分钟内静脉滴注 0.5mg/kg(不超过 35mg)。给药前静脉注射肝素 5000U,继之以 1000U/h 的速率静脉滴注,以 APTT 结果调整肝素给药剂量,使 APTT 维持在 60~80 秒。鉴于东西方人群凝血活性可能存在差异以及我国脑出血发生率高于西方人群,我国进行的临床试验证实,应用 50mg rt-PA(8mg 静脉注射,42mg 在 90 分钟内静脉滴注,配合肝素静脉应用,方法同上),也取得较好疗效,出血需要输血及脑出血发生率与尿激酶无显著差异。

冠脉再通的临床表现:①直接指征:冠脉造影观察血管再通情况,依据 TIMI 分级,达到Ⅱ、Ⅲ级者表明血管再通。TIMI 分级:0 级。无灌注或梗死区远端无血流。Ⅰ级。造影剂部分通过阻塞区,但和梗死有关的冠脉中充盈不完全。Ⅱ级。部分灌注:造影剂能充盈整段远端冠脉,但造影剂通过或清除的速度较完全正常的冠脉慢。Ⅲ级。完全灌注:造影剂充盈和清除速度均正常。②间接指征:a.胸痛自输入溶栓剂后 2 小时内缓解。b.输入溶栓剂 2 小时内心电图抬高的 ST 段迅速回落>50%。c.输入溶栓剂 2 小时内出现短暂的加速性室性自主心律,房室或束支传导阻滞突然消失。d.血清 CPK-MB 酶峰提前在发病 14 小时内。

具备上述 4 项中 2 项或以上者考虑再通,但是 a 和 c 组合不能判定为再通。

并发症:①轻度出血:皮肤、黏膜、肉眼及显微镜下血尿、血痰、小量咳血、呕血等(穿刺或注射部位少量瘀斑不作为并发症)。②重度出血:大量咯血或消化道大出血,腹膜后出血等引起出血性低血压状态或休克,需要输血者。③危及生命部位的出血:颅内、脊髓、纵隔内或心包出血。

(2)冠状动脉介入治疗(PCI)。

直接冠状动脉介入治疗:①在 ST 段抬高和新出现或怀疑新出现左束支传导阻滞的急性心肌梗死患者,直接 PTCA 可作为溶栓治疗的替代治疗,但直接 PTCA 必须由有经验的术者和相关医务人员于发病 12 小时内或虽超过 12 小时但缺血症状仍持续存在时,对梗死相关动脉进行 PCI(ACC/AHA 指南列为 Ⅰ类适应证)。②急性 ST 段抬高/Q 波心肌梗死或新出现左束支传导阻滞的急性心肌梗死并发心源性休克患者,年龄<75 岁,急性心肌梗死发病在 36 小时内,并且血运重建术可在休克发生 18 小时内完成者,应首选直接 PCI 治疗(ACC/AHA 指南列为 Ⅰ类适应证)。③适宜再灌注治疗而有溶栓治疗禁忌证者,直接 PCI 可作为一种再灌注治疗手段(ACC/AHA Ⅱa 类适应证)。④急性心肌梗死患者非 ST 段抬高,但梗死相关动脉严重狭窄、血流减慢(TIMI 血流≤2 级),如可在发病 12 小时内完成,可考虑进行 PCI(ACC/AHA 指南列为 Ⅱb 类适应证)。注意事项:在急性心肌梗死急性期不应对非梗死相关动脉行选择性 PCI。发病 12 小时以上或已接受溶栓治疗且已无心肌缺血证据者,不应进行 PCI。直接 PCI 必须避免时间延误,否则不能达到理想效果,治疗的重点仍应放在早期溶栓。

补救性 PCI:对溶栓治疗未再通的患者使用 PCI 恢复前向血流即为补救性 PCI。其目的在于尽早开通梗死相关动脉,挽救缺血但仍存活的心肌,从而改善生存率和心功能。建议对溶栓治疗后仍有明显胸痛、ST 段抬高无显著回落、临床提示未再通者,应尽快进行急诊冠脉造影,若 TIMI 血流 0~2 级,应立即行补救性 PCI,使梗死相关动脉再通。尤其对发病 12 小时内、广泛前壁心肌梗死、再次梗死及血流动力学不稳定的高危患者意义更大。

溶栓治疗再通者 PCI 的选择:对溶栓治疗成功的患者不主张立即行 PCI。建议对溶栓治疗成功的患者,若无缺血复发,应在 7~10 天后进行择期冠脉造影,若病变适宜可行 PCI。

(3)外科旁路手术:左心室收缩功能障碍的高危患者、糖尿病患者、2 支血管病变伴左前降支严重狭窄或 3 支血管严重狭窄或左主干病变的患者均应考虑做 CABG。

用紧急旁路手术实现再灌注的优点是:不仅能解除与梗死有关的血流阻断,还可以同时纠正其他冠脉的严重狭窄引起的心肌缺血,也适用于少数非血栓性闭塞的梗死部位冠脉。

3.药物治疗

(1)硝酸酯类药物:硝酸甘油能降低心肌需氧量,同时增加心肌氧供。硝酸甘油是一种依赖内皮细胞的血管扩张剂,对周围动脉和冠状动脉都有扩张作用。硝酸甘油通过扩张容量血管(即静脉床),增加静脉血聚积,降低心肌前负荷,从而减轻决定心肌氧耗的心室室壁张力。硝酸甘油对动脉系统还有轻度作用,可以减少收缩期室壁张力(后负荷),从而进一步降低心肌氧耗。硝酸甘油可以扩张大的冠状动脉以及促进侧支循环血流,使冠状动脉血流重新分布到缺血区域。

常用的硝酸酯类药物包括硝酸甘油、硝酸异山梨酯和 5-单硝山梨醇酯。

急性心肌梗死患者使用硝酸酯可轻度降低病死率,急性心肌梗死早期通常给予硝酸甘油静脉滴注 24～48 小时。对急性心肌梗死伴再发性心肌缺血、充血性心力衰竭或需处理的高血压患者更为适宜。静脉滴注硝酸甘油应从低剂量开始，即 $10\mu g/min$，可酌情逐渐增加剂量，每 5～10 分钟增加 5～10$\mu g$，直至症状控制、血压正常者动脉收缩压降低 1.33kPa(10mmHg)或高血压患者动脉收缩压降低 4.00kPa(30mmHg)为有效治疗剂量。在静脉滴注过程中如果出现明显心率加快或收缩压≤12kPa(90mmHg)，应减慢滴注速度或暂停使用。静脉滴注硝酸甘油的最高剂量不超过 $100\mu g/min$，过高剂量可增加低血压的危险，对急性心肌梗死患者不利。硝酸甘油持续静脉滴注的时限为 24～48 小时，开始 24 小时一般不会产生耐药性，后 24 小时若硝酸甘油的疗效减弱或消失可增加滴注剂量。静脉滴注二硝基异山梨酯的剂量范围为 2～7mg/h，开始剂量 $30\mu g/min$，观察 30 分钟以上，如无不良反应可逐渐加量。静脉用药后可使用口服制剂(如硝酸异山梨酯或 5-单硝山梨醇酯等)继续治疗。硝酸酯类药物的不良反应有头痛、反射性心动过速和低血压等。该药的禁忌证为急性心肌梗死合并低血压，收缩压≤12kPa(90mmHg)或心动过速，心率>100 次/min，下壁伴右室梗死时即使无低血压也应慎用。

(2)抗血小板治疗：冠状动脉内斑块破裂诱发局部血栓形成是导致急性心肌梗死的主要原因。在急性血栓形成中血小板活化起着十分重要的作用，抗血小板治疗已成为急性心肌梗死的常规治疗，溶栓前即应使用。阿司匹林和噻氯匹定或氯吡格雷是目前临床上常用的抗血小板药物。

阿司匹林：阿司匹林通过不可逆地抑制血小板内的环氧化酶-1 防止血栓烷 $A_2$ 形成，达到抑制血小板聚集的作用。急性心肌梗死的急性期，阿司匹林使用剂量应在 150～300mg/d 之间，首次服用时应选择水溶性阿司匹林或肠溶阿司匹林，嚼服，以达到迅速吸收的目的。3 天后改为小剂量 50～150mg/d 维持。阿司匹林禁忌证包括不能耐受和过敏(主要表现为哮喘)、活动性出血、血友病、活动性视网膜出血、严重未经治疗的高血压、活动性消化性溃疡或其他严重胃肠道或生殖泌尿系出血。

噻氯匹定和氯吡格雷：噻氯匹定和氯吡格雷是二磷酸腺苷受体拮抗剂，主要抑制二磷酸腺苷诱导的血小板聚集。噻氯匹定和氯吡格雷对血小板的作用不可逆，但是如果不使用负荷剂量则需要数天才能达到最大作用，使用负荷剂量可以缩短达到抗血小板治疗有效水平的间。二磷酸腺苷受体拮抗剂和阿司匹林的作用机制不同，联合使用可以提高疗效。

噻氯匹定口服 24～48 小时起作用，3～5 天达高峰。开始服用的剂量为 250mg，每天 2 次，1～2 周后改为 250mg，每天 1 次维持。该药起作用慢，不适合急需抗血小板治疗的临床情况(如急性心肌梗死溶栓前)，多用于对阿司匹林过敏或禁忌的患者或者与阿司匹林联合用于置入支架的急性心肌梗死患者。该药的主要不良反应是中性粒细胞及血小板减少，应用时需注意经常检查血常规，一旦出现上述不良反应应立即停药。

氯吡格雷是新型二磷酸腺苷受体拮抗剂，其化学结构与噻氯匹定十分相似，由于比噻氯匹定起效迅速，尤其是在给予负荷剂量后，并且更安全，因此优先使用。初始剂量 300mg，以后剂量 75mg/d 维持。

(3)抗凝治疗：凝血酶是使纤维蛋白原转变为纤维蛋白最终形成血栓的关键环节，因此抑制凝血酶至关重要。

普通肝素：普通肝素通过加速激活循环血液中抗凝血酶而显示其抗凝作用。抗凝血酶是一种蛋白分解酶,可以使因子Ⅱa、因子Ⅸa和因子Ⅹa失活。它可以预防血栓形成,但是不能溶解已经存在的血栓。在药代动力学,上存在严重缺陷,它与蛋白和细胞呈非特异结合,结果导致生物利用度差,并且在患者中的抗凝反应有明显差异。肝素作为对抗凝血酶的药物在临床应用最普遍,对于ST段抬高的急性心肌梗死,肝素作为溶栓治疗的辅助用药;对于非ST段抬高的急性心肌梗死,静脉滴注肝素为常规治疗。一般使用方法是先静脉推注5000U冲击量,继之以1000U/h维持静脉滴注,每4~6小时测定1次部分活化的凝血酶原时间(APTT)或活化的凝血时间(ACT),以便于及时调整肝素剂量,保持其凝血时间延长至对照的1.5~2.5倍。静脉肝素一般使用时间为48~72小时,以后可改用皮下注射7500U,每12小时1次,注射2~3天。如果存在体循环血栓形成的倾向,如左心室有附壁血栓形成/心房颤动或有静脉血栓栓塞史的患者,静脉肝素治疗时间可适当延长或改口服抗凝药物。

肝素作为急性心肌梗死溶栓治疗的辅助治疗,随溶栓制剂不同用法亦有不同。rt-PA为选择性溶栓剂,半衰期短,对全身纤维蛋白原影响较小,血栓溶解后仍有再次血栓形成的可能,故需要与充分抗凝治疗相结合。溶栓前先静脉注射肝素5000U冲击量,继之以1000U/h维持静脉滴注48小时,根据APTT或ACT调整肝素剂量(方法同上)。48小时后改用皮下肝素7500U,每天2次,治疗2~3天。

尿激酶和链激酶均为非选择性溶栓剂,对全身凝血系统影响很大,包括消耗因子Ⅴ和Ⅷ,大量降解纤维蛋白原,因此溶栓期间不需要充分抗凝治疗,溶栓后6小时开始测定APTT,待APTT恢复到对照时间2倍以内时(约70秒)开始给予皮下肝素治疗。对于因就诊晚、已失去溶栓治疗机会、临床未显示有自发再通情况,或虽经溶栓治疗临床判断梗死相关血管未能再通的患者,肝素静脉滴注治疗是否有利并无充分证据,相反,对于大面积前壁心肌梗死的患者有增加心脏破裂的倾向。在此情况下,以采用皮下注射肝素治疗较为稳妥。

低分子量肝素:与普通肝素比较,低分子量肝素的主要优点有与血浆蛋白和内皮细胞结合减少,清除呈剂量依赖性并且半衰期长,每天1~2次皮下注射就可以获得持续的抗凝作用。而且,低分子肝素对血小板的刺激作用不如普通肝素,较少发生肝素诱导的血小板减少性紫癜。所以具有应用方便、不需监测凝血时间、出血并发症低等优点,在初期稳定时期可用低分子量肝素代替普通肝素。由于普通肝素的抗凝作用比低分子肝素容易中和,因此,在24小时之内可能接受CABG的患者优先使用普通肝素。

(4)β受体阻滞剂:β受体阻滞剂竞争性地阻断细胞膜上β受体的儿茶酚胺作用,通过抑制儿茶酚胺的作用降低心肌收缩力、窦房结频率和房室传导速度,可以减慢心率、减弱心肌收缩力和对胸痛、劳累以及其他刺激的反应,还能降低体循环收缩压,所有这些作用可以减少心肌耗氧量,对改善缺血区的氧供需失衡、缩小心肌梗死面积、降低急性期病死率有肯定疗效。减慢心率还可以延长舒张间期,这是影响冠脉血流和侧支血流的一个主要因素。在无该药禁忌证的情况下应及早常规应用。常用的β受体阻滞剂为美托洛尔,常用剂量为25~50mg,每天2次或3次;阿替洛尔,6.25~25mg,每天2次。用药时需严密观察,使用剂量必须个体化。在较急的情况下,如前壁急性心肌梗死尤其合并心动过速或高血压者,β受体阻滞剂亦可静脉使用,美托洛尔静脉注射剂量为5mg/次,间隔5分钟后可再给予1~2次,继续口服剂量维持。

β受体阻滞剂治疗的禁忌证为:①心率<60次/min。②动脉收缩压<13.3kPa

(100mmHg)。③中重度左心衰竭(≥killipⅢ级或 $S_3$ 奔马律)。④PR 间期>0.24 秒、Ⅱ、Ⅲ度房室传导阻滞而没有起搏器保护。⑤严重慢性阻塞性肺部疾病或哮喘。⑥末梢循环灌注不良。相对禁忌证为：①哮喘病史。②周围血管疾病。③胰岛素依赖性糖尿病。④抑郁症。

(5)肾素-血管紧张素-醛固酮系统抑制剂：血管紧张素转换酶抑制剂主要作用机制是通过影响心肌重塑、减轻心室过度扩张而减少充盈性心力衰竭的发生率和病死率。急性心肌梗死早期使用血管紧张素转换酶抑制剂能降低病死率，尤其是前 6 周的病死率降低最显著，而前壁心肌梗死伴有左心室功能不全的患者获益最大。在无禁忌证的情况下，溶栓治疗后血压稳定即可开始使用。血管紧张素转换酶抑制剂使用的剂量和时限应视患者情况而定，一般来说，急性心肌梗死早期应从低剂量开始逐渐增加剂量，例如初始给予卡托普利 6.25mg 作为试验剂量，一天内可加至 12.5mg 或 25mg，次日加至 12.5～25mg，每天 2 次或每天 3 次。对于 4～6周后无并发症和无左心室功能障碍的急性心肌梗死患者，可停服血管紧张素转换酶抑制剂；若是前壁心肌梗死合并左心功能不全，治疗期应延长。

血管紧张素转换酶抑制剂的禁忌证：①心肌梗死急性期动脉收缩压<12kPa(90mmHg)。②临床出现严重肾衰竭(血肌酐>265μmol/L)；③有双侧肾动脉狭窄病史者。④对血管紧张素转换酶抑制剂过敏者。⑤妊娠、哺乳妇女等。

在合并左心室收缩功能不全和(或)心力衰竭的心肌梗死患者，血管紧张素受体阻滞剂缬沙坦对于心肌梗死后心血管高危患者与卡托普利同样有效。

选择性醛固酮受体阻滞剂应用于心肌梗死合并左心室功能不全和心力衰竭或糖尿病的患者可以降低致残率和病死率。

(6)钙拮抗剂：可以减少钙离子通过细胞膜内流，从而抑制心肌和血管平滑肌收缩。钙拮抗剂在急性心肌梗死治疗中不作为一线用药。临床试验研究显示，无论是急性心肌梗死早期或晚期，Q 波或非 Q 波心肌梗死、是否合用 β 受体阻滞剂，给予速效硝苯地平均不能降低再梗死率和病死率，对部分患者甚至有害。因此，在急性心肌梗死常规治疗中钙拮抗剂被视为不宜使用的药物。

地尔硫卓：对于无左心衰竭临床表现的非 Q 波急性心肌梗死患者，服用地尔硫卓可以降低再梗死发生率，有一定的临床益处。急性心肌梗死并发心房颤动伴快速心室率，且无严重左心功能障碍的患者，可使用静脉地尔硫卓，缓慢注射 10mg(5 分钟内)，随之以 5～15μg/(kg·min)维持静脉滴注，静脉滴注过程中需密切观察心率、血压的变化，如心率低于55 次/min，应减少剂量或停用，静脉滴注时间不宜超过 48 小时。急性心肌梗死后频发梗死后心绞痛者以及对 β 受体阻滞剂禁忌的患者使用此药也可获益。对于急性心肌梗死合并左心室功能不全、房室传导阻滞、严重窦性心动过缓及低血压≤12kPa(90mmHg)者，该药为禁忌。

维拉帕米：在降低急性心肌梗死的病死率方面无益处，但对于不适合使用 β 受体阻滞剂者，若左心室功能尚好，无左心衰竭的证据，在急性心肌梗死数天后开始服用此药，可降低此类患者的死亡和再梗死复合终点的发生率。该药的禁忌证同地尔硫卓。

4.并发症的处理

(1)左心功能不全。

左心功能不全诊断：合并左心功能不全者必须迅速采集病史，完成体格检查、心电图、血气分析、X线胸片及有关生化检查,必要时做床旁超声心动图及漂浮导管血流动力学测定。

血流动力学监测可为左心功能的评价提供可靠指征。当肺毛细血管楔压(PCWP)>2.4kPa(18mmHg)、心脏指数(CI)<2.5L/(min·m²)时表现为左心功能不全。PCWP>2.4kPa(18mmHg)、CI<2.2L/(min·m²)、收缩压<10.6kPa(80mmHg)时为心源性休克。当存在典型心源性休克时,CI<1.8L/(min·m²),PCWP>2.66kPa(20mmHg)。

漂浮导管血流动力学监测适应证:①严重或进行性充血性心力衰竭或肺水肿。②心源性休克或进行性低血压。③可疑的急性心肌梗死机械并发症,如室间隔穿孔、乳头肌断裂或心脏压塞。④低血压而无肺淤血,扩容治疗无效。

另外,脉搏指示连续心排出量技术(PiCCO):①经肺热稀释法可以测量心排出量(CO)、心功能指数(CI)、心脏前负荷(ITBV,GEDV)、血管外肺水(EVLW)、肺血管通透性(PVPI)以及全心射血分数(GEF);②通过经肺热稀释法对动脉脉搏轮廓法进行初次校正后,可以连续监测搏轮廓心排出量(PCCO)、心率(HR)、每搏输出量(SV)、容量反应(PPV,SVV)、动脉压(AP)、全身血管阻力(SVR)、左心室收缩力指数($dP_{max}$)。心排出量采用两种方式得到,在连续监测时通过动脉脉搏轮廓分析的方法得到,间断测量时通过经肺热稀释技术得到。PiCCO的禁忌证:由于测量方式是有创的,因此如果患者的动脉置管部位不适合置管,不能使用;接受主动脉内球囊反搏治疗(IABP)的患者,不能使用PiCCO的脉搏轮廓分析方式进行监测。

急性左心功能不全的处理:①适量利尿剂,Killip Ⅲ级(肺水肿)时静脉注射呋塞米(速尿)20mg。

②静脉滴注硝酸甘油,由10μg/min开始,逐渐加量,直到收缩压下降10%~15%,但不低于12.0kPa(90mmHg)。

③尽早口服ACEI,急性期以短效ACEI为宜,小剂量开始,根据耐受情况逐渐加量。

④肺水肿合并严重高血压是静脉滴注硝普钠的最佳适应证。小剂量(10μg/min)开始,根据血压逐渐加量并调整至合适剂量,作用常在给药1~2分钟内即出现,停药几分钟后消失。

⑤洋地黄制剂在急性心肌梗死发病24小时内使用有增加室性心律失常的危险,故不主张使用。在合并快速心房颤动时,可用毛花苷C或地高辛减慢心室率。在左室收缩功能不全、每搏量下降时,心率宜维持在90~110次/min,以维持适当的心排出量。洋地黄虽能缩小心力衰竭时扩大的心脏,降低室壁张力,但是对心肌加强收缩力的作用会增加氧耗量,静脉内给药还能引起冠状动脉收缩。⑥急性肺水肿伴严重低氧血症者可行机械通气治疗。

(2)心源性休克。

心源性休克的诊断:临床上当肺淤血和低血压同时存在时可诊断心源性休克。急性心肌梗死时心源性休克85%由于左心衰竭所致,但应与心脏压塞、升主动脉夹层伴主动脉瓣关闭不全或急性心肌梗死严重机械性并发症,如严重急性二尖瓣关闭不全和室间隔穿孔等导致的心源性休克鉴别。急性心肌梗死合并低血压可能由于低血容量引起。患者呕吐、出汗、应用硝酸甘油扩血管治疗,均可引起前负荷减低而发生低血压,但无呼吸困难和器官低灌注表现,这时可谨慎扩容治疗。对广泛大面积心肌梗死或高龄患者应避免过度扩容诱发左心衰竭。急性下壁心肌梗死合并右室心肌梗死时常见低血压,扩容治疗是关键。

心源性休克的处理:①当发生严重的低血压时,应静脉滴注多巴胺5~15μg/(kg·min),

一旦血压升至 12kPa(90mmHg)以上,则可同时静脉滴注多巴酚丁胺[3~10μg/(kg·min)],以减少多巴胺用量。如血压不升,应使用大剂量多巴胺[≥15μg/(kg·min)],仍然无效时,也可静脉滴注去甲肾上腺素 2~8μg/min。应注意采用最小有效剂量。轻度低血压时,可将多巴胺或与多巴酚丁胺合用。对于血压能维持而肺充血、脉压很窄或有明显的灌注不足者,可试小剂量硝普钠与多巴胺或多巴酚丁胺合用。多巴酚丁胺有明显强心作用,其增加心率、收缩血管、引起异位心律的作用较小,但是缺乏多巴胺的扩张肾动脉的作用。②急性心肌梗死合并心源性休克时药物治疗不能改善预后,应使用主动脉内球囊反搏(IABP)。能减轻左心室排血阻力和后负荷的同时,改善冠状动脉及其他重要脏器的灌注。IABP 主要用途在于临时改善全身循环和冠状动脉灌注,为进一步治疗创造条件。IABP 对支持患者接受冠状动脉造影、PCI 或 CABG 均可起到重要作用。在升压药和 IABP 治疗的基础上,谨慎、少量应用血管扩张剂(如硝普钠)以减轻心脏前后负荷可能有用。③迅速使完全闭塞的梗死相关血管开通,恢复血流至关重要,这与住院期间的生存率密切相关。对急性心肌梗死合并心源性休克提倡机械再灌注治疗。

(3)右室梗死和功能不全:急性下壁心肌梗死中,近一半存在右室梗死,但有明确血流动力学改变的仅 10%~15%,下壁伴右室梗死者病死率大大增加。右胸导联(尤为 V4r)ST 段抬高≥0.1mV 是右室梗死最特异的改变。下壁梗死时出现低血压、无肺部啰音、伴颈静脉充盈或 kussmaul 征(吸气时颈静脉充盈)是右室梗死的典型三联征。但临床上常因血容量减低而缺乏颈静脉充盈体征,主要表现为低血压。维持右心室前负荷为其主要处理原则。下壁心肌梗死合并低血压时应避免使用硝酸酯和利尿剂,需积极扩容治疗,若补液 750mL 血压仍不回升,应静脉滴注正性肌力药多巴胺。在合并高度房室传导阻滞、对阿托品无反应时,应予以临时起搏以增加心排出量。右室梗死时也可出现左心功能不全引起的心源性休克,处理同左室梗死时的心源性休克。

(4)并发心律失常的处理:首先应加强针对急性心肌梗死、心肌缺血的治疗。溶栓、血运重建术(急诊 PCI、CABG)、β受体阻滞剂、IABP、纠正电解质紊乱等均可预防或减少心律失常发生。

急性心肌梗死并发室上性快速心律失常的治疗。①房性早搏:与交感神经兴奋或心功能不全有关,本身不需特殊治疗。②阵发性室上性心动过速:伴快速心室率,必须积极处理。可维拉帕米、硫氮草酮或美托洛尔静脉用药。合并心力衰竭、低血压者可用直流电复律或心房起搏治疗。洋地黄制剂有效,但起效时间较慢。③心房扑动:少见且多为暂时性。④心房颤动:常见且与预后有关。

血流动力学不稳定的患者,如出现血压降低、脑供血不足、心绞痛或心力衰竭者需迅速做同步电复律。

血流动力学稳定的患者,以减慢心室率为首要治疗,无心功能不全、支气管痉挛或房室传导阻滞者,可静脉使用β受体阻滞剂(如美托洛尔)2.5~5mg,在 5 分钟内静脉注入,必要时可重复,15 分钟内总量不超过 15mg。同时监测心率、血压及心电图,如收缩压<13.3kPa(100mmHg)或心率<60 次/min,终止治疗。也可使用洋地黄制剂(如毛花苷)静脉注入,其起效时间较β受体阻滞剂静脉注射慢,但 1~2 小时内可见心率减慢。心功能不全者应首选洋地

黄制剂。如治疗无效或禁忌且无心功能不全者,可静脉使用维拉帕米或硫氮䓬酮。维拉帕米5~10mg(0.075~0.75mg/kg)缓慢静脉注射,必要时30分钟可重复;硫氮䓬酮静脉缓慢注入,然后静脉滴注。以上药物静脉注射时必须同时观察血压及心率。

胺碘酮对中止心房颤动、减慢心室率及复律后维持窦性心律均有价值,可静脉用药并随后口服治疗。

急性心肌梗死并发室性快速心律失常的治疗。①心室颤动、持续性多形室性心动过速,立即非同步直流电复律,起始电能量200J,如不成功可给予300J重复。②持续性单形室性心动过速伴心绞痛、肺水肿、低血压<12kPa(90mmHg),应予以同步直流电复律,电能量同上。③持续性单形室性心动过速不伴上述情况,可首先给予药物治疗。如利多卡因50~100mg静脉注射,需要时每10分钟可重复,最大负荷剂量300mg,然后2~4mg/min维持静脉滴注,时间不宜超过24小时;或胺碘酮150mg于10分钟内静脉注入,必要时可重复,然后1mg/min静脉滴注6小时,再0.5mg/min维持滴注。④成对室性早搏、非持续性室速可严密观察或利多卡因治疗(使用不超过24小时)。⑤偶发室性早搏、加速的心室自主心律可严密观察,不做特殊处理。⑥急性心肌梗死、心肌缺血也可引起短阵多形室性心动过速,酷似尖端扭转型室性心动过速,但QT间期正常,可能与缺血引起的多环路折返机制有关,治疗方法同上,如利多卡因、胺碘酮等。

缓慢性心律失常的治疗。窦性心动过缓见于30%~40%的急性心肌梗死患者中,尤其是下壁心肌梗死或右冠状动脉再灌注(bezold-jarsh反射)时。引起窦缓的原因是窦房结缺血或反射性迷走神经张力增高。心脏传导阻滞可见于6%~14%的患者,常与住院病死率增高相关。处理原则如下。①无症状窦性心动过缓,可暂观察,不予特殊处理。②症状性窦性心动过缓或交界性心动过缓:患者常有低血压或心力衰竭,因心排量不足发生头晕或昏厥,末梢循环不好,心动过缓伴有心绞痛和(或)室性心律失常、心率显著过缓<50次/min等,可先用阿托品静脉注射治疗。阿托品剂量以0.5mg静脉注射开始,3~5分钟重复1次,至心率达60次/min左右。最大可用至2mg。剂量小于0.5mg,有时可引起迷走神经张力增高,心率减慢。阿托品剂量过大或应用次数过多可引起尿潴留、烦躁等不良反应。如无效,可试用异丙基肾上腺素小剂量滴注(1μg/min),一般用于有心力衰竭的病例,注意引起或增多室性异位心律。③Ⅱ度或Ⅲ度房室传导阻滞:发生于结区的Ⅱ度或Ⅱ度房室传导阻滞多见于下壁心肌梗死,心室率不很慢而且较为稳定。药物治疗可试用阿托品和糖皮质激素,在用阿托品过程中应注意Ⅱ度房室传导阻滞,有时随房率的增快而传导比例明显减少,以致心室率反而更慢,即停用。Ⅱ度或Ⅲ度房室传导阻滞心室率慢伴有低血压或心力衰竭而阿托品无效时,可改用异丙基肾上腺素小剂量滴注(1μg/min),有时可以改善。如无效则安装临时起搏器。发生于束支系统的Ⅱ度或Ⅲ度房室传导阻滞心室率常不稳定,易于突然停搏,应及早安置临时起搏器,安装前也可短暂使用小剂量异丙基肾上腺素。④出现下列情况,需行临时起搏治疗。a.Ⅰ度房室传导阻滞伴宽QRS波逸搏、心室停搏。b.症状性窦性心动过缓、反复发生的窦性停搏(>3秒)、Ⅱ度或Ⅲ度房室传导阻滞伴窄QRS波逸搏经阿托品治疗无效。c.双侧束支传导阻滞,包括交替性左、右束支阻滞或右束支传导阻滞伴交替性左前、左后分支阻滞。d.新发生的右束支传导阻滞伴左前或左后分支阻滞和新发生的左束支传导阻滞并发Ⅰ度房室传导阻滞。

通常选择单导联的心室起搏,因其安装容易且可靠,但少数患者可能需要采用房室顺序起搏治疗。

(5)机械性并发症:药物治疗病死率高。左室游离壁破裂引起急性心脏压塞时可突然死亡,对亚急性左室游离壁破裂者应争取冠状动脉造影后行手术修补及血运重建术。室间隔穿孔伴血流动力学失代偿者宜在血管扩张剂和利尿剂治疗及 IABP 支持下,早期或急诊手术治疗。如室间隔穿孔较小,无充血性心力衰竭,血流动力学稳定,可保守治疗,6 周后择期手术。急性乳头肌断裂时突然发生左心衰竭和(或)低血压,主张血管扩张剂、利尿剂及 IABP 治疗,在血流动力学稳定的情况下急诊手术。因左室扩大或乳头肌功能不全引起的二尖瓣反流,应积极药物治疗心力衰竭,改善心肌缺血,并主张行血运重建术,以改善心脏功能和二尖瓣反流。

**(三)非 ST 段抬高的急性心肌梗死的危险性分层及处理**

1.非 ST 段抬高的急性心肌梗死的危险性分层

非 ST 段抬高的急性心肌梗死多表现为非 Q 波性急性心肌梗死,与 ST 段抬高的急性心肌梗死相比,梗死相关血管完全闭塞的发生率较低(20%～40%),但多支病变和陈旧性心肌梗死发生率比 ST 段抬高者多见。在临床病史方面两者比较,糖尿病、高血压、心力衰竭和外周血管疾病在非 ST 段抬高的急性心肌梗死患者中更常见。

对非 ST 段抬高的急性心肌梗死进行危险性分层的主要目的,是为临床医师迅速做出治疗决策提供依据。

低危险组:无并发症、血流动力学稳定、不伴有反复缺血发作的患者。

中危险组:伴有持续性胸痛或心绞痛反复发作的患者。①不伴有心电图改变或 ST 段压低≤1mm。②ST 段压低>1mm。

高危险组:并发心源性休克、急性肺水肿或持续性低血压。

2.非 ST 段抬高的急性心肌梗死的药物治疗

约一半的急性心肌梗死患者有心肌坏死酶学证据,但心电图上表现为 ST 段压低而非抬高。患者的最初药物治疗除了避免大剂量溶栓治疗外,其他治疗与 ST 段抬高的患者相同。

(1)血小板膜糖蛋白Ⅱb/Ⅲa 受体拮抗剂:血小板表面有大量的血小板膜糖蛋白Ⅱb/Ⅲa 受体。血小板被激活时,该受体构型改变,与纤维蛋白原和其他配位体的亲和力增加。纤维蛋白原与不同血小板上的受体结合,导致血小板聚集。糖蛋白Ⅱb/Ⅲa 受体拮抗剂通过占据该受体阻止纤维蛋白原结合,防止血小板聚集。目前临床使用的血小板膜糖蛋白Ⅱb/Ⅲa 受体拮抗剂有以下 3 种:阿昔单抗、依替巴肽、替罗非班。以上 3 种药物对接受介入治疗的患者均有肯定的疗效,在非介入治疗的患者中疗效不肯定。

(2)低分子量肝素:临床试验研究显示,在非 ST 段抬高的患者中使用低分子量肝素,在降低心脏事件方面优于或等于静脉滴注肝素的疗效。

3.介入治疗

对非 ST 段抬高的急性心肌梗死紧急介入治疗是否优于保守治疗,尚无充分证据。较为稳妥的策略应是首先对非 ST 段抬高的患者进行危险性分层,低危险度的患者可择期行冠脉造影和介入治疗,对于中度危险和高度危险的患者紧急介入治疗应为首选,而高度危险患者合并心源性休克时应先插入 IABP,尽可能使血压稳定再行介入治疗。

### 七、预后评价及处理

#### (一)无创检查评价

对急性心肌梗死恢复期无明显心肌缺血症状、血流动力学稳定、无心力衰竭及严重室性心律失常者,应行下列无创检查与评价。

1.心肌缺血的评价

(1)运动心电图试验:患者可于出院前(心肌梗死后 10~14 天)行症状限制性负荷心电图试验或于出院后早期(心肌梗死后 10~21 天)进行运动心电图试验评价。运动试验示心电图 ST 段压低者较无 ST 段压低者 1 年的病死率高。运动试验持续时间也是重要的预后预测因素,能完成至少 5 个代谢当量而不出现早期 ST 段压低,且运动中收缩期血压正常上升,具有重要的阴性预测价值。

(2)心电图监测心肌缺血:若心肌梗死后动态心电图检查有缺血存在,则提示心血管事件增加,预后不良。

(3)心肌缺血或梗死范围的测量:最终梗死范围的大小是患者生存和生活质量的重要决定因素。$^{201}$ 铊或 $^{99m}$ 锝-甲氧异腈($^{99m}$Tc-MIBI)心肌灌注显像可用以评价梗死范围的大小,对心肌梗死患者的预后有一定预测价值。

(4)静息心电图:若静息心电图有异常,如束支传导阻滞、ST-T 异常、预激综合征或使用洋地黄、β 受体阻滞剂治疗者,则应考虑选择运动核素心肌灌注显像或负荷超声心动图(UCG)检查;对不能运动的患者可以药物负荷心肌灌注显像或 UCG 检查。

2.存活心肌的评价

冬眠心肌和顿抑心肌均是存活心肌,但心功能下降,采用铊显像、正电子发射体层摄像(PET)以及小剂量多巴酚丁胺负荷超声心动图均可检测出心肌梗死后的存活心肌,其中 PET 检测的敏感性最高,但价格昂贵,多巴酚丁胺负荷超声心动图亦有较高的阳性预测准确性。临床评价显示,部分因心肌缺血导致左心室功能障碍的患者,可通过存活心肌的检测与相应的血管重建术而得到改善。

3.心功能评价

研究证实,心肌梗死后左心室功能是未来心血管事件较准确的预测因子之一。用来评估左心室功能状况的多种指标或检测技术,如患者的症状(劳累性呼吸困难等)、体征(啰音、颈静脉压升高、心脏扩大、$S_3$ 奔马律)、运动持续时间(活动平板运动时间)以及用左室造影、放射性核素心室显影及二维 UCG 检查测定的左室射血分数等均有显著的预后预测价值。左室造影显示心肌梗死后左室收缩末期容积>130mL,比左室射血分数<40%或舒张末期容积增加在预测病死率方面有更好的评估价值。

4.室性心律失常检测与评价

在心肌梗死后 1 年内出现恶性室性心律失常者,其危险性较大,是猝死发生的重要预测因子。心肌梗死患者出院前动态心电图检测若发现频发室性早搏或更严重的室性异位心律(如非持续性室性心动过速),都与病死率增加相关。

#### (二)有创检查评价(冠状动脉造影)及 PCI 或 CABG 适应证选择

急性心肌梗死恢复期间,如有自发性或轻微活动后诱发的心肌缺血发作、需要确定治疗的心肌梗死后机械并发症(如二尖瓣反流、室间隔穿孔、假性动脉瘤或左室室壁瘤)、血流动力学持续不稳定或有左室收缩功能降低(射血分数<40%)者,应考虑行有创评价(包括冠状动脉造影),并根据病变情况考虑 PCI 或 CABG。

1.溶栓治疗后延迟 PCI

目前仍无大规模研究评价这一方法的有效性。

2.急性心肌梗死未溶栓者恢复期行 PCI

(1)有自发或诱发性缺血症状者应考虑延迟 PCI。

(2)既往有心肌梗死者可考虑行择期心导管检查,若病变适宜,行 PCI。

(3)对未溶栓或溶栓未成功,梗死相关动脉仍闭塞,虽无症状但提示有存活心肌者也可考虑 PCI。

# 第六节　缓慢性心律失常

## 一、窦性心动过缓

### (一)定义

窦性心动过缓是指窦房结发出激动的频率低于正常下限 60 次/min,一般为 45～59 次/min,若窦性频率小于 45 次/min 则为显著的窦性心动过缓。

### (二)诊断标准

诊断窦性心动过缓首先必须满足的条件是窦性心律,即电脉冲必须是由窦房结发出,其通过体表心电图上的 P 波予以表现,正常的 P 波电轴,通常 II 导联必须直立,aVR 导联必须倒置,I 和 aVL 导联直立。其次是窦性 P 波的频率小于 60 次/min。窦性 P 波后有无 QRS 波群及 PR 间期是否正常与窦性心动过缓的诊断依据无关。

### (三)窦性心动过缓的原因

窦房结内有丰富的自主神经末梢,窦房结发出电脉冲的频率受交感和副交感神经双重控制。迷走神经张力增高,如运动员和健康的成年人、夜间睡眠时心率可在 50 次/min 左右。迷走神经张力过度增高则可产生显著的窦性心动过缓,属于病理性。临床中最常见的窦性心动过缓的病因是急性下壁心肌梗死,下壁心肌和窦房结的血液通常由右冠状动脉供应。各种抗心律失常药物的应用,如 β 受体阻滞剂,也是窦性心动过缓常见的继发性原因,而有些难以解释的显著窦性心动过缓则是窦房结功能障碍的表现。

### (四)治疗

窦性心动过缓多见于正常人,不引起临床症状,因而无须特殊治疗。如心率过于缓慢,导致心脑血管供血不足,表现为头晕、胸闷、心绞痛发作、心功能不全、中枢神经系统功能障碍、黑矇或昏厥等症状时,则需给予阿托品、麻黄碱或异丙肾上腺素等,以提高心率。严重而持续的窦性心动过缓且伴有临床症状者,则应安装永久起搏器治疗。

## 二、窦性停搏和窦房传导阻滞

### (一)定义

#### 1.窦性停搏

窦性停搏是指窦房结在较长的时间内不能发放电脉冲。窦房结停止发放电脉冲的时间可以较短,表现为停止数个心搏,也可以较长,称为窦性静止。

#### 2.窦房传导阻滞

窦房结发出的电脉冲在通过窦房结与心房肌组织连接部位时发生传导延缓或完全阻滞。

### (二)诊断标准

#### 1.窦性停搏

心电图表现为在正常的窦性节律中,突然出现长的 PP 间期,长的 PP 间期与正常的窦性 PP 间期无倍数关系,长间歇内可出现交界性或室性逸搏或逸搏心律。

#### 2.窦房传导阻滞

依据阻滞程度的不同分为一度、二度和三度窦房传导阻滞。由于体表心电图不能直接记录到窦房结的激动电位,因此无法直接测定窦房结电位,P 波间距(SA 间期),即窦房结传导时间,只能根据窦性 PP 间期的改变间接推测窦房传导功能。

(1)一度窦房传导阻滞:是指窦房结发出的电脉冲在通过窦房连接部位时传导速度减慢,但每个窦性电脉冲均能传导至心房,导致心房的收缩,产生窦性 P 波。单纯从体表心电图上无法诊断一度窦房传导阻滞,因其窦性 PP 间期无改变,与正常窦性心律完全一样。倘若一度窦房传导阻滞合并窦性停搏长间期,如果长的 PP 间期小于短的 PP 间期的 2 倍,则提示存在一度窦房传导阻滞。其产生的机制为窦性停搏后,窦房传导功能有所恢复,传导速度加快、时间减少,导致长的 PP 间期小于短的 PP 间期的 2 倍。

(2)二度窦房传导阻滞:是指窦房结发出的电脉冲在通过窦房连接部位时不仅传导速度减慢,而且出现传导脱落,依据阻滞程度的不同分为二度Ⅰ型窦房传导阻滞和二度Ⅱ型窦房传导阻滞。

二度Ⅰ型窦房传导阻滞:又称为文氏型窦房传导阻滞。表现为窦性激动经窦房连接部位传导至心房的速度逐渐减慢、传导时间逐渐延长,直至最后一个窦性激动完全不能下传至心房,导致一次窦性 P 波的脱落,每次脱落后的第一次窦房传导因较长时间的间歇后可恢复至原来的传导速度。体表心电图的诊断有赖于 PP 间期的文氏变化规律:①在一个文氏周期中,PP 间期进行性缩短,直至因窦性 P 波脱落而出现一个长的 PP 间期。②长的 PP 间期小于短的 PP 间期的 2 倍。③长间期后的第一个 PP 间期大于其前的 PP 间期。

二度Ⅱ型窦房传导阻滞:又称为莫氏型窦房传导阻滞。表现为窦房结的电脉冲经窦房连接部位传导至心房的速度、时间固定,但间歇发生窦性激动传出阻滞。体表心电图表现为:在规律的窦性 PP 间期中突然出现一个长的 PP 间期,此间期为窦性 PP 间期的整数倍。

(3)三度窦房传导阻滞:又称为完全性窦房传导阻滞。表现为窦房结发出的电脉冲完全不能经窦房连接部位传导至心房,导致心房收缩。体表心电图特征为:无窦性 P 波,但可有心房、房室交界区或心室发出的逸搏或逸搏心律。

**(三)鉴别诊断**

**1.窦性停搏与窦房传导阻滞**

两者均出现长的 PP 间期,二度窦房传导阻滞的长 PP 间期为基本窦性心律 PP 间期的整数倍,而窦性停搏时长 PP 间期与短 PP 间期无倍数关系。

**2.窦性心律不齐与窦房传导阻滞**

窦房传导阻滞时可出现 PP 间期的规律性变化,而窦性心律不齐的 PP 间期变化无上述规律,且多与呼吸相关。

**3.窦房传导阻滞与窦性心动过缓**

窦房传导阻滞有时可表现为 2∶1 窦房传导,即每隔 1 次窦性激动发生 1 次窦性不下传,表现为心率缓慢(30～40 次/min),难与窦性心动过缓区分。如在体力活动或静脉注射阿托品后,窦房传导功能改善,心率突然加倍,则可确定为二度 Ⅱ 型窦房传导阻滞。

**4.高血钾时窦室传导与窦房传导阻滞**

高血钾时发生窦室传导,窦房结发出的电脉冲直接通过结间束传导至房室交界处而不激动心房,心电图上也无 P 波,这与三度窦房传导阻滞不同。

**(四)病因**

窦性停搏和窦房传导阻滞常由吞咽、咽部刺激、按摩颈动脉窦及气管插管等一过性强迷走神经刺激诱发。临床中多种药物,如洋地黄、β 受体阻滞剂、奎尼丁等 Ⅰ 类抗心律失常药物以及高钾血症等也可引起暂时性窦性停搏和窦房传导阻滞。持续性窦性停搏和窦房传导阻滞多见于器质性心脏病,如冠心病,尤其是下壁心肌梗死、心肌病、心肌炎患者,而老年人则多数为窦房结功能不良所致。此外,外科手术、射频消融(如损伤窦房结)也可致窦性停搏和窦房传导阻滞。

**(五)治疗**

窦性停搏和窦房传导阻滞的临床症状不仅取决于疾病本身,还取决于心脏的自身代偿。不论是窦性停搏还是窦房传导阻滞,只要窦房结发出的电脉冲不能传导至心房,低位潜在的起搏点即发出冲动以代替窦房结功能,维持心脏跳动。逸搏心律的出现,对维持心脏的功能具有重要的代偿作用。这些低位的起搏点包括房室交界区、心室,少数情况下可出现心房逸搏。倘若窦性停搏过久,而心脏又无其他起搏点代替窦房结发出激动,心脏停止收缩,则可致心源性昏厥、阿-斯综合征,甚至猝死。对于因暂时性、一过性原因所致的窦性停搏和窦房传导阻滞,其处理主要是针对病因治疗。对伴有明显症状,如头晕、胸闷、心悸者,可给予阿托品、麻黄碱.异丙肾上腺素治疗,以防意外。如果窦性停搏或窦房传导阻滞频繁发作,出现昏厥或阿-斯综合征表现,应及时安装起搏器。

## 三、病态窦房结综合征

病态窦房结综合征(SSS)简称病窦综合征,是由于窦房结或其周围组织器质性病变导致窦房结冲动形成障碍,或窦房结至心房冲动传导障碍所致的多种心律失常和多种症状的综合病症。主要特征为窦性心动过缓,当在缓慢窦性心律基础上合并异位快速性心律失常时称为心动过缓-心动过速综合征(简称慢-快综合征)。大多于 40 岁以,上出现症状。它不是一种疾病,而是多种疾病都可造成的窦房结器质性病变基础上发生的一组不同类型的心律失常。

当病变波及窦房结与房室交界处时,可出现两种混合心律失常,如窦性心动过缓合并房室传导阻滞;窦房传导阻滞合并房室传导阻滞;心房扑动或心房颤动合并房室传导阻滞;窦性心动过缓,窦房传导阻滞,窦性停搏不出现房室交接区性逸搏或逸搏心律,此即为双结病变,约30%的病态窦房结综合征患者合并双结病变。

**(一)病因**

病态窦房结综合征常见病因为心肌病、冠心病、心肌炎,亦见于结缔组织病、代谢或浸润性疾患,不少病例病因不明。国内医院资料显示 SSS 病因不明者占 37.9%。文献尸解资料表明心脏传导系统原因不明退行性变为 SSS 最常见病因。除窦房结及其邻近组织外,心脏传导系统其余部分,也可能受累,引起多处潜在起搏和传导功能障碍。合并房室交界处起搏或传导功能不全的,又称双结病变;同时累及左、右束支的称为全传导系统病变。SSS 病程发展大多缓慢,从出现症状到症状严重可长达 5～10 年或更长。少数急性发作,见于急性心肌梗死和急性心肌炎、特发性硬化-退行性变、冠心病、心肌病、心肌炎、风湿性心脏病、外科手术损伤、高血压等。部分为家族性或原因不明。病理改变主要为窦房结和心房纤维增生,可伴有窦房结动脉的结内部分闭塞,偶可累及房室交界处和分支。

**(二)发病机制**

正常心律起源于窦房结,频率为 60～100 次/min,比较规则。窦房结冲动经正常房室传导系统顺序激动心房和心室,传导时间恒定;冲动经束支及其分支以及浦肯野纤维到达心室肌的传导时间也恒定。但是,当某种原因引起窦房结本身及其附近组织发生炎症、缺血和纤维化等损害,使正常起搏功能发生障碍时,窦房结发放激动的功能就会降低、正常的心脏节律便被打乱。若出现明显的窦性心动过缓、窦房传导阻滞(窦房结的激动不能按时传至心房)时可出现停搏(窦房结暂时不发生搏动),并出现相应的临床症状,这就形成了病窦综合征。有关研究表明,窦房结内起搏细胞的数量与年龄呈负相关,也就是说年龄愈大,起搏细胞愈少。

**(三)临床表现**

临床表现轻重不一,可呈间歇发作性。多以心率缓慢所致脑、心、肾等脏器供血不足尤其是脑血供不足症状为主。轻者乏力、头昏、眼花、失眠、记忆力差、反应迟钝或易激动等,易被误诊为神经官能征,老年人还易被误诊为脑血管意外或衰老综合征。严重者可引起短暂黑矇、近乎昏厥、昏厥或阿-斯综合征发作。部分患者合并短阵室上性快速心律失常发作,又称慢快综合征。快速心律失常发作时,心率可突然加速达 100 次/min 以上,持续时间长短不一,心动过速突然中止后可有心脏暂停伴或不伴昏厥发作。严重心动过缓或心动过速除引起心悸外,还可加重原有心脏病症状,引起心力衰竭或心绞痛。心排出量过低严重影响肾脏等脏器灌注还可致尿少、消化不良。慢快综合征还可能导致血管栓塞症状。

本病是在持续缓慢心律的基础上,间有短暂的窦性心律失常发作。与中青年人比较,老年患者有以下特点:①双结病变多见,窦房结病变引起显著的窦性心动过缓、窦房传导阻滞及窦性静止,在此基础上如交界性逸搏出现较迟(≥2 秒)、交界性逸搏心律缓慢(<35 次/min)或伴房室传导阻滞(AVB)者,说明病变累及窦房结和房室结,称为双结病变。老年人双结病变明显多于中青年人,提示老年患者病变广泛、病情严重。②慢快综合征常见:老年患者在持续缓慢心律的基础上,较易出现短暂的异位快速心律失常(室上速、房扑、房颤),说明有心房病

变,如伴有房室或束支阻滞,提示整个传导系统病变。③心、脑、肾缺血表现较突出:心律<40次/min,常有脏器供血不足的表现,轻者乏力、头昏、眼花、失眠、记忆力减退、反应迟钝;重者发生阿-斯综合征。

### (四)并发症

1.眩晕

窦性心动过缓比较严重时,患者可出现眩晕、性格改变、记忆力减退、无力、失眠等症状。

2.昏厥

据统计,昏厥的发生率为 41%~69%,心动过速后引起的心脏停搏是最常见的原因,严重的窦性心动过缓则是少见的原因。

3.阿-斯综合征

病窦综合征中发生典型阿-斯综合征的患病率为 6.7%~13.3%,它是由于急性心源性脑缺血而产生昏厥或抽搐发作的临床综合征,病情凶险,常常是猝死的先兆。

4.猝死

猝死发生阿斯综合征时,如未得到及时的抢救或治疗会产生猝死。

此外,心排出量过低严重影响肾脏等脏器灌注还可致尿少、消化不良。慢-快综合征还可能导致血管栓塞症状,偶可发生心绞痛,心力衰竭或休克等严重并发症,甚至导致患者死亡。

### (五)诊断

本病应以心律失常为依据,症状仅做参考,中青年人常用阿托品、异丙肾上腺素试验、食管心房调搏等检查来确诊。但老年人不宜做上述检查,而动态心电图基本能达到确诊目的,如最慢窦性心律<40 次/min,最长 R-R<1.6 秒,则可诊断。

### (六)鉴别诊断

鉴别诊断主要基于窦房结功能障碍的心电图表现,应排除迷走神经功能亢进或药物影响。早期或不典型病例的窦房结功能障碍可能呈间歇性发作,或以窦性心动过缓为主要或唯一表现,常难以确诊为本症。动态心电图、阿托品试验、异丙肾上腺素试验、心房调搏等检查有助于诊断。

### (七)治疗

1.病因治疗

首先应尽可能地明确病因,如冠状动脉明显狭窄者可行经皮穿刺冠状动脉腔内成形术,应用硝酸甘油等改善冠脉供血。心肌炎则可用能量合剂、大剂量维生素 C 静脉滴注或静脉注射。

2.药物治疗

对不伴快速性心律失常的患者,紧急治疗时可静脉试用阿托品、麻黄素或异丙肾上腺素以提高心率。一般静脉用药:可将烟酰胺 600~1000mg 溶于 10% 葡萄糖液 250~500mL 中静脉滴注,每天 1 次;或给予环磷酰胺葡胺 180mg 溶于 10% 葡萄糖液 250~500mL 中静脉滴注,每天 1 次;现常用氨茶碱 0.25~0.5mg 加入葡萄糖液 250~500mL 中静脉滴注,每天 1 次。口服可给予氨茶碱缓释片,避免使用减慢心率的药物如 β 受体阻滞剂及非二氢吡啶钙拮抗剂等。

中医治疗以补气、温阳、活血为主,可用人参加炙甘草汤、生脉散加四逆汤,成药有心宝、参仙生脉口服液。若在缓慢心率的基础上合并有各种期间收缩或阵发性房颤还可服用参松养心胶囊。

3.安置人工心脏起搏器

(1)适应证。

症状较重:影响生活与工作,甚至发生昏厥、阿斯综合征者。

心率显著缓慢,有症状,药物治疗无效者。

心动过缓心动过速综合征:如在心室率慢的基础上屡发快速心律失常,药物治疗有困难者;快慢交替,快转为慢时停搏时间长,有生命危险者。

(2)临床作用。

避免因心脏暂时停搏而引起昏厥、阿斯综合征的发作,起到保护起搏的作用。

减轻因心率过慢引起的一系列症状:昏厥通常伴有心率的突然改变,常见于心动过速自发转为心动过缓时,可出现一个较长的窦性停搏及心脏传导系统低位起搏点的功能障碍,安置起搏器后症状可以消失。

在伴有房室传导阻滞时:由于心率减慢,使心排出量减少,心肌收缩力减弱,可加重心力衰竭。安置心脏起搏器后,使心排出量增加,心力衰竭可减轻,症状得以改善。

慢-快综合征时,应用抗心律失常药有一定的危险,因为对在心动过缓基础上的心动过速,用抗心律失常药物,如β受体阻滞剂、普罗帕酮、胺碘酮等心动过速虽被控制,但这些抗心律失常药物对窦房结、房室结均有抑制作用,反而加重了心动过缓。

另外,如对心动过缓应用加快心率的药物,如阿托品、异丙肾上腺素等,又可引起房性或室性心律失常或加重心动过速,安置起搏器后不仅对预防快速性心律失常的发生有一定作用,而且可以较安全地接受洋地黄、β受体阻滞剂、普罗帕酮、胺碘酮等抗心律失常药治疗快速心律失常。

4.人工心脏起搏器的选择

病态窦房结综合征的心动过缓常为持久性,所以,多需要安置永久性的按需型起搏器。理论上以右心房起搏的 AAI 型起搏器较好,因心房起搏对房室协调的作用比较符合生理状态;右心室起搏不合乎生理状态,对血流动力学有不利影响。但在有房室传导阻滞时,必须安置双腔起搏器以 DDD 方式起搏。应强调,病态窦房结综合征患者可由单纯窦房结病变进展为双结病变,甚至全传导系统病变,因此,一般在安置双腔起搏器后以 AAI 方式工作较放心,当病情进展后可变为双腔起搏方式。如心脏扩大、心功能不全符合安置三腔起搏器者可安置之。

(八)预防

病态窦房结综合征常由于窦房结及其周围组织退行性病变或纤维化所致,应积极查找病因,对症处理,对心率过于缓慢者可安置人工心脏起搏器以维持正常生活及工作。

(九)预后

本病病死率较低,病态窦房结综合征患者 5～10 年的病死率与普通人群相差不大,而长期预后主要受基础心脏病影响,而不是窦房结功能不全本身,由心律失常引起的死亡少见,约有 1/3 的心动过缓-心动过速患者,最终可进展到慢性、稳定性心房颤动。有报道病态窦房结综合征伴有器质性心脏病者 4 年的病死率达 60%;不伴有器质性心脏病者 4 年的病死率为

20％。病态窦房结综合征心房心脏起搏存活率第 1 年为 97％,第 5 年为 89％,第 10 年为 72％,明显高于心室起搏者。

### 四、一度房室阻滞

#### (一)概述

一度房室阻滞( $I°AVB$ )是指房室传导时间超过正常范围,但每个心房激动仍能传入心室,亦称房室传导延迟。在心电图上,PR 间期达到或超过 0.21 秒(14 岁以下儿童达到或超过 0.18 秒),每个 P 波后均有 QRS 波。一度房室阻滞的发生率在各种心律失常中占第 4 位,仅次于窦性心律失常、期前收缩和房颤。其发病率比二度房室阻滞高 2～6 倍,比三度房室阻滞高 6～14 倍。一度房室阻滞可见于正常人,有的患者 PR 间期可超过 0.24 秒,中青年人发病率为 0.65％～1.1％,在 50 岁以上的正常人中发病率可达 1.3％左右。

#### (二)病因和发生机制

一度房室阻滞亦称为房室传导延迟,它由心房、房室结、希氏束或希浦系统内的传导延迟引起,也可能是多于一处的传导延迟的组合引起。但是在大多数病例,传导延迟发生在房室结内,少数发生在心房内,个别发生于希浦系统,希浦系统内的传导延迟常不引起异常延长 PR 间期,然而亦有例外。一度房室阻滞是由于房室交界区的相对不应期延长,导致房室传导时间延长,但每一次心房激动均能传入心室。

迷走神经张力增高是其发生的原因之一,在运动员中发生率可达 8.7％。某些药物如洋地黄、奎尼丁、钾盐、β 受体阻滞剂和钙拮抗剂,中枢神经和周围交感神经阻滞剂如甲基多巴、可乐定等均可致 PR 间期延长。一度房室阻滞常见于风湿性心肌炎、急性或慢性缺血性心脏病,在急性心肌梗死患者其发生率为 4％～15％,尤其多见于急性下壁心肌梗死患者。大多为暂时性的,可迅速消失或经过一段时间后消失。老年人中,原发性传导系统纤维化是较常见的原因,呈长期渐进性传导阻滞。家族心脏传导阻滞是常染色体显性遗传,多表现为房室结传导障碍,有时可发生希氏束及分支阻滞,其导致高度房室阻滞或完全性房室阻滞引起昏厥和猝死的情况在临床上并不多见。

#### (三)临床表现及诊断

一度房室阻滞在临床上不引起明显的症状和体征。在心肌炎或其他心脏病患者听诊时,可发现响亮的第一心音在发生阻滞时突然减轻。临床表现多为原发疾病的症状和体征。诊断依靠心电图。

1.一度房室阻滞的典型心电图特点

(1)每个窦性 P 波均能下传心室并产生 QRS-T 波群。

(2)PR 间期>0.20 秒(成人);小儿(14 岁以下)PR 间期≥0.18 秒。

(3)心率无显著改变时,PR 间期较先前增加 0.04 秒以上,即使 PR 间期在正常范围仍可诊断。

(4)PR 间期大于正常最高值(视心率而定)。

2.一度房室阻滞的阻滞部位在心电图上的表现

(1)心房传导延迟引起的一度房室阻滞的心电图特点。

P 波增宽,有切迹,PR 间期延长,但 PR 段大多不延长。房室结的一度房室阻滞是 PR 段延长,可伴或不伴有 P 波增宽。PR 间期延长的程度显著(＞0.4 秒),大多为房室结内一度阻滞,其次是心房内阻滞。

只有 PR 间期延长,而无 P 波增宽或切迹。严重的心房内传导延迟常使体表心电图上的 P 波振幅显著减小,此类型很难和房室结的一度阻滞鉴别,只有用希氏束电图检查,如 PA 间期延长,才可确诊。

(2)发生于房室结内的一度房室阻滞的心电图特点:通常 PR 间期＞0.4 秒,大多为房室结内一度阻滞所致。在希氏束电图上表现是 AH 间期延长,曾有 AH 间期延长达 900 毫秒的一度房室结内延迟的报道。

(3)希浦系统引起的一度房室阻滞的心电图特点有 2 种表现。

PR 间期延长伴有束支阻滞或分支阻滞:很可能是不对称性的不完全性左束支加右束支阻滞(即一侧束支完全阻滞,对侧束支一度阻滞)。房室结的一度阻滞多不伴有束支阻滞。

仅有 PR 间期延长而不伴有束支或分支阻滞:此由对称性左束支加右束支一度阻滞所致。在体表心电图上无法与房室结的一度阻滞鉴别。如在复查中发现束支图形时隐时现,应确定为双侧束支阻滞所致。希氏束电图中房室结一度阻滞表现为 AH 间期延长,而双侧束支阻滞为 HV 间期延长。所以,用希氏束电图来确定阻滞部位最可靠。

**3.一度房室阻滞时希氏束电图特点**

(1)心房内阻滞:PA 间期＞60 毫秒,AH 间期和 HV 间期正常。心房传导延迟所致的房室传导时间延长(即一度房室阻滞)并不少见,但通常不导致二度Ⅱ型和高度或三度房室阻滞。主要见于 Ebstein 畸形、心内膜垫缺损等先天性心脏病。严重的心房内传导延迟可使 P 波显著变小,甚至 P 波完全消失,类似心房静止伴交界区心律。宽而有切迹表现的 P 波可由房间传导延迟引起而不一定是心房内传导延迟的表现。

(2)房室结内阻滞:AH 间期＞140 毫秒,HV 间期和 PA 间期正常。在窦性心律时正常的 AH 间期波动范围较宽(60~130 毫秒)。房室结内的延迟是一度房室阻滞最常见的原因。但延迟的程度变异很大,延迟也可很显著。所以,当 PR 间期＞0.4 秒,大多系房室结阻滞导致的一度房室阻滞(其次由于心房内阻滞引起)。

(3)希氏束内阻滞:整个希氏束除极所需时间通常不超过 25~30 毫秒,如果希氏束电位的总时限≥30 毫秒,即可诊断为希氏束内一度阻滞。如果希氏束波上有切迹或呈碎裂波,便更肯定。因为希氏束内传导时间的变异范围很小,当显著的希氏束内传导延迟首要表现为希氏束电位分裂为两个明显的电位,即近端和远端希氏束波。在单纯的希氏束内传导延迟,A 波至近端希氏束波(AH)和远端希氏束波至心室(HV)间期都是正常的。希氏束内阻滞可与房室传导系统的其他部位的传导阻滞合并存在。无症状的希氏束内阻滞预后良好。

(4)希氏束下阻滞:即束支阻滞,HV 间期延长＞60 毫秒。希氏束下传导延迟(一度房室阻滞)的程度不一,大多数 HV 间期在 60~100 毫秒的范围内,偶有＞100 毫秒者,HV 间期显著延长者常易发展为高度房室阻滞。延长的 HV 间期几乎总伴有异常的 QRS 波。因为希氏束下传导不是均匀的,所以希氏束下阻滞引起的 PR 间期延长的 QRS 波往往是宽的,呈一侧束支阻滞图形;如果双侧束支内的传导延迟程度相等,其 QRS 波也可以是狭窄的(时限≤100 毫秒)。

**（四）鉴别诊断**

一度房室阻滞需与下述一些不同原因所致的 PR 间期延长鉴别。

（1）发生较早的房性期前收缩，其 PR 间期可以延长。当房性期前激动下传时，房室结尚未脱离前一次激动后的相对不应期，这是个生理现象。

（2）各种期前收缩（室性、交界性或房性）后的第一个窦性搏动的 PR 间期延长，尤其在插入性室性或交界性期前收缩后。这种 PR 间期延长是由于期前收缩隐匿地逆向传入房室结所致。

（3）房室结双径路传导所致 PR 间期突然显著延长，这是由于房室结内存在着两条传导途径，一条传导速度快，不应期长（快径），另一条传导速度慢，不应期短（慢径）。在一个临界频率时，原经由快径下传的窦性 P 波，突然改循慢径下传，因而 PR 间期显著延长。

（4）隐匿性希氏束期前收缩或隐匿性分支期前收缩引起的 PR 间期延长，即为一度房室阻滞。

**（五）治疗策略**

一度房室阻滞通常不产生血流动力学改变，对无症状，亦无低血压或窦性心动过缓者无须特殊处理，主要针对原发病因治疗；对心率较慢又有明显症状者可用阿托品或氨茶碱口服。对无症状的希浦系统内的一度房室阻滞患者，必须密切随访观察，因为它可能突然转变为二度Ⅱ型房室阻滞，甚至转变为高度或三度房室阻滞。如果患者有昏厥发作病史而又排除了其他原因，尽管心电图上只有一度房室阻滞，但希氏束电图证实是希氏束内或希氏束下的一度阻滞，应考虑植入起搏器。当患者有昏厥史，心电图 PR 间期正常，但希氏束电图表现为 HV 间期显著延长（>60 毫秒），也应考虑植入起搏器。

一度房室阻滞永久性起搏治疗的适应证：一度房室阻滞伴有类似起搏器综合征的临床表现（Ⅱa 类适应证）；合并左心室功能不全或充血性心力衰竭症状的显著一度房室阻滞（PR 间期>300 毫秒），缩短 AV 间期可能降低左心房充盈压而改善心力衰竭症状（Ⅱb 类适应证）；神经肌源性疾病（肌发育不良、克赛综合征等）伴发的任何程度的房室阻滞，无论是否有症状，因为传导阻滞随时会加重（Ⅱb 类适应证）。无症状的一度房室阻滞不是永久性起搏治疗的适应证。

**（六）预后**

一度房室阻滞如果稳定而不发展，通常无临床意义，预后良好，短时即可消失。阻滞部位在房室结者预后良好。但少数一度和二度Ⅰ型房室阻滞部位在希氏束内或希氏束下（双侧束支水平），他们均由于急性或慢性心肌病变所致。他们的预后不同于房室结内一度或二度Ⅰ型房室阻滞，可能会进展为高度或三度房室阻滞。对他们的正确诊断必须依靠希氏束电图检查。急性心肌梗死伴一度房室阻滞前壁梗死患者，可发展为结下阻滞，甚至二度Ⅱ型、三度房室阻滞。急性下壁心肌梗死患者出现的一度房室阻滞通常是短暂的，但少数亦可发展为二度、三度房室阻滞，有报告发生率可达 5%～30%，故须严密追踪观察。

## 五、二度房室阻滞

**（一）概述**

二度房室阻滞（Ⅱ°AVB）是激动自心房传至心室过程中有部分传导中断，即有心室脱漏现象，可同时伴有房室传导延迟。在体表心电图上，一部分 P 波后没有 QRS 波（心搏脱漏）。

1924 年莫氏将二度房室阻滞分为莫氏Ⅰ型和莫氏Ⅱ型,亦称二度Ⅰ型和二度Ⅱ型房室阻滞,前者亦称文氏现象或文氏周期。二度Ⅱ型房室阻滞亦称莫氏Ⅱ型二度房室阻滞。其特征是一个心房激动突然不能下传,其前并无 PR 间期延长。在发生心搏脱漏之前和之后的所有下传搏动的 PR 间期是恒定的,即 P 波突然受阻不能下传以及无文氏现象存在,这是Ⅱ型不同于Ⅰ型的主要区别点。

大多数二度Ⅰ型房室阻滞患者阻滞部位在房室结。发病原因大多为迷走神经兴奋、药物中毒以及少数器质性心脏病,通常预后良好,多为一过性心律失常。但也有少数可发展成为高度或三度房室阻滞,少数患者也可发展为致命性室性心律失常。二度Ⅱ型房室阻滞几乎全部发生在希氏束内和双侧束支水平(希氏束下),几乎都是病理性的。这种心律不稳定,可突然发生心脏停搏或进展为三度房室阻滞。急性心肌梗死伴发的二度Ⅱ型房室阻滞经积极治疗原发病后,部分历时数分钟或数天最终也可消失。

**(二)病因、发病机制**

1.二度Ⅰ型房室阻滞的病因及发生机制

二度Ⅰ型房室阻滞发生的电生理基础是房室传导组织的绝对不应期和相对不应期都延长,但绝对不应期延长较轻,而以相对不应期延长为主。

2.二度Ⅰ型房室阻滞的常见病因

(1)大多数见于具有正常房室传导功能的人。动态心电图发现,二度Ⅰ型房室阻滞与一度房室阻滞一样,可以发生在正常的青年人(尤其是运动员),而且多发生在夜间迷走神经张力增高时。运动或使用阿托品后可明显改善房室结内传导功能,使二度Ⅰ型房室阻滞消失,提示该现象与迷走神经张力增高有关。

(2)很多药物可以延长房室结的不应期,如洋地黄类药物、β 受体阻滞剂、钙拮抗剂及中枢和外周交感神经阻滞剂,均可引起二度Ⅰ型房室阻滞。

(3)在急性心肌梗死患者二度房室阻滞的发生率为 2%～10%。二度Ⅰ型多见于下壁心肌梗死患者,且多数是由一度房室阻滞发展而来。通常是房室结功能异常所致,其机制可能与迷走神经张力增高及腺苷作用有关。出现时间短暂,多于 1 周内消失。二度Ⅰ型不常发生于前间壁心肌梗死,一旦发生,表明是广泛的希氏束、浦肯野纤维损伤,易发展为高度房室阻滞。

3.二度Ⅱ型房室阻滞的病因及发生机制

二度Ⅱ型房室阻滞发生的电生理基础是房室传导组织的绝对不应期显著延长,而相对不应期基本正常。当绝对不应期的延长超过一个窦性周期时,引起下一个窦性或室上性激动传导受阻而产生间歇性漏搏,而下传的 PR 间期是正常的。二度Ⅱ型房室阻滞的阻滞部位几乎完全在希浦系统内,希氏束电图显示阻滞部位多在 HV 区,少数在 H 区。在体表心电图上,约 29% 的患者 QRS 波是窄的(≤0.10 秒),约 71% 的患者 QRS 波是宽的(≥0.12 秒)。

4.二度Ⅱ型房室阻滞常见病因

(1)药物作用如洋地黄、奎尼丁、普鲁卡因胺、普罗帕酮、美托洛尔等均可发生二度Ⅱ型房室阻滞(但他们更易发生二度Ⅰ型房室阻滞)。

(2)电解质紊乱中高血钾(血钾为 10～13mmol/L)可引起房室阻滞。低血钾(血钾<2.8mmol/L)也可引起各级房室阻滞。

(3)风湿热、风湿性心肌炎患者中约 26％可伴有一度和(或)二度房室阻滞,以一度多见。病毒性心肌炎患者二度和三度房室阻滞并不少见。有时伴有束支阻滞,多表明病变广泛。其他感染,如柯萨奇 B 病毒感染、麻疹、腮腺炎、病毒性上呼吸道感染、传染性单核细胞增多症、病毒性肝炎、伤寒等可使传导系统广泛或局部受损,一度、二度、三度房室阻滞均可发生,受损程度可轻可重,但阻滞大多为暂时性的、可逆的,很少发展为永久性慢性房室阻滞。

(4)冠心病、急性心肌梗死二度房室阻滞的发生率为 2％～10％。二度Ⅱ型房室阻滞多见于前壁心肌梗死,其发生率为 1％～2％。多在发病后 72 小时内出现。阻滞部位多在希氏束以下。扩张型心肌病二度阻滞者约占 4％。其他疾病,如肥厚型心肌病、先天性心脏病、心脏直视手术、甲状腺功能亢进与黏液性水肿、钙化性主动脉瓣狭窄症等,均可见到各种程度的房室阻滞。

(5)近年来发现大约有半数慢性结下性房室阻滞并非动脉硬化、心肌炎或药物中毒所致,而是两束支或三束支发生非特异性纤维性变,有时病变可侵及希氏束的分叉处,而房室结和希氏束很少受到侵及,其原因不清。

**(三)临床表现及诊断**

二度房室阻滞的临床症状取决于传导阻滞的程度及心室率的快慢。阻滞程度轻,导致心室漏搏很少时,对血流动力学影响不大,可以无明显症状。当心室漏搏较多,导致心率减慢至 50 次/min 以下,可出现头晕、乏力甚至黑矇等心排出量降低的症状。二度Ⅱ型房室阻滞当心室率极慢时,可诱发阿-斯综合征。

1.心电图诊断标准

(1)二度Ⅰ型房室阻滞:PR 间期呈进行性延长,直到 QRS 波脱漏;脱漏后 PR 间期恢复,以后又逐渐延长重复出现,这种传导延迟递增的房室阻滞称为二度Ⅰ型房室阻滞,或文氏型房室阻滞。房室传导比例常为 3∶2、4∶3 或 5∶4 等。

典型文氏型房室阻滞:①PR 间期进行性延长,直至 QRS 波脱漏结束文氏周期。②PR 间期的增量逐次减小。③RR 间期进行性缩短(因 PR 间期增量递减),至形成一个长 RR 间期结束文氏周期。④长 RR 间期＜任意一短 RR 间期的 2 倍。⑤长 RR 间期后的第 1 个 RR 间期＞长 RR 间期前紧邻的 RR 间期。

(2)二度Ⅱ型房室阻滞:QRS 波群有规律或不定时的漏搏,但所有能下传的 PR 间期恒定(多正常,少数可延长)。阻滞程度不同,房室传导比例不同。常见的房室传导比例为 2∶1 和 3∶1,轻者可呈 3∶2、4∶3 等。常将房室传导比例在 3∶1 以上(含 3∶1)称为高度房室阻滞。

2.二度房室阻滞的希氏束电图特点

(1)二度Ⅰ型房室阻滞:阻滞部位 70％～80％在希氏束近侧端,表现为 AH 间期进行性延长,直至完全阻滞。而 HV 间期正常。少数患者(7％～20％)的阻滞部位也可在希氏束内或希氏束远端,表现为 HH 或 HV 间期逐渐延长直至完全阻滞。

(2)二度Ⅱ型房室阻滞病变约 35％发生在希氏束内,65％发生在希氏束远端(希氏束下)。阻滞发生在希氏束近端时,希氏束电图表现为 AH 间期延长,但下传的 HV 间期正常,不能下传的 A 波后无 H 波、无 V 波。阻滞发生在希氏束远端时,希氏束电图表现为 AH 间期正常,HV 间期延长,不能下传的那次心搏的 H 波后无 V 波。

**(四)鉴别诊断**

二度Ⅰ型与二度Ⅱ型房室阻滞的鉴别诊断:二度Ⅰ型房室阻滞与Ⅱ型房室阻滞临床意义不同,前者阻滞部位多在房室结,预后较好;而后者阻滞部位几乎均在希浦系统内,易发展为完全性房室阻滞,伴昏厥发作,需要心脏起搏治疗。

(1)心搏脱漏前后下传心搏中 PR 间期是否固定,PR 间期固定是Ⅱ型的标志,反之为Ⅰ型。

(2)2:1 和 3:2 阻滞,虽多见于Ⅱ型,但亦可为Ⅰ型。在较长的描记中(或前后心电图中)记录到 3:2 阻滞,依下传的 PR 间期是否相等鉴别。

(3)高度房室阻滞伴逸搏形成不完全性房室分离时,观察心室夺获心搏 PR 间期是否相等,相等为Ⅱ型;不等(RP 与 PR 呈反比关系)为Ⅰ型。

(4)静脉注射阿托品可抵消迷走神经影响,使房室结阻滞有所改善多为二度Ⅰ型房室阻滞;而由于加快心率往往使希浦系统内的阻滞加重,多为二度Ⅱ型房室阻滞。静脉注射阿托品,可引起房室传导比例改变,观察下传的 PR 间期是否恒定,有助于二度Ⅰ型与Ⅱ型的鉴别。

**(五)治疗策略及预后**

1.二度Ⅰ型房室阻滞

(1)无症状的二度Ⅰ型房室阻滞患者治疗因阻滞位置不同而不同。阻滞区位于房室结者(如绝大多数的二度Ⅰ型房室阻滞)通常不需治疗,但需定期随访。而阻滞区位于希浦系统内的二度Ⅰ型房室阻滞,尽管无症状,也应紧密观察。须积极治疗原发病去除诱因,对症处理。并应考虑心脏起搏治疗,因为这种心律是很不稳定的,可突然发生心脏停搏或发展为高度或三度房室阻滞。这多见于伴有器质性心脏病的患者。

(2)有症状的(特别是有昏厥史)二度Ⅰ型房室阻滞患者不论阻滞区的位置如何,都应积极治疗。如系房室结内阻滞,心率过慢,可用阿托品 0.3mg 口服,每天 2~3 次,或阿托品 0.3~0.5mg 皮下注射,每天 1~2 次,也可用异丙肾上腺素及氨茶碱等治疗。

(3)急性心肌梗死时。二度Ⅰ型房室阻滞不常发生前间壁心肌梗死,一旦发生,表明是广泛的希氏束、浦肯野纤维损伤,易发展为高度房室阻滞。发生下壁心肌梗死,大多系迷走神经张力增高所致,多为良性,通常不需处理。如心率明显减慢或有症状,可用阿托品或氨茶碱口服治疗。

(4)永久性起搏治疗的适应证。二度Ⅰ型房室阻滞:二度Ⅰ型房室阻滞产生症状性心动过缓(Ⅰ类适应证);无症状性二度Ⅰ型房室阻滞,因其他情况行电生理检查发现阻滞部位在希氏束内或希氏束以下水平(Ⅱ$_a$类适应证);二度Ⅰ型房室阻滞伴有类似起搏器综合征的临床表现(Ⅱ$_a$类适应证);神经肌源性疾病(肌发育不良、克赛综合征等)伴发的任何程度的房室阻滞,无论是否有症状,以防阻滞会随时加重(Ⅱ$_b$类适应证)。

2.二度Ⅱ型房室阻滞

(1)二度Ⅱ型房室阻滞几乎全部发生在希氏束内和双侧束支水平(希氏束下),几乎都是病理性的。这种心律不稳定,可突然发生心脏停搏或进展为三度房室阻滞,患者可出现昏厥、心绞痛,严重者可出现阿-斯综合征等并发症,预后较差,起搏器治疗是必要的。

(2)急性心肌梗死伴发的二度Ⅱ型房室阻滞经积极治疗原发病后,部分病例历时数小时或数天,阻滞可消失,如急性期后或经介入等积极治疗原发病后,房室阻滞仍不改善者可以考虑永久起搏器治疗。

## 六、三度房室阻滞

### (一)概述

#### 1.定义

三度房室阻滞(third-degree AVB)即完全性房室阻滞(CAVB),是由于房室传导系统某部分传导能力异常降低,所有来自心房的冲动都不能下传到心室,引起房室分离。三度房室阻滞是最高度的房室阻滞。阻滞区可位于房室结、希氏束或双侧束支系统内。典型心电图表现为完全性房室分离,心房率快于心室率,心室率缓慢而匀齐,通常在 30~50 次/min,先天性完全性房室阻滞时一般心室率较快。

#### 2.分类

根据阻滞部位不同可分为如下 3 种。

(1)完全性房室结阻滞:阻滞区位于房室结内,逸搏心律通常起自房室结下部(NH 区)或希氏束上段,心室率为 40~55 次/min,偶尔更慢或稍快,QRS 波形状正常。

(2)完全性希氏束内阻滞:阻滞区位于希氏束内,逸搏灶往往位于希氏束下段,心室率大多在 40 次/min 以下(30~50 次/min),QRS 波群可增宽。

(3)完全性希氏束下阻滞:阻滞区位于双侧束 支水平(希氏束下),逸搏心律起自希氏束分叉以下的束支或分支,偶尔在外周浦肯野纤维,心室率大多为 25~40 次/min,QRS 波宽大畸形(>110 毫秒)。

### (二)病因、发病机制

三度房室阻滞是房室阻滞中严重的类型,阻滞部位按发生频率分别为希氏束下(49%~72%)、希氏束内(14%~18%)和房室结(14%~35%)。由于有病区域的细胞完全丧失了兴奋性,有效不应期占据了整个心动周期,所有来自心房的冲动传抵这个部位时便被阻而不能继续传布,为维持心室的收缩和排血功能,位于阻滞部位下方的自律性细胞(次级起搏点)便发出冲动以保持心室搏动(逸搏心律)。

导致三度房室阻滞的原因很多,可以分为先天性因素和后天性因素。

#### 1.先天性因素

阻滞部位通常在房室结。关于先天性完全性房室阻滞的发病原因有几种理论,包括正常传导系统受损及发育异常,其病理改变具有以下特点:①心房肌与其周围的传导系统缺乏联系。②房室束中断。③传导系统结构异常。这三种病理变化分别是心房、室内及结室传导缺乏连续性。最常见的发现是正常的房室结被纤维、脂肪组织代替,同时远端的传导系统也有不同程度的受累。室内传导的连续性中断虽然罕见,但也有报道。

有充分的证据显示先天性完全性房室阻滞与先天性心脏病的发生相关。有报道这类患者的心房肌与房室结缺乏连接,或房室结束支连续性中断。除严重致死性缺损外,在先天性完全性房室阻滞患儿中有 30%~37%合并 L 型大动脉转位(即矫正型大动脉转位)。

#### 2.后天性因素

常见的病因有冠心病导致的心肌缺血或梗死,下壁心肌梗死会损伤房室结,导致三度房室阻滞,但这种损伤通常是暂时的,在心肌梗死后2周内恢复。前壁心肌梗死则造成心脏传导系统远端的损伤,这种对传导系统的破坏通常是广泛而持久的,最终需要植入起搏器治疗。

(1)药源性因素:包括钙通道阻滞剂、β受体阻滞剂、奎尼丁、普鲁卡因、锂剂、地高辛、三环类抗抑郁药。

(2)退行性疾病:Lenagre病(退行性硬化仅累及传导系统)、Lev病、心肌非致密化不全、指甲髌骨综合征、线粒体肌病。

(3)感染性因素:莱姆疏螺旋体(尤其是累及心内膜)、风湿热、心肌炎、Chagas病(中美洲及南美洲)、曲霉菌心肌病、带状疱疹病毒、瓣环脓肿。

(4)类风湿疾病:强直性脊柱炎、赖特综合征、复发性多软骨炎、类风湿关节炎、硬皮病。

(5)侵袭性疾病:淀粉样病变、结节病、肿瘤、霍奇金病、多发性骨髓瘤。

(6)神经肌肉性疾病:Becker型肌营养不良、强直性肌营养不良。

(7)代谢性因素:缺氧、低血钾、甲状腺功能低下。

(8)医源性因素:复杂的主动脉瓣手术、室间隔酒精消融、左前降支的介入治疗、房室结慢径或快径的消融治疗。

**(三)临床表现及预后**

症状及体征:因为心排出量明显减少,会出现昏厥或昏厥前症状,如心悸、心绞痛、黑矇等,严重者可出现Adams-Strokes综合征以及猝死。查体第一心音强度经常变化,第二心音可呈正常或反常分裂。间或出现心房音及响亮、清晰的第一心音(大炮音),系心房与心室收缩恰好同时发生所致,此时颈静脉可见巨大的α波(大炮波)。

发病率随年龄增长而增高,在婴儿期及儿童早期有一个小高峰,与遗传性传导阻滞相关。

阻滞部位靠下的三度房室阻滞,激动发放不稳定,容易出现心脏停搏,甚至猝死。

完全性房室结阻滞通常是可逆的,一般由下壁心肌梗死、急性心肌炎或洋地黄中毒引起;而完全性房室结以下部位阻滞常是永久性的,急性型常由急性前壁心肌梗死引起,慢性型常由传导系统(双侧束支)退行性变引起。

**(四)诊断与鉴别诊断**

1.诊断

心电图是最重要的诊断依据。典型的三度房室阻滞心电图具有以下特点。

(1)PP间期和RR间期各有自己的规律,但P波与QRS波之间始终没有任何固定关系,形成完全性房室分离。

(2)心室率缓慢而匀齐。因为心室由位于阻滞区下方的次级起搏点(或逸搏节奏点)控制,即交界性或室性逸搏心律,因此心室率和QRS波形状因阻滞区位置的不同而有所差别。

(3)阻滞区位于房室结内,逸搏心律通常起自房室结下部(NH区)或希氏束上段,心室率40~55次/min,偶尔更慢或稍快,QRS波形状正常(窄的)。

(4)阻滞区位于希氏束内,逸搏灶往往位于希氏束下段,心室率大多在40次/min以下(30~50次/min),QRS波形状正常。

(5)起自NH区和希氏束上、中、下段的逸搏心律,往往统称为交界区逸搏房律。

(6)阻滞区位于双侧束支水平(希氏束下),逸搏心律起自希氏束分叉以下的束支或分支,偶尔在外周浦肯野纤维,心室率大多为 25～40 次/min,QRS 波宽大畸形(>110 毫秒)。

(7)心房率达到心房颤动水平时,依靠缓慢而匀齐的心室率可做出完全性房室阻滞的诊断。

2.鉴别诊断

(1)加速性室性自主心律(AIVR):心室率较快,大于 60 次/min,QRS 波可表现为宽大畸形亦可正常,有房室分离,但容易出现心室夺获和心室融合波,而在三度房室阻滞时不会出现夺获及融合波。

(2)干扰性完全性房室脱节:脱节的室率大于房率(即 QRS 波多于 P 波),室率一般较快,大于 60 次/min,QRS 波多为室上形态(正常)。

(3)高度房室阻滞:房室之间并未完全阻滞,因为 P 波的间断下传形成心室夺获,表现为逸搏心律不齐,夺获的 QRS 波与其前的 P 波有固定的时间关系(固定的 PR 间期),与前面的逸搏搏动无固定的时间关系(无恒定的偶联时间),夺获的 QRS 波之后的间歇等于或略短于逸搏心律的周期长度(无代偿间期)。

(五)治疗策略

1.急诊处理流程

描记标准 12 导联心电图。急查电解质、血气分析、心肌酶,消除诱因,治疗原发病。停用可疑导致心动过缓或传导阻滞的药物。

2.静脉用药

(1)阿托品。

用量:0.5～1mg 静脉推注,隔 3～5 分钟可重复注射;累积剂量一般不超过 3mg。

注意事项:儿童和老年人酌情减量。闭角型青光眼禁用。

(2)异丙肾上腺素。

慎用:高血压、心动过速、地高辛中毒导致的心动过缓及传导阻滞、心绞痛、室性心律失常患者慎用。

用量:0.5～2μg/min 静脉滴注(紧急情况下可使用至 2～10μg/min)。

此外,山莨菪碱或氨茶碱也可作为一线药物。

3.安装永久起搏器治疗

(1)成人获得性房室阻滞安装永久起搏器的推荐。

Ⅰ类适应证:任何组织部位的三度和高度房室阻滞伴症状性心动过缓(包括心力衰竭)或房室阻滞所致的室性心律失常。

任何组织部位的三度和高度房室阻滞伴需要药物治疗其他心律失常或其他疾病,而所用药物可导致症状性心动过缓。

任何组织部位的三度和高度房室阻滞虽无临床症状,但已经证明心室停搏≥3 秒或逸搏心率≤40 次/min 或房室结水平以下的逸搏心律。

任何阻滞部位的三度和高度房室阻滞伴有无症状的房颤和心动过缓时,至少有 1 次心脏停搏时间≥5 秒。

射频消融房室交界区导致的三度房室阻滞。

心脏外科手术后发生的不可逆性房室阻滞。

任何阻滞部位的三度和高度房室阻滞伴神经肌源性疾病［例如强直性肌营养不良、Kearns-Sayre 综合征、Erb 肌营养失调（四肢腰肌营养不良）、腓肠肌萎缩症］，伴或不伴症状。

无论阻滞的类型和部位，症状性的二度房室阻滞。

无症状的任何阻滞部位的持续三度房室阻滞，伴清醒状态下平均心室率≥40 次/min，且存在心脏扩大或左心室功能障碍，或阻滞部位在房室结以下。

运动时出现的二度或三度房室阻滞，且没有心肌缺血证据。

Ⅱ$_a$ 类适应证：无症状且没有心脏扩大的持续三度房室阻滞，伴逸搏心率＞40 次/min。

电生理检查证实的希氏束内或希氏束下无症状二度房室阻滞。

一度或二度房室阻滞伴血流动力学不稳定或类似起搏器综合征症状。

无症状的窄 QRS 波的二度Ⅱ型房室阻滞。当出现宽 QRS 波时，包括单纯的 RBBB，则指征升为Ⅰ类。

Ⅱ$_b$ 类适应证：神经肌源性疾病，［如强直性肌营养不良、Kearns-Sayre 综合征、Erb 肌营养失调（四肢-腰肌营养不良）、腓肠肌萎缩症］伴任何程度的房室阻滞（包括一度房室阻滞），伴或不伴症状，因为其房室阻滞的进展不可预测。

药物和（或）药物中毒引起的房室阻滞，当停药后仍有可能再次发生房室阻滞。

Ⅲ类适应证：无症状的一度房室阻滞。

希氏束以上或不知道是位于希氏束内或希氏束以下的无症状二度Ⅰ型房室阻滞。

很有希望恢复且复发可能性不大的房室阻滞（药物中毒、Lyme 病或一过性迷走神经张力增加，或无症状的睡眠呼吸暂停综合征低氧血症期间）。

(2)心肌梗死急性期后安装永久起搏器的推荐。

Ⅰ类适应证：ST 段抬高的心肌梗死后发生希氏束或希氏束以下水平的持续性二度传导阻滞伴交替性束支阻滞，或急性心肌梗死后出现希氏束或希氏束以下水平的三度房室阻滞。

一过性的高度或三度房室阻滞（阻滞在房室结内），伴相关的束支阻滞。如阻滞部位不明确，应行电生理检查。

持续性、症状性的二度或三度房室阻滞。

Ⅱ$_b$ 类适应证：房室结水平的持续性二度或三度房室阻滞，即使没有症状。

Ⅲ类适应证：无室内传导异常的一过性房室阻滞。

仅有左前分支阻滞的一过性房室阻滞。

无房室阻滞的新发束支阻滞或分支阻滞。

无症状的持续性一度房室阻滞，伴束支阻滞或分支阻滞。

# 第七节　快速性心律失常

## 一、窦性心动过速

### (一)概述

窦性心动过速:成人窦性心律的频率超过 100 次/min。窦性心动过速时窦房结发放冲动的频率为 100~180 次/min,在年轻人中有可能会更高。体力活动中达到的最大心率随年龄增加而降低,20 岁时可达 200 次/min,80 岁时低于 140 次/min。窦性心动过速时 PP 间期可有轻度变化,尤其是在心率较慢时。

### (二)病因、发病机制

窦性心动过速可见于以下几个方面。

(1)某些生理状况,如运动、体力活动、情绪激动或吸烟、饮酒、茶、咖啡等。

(2)某些心内外疾患,如发热、贫血、甲状腺功能亢进、风湿热、急性心肌炎和充血性心力衰竭等。

(3)由某些药物引起,如 β 受体兴奋剂(异丙肾上腺素等)和 M 胆碱受体拮抗剂(阿托品等)等。

(4)持续性窦性心动过速可以是心力衰竭的表现。

窦性心动过速的多数原因是窦房结细胞 4 期复极加速,通常是由于交感神经张力增高和(或)副交感神经张力降低所致。

### (三)临床表现

生理性窦性心动过速常无症状,病理性和药物性者除病因和诱因的症状外,可有心悸、乏力等不适,严重者可诱发心绞痛、心功能不全等。在结构性心脏病患者中,窦性心动过速可能造成心排出量降低或心绞痛,甚至促发另一种心律失常。原因可能是心室充盈时间过短,冠状动脉血流灌注不足。

不适当的窦性心动过速(IST)是一种临床上相对少见的综合征。该类患者表现为休息时心率持续性增快或窦性心律增快与体力、情感、病理或药物的作用程度不相关或不成比例,通常没有器质性心脏病和其他导致窦性心动过速的原因。IST 患者中大约 90% 为女性,且常见于年轻女性,年龄一般在 20~45 岁,平均年龄为(38±12)岁。

不适当的窦性心动过速其主要症状有心悸、气短、胸痛、头晕或近乎昏厥,有时 IST 可引起反复昏厥,因而可严重影响患者的生活质量,极少数情况下可导致心动过速性心肌病。

### (四)诊断与鉴别诊断

心电图显示 P 波在 Ⅰ、Ⅱ、aVF 导联直立,aVR 导联倒置,PR 间期 0.12~0.20 秒。频率大多为 100~150 次/min,偶尔高达 200 次/min。刺激迷走神经可使其频率逐渐减慢,停止刺激后又加速至原先水平。当心率超过 150 次/min 时,须与阵发性室上性心动过速相鉴别。后者以突发突止为特征,而窦性心动过速常逐渐增快和逐渐减慢,在病因未消除时,持续时间较长。

IST 的诊断标准如下。

（1）P波形态和心内电图的激动顺序与窦性心律相同。

（2）心率在静息或轻微活动的情况下过度增快，出现持续性窦性心动过速（心率＞100次/min），心动过速（和症状）是非阵发性的。

（3）心悸、近乎昏厥等症状明确与该心动过速有关。

（4）24小时Holter监测平均心率超过95次/min，白天静息心率超过95次/min，由平卧位变为直立位时心率增快超过25～30次/min。

（5）采用平板运动的标准Bruce试验，在最初90秒的低负荷下，心率超过130次/min。

（6）排除继发性原因（如甲状腺功能亢进、嗜铬细胞瘤、身体调节功能减退等）。

### （五）治疗策略

#### 1.治疗病因

如治疗心力衰竭，纠正贫血、控制甲状腺功能亢进、低血容量等。

#### 2.去除诱发因素

戒除烟、酒、咖啡、茶或其他刺激物（如具有交感神经兴奋作用的滴鼻剂等）。

#### 3.药物治疗

必要时应用β受体阻滞剂或非二氢吡啶类钙通道拮抗剂（如地尔硫卓）减慢心率。

#### 4.IST的治疗

（1）药物治疗：IST首选药物治疗，但药物治疗效果往往不好。可选用$β_2$受体阻滞剂、钙拮抗剂（如维拉帕米和地尔硫卓）和$I_c$类抗心律失常药或他们的组合。$β_2$受体阻滞剂对于大多数交感神经兴奋引起的IST是有益的，目前是治疗IST的一线药物，但对于迷走神经张力减退的IST疗效不佳。所有上述药物可以中等程度地降低窦房结的发放频率，但长期应用往往效果不佳，或者难以长期耐受。盐酸伊伐布雷定（$I_f$电流阻滞剂）已在一些国家上市用于治疗一部分IST。

（2）消融治疗：对于难治性IST患者，导管消融是一种非常重要的治疗方法，国内外已有不少成功的经验。

（3）消融策略。

完全窦房结消融：最初在界嵴上端开始消融，逐渐沿界嵴下移至界嵴下1/3，以心率下降超过50％伴交界区逸搏心律为目标。其复发率低，但消融次数非常多，X线曝光时间长，且异位房性心动过速和起搏器植入比例高。

窦房结改良：由于窦房结起搏点可以很多，常用的方法是对电生理标测发作中或异丙肾上腺素诱发的窦性心动过速的最早激动点进行消融（最好放置一根10极或20极的界嵴电极导管），标测点的局部激动时间一般较体表心电图P波起始点提前25～45毫秒，消融终点为基础心率下降至90次/min以下，以及在异丙肾上腺素作用下窦性心律下降20％以上。该方法可以明显降低最大心率和24小时平均心率，但对最低心率没有影响。其起搏器植入的可能性明显降低。

房室结消融加起搏器植入：在IST的早期治疗中曾采用过，但有些患者在术后仍可能有症状，且对于年轻人来说，代价太高，目前仅适用于其他方法无效的有严重症状的患者。

外科消融：经心外膜途径消融，大约$2cm^2$的窦房结区域被消融，以出现房性或交界区逸搏心律为终点。因其需要开胸手术和体外循环,以及有相应的并发症风险,仅于其他方法无效时采用。

目前大多数患者都采用窦房结改良的方法。心腔内超声和三维电标测系统、非接触性标测等可能提高成功率,降低 X 线曝光时间。其中三维电标测系统可同时显示被标测心腔的电激动和解剖结构两种信息,较心内超声引导更加精确,大大减轻了对窦房结的损伤程度,同时还避免了长时间透视对人体的损伤。不适当窦性心动过速消融的复发率高,再次消融后因合并窦房结损伤、窦性心动过缓而需植入永久起搏器的概率显著增加。

## 二、房性期前收缩

### (一)概述

房性期前收缩,起源于窦房结以外心房的任何部位。较室性期前收缩少见。房性期前收缩在各年龄组正常人群中均可发生,儿童少见,中老年人较多见。各种器质性心脏病患者均可发生房性期前收缩,并经常是快速性房性心律失常出现的先兆。

### (二)病因、发病机制

房性期前收缩可见于以下几个方面。

(1)冠心病、风湿性心脏病、肺心病(尤其是多源性房性期前收缩)、心肌炎、心肌病、高血压性心脏病、心力衰竭、急性心肌梗死、二尖瓣脱垂等器质性心脏病。内分泌疾病,如甲状腺功能亢进、肾上腺疾病等。

(2)药物,如洋地黄、奎尼丁、普鲁卡因胺、肾上腺素、异丙肾上腺素、锑剂及各种麻醉剂的应用均可出现房性期前收缩。

(3)酸碱平衡失调、电解质紊乱时,如低血钾、低血钙、低血镁、酸碱中毒等亦可出现房性期前收缩。

(4)交感神经或迷走神经亢进可引起房性期前收缩,同时与精神紧张、情绪激动、血压突然升高、疲劳,过多饮酒、吸烟,喝浓茶、咖啡,饱餐、便秘、腹胀、消化不良、失眠、体位突然改变等因素有关。

(5)直接机械性刺激(如心脏手术或心导管检查等)也可引起房性期前收缩。

房性期前收缩的发生机制以心房组织自律性异常增高最常见,折返激动所致次之,触发激动后除极引起的最少见。

### (三)临床表现及预后

主要表现为心悸,可有胸闷、心前区不适、头晕、乏力、摸脉有间歇等。也可无症状。多为功能性,运动后或心率增快后房性期前收缩可减少或消失,预后大多良好。在各种器质性心脏病,尤其是冠心病、心肌病、风心病、肺心病、高血压性心脏病等患者,房性期前收缩的发生率增加,复杂性也增加,多为频发、持续存在、多源性、多形性、成对的或房性期前收缩二联律、三联律。多为病理性房性期前收缩,常在运动或心率增快后增多,易触发其他更为严重的心律失常,如室上性心动过速、房扑或房颤。其预后取决于基础心脏病的情况,如在冠心病和心肌病中,频发的、多源性的、成对的房性期前收缩常为房颤的先兆,而急性心肌梗死中频发房性期前收缩常是心功能不全的先兆或提示心房梗死。

**（四）诊断与鉴别诊断**

1.诊断

心电图特征性表现为如下。

（1）P′波提早出现，其形态与基本心律的 P 波不同，PR 间期＞0.12 秒。

（2）P′波后可伴或不伴有相应的 QRS 波。P′波下传的 QRS 波形态与 P 波下传的 QRS 双击可显示空白波形态通常相同，有时亦出现宽大畸形的 QRS 波群，称为室内差异性传导。

（3）房性期前收缩常侵入窦房结，并使之提前除极，即发生节律重整，故代偿间期常不完全。但如房性期前收缩出现过缓，落在窦性周期后 20％处，而此时窦性激动已开始释放，两者可在窦房连接处发生干扰，形成一个完全的代偿间期。

（4）提早畸形的 P′波之后也可无相应的 QRS 波，称为房性期前收缩未下传，需与窦性心律不齐或窦性静止鉴别。如在前一次心搏 ST 段或 T 波上找到畸形提早的 P′波，可确诊为房性期前收缩未下传。

（5）房性期前收缩可呈二联律、三联律或四联律或成对出现。多源性房性期前收缩起源于心房内多个异位起搏点，配对间期不等，P′波形态不同，常为房颤的先兆，也易引起干扰性房室脱节及形成短阵房性心动过速。

（6）颈动脉窦按摩、Valsalva 动作或其他兴奋迷走神经的手法能逐渐减慢窦性心动过速的频率。兴奋迷走神经的手法不能使较快的频率减慢。

2.鉴别诊断

房性期前收缩伴室内差异性传导时应与室性期前收缩鉴别，鉴别点可以概括如下。

（1）QRS 波形：室内差异性传导的 QRS 波群常呈 RBBB（右束支阻滞）图形：①V₁ 导联 QRS 波群呈三相波形（rSR、rsR 或 rsr）者多为差异性传导，呈单相（R）或双相波形（qR、RS 或 QR）者为室性期前收缩的可能性大。②V₁ 导联 QRS 波群起始向量经常变化或与正常 QRS 波群起始量相同者差异性传导可能性大，起始向量固定不变且与正常 QRS 波群起始向量不同者室性期前收缩可能性大。③期前收缩的 QRS 波形不固定者差异性传导可能性大，形态固定者室性期前收缩可能性大。

（2）QRS 波群与 P 波的关系：差异性传导的 QRS 波前一定有 P 波，而室性期前收缩的 QRS 波前无 P 波或无相关 P 波。

（3）心动周期长短：一般心搏的不应期长短与前一个心动周期长短成正比，即长心动周期后的期前收缩容易出现差异性传导，而室性期前收缩则无此规律。

（4）配对间期：差异性传导的配对间期常不固定，而室性期前收缩的配对间期常较固定，但据此判断有时出现错误。

**（五）治疗策略**

（1）健康人或无明显其他症状的人群，一般不需要特殊治疗。

（2）病因治疗：有特定病因者，如甲状腺功能亢进、肺部疾病、缺氧、洋地黄中毒、电解质紊乱等，应积极治疗病因。器质性心脏病患者，应同时针对心脏病本身，如改善冠心病患者冠状动脉供血，对风湿活动者进行抗风湿治疗，对心力衰竭患者进行相应的治疗等，当心脏情况好转或痊愈后，房性期前收缩常可减少或消失。

（3）消除各种诱因：如精神紧张、情绪激动、吸烟、饮酒过度、疲乏、焦虑、消化不良、腹胀等。应避免服用咖啡或浓茶等，镇静是消除期前收缩的一个良好的方法，可适当选用地西泮等镇静药。

（4）症状明显以及有可能引起心房颤动、心房扑动、阵发性房性心动过速和其他阵发性室上性心动过速等的频发而持久的房性期前收缩，多源、成对房性期前收缩等，以及器质性心脏病伴发房性期前收缩，可选用β受体阻滞剂等药物治疗。

（5）射频消融治疗。

## 三、室性期前收缩

### (一)概述

室性期前收缩是指起源于希氏束分叉以下部位的心肌提前激动，是心室提前除极引起的。室性期前收缩是临床上常见的心律失常，其发生人群相当广泛，包括正常健康人群和各种心脏病患者。普通静息心电图正常健康人群的室性期前收缩检出率为5％，而24小时动态监测室性期前收缩的检出率为50％。室性期前收缩的发生与年龄的增长有一定的关系，这种增长关系与心血管疾病无关。在冠心病患者，室性期前收缩的发生取决于病变的严重程度，在急性心肌梗死发生后的48小时内，室性期前收缩的发生率为90％，而在以后的1个月内下降至16％，此后1年内室性期前收缩的发生率约6.8％。

### (二)病因、发病机制

心功能不全、心肌局部组织的纤维化、异常的室壁张力、交感神经张力增高和电解质紊乱等可增加室性期前收缩的发生。室性期前收缩的发生与左心功能有关。左心室射血分数进行性下降时，室性期前收缩和短阵性室性心动过速的发生率均增加。对冠心病患者动态监测时发现，室性期前收缩的发生率为5％，而当射血分数低于40％时，室性期前收缩和短阵性室性心动过速的发生率升至15％。

### (三)诊断和鉴别诊断

1.心电图特征性表现

（1）提前出现的宽大畸形的QRS波，时限大于120毫秒。

（2）QRS波前无相关的P波，有时可出现逆行的P波，则RP间期＞0.1秒，少数逆行P波再折返激动心室，可引起逆传心搏。

（3）T波与QRS主波方向相反。

（4）常有完全代偿间期。表现为一个室性期前收缩前后的RR间距等于窦性周期的2倍。如代偿间期不完全，常见于严重的窦性心动过缓。基本心率较慢时，室性期前收缩可插入两个连续的基本心搏之间，形成插入性期前收缩。

2.对于室性期前收缩危险的评价，应综合上述多种因素考虑

据中华心血管病学会的建议，临床上如有以下情况应予以重视。

（1）有眩晕、黑矇或昏厥先兆等临床症状。

（2）有器质性心脏病基础，如冠心病、急性心肌梗死、心肌病、心脏瓣膜病、高血压等。

（3）心脏结构和功能改变，如心脏扩大、左心室射血分数减低（＜40％）或心力衰竭等。

（4）心电图表现为多源、成对、成串的室性期前收缩及在急性心肌梗死或QT间期延长的

基础上发生的 R-on-T 现象。对于临床上无明显症状、无器质性心脏病基础、无电解质紊乱的健康人的单纯性室性期前收缩,多无重要意义。

（四）临床表现及预后

最常见的症状是心悸。这主要由期前收缩后的心搏增强和期前收缩后的代偿间歇引起。有时患者会有心前区重击感及头晕等感觉。心悸往往使患者产生焦虑,而焦虑又可使儿茶酚胺增加,使室性期前收缩更为频繁,这就产生了恶性循环。如果室性期前收缩触发其他快速性心律失常则可出现黑矇及昏厥症状。

室性期前收缩的预后取决于期前收缩出现的类型、是否触发快速性心律失常及患者器质性心脏病的严重程度,在不同人群其预后是不一样的。

1.正常健康人群

绝大多数正常健康人群的室性期前收缩不增加猝死的发生率,预后良好。

2.非缺血性心脏扩大

此类患者死亡主要与疾病本身有关。

3.心肌肥厚

左心室肥厚患者其室性期前收缩的发生率高于无左心室肥厚者,但其比例关系远不及上述病死率之间的关系,说明左心室肥厚的高病死率与室性期前收缩只有部分关系。

4.冠心病

短阵性室性心动过速和频繁室性期前收缩对冠心病患者预后的影响取决于心律失常在疾病过程中出现的时间。

（五）治疗

1.缓解症状

（1）首先将心律失常的本质告诉患者,解除其焦虑状态。

（2）对确有症状需要治疗的患者,一般首先应用β受体阻滞剂或钙拮抗剂。在器质性心脏病患者,尤其是伴心功能不全者,由于Ⅰ类抗心律失常药物能增加患者的病死率,此时常选用胺碘酮。

（3）对β受体阻滞剂和钙拮抗剂治疗不敏感的患者,则应予电生理检查和导管射频消融。导管消融这类心律失常风险很小,成功率较高。

2.预防心源性猝死

对于器质性心脏病患者伴频发室性期前收缩或短阵性室性心动过速,其治疗的目的是预防心源性猝死的发生。

3.处理原则

对于少数起源于特殊部位的期前收缩(如右心室流出道),在一线药物治疗无效时可考虑射频消融治疗。

无症状且无器质性心脏病患者的室性期前收缩及短阵性室性心动过速根本无须治疗。

扩张型心肌病患者的室性期前收缩及短阵性室性心动过速,因药物治疗并不降低总体病死率及猝死发生率,在无症状时也无须药物治疗。但如确有症状,应采用上述缓解症状的治疗原则。

心肌肥厚时,短阵性室性心动过速对预测猝死的发生有一定的意义,但其阳性预测率较低,且药物治疗并不能降低猝死发生率。因此在心室肥厚伴频繁室性期前收缩及短阵性室性心动过速时,治疗仍以改善症状为主。

冠心病伴明显心功能不全者出现频繁或复杂的室性期前收缩以及短阵性室性心动过速,其猝死的危险性是较大的。此时应首先处理心肌缺血,包括药物和非药物措施。如纠正心肌缺血后心律失常仍然存在,则必须评价心功能。若射血分数≥40%,则无须进一步治疗;若射血分数<40%,则需进行电生理检查指导治疗。电生理检查诱发出持续性室性心动过速,予以安装植入型心律转复除颤器(ICD)治疗。未诱发出持续性室性心动过速者予以药物治疗。β受体阻滞剂和血管紧张素转换酶抑制剂(ACEI)能降低总体病死率,在无禁忌证时都应使用。对于这类患者,胺碘酮也是安全有效的药物。

轻度心功能不全伴室性期前收缩及短阵性室性心动过速,其治疗重点在于改善心功能,抗心律失常治疗同无器质性心脏病患者。严重心功能不全伴上述心律失常且未排除缺血性心脏病的患者,胺碘酮治疗可改善长期预后。

## 四、交界区期前收缩

### (一)概述

房室交界性期前收缩起源于房室交界区,可前向与逆向传导。交界性期前收缩较少见,正常人和心脏病患者均可出现,预后一般较好。但在急性心肌缺血、心肌炎、风湿性心脏病及心力衰竭患者发生洋地黄中毒、低血钾时,可出现频发的交界性期前收缩,甚至交界性心动过速,危险性增加。而起源点较低或出现过早的交界性期前收缩,有时会诱发室性快速性心律失常,增加猝死的危险性。

### (二)诊断和鉴别诊断

1.诊断

心电图表现:

(1)提前出现的 QRS 波,其形态与窦性心律 QRS 波基本相同,也可因不同程度的室内差异性传导而有所变化。

(2)逆行 P'波(Ⅱ、aVF 导联倒置,aVR 导联直立),可位于 QRS 波群之前(PR 间期<0.12秒)、之中、之后(PR 间期<0.20 秒),其位置取决于期前收缩前向及逆向传导时间。

(3)如交界性期前收缩侵入窦房结,使窦房结除极后再重建窦性周期,表现为不完全的代偿间期;如冲动不侵入窦房结,则表现为完全的代偿间期。

2.鉴别诊断

与室间隔期前收缩的鉴别要点。

(1)异位 QRS-T 波形:室间隔期前收缩与窦性心律 QRS 波大致相同;交界性期前收缩与窦性心律 QRS 波基本相同,伴室内差异性传导时,QRS-T 波形宽大畸形。

(2)室间隔期前收缩多无逆向 P 波,如有则位于 QRS 波之后,RP-间期>120 毫秒;交界性期前收缩可有逆向 P 波,P 波位于 QRS 波之前,P-R 间期<120 毫秒。

(3)室间隔期前收缩的异位 QRS-T 波易变性小;交界性期前收缩异位 QRS-T 波易变性大。

(4)室间隔期前收缩可有室性融合波,交界性期前收缩少见室性融合波。

## (三)治疗

房室交界性期前收缩的治疗与房性期前收缩相同。

(1)去除诱因。

(2)治疗病因。

(3)可选用 β 肾上腺素能受体阻滞剂、钙离子拮抗剂等药物治疗。

## 五、房性心动过速

### (一)概述

房性心动过速(AT),系局限于心房的,节律规整的,包含多种起源于心房而无须房室结参与维持的心动过速,节律较房扑慢(110～250 次/min)。持续性房性心动过速比较少见,占房性心动过速的 5%～10%,接受电生理检查的成人患者中房性心动过速占 5%～15%,儿童发病率稍高一些。性别与发病无关,男女发病率相等。房性心动过速可发生于心脏结构正常者,也可见于器质性心脏病患者,老年人患器质性心脏病的概率较大。在服用洋地黄的患者中,低钾血症可促发房性心动过速。房性心动过速的症状、体征和预后常常是与基础心脏疾病及心室率相关的。运动或应激可能会诱发心动过速。颈动脉窦按摩或腺苷可增加 AV 阻滞,减慢心室率。

### (二)分类和发病机制

1.基于对 AT 电生理机制的认识,规则的 AT 可分为局灶性或大折返性两种类型

(1)局灶性 AT(归因于自律性、触发活动和微折返机制):激动规律性起自心房很小区域,然后离心扩布。2001 年欧洲心脏病学会和北美心脏起搏及电生理学会根据局灶性房性心动过速的电生理学机制和解剖结构特点做了如下的定义:"局灶性房性心动过速激动起源于心房内小面积的异位灶,向整个心房呈离心性扩展,在心动周期的大部分时间心房内膜无电动"。

这个定义的主要作用是与大折返性房性心动过速(房扑)进行区别,后者折返激动围绕直径约为数厘米大的中心障碍而环行,在整个心动周期都能记录到电活动。

(2)折返性 AT(包括典型房扑和其他位于右心房和左心房的具有明显大折返环的扑动)。

2.按照临床表现,房性心动过速可有以下不同形式

(1)非持续性:3 个或 3 个以上快速心房异位搏动连续发生,持续时间<30 秒,称为非持续性房性心动过速,常无自觉症状。

(2)阵发性房性心动过速:房性心动过速可骤发骤停,发作时间>30 秒,可持续数分钟、数小时甚至数日,多可产生明显的症状。

(3)无休止性房性心动过速:无休止性房性心动过速或称永久性房性心动过速,可能呈反复发作性或持续发作性。前者长时间描记心电图 50% 或 50% 以上为房性心动过速心律,房性心动过速与窦性心律交替出现,一连串的房性心动过速发作被窦性心律所分隔;后者房性心动过速持续不断发作,每次描记心电图或持续长时间描记心电图均为房性心动过速发作,从不出现窦性心律。异位 P′波一般为 150～180 次/min,可因体位改变、深呼吸、吞咽动作、情绪改变、迷走神经张力变化等而发生改变,常可伴有一度及二度房室阻滞,二度房室阻滞可为文氏型或 2∶1。

### (三)诊断与鉴别诊断

1.诊断

发作呈短暂、间歇或持续性当房室传导比率发生变动时,听诊心律不恒定,第一心音强度

变化。颈静脉见到 α 波数目超过听诊心搏次数。

**2.心电图表现**

(1)心房率通常为 150～200 次/min。

(2)P 波形态与窦性者不同,在Ⅱ、Ⅲ、aVF 导联通常直立。

(3)常出现二度Ⅰ型或Ⅱ型房室阻滞,呈现 2：1 房室传导者亦属常见,但心动过速不受影响。

(4)P 波之间的等电位线仍存在(与心房扑动时等电位线消失不同)。

(5)刺激迷走神经不能终止心动过速,仅加重房室阻滞。

(6)发作开始时心率逐渐加速。

**3.鉴别诊断**

房性心动过速应与以下的心动过速相鉴别。

(1)窦房结折返性心动过速(SNRT)：SNRT 骤发骤停,程序电刺激可诱发或终止心动速,其 P 波形态与窦性 P 波一致,既往认为此类心动过速由于窦房结内折返激动形成,但局限于窦房结内的折返激动从未得到证实。房性心动过速可起源于界嵴的整个长度,而起源于上界嵴的房性心动过速与窦性 P 波无法区分,因此,SNRT 归类于起源于界嵴的房性心动过速更为适宜。

(2)一般的窦性心动过速：如果房性心动过速呈持续性发作,起源于上界嵴,则与窦性心动过速很难区分。若心电图记录到心动过速发作与终止的情况则有助于两者的鉴别。房性心动过速不同于窦性心动过速之处在于其骤发骤停,"温醒阶段"(逐渐加速)或"冷却阶段"(逐渐减速)发生较快,通过 3～4 个心搏即可达到稳定的频率,而窦性心动过速的加速或减速发生比较缓慢,需 30 秒到数分钟才到达稳定的频率。

(3)不适宜的窦性心动过速(IST)：房性心动过速与 IST 的鉴别主要依靠临床特点：①房性心动过速骤发骤停,发作间期心率可位于正常范围,而 IST 在白天心率持续＞100 次/min,轻微活动可明显增速,夜间心率可降至正常。②房性心动过速静脉滴注异丙肾上腺素心率可加快,但 P′波形态无改变,而 IST 静脉滴注异丙肾上腺素后激动起源点可沿界嵴发生移动,P波形成可发生变化。

(4)心房扑动：大多数的心房扑动具有以下特点。

心房频率＞250 次/min。

F 波呈波浪状或锯齿状(下壁导联特别明显),两个 F 波之间无等电位线可见。

心房扑动常呈 2：1 房室传导,有时两个 F 波中有一个 F 波与 QRS-T 波群相重叠,只有一个 F 波清楚可见,极易与房性心动过速相混淆。按压颈动脉窦或静脉注射腺苷抑制房室结传导,可显示被掩盖的 F 波,从而做出正确的诊断。

但上述心房扑动特点并不完全可靠,有时由于心房病理改变或使用抗心律失常药物(如普罗帕酮、氟卡尼),F 波的频率可＜200 次/min,房室传导 1：1,F 波之间也可见到等电位线。必要时应进行电生理检查鉴别。

(5)房室结折返性心动过速(AVNRT)和房室折返性心动过度(AVRT)：房性心动过速与AVNRT、AVRT 可以从以下几点进行鉴别。

当房性心动过速起源于高位心房,P 波电轴向下,借此可排除 AVNRT 和 AVRT,后两种心动过速 P 波电轴均向上。

房性心动过速的 RP 间期可长可短,而且可不固定,主要取决于房性心动过速的频率及房室结传导时间,AVNRT 和 AVRT 的 R2P 间期均固定不变,因其与心动过速发生的机制密切相关。

发生房室阻滞时(自发性或药物所致),房性心动过速可继续进行而不受影响,AVRT 立即停止发作,少数 AVNRT 也可继续进行。

心动过速发作终止若以 P 波结束,房性心动过速可能性不大,因心房异位灶终止活动与房室阻滞同时发生概率很小,AVNRT 和 AVRT 均属可能;若以 QRS 波群结束,则无鉴别诊断价值。

心动过速发作开始出现"温醒阶段",发作停止前可能出现"冷却阶段",均提示房性心动过速(AAT),AVNRT 和 AVRT 开始发作时心率即稳定不变。

对疑难病例尚需进行电生理检查方能做出鉴别诊断。

**(四)临床表现及预后**

房性心动过速可无自觉症状,但多产生一些症状,如心悸、头晕、胸痛、呼吸困难、乏力、昏厥等。器质性心脏病患者可出现心肌缺血、肺水肿等。症状的产生主要取决于房性心动过速的频率、持续的时间和有无基础心脏病等。局灶性 AT 的预后通常良好,尽管其呈无休止发作时可能导致心动过速心肌病。

**(五)治疗策略**

(1)ACC/AHA/ESC 对室上性心动过速的治疗指南建议将 β 受体阻滞剂和钙通道阻滞剂作为一线药物,因其不良反应较少。如果房性心动过速持续,应加用 Ⅰa、Ⅰc 或 Ⅲ 类抗心律失常药物。

(2)如果服用洋地黄的患者出现房性心动过速,首先应考虑洋地黄中毒。治疗应包括停用洋地黄,低钾时用钾剂。如果心室率不是非常快,只需停用洋地黄。

(3)导管消融能有效根治房性心动过速,消融成功率高,复发率较低。

## 六、心房扑动

**(一)概述**

心房扑动是心房快速而规律的电活动。在心电图上表现为大小相等、频率快而规则(心房率一般在 240~340 次/min),至少一个体表导联上无等电位线的心房扑动波。房扑是介于房性心动过速和房颤之间的快速性心律失常,是最常见的大折返性房性心动过速。房扑很少见于正常人,患者多伴有器质性心脏病。随着对器质性心脏病治疗手段的增多,患者寿命延长,房扑的发病率会逐渐增加。房扑频率快时常可引起血流动力学障碍,应积极处理。

**(二)分类与发病机制**

房扑可分为典型房扑和非典型房扑。

(1)房扑是右心房内大折返性心动过速,左心房被动激动,折返激动依赖于下腔静脉和三尖瓣环之间的峡部缓慢传导。

(2)非典型房扑是指不依赖于下腔静脉和三尖瓣环之间峡部缓慢传导的大折返性房性心

动过速,也被称为非峡部依赖性房扑,折返环可位于左心房或右心房。在非典型房扑患者中器质性心脏病多见,心房一般有不同程度的增大。引起非典型房扑的激动除可围绕二尖瓣环进行折返外,也可围绕其他解剖障碍、外科手术或其他原因引起的心房纤维化瘢痕、不完整的频消融线等进行折返。

### (三)诊断与鉴别诊断

心房扑动的诊断主要依靠心电图。心电图特征为 P 波消失,代之以规律而匀齐的扑动波(F 波),心室率根据房室传导比例是否固定可以规则,也可不规则。心房扑动的心房率(F 波频率)为 300 次/min 左右(250～350 次/min),但这些激动仅部分以(2～4):1 传导到心室,尤以 2:1 传导最常见,故心房扑动时患者心室率常为 150 次/min 左右。心房扑动在临床上应注意与窦性心动过速、阵发性室上性心动过速等鉴别。

在常规心脏电生理检查中,激动标测和拖带技术是诊断大折返性房性心动过速的主要手段。利用拖带技术可以判断心脏中的某些部位是否在折返环内,是否靠近折返环的缓慢传导区相对较窄的峡部及其出口。

### (四)临床表现及预后

心房扑动的临床症状主要由心室率过快引起。轻者可无明显不适,或仅有心悸、心慌、乏力;严重者头晕、昏厥、心绞痛或心功能不全。如果心室率过快,持续时间过长,可引起心室扩大和充血性心力衰竭。过快心室率是扩张型心肌病的病因之一,被称为心动过速性心肌病。同心房颤动一样,心房扑动的患者心房内也有可能形成血栓,引起体循环栓塞。其栓塞的发生率与心房颤动相同。

### (五)治疗

房扑的药物治疗方法与房颤相同,但由于房扑的心室率通常较房颤快,患者心悸症状明显,发生于绝大多数器质性心脏病或外科术后的患者,药物控制心室率效果不佳,因此通常采用节律控制策略。

(1)电复律能够迅速有效地恢复窦性心律。应选用同步直流电复律,可选用较低的功率。如果一次不成功,可选用较高功率再复律 1 次。

(2)短效抗心律失常药物依布利特可静脉用转复房扑。60%～90%的房扑发作可通过依布利特转复。不良反应是 QT 间期延长。

(3)维拉帕米起始剂量为 5～10mg,之后给予 5mg/(kg·min)维持量,可减慢心室率。腺苷能造成短暂的 AV 传导阻滞,可用于鉴别诊断,使扑动波更明显。艾司洛尔为 β 受体阻滞剂,也可用于减慢心室律。

(4)如果房扑不能被转复,上述药物也不能减慢心室律,可应用地高辛和(或)钙离子拮抗剂或 β 受体阻滞剂。静脉注射胺碘酮减慢心率的效果与地高辛一样。总的来说,房扑控制心室律比房颤更难。

(5)房扑患者抗凝的适应证与房颤患者相同。除有禁忌证的患者外,所有房扑患者都应进行抗凝治疗。在有 2 个或 2 个以上危险因素(包括年龄≥75 岁、高血压、心力衰竭、左心室收缩功能受损和糖尿病)的患者中,应用华法林口服抗凝。在低危或有华法林禁忌证的患者中,应口服阿司匹林每天 81～325mg 进行抗凝治疗。

(6)房扑的导管射频消融治疗 Costa 等人将 104 例(平均 78 岁)首次发生有症状房扑的患者随机分为 2 组,一组在转律后应用胺碘酮进行治疗,另外一组接受导管消融治疗。随访 13 个月,药物和导管消融治疗组房扑的复发率分别为 29％和 5％,药物治疗组有 5 例患者出现与抗心律失常药物应用有关的并发症,包括病态窦房结综合征 2 例、甲状腺功能亢进 1 例、甲状腺功能减退 2 例,而导管消融治疗组无相关并发症发生。

该研究提示,对于首次出现有症状房扑的患者,导管消融治疗的有效性优于药物治疗,并且不良反应较少。这是第一个有关房扑导管消融与药物治疗有效性和安全性的随机对照研究。另外,有研究提示,导管消融治疗对于年龄较长房扑患者(＞75 岁)的有效性和安全性与年龄较轻者相近。

### 七、房室结折返性心动过速

#### (一)概述

**1.定义**

(1)室上性心动过速(SVT):指导致心动过速的主要折返路径或者局灶起源点全部或部分位于心室以上(包括窦房结、心房、房室结或者希氏束)。

(2)阵发性室上性心动过速(PSVT):通常用来特指房室结折返性心动过速与房室折返性心动过速。"阵发性"指心动过速呈突发突止的临床表现。

(3)房室结双径路:1956 年,Moe 等通过动物实验证实房室结可能存在功能性双径路,一条是快径路($\beta$ 径路),一条是慢径路($\alpha$ 径路)。快径路有较快的传导速度和较长的不应期,而慢径路传导速度较慢,但不应期短。因此,当一个期前刺激落在快径路的不应期内被阻断时,激动则通过慢径路传导,并从快径路的远端结合点以逆传方式返回到激动起源的心腔。1962 年 Kistin 第一次证明人类存在房室结双径路。目前房室结双径路通常根据对心房期前刺激试验的反应进行定义,当局部心房起搏配对间期($A_1A_2$)缩短 10 毫秒时,从局部心房电位到希氏束电位的传导时间($A_2H_2$)延长≥50 毫秒,则定义为房室结双径路。同样,当以每次周长递减 10 毫秒刺激心房时,AH 间期延长≥50 毫秒也被定义为房室结双径路现象。房室结的逆向传导也被证实具有双径路现象,当逆向传导通过快径时,最早心房激动位于希氏束附近;而当逆向传导转换到慢径时,最早心房激动位于冠状静脉窦口(CS)附近。在部分患者可能存在超过 2 条的房室结多径路。

(4)房室结折返性心动过速(AVNRT):由房室结双径路或多径路以及房室结周围心房组织参与的折返性心动过速,最常见房室结慢径前传,房室结快径逆传,经房室结周围心房组织连接快径和慢径的慢快型 AVNRT。

**2.分型**

目前能够较好结合房室交界区解剖、电生理特性和机制的 AVNRT 分型方法如下。

(1)慢快型:为房室结慢径前传,快径逆传(希氏束 A 波领先),AH 间期明显大于 HA 间期,且 AH 间期≥200～220 毫秒,平均 270～280 毫秒。慢快型最常见,约占所有 AVNRT 的 90％。

(2)快慢型:为房室结快径或另一条慢径前传,逆传呈典型慢径逆传顺序(CS 水平 A 波领先),AH 间期通常小于 HA 间期,且 AH 间期＜200 毫秒,平均 90 毫秒。

(3)慢慢型:为房室结慢径前传,逆传呈典型慢径逆传顺序(CS 水平 A 波领先),AH 间期通常大于 HA 间期,且 AH≥200～220 毫秒,平均 260 毫秒。

### (二)病因、发病机制

在正常心脏,房室结是心房和心室之间的唯一电学通路。AVNRT 的病因为患者存在房室结双径路或多径路,而在房室结双径路或多径路以及部分房室结周围心房组织之间形成折返。目前尚不清楚 AVNRT 的发生究竟是因为患者在解剖上,还是在传导特性上与正常人有别。无论有无 AVNRT,房室结双径路现象的检出率也可达 10%～84%。

### (三)临床表现及预后

(1)AVNRT 最常见于年轻人和中年人,在老年人中也并非少见。

(2)女性多于男性。

(3)主要症状包括心悸或心跳加快,以及胸闷、乏力、多尿、呼吸困难、眩晕等,偶可出现昏厥。症状轻重程度主要与发作时心室频率、持续时间以及基础心脏状态等有关。

(4)典型心悸多表现为规则的心动过速,并且呈突发突止,刺激迷走神经的动作,如屏气、恶心等可终止发作。

(5)除非伴有器质性心脏病,AVNRT 的预后良好。

### (四)诊断与鉴别诊断

1.诊断

体表心电图的特点如下。

(1)窦性心律时心电图多为正常,很少显示房室结双径路现象(即出现 PR 间期正常或明显延长两种情况)。

(2)AVNRT 多为节律规则的窄 QRS 波心动过速,频率通常在 140～240 次/min,但也有频率慢至 100～120 次/min 的病例。

(3)慢快型(占所有 AVNRT 病例的 90%左右)和部分慢慢型 AVNRT,逆行 P'波与 QRS波非常接近,P'波通常隐没在 QRS 波中,但也有在 QRS 波略前或略后,部分病例 $V_1$ 导联出现假性 r'波,或 Ⅱ、Ⅲ、aVF 导联出现假性 s 波,如能与患者窦性心律心电图相对比,通常可以更明确上述特征。

(4)快慢型 AVNRT,RP'间期大于 P'R 间期,P'波在 Ⅱ、Ⅲ、aVF 导联呈倒置状,$V_1$、$V_2$ 和aVL 导联直立。

(5)心动过速常由室上性期前收缩或室性期前收缩等诱发及终止;室上性期前收缩诱发时,诱发心搏的 PR 间期突然延长。ST-T 可有显著改变,但通常无特异性。

(6)AVNRT 时可以出现功能性束支阻滞,表现为宽 QRS 波心动过速(右束支阻滞图形或左束支阻滞图形),但由于束支和心室不是折返环的必需部分,故束支阻滞并不影响心动过速的频率。

2.鉴别诊断

不同类型的 AVNRT 主要应与房室折返性心动过速(AVRT)和房性心动过速相鉴别。慢快型 AVNRT 主要应与位于前间隔部位的旁路和房性心动过速相鉴别,慢慢型和快慢型AVNRT 主要应与位于后间隔、左后游离壁旁路的顺向型 AVRT 和起源于后间隔或 CS 周围的房性心动过速相鉴别。

窄 QRS 波心动过速鉴别诊断流程。

(1)QRS 波节律是否匀齐:如否,可能为房颤、房扑、房性心动过速不等比下传。

(2)基线是否平坦:如无明显等电位线,表现为大锯齿波(F 波)时,应高度怀疑房扑伴 2:1 下传。

(3)有无清晰可见的 P 波。

如无可辨识的 P 波,慢快型或部分慢慢型 AVNRT 可能性大。

$V_1$ 导联出现假性 r′波,Ⅱ、Ⅲ、aVF 导联出现假性 s 波,AVNRT 可能性大。

(4)P′波与 QRS 波的时相关系。

P′R 间期<RP′间期:房性心动过速可能性大,少见情况有持续性交界区折返性心动过速(PJRT)或 AVNRT(快慢型)。

RP′间期<P′R 间期:①RP′间期<70 毫秒:AVNRT 可能性大。②RP′间期>70 毫秒:AVRT 可能性大,少见情况有 AVNRT(慢慢型)、房性心动过速。

(5)应注意 P′波频率与 QRS 波频率的关系。

房率>室率:可能为房扑 2:1 下传。

房性心动过速的房率<室率:可能为室性心动过速。

(6)需要指出的是,临床上常常容易将心房扑动或特发性左心室室性心动过速误诊为 PS-VT,所以正确辨识心房波或者 QRS 波的形态极其重要。

心房扑动:多为 130~150 次/min,心电图无明显基线,可见 F 波,下壁导联与 $V_1$ 导联明显。

特发性左心室分支性室性心动过速(ILVT):QRS 波在Ⅱ、Ⅲ、aVF 导联均以负向波为主,电轴明显左偏或无人区电轴合并 RBBB 时,应高度怀疑 ILVT,室房分离现象在电生理检查中常见,但在体表心电图上有时难以确定,同时由于心动过速起源于希浦系统,QRS 波时限常常<140 毫秒,甚至<120 毫秒。

**(五)治疗策略**

1.急诊处理流程

(1)描记标准 12 导联心电图。

(2)刺激迷走神经可屏气作 Valsalva 动作,压舌或刺激咽部,脸浸入冷水,按摩一侧颈动脉窦(老年人或颈动脉窦高敏者慎用)等。

(3)静脉用药。

腺苷或三磷酸腺苷(ATP):①优点:起效快,代谢快。终止心动过速的疗效为 80%~90%。②禁忌证:支气管哮喘。③用量:成人腺苷 6mg(或者三磷酸腺苷 10~20mg)静脉快速推注(1~2 秒)。

普罗帕酮:①慎用:器质性心脏病、心功能不全。②用量:70mg(1~1.5mg/kg)静脉慢推(10 分钟),10~20 分钟后可重复给药。

维拉帕米或地尔硫卓也可作为一线药物:①慎用:器质性心脏病、心功能不全。②用量:维拉帕米 5mg,稀释后 5~10 分钟缓慢注射,如无效 5~10 分钟后可再次给药 1 次;地尔硫卓

10～15mg(0.25～0.35mg/kg)静脉注射,如无效 10～20 分钟后可再次给药 1 次。

(4)直流电复律:如果患者出现心功能失代偿的症状和体征或合并血流动力学不稳定时,应该早期考虑同步直流电复律。AVNRT 成功转复的能量多为 10～100J,少数例外。

2.射频导管消融治疗

(1)由于长期用药的一系列问题,如药物不良反应、患者顺应性以及使用一段时期后疗效欠佳,经导管消融治疗目前已经成为 AVNRT 的一线治疗方案。

(2)目前 AVNRT 射频消融治疗成功率高达 95%～99%,具有成功率高、并发症发生率低、复发率低、安全性好等优点,已在临床上广为采用。

(3)远期随访结果表明,与药物治疗相比,导管消融治疗可提高生活质量,有更好的成本-收益比。

3.长期药物治疗

(1)由于经导管消融已成为一线治疗方法。药物主要用于预防 AVNRT 频繁发作及用于治疗由于各种原因无法接受经导管消融的患者。

(2)常用的预防发作的药物包括钙离子拮抗剂(维拉帕米、硫氮卓酮)、$I_c$ 类抗心律失常药(普罗帕酮、氟卡尼)、β 受体阻滞剂。由于胺碘酮长期服用不良反应较多,不宜作为常规治疗。对于偶发、发作持续时间短暂,或者症状轻的患者可不必用药治疗,只需在心动过速发作时应用药物终止心动过速。

(3)需要注意的是,抗心律失常药物对房室结折返的抑制作用,可因交感神经兴奋而被抵消。另外在部分患者中,服用抗心律失常药物后,可出现心动过速发作较前频繁或持续时间明显延长,其机制可能与抗心律失常药物减慢房室结快径和(或)慢径的传导,从而更符合心动过速的折返条件,使心动过速更容易诱发或维持有关。

## 八、房室交界区心律和房室交界区心动过速

(一)概述

1.定义

(1)房室交界区:房室交界区指心房和心室之间的特殊(或者称房室)传导系统,包括心房进入房室结的纤维,房室结本身以及希氏束的主要部分。而希氏束分叉以下的束支、分支和浦肯野纤维则属于室内传导系统。目前仍认为可以将房室结分为上、中、下三个电生理功能不同的部分,即房结区(AN 区)、结区(N 区)及结-希氏束区(NH 区);Becker 和 Anderson 将房结区(心房肌与真房室结之间)的移行细胞区分成三个小区,即表浅区、后区和深区,表浅区汇入房室结的前上部分,后区汇入房室结的后下部分,深区将左心房和房室结的深部连接在一起。Enoue 和 Becker 在人类房室结的解剖重建研究中发现,房室结存在两条后延伸,右侧后延伸和左侧后延伸分别相当于 Becker 和 Anderson 早期研究中移行细胞区的后区和深区。

(2)交界区心律与交界区心动过速:交界区细胞具有自律功能,是窦房结以下的次级节奏点,通常它本身的节律只有 40～55 次/min。临床上将慢于 70 次/min 的交界区自律心律称为交界区心律,而将≥70 次/min 的交界区自律心律称为交界区心动过速。交界区心动过速时的心率多为 70～130 次/min,常见 100 次/min 左右;部分交界性异位性心动过速或局灶性交界性心动过速的心室率可达 140～370 次/min,多在 200 次/min 左右。

（3）非阵发性房室交界区心动过速（NPJT）：非阵发性交界性心动过速（NPJT）又称加速性交界性心动过速（AJT）。为交界性心动过速最常见的类型，其特征为心率一般为70～130次/min，心率匀齐，往往与窦性心律交替出现，由于以上原因临床上的听诊往往不易识别，多靠心电图检查或心电监测才能发现。多见于洋地黄制剂用量过大、风湿热、急性心肌梗死、心脏外科手术后等疾病情况下，偶尔也可发生于无明显器质性心脏病的患者中。

2.分类

和其他异位心律一样，交界性心律可以分为被动性及自动性两种。

（1）被动性交界性心律：被动性交界性心律或被动性交界性搏动属于生理现象。他们的发生是由于窦性激动较长时间不能传入交界区，因此房室交界区内某一个部位便"被迫"发出一个交界性搏动，或在相似情况下连续发出一系列（3次以上）交界性搏动，成为被动性交界性心律，被动性交界性心率通常慢于70次/min。

（2）主动性交界性心律或交界性心动过速：主动性交界性心律的发生机制是由于某种原因房室交界区内某个节奏点的自律性增高，超过了窦房结的自律性。它下传心室引起心室搏动，也可能逆传入心房，引起逆行P波。若这种情况仅偶然出现，而基本上仍是窦性心律，便称为交界性期前收缩（或称为交界性期前收缩）。但是交界区的节奏点若持续比窦房结快，便在较长时间内取代窦房结而呈自动性交界性心律。主动性交界性心律通常超过70次/min，故又称为交界性心动过速。

**（二）病因、发病机制**

交界区逸搏或被动性交界性心律通常都是生理现象，具有保护作用。在窦性停搏、窦性心律不齐、窦房传导阻滞、不完全性房室阻滞及期前收缩后的补偿性间歇、快速心律失常终止等使心室搏动发生过长的间歇时，房室交界区作为次级起搏点，使心室搏动，以保证心室不致过迟地激动收缩。

主动交界性心律或交界性心动过速临床上并不少见，多发生于急性心肌梗死、心肌缺血后再灌注、药物影响（例如洋地黄制剂过量）、代谢性改变、电解质紊乱、心肌炎（特别是急性风湿性心肌炎）、缺氧、心脏手术等情况下。有限的研究结果表明交界性心动过速时冲动的形成部位在希氏束部位以上，其机制可能为自律性增加，但并不能排除晚期后除极引起的触发活动作为其机制。

交界性异位性心动过速或局灶性交界性心动过速可见于婴儿、儿童和老年正常人，但发生率极低；在复杂先天性心脏病外科矫正术后较为常见。其机制可能为局部异常自律性或触发活动。

房室结折返性心动过速由于其机制已明确为折返，且其折返环并未局限于房室结或交界区内，故不在此讨论。

**（三）临床表现及预后**

（1）被动性交界区逸搏或心律多发生于过长的间歇期后；主动性交界性心律多发生于急性心肌梗死、洋地黄过量、心脏手术等情况下。

（2）被动性交界性心律可以无症状，主要症状包括心悸、乏力、头晕、呼吸困难、黑矇、昏厥等。症状轻重程度主要与交界区逸搏频率、持续时间以及基础心脏状态等有关。

（3）主动性交界性心律或交界性心动过速的临床表现和预后主要与心动过速时的心室率、

是否存在房室阻滞、心动过速持续时间、是否存在基础心脏病及程度等相关,心动过速无休止发作可以导致心动过速性心肌病和心力衰竭。

**(四)诊断与鉴别诊断**

1.诊断

心电图是最重要的诊断依据。

(1)被动性交界性心律。

交界区逸搏:①在一个过长的间歇期后,出现一个 QRS 波群。②QRS 波群形状与其他 QRS 波群形状大致相同,或仅有很小的区别。③PR 间期<0.10 秒,或无 P 波或在 QRS 波群前后有逆行 P 波。

被动性交界性心律:①心率缓慢匀齐,多为 40~55 次/min,不超过 70 次/min。②QRS 波群前后无 P 波,或有逆行 P 波。③即使有窦性 P 波,PR 间期<0.10 秒,或等于零,或为负数。

(2)主动性交界性心律。

交界性心动过速:房室交界区有短暂的、反复发生的自主性增强的快速心律。心电图特点:①频率多为 70~130 次/min。②心房和心室可以均由交界区节奏点控制,也可以和窦性心律交替出现。③可有"逆行"P 波,多在 QRS 波前,P'R 间期≤0.12 秒;心室和心房也可以分别由交界区节奏点和窦房结控制。如果交界性激动控制心室,而心房多数仍由窦房结控制,两者频率相近似,通常称为非阵发性交界性心动过速。

交界性异位性心动过速(JET)或局灶性交界性心动过速:①窄 QRS 波心动过速伴房室分离。②心室率为 140~370 次/min,多为 200 次/min 左右,少数病例心室率为 110~140 次/min。③房室分离几乎可见于所有患者,但在 80%的患者中,可见短暂性室房传导。

2.鉴别诊断

主动性交界性心律(交界性心动过速和交界性异位性心动过速)主要应与房室结折返性心动过速(AVNRT)相鉴别,根据病史(病因、诱因等)、心动过速诱发是否依赖快-慢径跳跃、P 波与 QRS 波的关系、是否存在房室分离等不难做出鉴别。

**(五)治疗策略**

(1)描记标准 12 导联心电图或行心电监测。

(2)明确或排除可导致被动性或主动性交界区心律的病因或诱因,如病态窦房结综合征、不完全性房室阻滞、快速心律失常终止、急性心肌梗死、洋地黄制剂过量、电解质紊乱、心脏手术等。

(3)治疗。

治疗和纠正上述病因和诱因:如洋地黄过量或中毒应及时停用洋地黄制剂,并纠正低血钾等电解质紊乱,治疗心肌缺血或缺氧,植入心脏起搏器治疗病态窦房结综合征、房室阻滞等。

药物治疗:对于交界区逸搏心律或不影响血流动力学的非阵发性交界性心动过速,通常不需治疗,非阵发性交界性心动过速持续发作可以使用 β 受体阻滞剂或 $Ca^{2+}$ 拮抗剂。局灶性交界性心动过速一般对 β 受体阻滞剂有一定的效果,静脉应用胺碘酮对减慢或终止部分局灶性交界性心动过速有效。

导管消融治疗:导管消融治疗主要用于局灶性交界性心动过速反复或无休止发作,导致明显症状或心动过速性心肌病,药物治疗无效的患者。多数患者可以消融成功,但消融房室结附近的局灶起源点有导致房室阻滞的风险,也有一定的复发率。对于药物治疗无效,伴有明显心动过速心肌病或心力衰竭,且导管消融失败的患者,消融房室结,植入心脏永久起搏器也是一个可供选择的治疗。

## 九、室性心动过速

### (一)室性心动过速的概述及分类

#### 1.概述

室性心动过速(室速)是指起源于希氏束分叉以下的心动过速。自然发生时,指连续 3 个和 3 个以上的室性期前收缩,频率快于 100bpm 的室性期前收缩就可诊断非持续性室速;而在电生理检查中心脏程序刺激诱发时,指连续 6 个或 6 个以上的室性期前收缩,无论其形态如何,均可认为非持续性室速。

#### 2.分类

室速的分类有多种,可根据心电图、发作时间、发作方式、发作时血流动力学状态及有无器质性心脏病等进行分类,在临床上一般根据发作时心电图的形态及持续时间进行分类。

根据发病机制可分为自律性、折返性和触发活动性室速。根据室速发作的持续时间和伴随的血流动力学改变可分为持续性室速、非持续性室速和无休止性室速。一次室速发作的持续时间多于 30 秒,或不到 30 秒即引起血流动力学的紊乱,必须紧急处理者,为持续性室速;若发作不足 30 秒即自动终止,则为非持续性室速;室速持续发作≥24 小时则为无休止性室速。根据 QRS 波群形态特征可分为单形性室速、多形性室速和双向形室速。单形性室速指的是室速发作时,同一导联的 QRS 波形态单一而稳定;若同一导联有多种不同形态的 QRS 波,则为多形性室速。室速患者可以存在多种单形室速,并且可以从一种形态转变为另一种形态,或者在不同的时刻呈现不同形态。根据是否合并器质性心脏病可分为病理性室速和特发性室速。还有一些室速具有特殊的遗传学背景或具有特殊的临床、心电图或电生理特征,如儿茶酚胺敏感性室速、分支性室速(维拉帕米敏感性室速)、束支折返性室速、尖端扭转性室速和反复性单形性室速(腺苷敏感性室速)。

### (二)室速的病因

室速从临床病因的角度可以分为三大类。

#### 1.无器质性心脏病

无器质性心脏病包括左室与右室特发性室速、短阵室速与极短联律间距的多形性室速。这些室速根据目前所有的临床检查都不能发现明确的器质性心脏病。但这些室速所表现的心脏电生理的异常,除偶尔出现的短阵室速,仅与自主神经张力的变化有关外,可能仍有局部心肌细胞的异常,而心脏的大体检查对此无法发现。

#### 2.器质性心脏病

器质性心脏病包括各种病理性的阵发性持续性室速、加速性室性自主心律与 Q-T 间期正常的多形性室速。引起这些室速的器质性心脏病,最常见的是冠心病、急性心肌梗死,特别是陈旧性心肌梗死,也常见于各型心肌病,特别是扩张型心肌病。此外,也偶发于其他器质性心脏病,如心肌炎、风心病、先心病、二尖瓣脱垂等。但其中的束支折返性室速,最好发于扩张型心肌病,偶见于冠心病。而右室发育不良性室速,实际上就是一种特别的心肌病致心律失常源性右室发育不良。这种心肌病表现为右室先天性发育不良,右室壁局部明显变薄,甚至薄如纸。此处的心肌细胞变性、消失,被大量脂肪组织和少量纤维组织取代。心脏收缩时,此处运动不良,甚至反向膨出而形成局部室壁瘤。右室腔扩大,右心房也可扩大。这种病变最好发于右室流出道和三尖瓣下方,呈三角形分布,称为"发育不良三角"。

3.其他原因

其他原因包括各种非持续性单形性室速和 Q-T 间期延长的多形性室速。其中最常见的原因是药物和电解质失衡。洋地黄中毒伴低血钾是双向性室速的原因,也可引起加速性室性自主心律和短阵室速。影响心室复极的药物(主要是抗心律失常药)、电解质紊乱、心动过缓、中枢神经系统病变、自主神经不平衡和二尖瓣脱垂等是引起获得性长 Q-T 综合征的常见原因。遗传基因异常是先天性长 Q-T 综合征的原因,其中有家族史伴先天性神经性耳聋者,为常染色体隐性遗传;听力正常者为常染色体显性遗传。

**(三)室速的发生机制**

近 20 多年来,特别是近几年来,对室速机制有了较深刻的认识,从而导管消融的成功率也有了较大的提高。因为室速的形成机制不同则导管消融的方法不同。室速的形成机制是成功导管消融的基础。室速的可能机制包括:折返、正常和异常的自律性增强、早期或延迟后除极引起的触发活动。多数非器质性心脏病室速机制为触发活动或自律性增强。器质性心脏病患者心室肌内的病变或瘢痕组织,以及心肌重构后的心肌肥大和纤维化等,构成了室速发生的解剖机制;心室不同部位的兴奋性、传导性与不应期的异常和各向异性、自律性增强以及存在非兴奋组织等,构成了室速发生的电生理基质。

1.折返激动

折返是临床最常见的快速心律失常发生机制,形成折返的 3 个必备条件如下。

(1)解剖上或功能,上存在至少 2 条连接近端和远端而形成传导环路的潜在通道。

(2)上述通道之一存在单向阻滞。

(3)无阻滞的通道传导缓慢,允许阻滞的通道有足够的时间恢复应激。当两个通道的传导延缓和不应期适当时,一个持续向前的循环电激动便产生了,导致心动过速。折返性心动过速可以由期前刺激或快速起搏诱发与终止,其维持需要折返环路电生理条件的匹配。

折返是室速的主要发生机制,折返的原因可见于心肌缺血、心肌病变、低血钾或其他代谢性缺陷等,这些因素使心肌的复极不一致,则冲动传导形成区域性差异。急性心肌梗死的患者,正常心肌与梗死心肌之间传导和组织的不一致性,构成了折返的基础,其折返环是多种多样,可以位于梗死边缘,也可以位于梗死灶中间,形成室速。

2.触发激动及自律性增高

(1)自律性增加:一些具有正常自律性的细胞诸如窦房结和房室结细胞可自发除极,在膜电位达到阈值后触发一次动作电位。自发除极以及心肌细胞跨膜电位的维持,都是通过控制细胞内外离子的跨膜流动实现的。大多数心肌细胞正常状态下不具有自律性,但当受到损伤或疾病状态下即可获得自律性,这种细胞的异常自律性与心脏起搏细胞的正常自律性不同,其膜电位发生了改变。在交感神经兴奋和儿茶酚胺分泌增加、低钾血症、缺血缺氧和酸中毒等情况下,原来有自律性的心肌细胞可能出现异常增高的自律性,原来无自律性的心肌细胞也可能产生异常自律性。有时自律性增加的异位起搏点周围存在着传入阻滞,可与正常节律一起形成特殊的室性并行心律。

(2)触发激动(触发自律性):触发激动是除极后细胞对先前动作电位的反应造成的,这种后电位发生于动作电位的第三时相,分为早期后除极与延迟后除极两种形式。触发激动是指心脏除极触发的膜振荡性后电位,因为总是在一次除极后发生,故又称后除极。当后除极电位达到阈电位时,便产生触发性动作电位,因本身又存在后电位,如此序贯成串形成心动过速。后除极是发生在前一次动作电位复极过程中或复极完毕后的阈值下除极,分别称为早期后除极(EAD)和延迟后除极(DAD)。EAD 发生在复极结束之前,即动作电位第 3 时相。因心率慢时 EAD 增加,又称心动过缓依赖型。可能与先天性或获得性 LQTs 相关的扭转性室速的发生有关。DAD 发生在复极将要结束时或结束之后。在一定范围内心率快时 DAD 增加,又称心动过速依赖型,可能是儿茶酚胺敏感性室速、反复性单形性室速(腺苷敏感性室速和洋地黄中毒等引起的室速)的发生机制。许多动物试验表明,心肌梗死后冠脉再灌注心律失常主要与延迟后除极有关。

**(四)室速的临床表现及心电图特征**

1.室速的症状

室速的症状取决于两个方面。

(1)室速发生的频率和持续的时间,是否引起血流动力学的改变。

(2)取决于是否有心脏病的存在和心功能不全状态。临床上患者可以没有症状,也可以出现轻微的不适感,若为非器质性心脏病,室速发作大多短暂、症状也较轻,可自动恢复,用药后一般疗效较好,虽然反复发作但一般预后较佳。若器质性心脏病并发室速,特别伴发频率较快者常症状严重,常见心悸、低血压、全身乏力、眩晕和昏厥、休克,也可出现急性肺水肿、呼吸困难、心绞痛,心肌梗死和脑供血不足症状,严重者发展为室扑、室颤、阿斯综合征而猝死。

2.室速的体征

室速发作时可见颈静脉搏动强弱不等,有时房室同时收缩可见较强的颈静脉波(大炮波),房室收缩不同步可致心尖区第一心音强度不一致,心率 70~300bpm,一般为 150~200bpm,节律可齐也可轻微不齐或绝对不规律,如扭转性室速可绝对不规律、脉搏细速弱,常可闻及宽分裂的心音和奔马律、面色苍白、四肢厥冷,还可伴有不同程度的神经、精神症状。此外还可发现基础心脏病原有的体征,以及随症状严重性不同可能出现相应的低血压、休克或心力衰竭等体征。

3.室速的心电图表现

(1)一系列快速基本规则的宽大畸形 QRS 波群(QRS>0.12 秒)、频率>100bpm,但可因室速类型不同、速率不一。

(2)干扰性房室脱节,室率>房率,P 与 QRS 无关或埋藏于宽大畸形的 QRS-T 中,使 P 波难以分辨。

(3)完全性心室夺获,表现在室速过程中出现所谓提前窦性心搏,QRS 为室上性,其前面有 P 波且 P-R 间期>0.12 秒。

(4)室性融合波,系不完全性心室夺获和部分室性异位搏动所控制而形成,图形介于窦性与室性之间。

(5)室速发作前后也可见部分患者出现与室速类似室性早搏。

(6)可出现逆行性 P′波且与 QRS 有固定关系,常为室速逆传入心房,一般 R-P′间期大于0.12 秒小于 2.0 秒,若伴有逆传延迟可>2.0 秒,除了上述特点外必须排除宽 QRS 室上性心动过速,如室上速伴有束支传导阻滞,室内差异性传导和预激综合征并发室上性心动过速,为旁路前传型者。室速心电图中的心室夺获。

4.室速共有的心电图特点

(1)QRS 时间与心室率:室速发作呈右束支传导阻滞(RBBB)图形时其 QRS 波群时限应大于 140 毫秒,室速发作呈左束支传导阻滞(LBBB)图形时其 QRS 波群时限应大于 160 毫秒,室速的心室率范围在 100~300bpm,通常是 150~200bpm,R-R 间距规整或稍有不规整。一般说,RBBB 型心动过速多起源于左室,LBBB 型心动过速多起源于右室。

(2)心室夺获及室性融合波:心室夺获及室性融合波是诊断室速的重要依据,室速发作时,窦房结的激动经房室结下传心室并使整个心室除极,则在成串宽大畸形的 QRS 波群中见到一个窄的 QRS 波,此为心室夺获。如果窦房结激动下传心室时刚好室性异位起搏点也指挥心室除极,那么此激动将与室性异位起搏点共同指挥这一次整个心室的除极过程,由此产生的 QRS 波既不完全像室速的宽 QRS 波,也不完全像正常 QRS 波,是介于他们两者之间的一种 QRS 波群,称为室性融合波。

(3)房室分离及室房逆行传导:部分室速体表心电图可见到房室分离(房室脱节),窦性 P波按规律出现,与室速的 QRS 波无固定的时间关系。部分室速体表心电图可以出现室房逆行传导,可呈 1∶1 传导,也可出现室房传导阻滞,有时为文氏型传导阻滞。房室分离是诊断室速的重要依据,而室房逆行传导阻滞则几乎是室速诊断的确证。

(4)QRS 波群电轴:室速的电轴位于"无人区"支持室速。室速为 LBBB 型,电轴右偏同样是诊断室速的有力证据。

(5)QRS 波群形态:当表现为束支传导阻滞图形时,V₁~V₂和 V₆导联 QRS 波群呈特殊形态,具有以下的特征:右束支阻滞图形时 V₁~V₂导联呈单相 R、qR、Rr′、RS 形、V₆导联的R/S<1。当呈左束支传导阻滞图形时,V₁或 V₂导联的 r 波宽度≥40 毫秒,S 波降支有切迹,或者从 r 波起点到 S 波波谷的间期≥70 毫秒,以及 V₆导联出现 Q 波,以上特征均支持室速。

(6)全部胸导联 QRS 波群:其主波方向呈同向性,即全部向上或向下。

**(五)无创检查在室速诊断中的价值**

1.动态心电图

动态心电图可以提高心律失常的检出率,有效地预防重大心血管事件的发生,使心律失常的诊断水平大为提高,增加了心电图临床应用的价值。

通常对室性心律失常的患者进行动态心电图监测可以发现室性期前收缩及室性心动过速,但要考虑监测的时间长短,以及室性心动过速的发作的频率。强调指出动态心电图监测没有发现室性心律失常并不代表不存在室性心律失常,所以动态心电图只用于发作频繁的室性心律失常或室性心动过速的患者,并且其诊断的敏感性较低。

动态心电图也可以作为评价药物疗效的一种手段,一般认为,有效的药物治疗的证据是室性期前收缩的频率减少70%以上。

**2.运动试验**

心电图运动试验是心电图学的重要组成部分。追溯其发展,从20世纪30年代起,运动试验就开始受到重视;在20世纪40—50年代,学者们对二阶梯运动试验进行了深入的研究;至20世纪50年代中期以后,二阶梯运动试验逐渐被平板运动试验和踏车运动试验所取代。随着国际上相关研究的进展和我国经济发展水平的变化,它已成为目前诊断冠心病最常用的一种辅助手段。同时也是评价心律失常的一种手段,对于由冠心病引起的室性心律失常,可以通过运动试验来了解运动诱发室速发作的可能性,以及缺血与心律失常的关系,但要做好急救准备。但对于评价室性心律失常的治疗,运动试验并不可靠,因为运动试验诱发心律失常具有很大的变异性。

**3.心室晚电位**

心室晚电位是在心肌的心内膜或心外膜,或体表信息叠加的心电图,于QRS波终末部至ST段起始部的40毫秒中,记录到的一种高频低振幅的碎裂电位,称为心室晚电位。心室晚电位代表了缺血区心肌的电兴奋传导延缓,去极化速度延迟,提示局部心肌存在传导不均一的组织,是发生折返性室性心律失常的重要机制。因此晚电位的存在,是心肌电活动不稳定状况的反映。在危险的室性心律失常中,检出晚电位是猝死的预报信号,在急性心肌梗死后猝死的预测中,晚电位检查占有重要位置。心肌梗死伴室性心律失常的危险性较大,猝死率较高,这充分说明心室晚电位的存在增加了持续性室速、室颤心律失常性猝死的可能性,因碎裂电位是引起恶性室性心律失常猝死的电生理机制。许多报道认为心肌梗死后的心室晚电位以急性心肌梗死、下壁心肌梗死的阳性率较高,因此心室晚电位对心肌梗死具有较重要的预测价值,可成为判断心肌梗死预后和猝死的有价值的方法。

**4.其他**

(1)T波电交替:是指在规则的心律时,体表心电图上T波振幅、形态逐搏交替变化,与器质性心脏病恶性室性心律失常的发生有密切关系,是心肌活动不稳定的指标。在现有的检测手段及检测仪器条件下,微伏级T波电交替检测是一种价廉、方便且无创的检查形式的代表,但微伏级T波电交替检测作为一种无创的检测手段,其对于发生各种致死性心脏病危险分级的作用仍需要临床试验进一步研究证实。

(2)心率变异性:作为定量分析心脏自主神经系统张力的方法已经被公认,其指标异常常提示交感神经张力增加。近来用相似的方法进行心室复极时间变异性的频谱分析研究,与心率变异主要反映窦房结的交感-迷走神经相互作用不同,心室复极时间变异性直接反映正常或异常心室的状况及自主神经的影响,可能成为研究心室复极动态变化的有力指标,尤其在其短时调节机制上;此调节作用受损可能与自主神经对心脏支配的不平衡有关,而这被认为是许多疾病(如QT间期延长综合征、婴儿猝死综合征、心肌梗死后、糖尿病神经损害等)出现严重室性心律失常的主要机制。心室复极时间变异性与QTd及研究T波动态变化的方法相结合,使心室复极的非创伤性评估方法更加完善。

### (六)心内电生理检查

有助于明确室速诊断,探讨室速的机制,在反复发作的持续或非持续性室速患者和医院外心搏骤停存活者,电生理检查可用于发现有临床意义的心律失常及由其导致的心脏猝死的高危患者,同时电生理测试指导抗心律失常药物治疗及评估其疗效。

1.术前准备及导管技术

电生理检查前停用抗心律失常药物至少5个半衰期。在导管室局麻下进行,一般穿刺右股静脉和锁骨下静脉,放置相关导管电极,同时记录心内电图及基础电生理参数,行有关程序刺激。

2.程序刺激方案

电生理检查诱发持续性室速的发生率取决于基础心脏病、左室心功能异常程度,存在的心律失常性质及所用的刺激方案。采用的方案标准是在右心室不同部位采用2个基础刺激周长,刺激方案可用到3个期前刺激。在右心室两个部位刺激均未诱发出有意义心律失常,则给予静脉点滴异丙肾上腺素,提高窦性心律,重复上述刺激步骤。

### (七)室速的治疗

首要的问题是决定应对哪些患者给予治疗。除了β受体阻滞剂以外,目前尚未能证实其他抗心律失常药物能降低心脏性猝死的发生率。况且,抗心律失常药物本身亦会导致或加重原有的心律失常。因此,对于室速的治疗,一般遵循的原则是:无器质性心脏病者发生非持续性室速,如无症状及昏厥发作,无须进行治疗;持续性室速发作,无论有无器质性心脏病,均应给予治疗;有器质性心脏病的非持续性室速亦应考虑治疗。

1.终止室速发作

室速患者如无显著的血流动力学障碍,可先行抗心律失常药物治疗,以往的药物转复首选利多卡因,有效率为40%~50%。新近发布的心肺复苏指南推荐的首选药物为胺碘酮、普鲁卡因胺或索他洛尔,其中胺碘酮转复窦律的成功率约为70%,索他洛尔的有效率约为65%。部分无器质性心脏病患者可选用普罗帕酮,转复窦律的成功率为60%~90%。药物治疗无效时,可考虑直流电复律。如患者已发生低血压、休克、心绞痛、充血性心力衰竭或脑血流灌注不足的症状,应迅速施行直流电复律。洋地黄中毒引起的室速,不宜应用电复律,应给予药物治疗。复发性室速患者,如病情稳定,可经静脉插入电极导管至右室,应用超速起搏终止心动过速,但有时会招致心率加快,令室速恶化,发展为心室扑动与颤动。

2.预防复发

应努力寻找及治疗诱发与维持室速的各种可逆性病变,如缺血、低血压与低血钾等。治疗充血性心力衰竭有助减少室速发作次数。窦性心动过缓或房室阻滞时,心室率过于缓慢,有利于室性心律失常发生,可给予阿托品治疗,或应用人工心脏起搏。在药物预防效果大抵相同的情况下,临床选择常取决于药物自身的潜在毒副反应。例如,长期应用普鲁卡因胺会引起药物性红斑狼疮;已有左室功能不全者,避免应用氟卡尼与丙吡胺;心肌梗死后患者不宜应用氟卡尼、恩卡尼和莫雷西嗪。QT间期延长的患者优先选用 $I_b$ 类药如美西律。普罗帕酮疗效确实、不良反应较少,可优先选用。胺碘酮亦十分有效,但长期应用可能发生严重的不良反应。β阻滞剂能降低心肌梗死后猝死发生率,其作用可能主要通过改善心肌缺血实现。维拉帕米对大多数室速的预防无效,但可应用于"维拉帕米敏感性室速"患者,此类患者通常无器质性心病基础,QRS 波群呈右束支传导阻滞伴有电轴左偏。单一药物治疗无效时,可选用作用机制不同的药物联合应用,各自用量均可减少。不应使用单一药物大剂量治疗,以免增加药物的不良反应。药物组合方式可依据临床经验选定。心电生理检查的药物试验亦为临床提供选药指引。抗心律失常药物亦可与埋藏式心室或心房起搏装置合用,治疗复发性室性心动过速。埋藏式心脏自动转律除颤器、外科手术、导管消融术等亦已开始应用于治疗某些病例。某些冠心病合并室速的患者,冠脉旁路移植手术亦可能有效。射频消融适应证:有症状的持续性或非持续单形 VT,药物治疗无效或不能耐受,或不愿接受长期药物治疗的患者。非适应证:药物治疗有效,能耐受药物治疗且不愿意接受射频消融者;临床无症状的非持续性室速的患者;多形室速或血流动力学不能耐受手术者;右室发育不良(右室心肌病)性 VT;VT 在电生理实验室不能诱发者。

### (八)几种特殊类型的室速

#### 1.加速性室性自主心律

加速性室性自主心律又称加速性室性逸搏心律、非阵发性室性心动过速、加速性室性自搏心律、加速的心室自身性节律、室性自主性心动过速等,其发生机制与自律性增加有关。心电图表现为连续 3 个或以上发生的、起源于心室的 QRS 波群,心率通常为 60～110 次/min。心动过速的开始与终止呈渐进性,跟随于一个室性早搏之后,或当心室起搏点加速至超过窦性频率时发生。由于心室与窦房结两个起搏点轮流控制心室节律,融合波常出现于心律失常的开始与终止。心室夺获亦很常见。本型室速通常发生于心脏病患者,特别是急性心肌梗死再灌注期间、心脏手术、心肌病、风湿热与洋地黄中毒。发作短暂或呈间歇性。患者一般无症状,亦不影响预后。通常无须治疗。但出现下列情况时应考虑给予治疗:由于房室分离扰乱房室收缩顺序,导致血流动力学障碍;同时存在另一种更快速的室速;心动过速的第一个室早发生很早,落在前面心搏 T 波的易损伤期;心室率过快引起症状;发生心室颤动等。治疗可参照上述室速的处理方法。在大多数情况下,应用阿托品提高窦性频率或做心房起搏便可消除加速性室性自主节律。

#### 2.尖端扭转型室速

尖端扭转型室速是多形性室性心动过速的一个特殊类型,因发作时 QRS 波群的振幅与波峰呈周期性改变,宛如围绕着等电线连续扭转而得名。频率 200～250bpm。其他特征包括,QT 间期通常超过 0.5 秒,U 波显著。当室早发生在舒张晚期,落在其前面延长的 T 波的终末部,可以诱发室速。此外,在长-短周期序列之后亦易引发尖端扭转。当发作临近终止时,QRS 波群逐渐增宽、振幅增高、亦越发有别于开始时的形态,最后发作终止,恢复至基础心律,或出现短暂的心室停顿,或再引起另一次发作。尖端扭转亦可进展为心室颤动和猝死。临床上,无 QT 间期延长的多形性室速亦有类似尖端扭转的形态变化,但并非真正的尖端扭转,两者的治疗原则完全不同。本型室速的病因可为先天性、电解质紊乱(如低钾血症、低镁血症等)、应用 $I_a$ 或某些 $I_c$ 类药物、吩噻嗪和三环类抗抑郁药、颅内病变、心动过缓(特别是第Ⅲ度房室传导阻滞)等。应努力寻找和消除导致 QT 间期延长的病变和停用有关药物。$I_B$ 类抗心律失常药与静脉注射镁盐(硫酸镁 2g,稀释至 40mL 缓慢静脉注射,然后 8mg/min 静脉滴注)

可予试用。ⅠB类、Ⅰc类以及Ⅱ类药物能使 QT 间期更加延长,故不应使用。临时性心室或心房起搏提高基础心率,可用于治疗和预防发作,起搏前可先试用异丙肾上腺素或阿托品。先天性长 QT 间期综合征治疗应选用 β 阻滞剂、苯妥英钠,亦可施行心房、心室起搏治疗。药物治疗无效者,可考虑做颈胸交感神经切断术。对于 QRS 波群酷似尖端扭转,但 QT 间期正常的多形性室速,可按单形性室速处理,给予常规的抗心律失常药物治疗。以应用足量奎尼丁类药物最为有效。如 QT 间期达正常上限,难以准确确定的病例,宜选用起搏治疗。

### (九)Brugada 综合征

Brugada 综合征是一种编码离子通道基因异常所致的家族性原发心电疾病。患者的心脏结构多正常,心电图具有特征性的"三联征":右束支阻滞、右胸导联(V₁~V₃)ST 呈下斜形或马鞍形抬高、T 波倒置,临床常因室颤或多形性室速引起反复昏厥甚至猝死。多见于男性,男女之比约为 8∶1,发病年龄多数为 30~40 岁。主要分布于亚洲,尤以东南亚国家发生率最高,故有东南亚夜猝死综合征(SUNDS)之称。近年来世界各地均有报道。Brugada 综合征的准确发病率尚不清楚。患者多为青年男性,常有昏厥或心脏猝死家族史,多发生在夜间睡眠状态,发作前无先兆症状。发作间期可无任何症状。有时心脏病突发或昏厥,发作时心电监测几乎均为室颤。常规检查多无异常,病理检查可发现大多患者有轻度左室肥厚。心脏电生理检查大部分可诱发多形性室速或室颤。2002 年 8 月,欧洲心脏病协会总结了 Brugada 综合征的心电特征并将其分为Ⅲ型:

Ⅰ型:以突出的"穹隆形"ST 段抬高为特征,表现为 J 波或抬高的 ST 段顶点≥2mm,伴随 T 波倒置,ST 段与 T 波之间很少或无等电位线分离。

Ⅱ型:J 波幅度(≥2mm)引起 ST 段下斜形抬高(在基线上方并≥1mm),紧随正向或双向 T 波,形成"马鞍形"ST 段图形。

Ⅲ型:右胸前导联 ST 段抬高<1mm,可以表现为"马鞍形"或"穹隆形",或两者兼有。

Brugada 综合征心电图的 ST 段改变是动态的,不同的心电图图形可以在同一个患者身上先后观察到,三种类型心电图之间可以自发或通过药物试验而发生改变。详细询问病史和家族史是诊断的关键。不能解释的昏厥、昏厥先兆、猝死生还病史和家族性心脏猝死史是诊断的重要线索。如患者出现典型的Ⅰ型心电图改变,且有下列临床表现之一,并排除其他引起心电图异常的因素,可诊断 Brugada 综合征:①记录到室颤。②自行终止的多形性室速。③家族心脏猝死史(<45 岁)。④家族成员有典型的Ⅰ型心电图改变。⑤电生理诱发室颤。⑥昏厥或夜间濒死状的呼吸。在临床工作中需要及时识别,以尽早进行干预。缺乏症状的患者如心电图也正常,可以做诱发试验,也可做电生理检查,以明确诊断。一旦诊断成立,立即植入 ICD 是防止患者猝死的唯一有效的办法,ICD 能及时消除出现的室速或/和室颤,防止猝死发生。

# 第八节　房间隔缺损

房间隔缺损是先天性心脏病中最常见的一种。根据缺损部位的不同,一般分为以下 6 型。

Ⅰ型:第 2 孔(继发孔)缺损,最常见(占 72%)。

Ⅱ型:第1孔(原发孔)缺损(占 20%~25%)。

Ⅲ型:卵圆孔未闭。

Ⅳ型:高位缺损(占 5%)。

Ⅴ型:后下部缺损(占 3%)。

Ⅵ型:心房间隔阙如。

## 一、病理生理

左心房压力略高于右心房,左心房血液经房间隔缺损流入右心房,肺血量增多。房间隔缺损可造成继发性肺动脉高压,卵圆孔未闭者一般无分流,因此并无很大的临床重要性,但在肺动脉及右心室高压时可使右心房压超过左心房压而出现右到左的分流。房间隔阙如者同时有右至左分流。

房间隔缺损常合并其他先天性畸形,较常见的有肺静脉畸形引流入右心房、肺动脉瓣狭窄、二尖瓣狭窄、三尖瓣关闭不全、畸形的左上腔静脉、室间隔缺损、动脉导管未闭等。此外,心房间隔可能有一个以上的先天性缺损存在,还可伴有二尖瓣脱垂。房间隔缺损常出现在有发绀的先天性心脏血管病中,如三尖瓣闭锁、大血管错位等。

## 二、诊断要点

### (一)临床表现

#### 1.症状

轻者无症状,一般可出现心悸、气急、咳嗽、咯血,易患呼吸道感染。可发生阵发性心动过速、心房颤动等,可并发栓塞,在晚期发生肺动脉高压与心力衰竭。

#### 2.体征

胸骨左缘第 2 肋间有收缩期杂音,肺动脉瓣区第二心音亢进并有固定性分裂,可出现收缩期咯喇音,三尖瓣区可出现三尖瓣相对狭窄的短促低调舒张期杂音。

### (二)特殊检查

#### 1.超声心动图

房间隔缺损较大者可探查到房间隔回声中断,可显示右心室心径增大。超声造影可进一步证实缺损。多普勒彩色血流显像可显示分流的部位,对判断高位、多发或小型缺损尤其有价值。

#### 2.X 线

胸部 X 线特征是肺血增多,肺门血管影粗大而搏动增强,肺动脉搏段凸出,主动脉结小,右房、右室增大。

#### 3.磁共振计算机断层显像(MRI)

横面磁共振计算机断层显像可在不同水平显示心房间隔,有助于辨别高位型缺损、第 2 孔未闭型缺损和第 1 孔未闭型缺损。

#### 4.心电图

可呈不完全或完全性右束支传导阻滞,右室肥大,电轴右偏。

#### 5.心导管检查

右心导管检查可发现右心房血氧含量较上腔静脉高出 1.9% vol 以上,说明心房间有左至右分流。导管通过缺损可进入左心房。根据各部位心脏压力及血氧含量可计算出左向右分流量及肺循环阻力等血流动力学参数。

综上所述,根据典型的体征、X线、心电图、超声心动图和磁共振显像所见,结合心导管检查,诊断本病不困难。

### 三、鉴别诊断

#### (一)室间隔缺损

如左至右分流量较大,其X线、心电图表现与房间隔缺损相似,肺动脉瓣区第2心音可以亢进或分裂,因此可能造成与房间隔缺损鉴别上的困难。以下各点可用于鉴别。

(1)本病杂音为收缩期反流型,最响处的位置较低,常在第3、4肋间,多伴有震颤。

(2)除右心室增大外,左心室亦常有增大,可用于鉴别。

(3)超声心动图显示心室间隔有回声中断。

(4)右心导管检查发现分流部位在心室,则对诊断本病更有帮助。

(5)在房间隔缺损的患者,做右心导管检查时,由于血液在右心房中混合不均匀,可以出现层流现象,因而在右心房中未能抽出含氧量高的血液标本。但血流在右心室得到充分的混合,因而右心室的血液标本含量高于右心房,可以造成室间隔缺损的错误诊断,因此在分析心导管检查材料时,必须全面考虑才能避免错误。

(6)此外,一种特殊类型的室间隔缺损即左心室-右心房沟通困难的患者,其类似高位室间隔缺损,而右心导管检查结果则类似房间隔缺损,也要注意鉴别。

#### (二)瓣膜型单纯肺动脉口狭窄

可在胸骨左缘第2肋间听到响亮的收缩期杂音,X线片,上可见右心室肥大,肺总动脉凸出,心电图有右心室肥大及不完全性右束支传导阻滞等变化,因此,与房间隔缺损有相似之处。本病诊断特点如下。

(1)肺动脉口狭窄的杂音较响,传导较广,常伴有震颤,而肺动脉瓣第二心音则减轻或听不到。

(2)X线片上可见肺纹理稀少、肺野清晰等可资鉴别。

(3)超声心动图可见肺动脉瓣病变。

(4)右心导管检查可见右心室与肺动脉间有较显著的收缩期压力差而无分流,则对诊断肺动脉口狭窄更为有利。

#### (三)部分性肺静脉畸形引流

引流入右心房或右心房附近的肺静脉,可以产生在右心房部位的左至右分流,其所引起的血流动力学改变与房间隔缺损极为相似,因此,临床表现亦颇类同,鉴别诊断有时几乎不可能。以下表现可作为诊断参考。

(1)临床常见的是右侧肺静脉畸形引流入右心房与房间隔缺损的合并存在,超声心动图和胸部X线断层摄片可见畸形的肺静脉。

(2)右心导管检查时心导管可以从右心房不经左心房而直接进入肺静脉,这有助于确诊。

(3)右室或肺动脉造影可见肺静脉显影,继而右心房显影。

### (四)原发性肺动脉高压

原发性肺动脉高压的体征和心电图表现与房间隔缺损颇相类似。X线检查亦可发现肺动脉总干凸出,肺门血管影增粗,右心室和右心房增大,但肺野不充血或反而清晰;右心导管检查发现肺动脉压明显增高而无至左右分流的证据可资鉴别。

并发显著肺动脉高压的房间隔缺损患者,原来的体征往往消失,胸骨左缘可出现由肺动脉瓣关闭不全引起的舒张期杂音,患者有发绀。这类患者需与室间隔缺损或动脉导管未闭并发显著肺动脉高压者相鉴别,除超声心动图、右心导管检查、选择性指示剂稀释曲线测定或选择性心血管造影有助于鉴别诊断外,有关患者过去杂音性质的记录很有诊断参考价值。

此外,本病患者特别是在儿童期体征常不明显,需与正常生理情况相鉴别。如仅在胸骨左缘第 2 肋间闻及 Ⅱ 级吹风样收缩期杂音,伴有第二心音分裂或亢进,则在正常儿童中亦常见到,此时如进行 X 线、心电图和超声心动图检查,发现有本病的征象,才可考虑进一步做右心导管检查等。

### 四、并发症

本病的发展过程中可能并发心房颤动、栓塞,在晚期可发生肺动脉高压与心力衰竭,但并发亚急性感染性心内膜炎者极少。

此外,本病常与其他先天性心脏血管畸形合并存在,常见的为部分性肺静脉畸形引流入右心房。此畸形的合并存在,可加重房间隔缺损的血流动力学改变。

房间隔缺损合并肺动脉瓣狭窄有一定的临床特征,可导致右至左分流,称为法洛三联征。房间隔缺损二尖瓣狭窄综合征(lutedmbacher 综合征)时,心尖部有舒张期杂音,血流动力学改变亦较单纯的房间隔缺损明显,右心室增大更为显著。

此外,还可合并室间隔缺损、动脉导管未闭等。

### 五、治疗

1 岁以上的继发孔型房间隔缺损罕有自发性闭合者,对于无症状的患儿,如缺损小于 5mm 可以观察,如有右心房、右心室增大一般主张在学龄前进行手术修补。约有 5% 的婴儿于出生后 1 年内并发充血性心力衰竭。内科治疗效果不佳者也可施行手术。成年人如缺损小于 5mm、无右心房室增大者可临床观察,不做手术。成年病例如存在右心房室增大可手术治疗,合并有心房纤颤者也可同时手术,但肺血管阻力大于 12 单位、出现右向左分流和发绀者则禁忌手术。

有一部分继发孔房间隔缺损如位置合适,可行微创的经心导管介入治疗。经股静脉插管,将镍钛合金的封堵器夹在房间隔缺损处,闭合房间隔缺损达到治疗目的。不用开胸手术。

继发孔房间隔缺损常经胸骨正中入路于体外循环下直视修补,右前外侧切口也可提供良好的手术显露,但需排除合并有其他类型心脏畸形。小的继发孔型房间隔缺损可直接缝合,如缺损大则需用心包片或涤纶补片修补,完成修补前左心房注水以防止心脏复跳后出现空气栓塞十分重要。

静脉窦型房间隔缺损修补较为复杂,一般经上腔静脉直接插入引流管以增加缺损显露,修补中必须辨别右上肺静脉开口并避开窦房结,将补片缝于右肺静脉入口前沿的右房壁上,以保证肺静脉引流入左心房,如有必要则需补片加宽上腔静脉入口,防止静脉回流受阻。

年龄大的房间隔缺损病例术后窦性心动过缓发生率较高,可用异丙肾上腺素或阿托品增快心率,术中安置临时起搏电极为有效措施。

## 六、预后

本病预后因缺损大小而不同,预后一般较好,未经手术治疗的患者平均寿命为 50 岁。第 1 孔未闭型缺损常合并二尖瓣关闭不全,其预后较第 2 孔未闭型缺损差。

# 第九节　室间隔缺损

室间隔缺损可为单独畸形,亦可为法洛四联症或艾森门格综合征的一部分而存在,还常见于主动脉干永存、大血管错位、肺动脉闭锁等。一般所称室间隔缺损是指单纯的室间隔缺损。在出生成活的婴儿中本病占 0.2%,而在学龄儿童占 0.1%。男性与女性的分布略相等。

## 一、病理生理

根据解剖部位,可将室间隔缺损分为 5 类

(1)球间隔缺损,位于室上嵴之上之前,此类缺损位置最高,较少见,约占 8%。

(2)膜部缺损,位于室上嵴之下之后,此类缺损常见,约占 75%。

(3)房室共通道型缺损,较少见,约占 4%。

(4)低位室间隔缺损(Roger 病),位于间隔肌肉部的单个缺损,较少见。

(5)位于间隔肌肉部的多个缺损,有时使室间隔肌肉部呈筛状。后两类约占 15%。

缺损的直径为 0.2～3.0cm,在膜部的缺损较大而在肌肉部则较小。心脏本身的增大多数不明显,缺损小者以左心室增大为主,缺损大者则左心室的肥厚与扩大较右心室显著。有肺动脉高压时右心室显著肥厚与扩大,高位而大的室间隔缺损则肺总动脉扩大。

室间隔缺损可与肺动脉瓣狭窄、右心室异常肌束、房间隔缺损、动脉导管未闭、大血管错位、主动脉瓣关闭不全、主动脉口狭窄、主动脉缩窄等合并存在。

由于左心室压力经常高于右心室,因此室间隔缺损所造成的分流是从左到右,故一般无发绀。轻度的患者,左至右的分流量小,肺循环血流量仅较体循环血流量略为增高。重度患者,左至右分流量大,肺循环血流量可为体循环血流量的 3～5 倍。大量血流冲击肺血管,肺循环的高阻力状态持续至出生后,此种高压在婴幼儿期可出现。当肺动脉高压明显等于或高于体循环血,压时,即在心室部出现双向或右至左的分流,引起发绀,后者即形成艾森门格综合征。此外,左至右的分流量大而尚无肺动脉阻力增高时,肺动脉压力亦可增高,称为高动力性肺动脉高压。部分左至右分流量大而有肺动脉高压的患者可逐渐发生右心室漏斗部狭窄,而使肺动脉压有所下降。

## 二、诊断要点

### (一)临床表现

1.症状

其症状同房间隔缺损。缺损小、分流量小的患者(Roger 病),一般无症状,预后良好。缺

损大而分流量大者,可有发育障碍。肺动脉高压而有右至左分流的,可出现发绀。有些患者则仅在心力衰竭、肺部感染或体力活动时出现发绀。

2.体征

(1)本病的典型体征是在胸骨左缘第3、4肋间有响亮而粗糙的全收缩期反流性杂音,常达6级以上,并在心前区广泛传播,有时亦传向颈部。

(2)几乎所有患者均伴有收缩期震颤。

(3)缺损大、左至右分流量的患者,心尖附近可能有第3心音以及由于二尖瓣相对性狭窄所引起的舒张期"隆隆"样杂音。

(4)肺动脉瓣区第二心音多亢进与分裂,此种分裂在深吸气时可加强。

(5)当肺动脉显著高压时,典型的收缩期杂音可能消失,心尖部的杂音亦消失,肺动脉瓣区可能有由于相对性肺动脉瓣关闭不全而引起的舒张期吹风样杂音,患者往往出现发绀。

(6)缺损大的患者一般发育差,身体瘦小。

(7)有右至左分流的患者,有发绀杵状指(趾)。

(8)有心力衰竭(心衰)时则有相应的心力衰竭体征。

**(二)特殊检查**

1.超声心动图

可见心室间隔回声的连续性中断,同时左心室内径增大,二尖瓣前叶 EF 段下降,斜率增高。多普勒超声心动图在右心室可见收缩期湍流。

2.X 线

肺血增多。肺门血管影搏动明显,肺动脉凸出,主动脉影正常或较小,左右心室增大,缺损小的变化可不明显或正常。

3.磁共振计算机断层显像

横面磁共振显像可从肌肉部到膜部显示缺损的所在和大小。

4.心电图

心电图的改变随缺损的大小与血流动力学的改变而有不同。缺损小者,心电图在正常范围内;缺损大者,可有不完全性右束支传导阻滞、左心室肥大的表现;肺动脉高压者,可有不完全性右束支以传导阻滞、左心室肥大的表现;肺动脉高压者,可有左、右心室合并肥大改变。

5.心导管检查

右心导管检查主要变化是在右心室部有左至右分流,凡右心室血氧含量高于右心房达0.9%vol以上,即可认为在心室水平有左至右分流存在。本病伴有肺动脉高压颇多,右心导管检查时,常发现肺动与右心室压力增高。部分患者肺楔嵌压增高,反映左心房压和左心室舒张末期压增高。选择性左心室造影见左心室显影时右心室也显影。

根据临床表现、X 线、心电图、超声心动图和磁共振显像,结合心导管检查,多可确诊本病。

**三、鉴别诊断**

**(一)肺动脉口狭窄**

室间隔缺损与肺动脉口狭窄患者均可在胸骨左缘听到响亮的收缩期杂音,但其最响处的位置前者在第4肋间,且为反流性全收缩期型;而肺动脉瓣狭窄者在第2肋间,且为吹风样喷射型。两者均伴有震颤,前者肺动脉瓣区第二心音亢进,而后者则第二心音减轻。但肺动脉漏斗部狭窄时,杂音的最响处位置亦较低,多在第 3、4 肋间甚至第 5 肋间,此时鉴别较困难。以下几点可以鉴别。

1.室间隔缺损多有左心室增大,如其左至右的分流量大,则肺动脉总干凸出,肺血增多,肺门血管影搏动明显。

2.肺动脉口狭窄者右心室增大,肺血少;如系瓣膜型,则肺门血管影正常,肺动脉段明显凸出,心影呈葫芦形,而漏斗部型其肺动脉段不凸出,偶有凹下。

3.室间隔缺损时右心导管检查可见心室部左至右分流,但也要注意室间隔缺损和肺动脉口狭窄,尤其是漏斗部狭窄合并存在。

**(二)室间隔缺损伴有主动脉瓣关闭不全**

主要通过 X 线和超声心动图检查及心导管检查和选择性心血管造影的发现来鉴别。如做逆行性主动脉造影,可证实主动脉瓣关闭不全的存在。

**(三)梗阻型心肌病**

梗阻型心肌病有左室流出道梗阻者,可在胸骨左下缘听到收缩期杂音,X 线片示肺无主动性充血,心电图呈左室肥大和劳损的同时,有异常深的 Q 波,超声心动图见心室间隔明显增厚、二尖瓣前瓣叶收缩期前移,右心导管检查未发现心室水平有左至右分流,但左心导管检查及选择性左心室造影显示左心室与流出道间有收缩期压力阶差、心室腔小、肥厚的心室间隔中阴影凸入心腔等,都与室间隔缺损不同。

## 四、并发症

并发症以亚急性感染性心内膜炎为常见,少数患者因主动脉瓣脱垂入左心室而产生主动脉瓣关闭不全,个别患者可有先天性的心脏传导阻滞,病程后期多有心力衰竭。

## 五、治疗

室间隔缺损目前以保守治疗、介入手术治疗和外科手术治疗为主。

目前没有能够针对性治疗室间隔缺损的药物,药物多用于室间隔缺损的并发症治疗。

**(一)一般治疗**

对于很小的室间隔缺损,各项辅助检查均未发现心脏房室结构、肺动脉压动、心脏功能有异常,提示室间隔缺损无血流动力学意义时,可不必手术,注意防止感染性心内膜炎并遵医嘱定期随访复查即可。

**(二)药物治疗**

由于个体差异大,药物不存在绝对的最好、最快、最有效,除常用非处方药外,应在医生指导下充分结合个人情况选择最合适的药物。

目前没有药物能够直接针对性治疗室间隔缺损,药物主要用于治疗该病的并发症。如利尿剂,可减轻充血性症状;地高辛,可改善患者心排出量;血管扩张剂,可降低左室负荷;肺动脉高压靶向治疗药物,可一定程度控制和治疗肺动脉高压及改善相关症状等。

## 六、预后

本病的预后随缺损的大小及肺动脉高压的有无而不同。缺损小者预后良好,并可能以后自行关闭(24%在 2 岁以内,50%在 4 岁以内,75%在 10 岁以内)。缺损大者婴儿期即可出现心力衰竭,但以后可能好转数年,有肺动脉高压者预后差,如大量分流仍属左至右则可发生左心室衰竭,继之再发生右心室衰竭;如分流主要为右至左,则发生右心室衰竭。

# 第三章　消化内科疾病

## 第一节　食管炎

### 一、急性腐蚀性食管炎

急性腐蚀性食管炎即吞服各种化学腐蚀剂所引起的食管损伤和急性炎症。碱性腐蚀剂具有很强的穿透性和吸水性,它能够与脂肪起皂化作用并使蛋白溶解从而导致黏膜及其下层水肿、坏死和溃疡,甚至可引起食管广泛性瘢痕性狭窄,食管穿孔可引起心包炎及纵隔炎。酸性腐蚀剂亦有很强的脱水性,可造成食管黏膜棕色或黑色坏死,所引起的损伤较强碱为浅,但对胃黏膜损伤较重。食管狭窄50%的发生在1个月内,80%的发生在2个月内,100%的发生在8个月内。

#### (一)诊断

**1.临床表现**

吞服腐蚀剂后即有口、咽及胸骨后方剧烈灼痛、咽下困难、涎液多及呕吐为本病典型症状,严重者伴发热及周围循环衰竭。

**2.特殊检查**

(1)X线检查:应在急性炎症消退后,患者能服流质方可作食管吞钡检查,如疑有穿孔或食管瘘,最好采用碘油造影。

(2)内镜检查:应尽早检查,以判断病变范围,防止因狭窄形成梗阻。近来不少学者主张在食管损伤后24～48小时进行早期诊断性食管镜检查。检查禁忌证有:①食管穿孔;②呼吸困难;③休克;④咽喉部有Ⅲ度灼伤。

#### (二)治疗

**1.一般治疗**

卧床休息,昏迷者重症监护,患者清醒而有自杀企图者应专人护理,注意生命体征的变化,严密观察有无喉头水肿,输液并补充维生素和电解质,应用抗生素预防继发感染。

**2.紧急措施**

立即终止接触毒物,消除胃肠道尚未吸收的毒物,并促使已吸收的毒物排出。根据毒物性质、选择应用相应的解毒剂。禁止洗胃与催吐。对服酸性腐蚀剂者立即用2%～3%氢氧化铝溶液、蛋清、牛奶或镁乳等中和;吞服碱性腐蚀剂可用稀乙酸、稀盐酸、柠檬汁、橘子水或食醋中和。另外可少量口服橄榄油或食用油,可润滑创面、防管腔黏连。吞酸性腐蚀剂忌用苏打中和,以免产出的二氧化碳增加食管、胃穿孔的危险。

**3.特殊治疗**

(1)保留胃管:自胃管注入食物维持营养,减少食管腔肉芽组织创面黏连,可保留3周以上。

(2)气管切开术:严重病例及有喉头水肿者应尽早施行。

(3)胃造瘘术:伤后 72 小时仍不能吞咽者,严重食管灼伤在纠正休克后应及时做胃造瘘。

(4)抗生素和糖皮质激素:严重灼伤后早期联合应用,但疑有食管或胃穿孔者禁用激素。

(5)扩张疗法:尽早采用水银探条扩张,其目的是防止管腔狭窄,尽早于灼伤后 24～48 小时进行,多为 4～6 周进行扩张,一般每周 1 次。亦可采用经胃造瘘管用线绳逆行法进行扩张,对瘢痕组织坚硬广泛、不规则或有长管状狭窄者,应警惕操作所致的食管穿孔的危险。

4.手术治疗

若扩张无效,需进行食管胃吻合和食管切除术,或用结肠代食管以恢复消化道的连续性。其手术指征如下:①食管穿孔。②完全性食管狭窄。③食管狭窄呈袋形或不规则。④患者拒绝食管扩张或不能耐受者。

(三)预后

取决于误服或有意吞服腐蚀剂的浓度与剂量以及治疗是否及时、得当。高浓度大剂量服用者,常在短期内因上消化道穿孔而危及生命。

## 二、放射性食管炎

在胸部及头颈部恶性肿瘤放射治疗中,照射野内正常食管黏膜发生充血水肿,临床上表现为吞咽困难、胸骨后烧灼感、局部疼痛且进食后加重,称为放射性食管炎。食管癌、肺癌等常规放疗的处方剂量在 $60～70Gy$,在这个剂量范围内绝大多数患者都发生不同程度的食管炎症状,限制了放射剂量的提高和肿瘤治疗的疗效。

食管鳞状上皮对放射性物质比较敏感,放射性食管炎的发生及严重程度与下列因素有关:①年龄,大于 70 岁的老年患者较年轻患者发生 3 级以上食管炎风险明显增加。②化疗,同步化疗对肺癌治疗有优势,但相应放射性食管炎风险增加,因此同步化疗剂量不宜过高,且采用超分割的放疗模式时需十分慎重。③放疗的分割方式,高强度的放疗方式不仅会增加高级别放射性食管炎的发生率,而且还会增加放射性食管炎总时间。④放疗的剂量体积,物理因素与本病的关系十分密切,逐渐成为预测本病及指导放疗计划的依据。

(一)诊断

凡有胸部及头颈部恶性肿瘤患者,接受放疗可使照射野内正常的食管黏膜发生放射性食管炎。患者出现典型的食管炎症状,为咽下痛或胸骨后痛,有胸骨后灼热感,甚至出现吞咽困难、恶心、呕吐、呕血等。

(二)治疗

治疗原则为收敛抗感染、食管黏膜保护及止痛、营养支持等。应用盐水或碳酸氢钠液口腔盥洗,口服黏稠的利多卡因、制霉菌素混悬液、硫糖铝混悬液等对症治疗,或使用以庆大霉素、地塞米松、利多卡因等为主方的自制口服液。以上治疗仅能缓解症状,并不能达到治愈的效果。氨磷汀是一种有机硫化磷酸化合物,因巯基具有清除组织中自由基的作用,从理论上可以成为正常细胞保护剂,预防或减少放射性食管炎的发生。

## 三、病毒性食管炎(疱疹性食管炎)

病毒性食管炎是由于病毒侵犯食管黏膜引起的急性炎症损害,主要由单纯性疱疹病毒感染所致。疱疹性食管炎除发生于酸反流、化学性或机械性损伤外,亦发生于免疫功能低下或久病体弱的患者。受累的食管常有充血水肿、疱疹、点状或融合性溃疡。严重患者形成食管纵隔窦和感染扩散、食管呼吸道瘘,可并发上消化道出血,甚至病毒血症而死亡。

**(一)诊断**

1.临床表现

轻度感染者常无症状。多数患者常有胸骨后疼痛、胃灼热、异物感、吞咽疼痛和吞咽困难,上消化道出血少见。

2.特殊检查

(1)内镜检查:可见食管远端有小疱、大小不一的溃疡,基底有明显水肿、充血、黏膜质脆,接触易出血。病检呈急性或慢性炎症,活检组织培养病毒阳性。

(2)食管双重对比钡透:可见散在多个浅表溃疡,轻微感染者的表现可能不明显。

(3)补体结合试验:3~4周后疱疹病毒补体结合试验1.64为阳性。

**(二)治疗**

以对症为主,可给予黏膜保护剂、制酸剂,重症者可考虑用抗病毒药物。本病病程常为自限性,预后良好。

## 四、念珠菌性食管炎

食管真菌感染较少见,由于广泛应用抗生素和免疫抑制剂治疗,以及艾滋病发病率增加,本病有所增加。尸检发现90%的淋巴瘤及白血病患者和10%的霍奇金病患者伴食管或肠念珠菌感染。胃肠道真菌感染以食管受累最为常见,多为念珠菌属的类酵母真菌所致的急性念珠菌性食管炎。

**(一)诊断**

1.临床表现

①咽下疼痛。最为常见,吞咽流质或固体食物时均可发生,亦可发生胸骨后疼痛,有时疼痛向背部放射。②咽下困难。较常见,可有食物反流及呕吐。③出血偶见,为呕血或黑便。④恶心和(或)呕吐。本病常与口腔鹅口疮并存。表现为大量圆形白斑、可扩大融合而成灰色苔膜,覆盖舌表面,亦可扩散至软腭、咽及口颊部,周围黏膜有红斑、明显充血、水肿。凡出现上消化道症状,同时又有长期服用大剂量、多种抗生素或曾有化疗病史者,应尽早内镜检查。

2.实验室检查

常可发现中性粒细胞减少。

3.特殊检查

(1)内镜检查:是确诊该病的重要手段,可见食管黏膜充血、水肿、糜烂、溃疡、触之易出血。黏膜表面有假膜或覆盖"豆腐渣"样白色斑块。可取组织进行活检和培养。若培养结果阴性,务必涂片检查有无真菌菌丝,活检组织显示有菌丝侵入上皮时,则可确定诊断。

(2)X线钡餐检查:食管黏膜纹理消失,边缘粗乱,有时呈颗粒状或结节状、锯齿状充盈缺损,表浅的龛影和管腔狭窄。部分患者亦可见食管节段性狭窄。

(3)血清学试验:①琼脂凝胶扩散和反向免疫电泳检测念珠菌抗体。②放免和酶联法检测血清中甘露聚糖抗原(念珠菌细胞壁上的多糖)。③测定已感染患者血清凝集滴度有2/3的高于1:160。④已感染者血清中抗原及其抗体滴度有1/3的迅速升高。

**4.鉴别诊断**

应与食管憩室、其他原因引起的食管溃疡鉴别。

### (二)治疗

**1.一般治疗**

流质饮食或软食;咽下疼痛剧烈者可适当给予止痛、解痉、镇痛剂。

**2.药物治疗**

(1)制霉菌素:以 50 万～100 万单位溶于 4mL 蒸馏水中,含漱后缓慢咽下,每天 4 次,一般疗程为 1～2 周,或需延长。亦可将制霉菌素 240 万 U/日溶于 12mL 水中分 4 次使用。为增加该药的黏滞性以使药物较长时间黏附于食管壁和病变处,从而提高疗效,可加入等量 0.5～1%甲基纤维素溶液,分次吞服。

(2)酮康唑:每天 200mg 口服,10 天为一疗程。

(3)氟康唑和伊曲康唑:均为广谱抗菌药物,尤其适用于系统性念珠菌感染。两者均每 100～200mg 口服,10～15 天为一疗程。

(4)5-氟胞嘧啶:250～500mg,每天 4 次,口服。用药过程中应观察血常规和肝功能变化,肾功能有损害者忌用或慎用。

(5)克霉唑:1g,每天 3 次,口服。

(6)双氯米达唑:是一种广谱强力抗菌药物,常用 250mg 口服,每天 3～6 次,或 200～1200mg 静脉注射,每 8 小时 1 次,3 周为一疗程。

(7)我国研制的两性霉素 B(庐山霉素)、球红霉素、金褐霉素(代号 R22)、土槿甲酸和大蒜素等对本病亦有较好的疗效,可选用。

## 五、食管 Crohn 病

Crohn 病是病因未明的胃肠道慢性肉芽肿性疾病。本病从口腔至肛门各段消化道均可累及。病变呈跳跃式或节段性分布。病变累及食管的病变可能是 Crohn 病的一部分,称之为食管 Crohn 病,亦可称之为肉芽肿性食管炎。

### (一)诊断

**1.临床表现**

当患者有食管 Crohn 病同时伴有炎症性肠病(IBD),则诊断本病可能性大。本病的主要症状为吞咽困难和疼痛,有时亦可呈自发性胸骨后疼痛。部分患者可合并皮肤湿疹、口腔、会阴部等处溃疡,关节痛等。活动期患者红细胞沉降率增快。

**2.特殊检查**

(1)内镜检查:可见食管黏膜水肿、充血、溃烂、浅表溃疡,以及肉芽肿等。组织活检为急性,或慢性非特异性炎症。

(2)食管 X 线钡餐检查:病变初期多见于食管下段,以后逐渐向上延伸、蔓延,甚至累及整个食管。X 线显示食管黏膜呈不规则或食管腔狭窄。

本病的诊断应结合内镜、X 线和病理结果综合考虑。与易于识别的 IBD 并存时诊断较易。但当食管 Crohn 病单独存在时,需与食管真菌病、食管结核、食管结节病鉴别,后者鉴别甚为困难,而前两者可通过细菌、真菌培养及涂片染色予以鉴别。

**(二)治疗**

早期无穿透性溃疡的患者,可先用激素治疗,但易于复发。凡激素治疗不能控制病情,且有穿透性溃疡者,应考虑手术治疗。

# 第二节 贲门失弛缓症

贲门失弛缓症是指吞咽食物后食管体部无蠕动,贲门括约肌弛缓不良。也是常见的食管运动功能障碍性疾病之一。本病又称贲门痉挛或巨食管症等,发病率约为 1/100000 临床多见于 20～50 岁的青中年人,女性稍多。

## 一、病因与发病机制

本症的病因尚未明确,但基本缺陷是神经肌肉异常。神经解剖研究结果表明,该病是由于食管壁肌层间神经节发生变性或减少,副交感神经(迷走神经)分布缺陷。其发生与Ⅱ型人白细胞抗原 Dowi 有关,因此认为可能由于带状疱疹或麻疹病毒感染引起。

贲门失弛缓不仅局限于贲门部,而且累及整个胸内食管。开始时食管解剖学上正常,以后食管失去正常蠕动而极度扩张及贲门括约肌不能松弛,肉眼可见终末段食管狭窄,狭窄段长 1.5～5cm。此段食管外层纵行肌功能正常,而内层环形肌肥厚。由于食管正常运动功能障碍,使食物滞留于食管内刺激食管黏膜,继而发生炎症和多发性溃疡。在滞留性食管炎的基础上可以发生癌变,其发生率高达 2%～7%。

## 二、症状与体征

### (一)吞咽困难

贲门失弛缓症最常见的症状是吞咽固体或液体食物时均有吞咽困难,症状从间歇发作进展至每餐甚至每次吞咽均出现。尤其是发病初期,情绪紧张或冷、热饮均可使症状加重。患者常在胸骨下部有食物黏住感,并可在咽喉至上腹部任何部位有此感觉。吞咽困难的发生有时可很突然,顿时无法下咽,一时不能缓解,下咽困难有时进流质反而很明显,患者可自行做不同动作,以解除吞咽困难,如大量饮水,用力咽空气或站着进食等,因吞咽困难影响进食可出现体重下降及贫血,与进食的质与量亦有关,但很少因饥饿而死亡者。

### (二)反胃

常在进餐中、进餐后及卧位时发生。早期在进餐中或每次餐后返出少量刚进的食物,可使食管阻塞感改善。随着病情进展,食管容量增大,反胃次数减少。每次反流物为大量未经消化及几天前有臭味的食物。当食管扩大明显时,可容纳大量液体和食物,患者仰卧时即发生反胃,在夜间反胃时可发生阵发性咳嗽及误吸,出现肺炎、肺脓肿及支气管扩张等呼吸道并发症,老年人更易发生。

### (三)疼痛

在失弛缓症早期常出现胸痛或上腹痛。测压检查发现有高振幅收缩,可能是由于食管肌发生痉挛造成。有些疼痛可因进食太快或食物卡在食管下端括约肌部时发生,对长期患病食管已扩张呈 S 状者,疼痛症状就不太明显。

### 三、诊断

初入胸心外科,如何正确把握本病的诊断,请抓住如下要点。

#### (一)病史

有本病的症状和体征,但开始时症状不明显,病情进展缓慢,可突然发生。

#### (二)X 线检查

1.胸部 X 线片

有时可见扩张的食管,胃内气泡消失。有肺部炎性改变时可见肺野改变。扩张明显的食管在后前位胸片上见有纵隔影增宽或有液平面。侧位片上见有气管前移。

2.食管钡餐检查

对食管扩张明显或有大量食物残渣者,造影前应插管冲洗食管。失弛缓症的食管钡餐检查,特征为食管体部蠕动消失,吞咽时远端括约肌无松弛反应,典型表现为钡剂在食管胃接合部停留,该部管壁光滑,管腔狭窄呈鸟嘴样改变,食管体部直径可自正常至明显扩张。根据 Henderson 等的分级,失弛缓症中食管扩张的严重性可分为 3 级。1 级(轻度):食管直径<4cm;2 级(中度):食管直径 4～6cm;3 级(重度):食管直径>6cm。食管可弯曲呈 S 形,食管内充满钡剂,靠重力作用使下端括约肌开放,小量流入胃内,吸入亚硝酸异戊酯可使食管远端开放。

#### (三)食管镜检查

经治医师最好参与食管内镜检查,目视病变性质、程度,对术前准备亦有帮助。

钡餐检查后应施行食管镜检查,以除外食管器质性病变或合并癌,镜检见到食管扩张,贲门部闭合,但食管镜通过无阻力。有时可见有阻塞性食管炎的表现,如黏膜充血及增厚,黏膜溃疡及血斑,结节增生性斑块或息肉样改变。可能时将内镜通过食管远端括约肌检查胃部,以除外因胃癌出现的假性失弛缓症。食管镜检查前 3 天对食管扩张明显及有食物残渣者,应下胃管充分冲洗,改用流质饮食。扩张、弯曲的食管在镜检时有发生穿孔的危险,应予注意。

贲门失弛缓症患者行食管镜检查的适应证:①临床症状及 X 线检查不能确诊者;②有可疑其他食管良、恶性疾病者,特别是可疑有癌变或合并癌者;③单纯采用食管镜下扩张术者;④黑勒贲门肌切开术后诊断有反流性食管炎者。

#### (四)食管测压

检查前应做食管钡餐 X 检查及清洗食管。食管测压检查有助于失弛缓症的诊断。测压所见常很典型,尤其是食管扩张不明显需与食管痉挛相鉴别时。

失弛缓症的测压特征是:①食管内静息压(正常在大气压以下)高于正常,约等于胃底内压力(2.7kPa,20mmHg)。②吞咽时食管体无蠕动性收缩性反应,常可见到非蠕动性低振幅(低于 6.7kPa,50mmHg)收缩。③吞咽时食管下括约肌不松弛或松弛不良。④食管平滑肌对胆碱能药物有超过敏作用,如注射氯贝胆碱(乌拉胆碱),可使食管内压力上升。但有时出现假阳性,如远端有浸润性肿瘤的患者;在食管弥散性痉挛病例中,有时亦同样出现阳性效果,故此项试验的价值可疑。

#### (五)闪烁图检查

应用放射性核素闪烁图检查食管,可以对食管功能不良程度进行定量检查及检查治疗的反应。方法是吞咽液体或固体放射性标记$^{99m}$Tc 胶体硫，进行单次或多次吞咽，吞咽开始后间歇进行伽马计数，数字储存于计算机内。从计算机资料画出清除曲线就可定出一次或多次吞咽中清除时间及清除曲线。其特征是：①吞咽第一口时，液体团通过延迟，全部有潴留；②食团在食管远端平均每隔 3s 间歇来回有摆动（正常人饮水时可在 1 秒内完全通过食管。食团摆动及明显潴留是失弛缓症的特性）。

### 四、鉴别诊断

#### (一)食管弥散性痉挛

该病又称非括约肌性食管痉挛，也称假憩室或节段性痉挛。为一种不明原因的原发性食管神经肌肉功能紊乱疾病之一，多见于中年人或有神经质的女性。国人较少见。有的患者无任何症状，而有症状者常为阵发性胸骨后疼痛，并放射到背、颈部，个别患者可向耳后及前臂放射，类似胆石症及心绞痛。疼痛发作与饮食无关。有些患者在疼痛发作时伴有程度不同的吞咽困难。无特殊阳性体征。食管 X 线造影显示食管中 2/3 的部分呈节段性痉挛收缩，无食管扩张现象。发作时食管钡剂造影有较多的蠕动波，呈念珠状。有的食管造影又很像憩室，因此又有称其为痉挛性假憩室病。有时见真性憩室或合并食管裂孔疝和胃十二指肠溃疡存在。食管大小正常。食管镜检查食管黏膜正常，器械通过无障碍。食管测压显示食管体内有重复的同时性的收缩，下端括约肌有正常弛缓功能。治疗多采用保守治疗，但亦有主张行肌层切开（主动脉弓下缘直至胃底）的报告。

#### (二)贲门癌

出现假性失弛缓现象，患者有吞咽困难症状。X 线检查食管体有扩张，远端括约肌不能松弛。测压食管体部无蠕动及食管远端括约肌不松弛。食管镜通过该处有困难。最常见的原因是贲门部肿瘤浸润，大多数活检可确诊，但有时需探查才能确诊。

#### (三)食管硬皮病

各种结缔组织疾病如系统性硬化病、系统性红斑狼疮、多发性肌炎等均能合并食管运动障碍。这些疾病一旦累及食管时，能引起食管平滑肌及纤维组织萎缩。出现食管远端一段无蠕动。食管受累先于皮肤硬皮病的出现。食管测压近端可出现正常蠕动波，而远端括约肌常呈无力，但松弛正常。在周围性神经疾病中如糖尿病及系统性硬化病患者中，亦可见到食管无蠕动性异常。

#### (四)精神性贲门失弛缓症

本症多见于年轻有神经质的人。症状很像贲门失弛缓症。X 线检查时很少有食管扩张，亦有第三收缩波和鸟嘴状的贲门。食管镜检查常属正常。

#### (五)老年性食管

该病多见于老年人，老年人中食管运动功能紊乱是由于器官的退行性变在食管上的表现。与贲门失弛缓症在鉴别上有 3 点：①老年性食管多为年过 80 岁者；②缺少贲门失弛缓症的食管扩张及贲门改变；③食管腔内测压检查贲门和食管静止压不增加。

#### (六)迷走神经切断后吞咽困难

经胸或腹途径切断迷走神经后能发生吞咽困难。高选择性迷走神经切断术后约 75% 的患者可发生暂时性吞咽困难。大多数情况下手术后 6 周症状可以逐渐消失。X 线及测压检查中,可见到食管远端括约肌不能松弛及偶然无蠕动,但很少需要扩张及外科治疗。与贲门失弛缓症鉴别主要依靠病史。

### (七)食管美洲锥虫病(Chagas 病)

本病系南美洲的一种寄生虫病。这种寄生虫病常累及全身平滑肌,而引起巨食管、巨胃、巨十二指肠、巨空肠、巨结肠及巨子宫等。Chagas 病从小儿时期就开始发病,分急性及慢性阶段。慢性阶段能持续 30～40 年。急性阶段是被昆虫咬伤后,伤口感染而发病,临床上有发热、肌肉痛、食欲缺乏、肝脾大和全身水肿。寄生虫经血侵入人体后,则使全身平滑肌产生 Chagas 病。有研究认为锥虫侵犯平滑肌内释放神经毒素破坏了肠肌神经丛(Auerbach 神经丛)的神经节细胞,因此患者常在急性阶段死亡,幸存者则进入慢性阶段。Chagas 病的巨食管在临床、X 线检查及食管腔内测压检查上均与贲门失弛缓症相同。在鉴别诊断上,只有在锥虫病流行区才有意义。Chagas 病除食管外,尚有其他内脏的改变。用荧光免疫及补体结合试验可确定锥虫病的感染史。

## 五、并发症

### (一)呼吸道并发症

约在 10% 的患者中发生,儿童中更明显。因反流及呕吐发生吸入性肺炎、支气管扩张、肺脓肿及肺纤维化为最常见。吸入非结核性杆菌合并食管内潴留的油脂,可诱发慢性肺部改变,类似临床上结核病的 X 线表现。在痰中找到抗酸杆菌可能是非结核性杆菌,不要误认为结核杆菌。发生呼吸道并发症可有 3 种机制:①扩张的食管内容物吸入气管及支气管,特别在夜间平卧时反复小量误吸;②明显扩张及充盈的食管发生气管压迫,致排痰及呼吸困难;③并发癌肿造成食管及气管或左支气管瘘,出现严重的呼吸道症状。其中以第 1 项常见。治疗除采用抗感染病等支持疗法外,只有解除食管梗阻后,才能使肺部并发症好转。但如遇有长期肺部并发症,如支气管扩张、肺脓肿等而引起不可逆病变时,可在做黑勒贲门肌切开术的同时做肺切除术。

### (二)食管癌

贲门失弛缓症可并发食管癌,发生率为 2%～7%。肿瘤部位主要位于食管中段,其次为食管下段及上段。食管癌常发现于有失弛缓症病期较长的患者,因食物潴留发生食管炎的慢性炎症刺激因素造成。食管肌层切开或用力扩张后并不能预防癌肿的发生,有手术成功后多年仍可发生癌肿的病例。

食管癌的诊断常延误,由于临床症状常被误认为失弛缓症,待癌肿生长至较大体积发生堵塞食管扩大才注意。吞咽困难由间歇性发作变为进行性加重,反流或呕吐物中含有血液以及体重下降较为明显,个别病例可出现食管-支气管瘘。怀疑并发有食管癌的病例除钡餐 X 线造影外,应做食管镜检查。为了及时诊断并发症,在做食管造影或食管镜检查前应很好地冲洗食管。

贲门失弛缓症并发食管癌常因延误诊断,肿瘤已不能切除,或虽能切除,但预后不良,大多数患者因转移而死亡。在预防上有些学者提出对贲门失弛缓症早期做黑勒贲门肌切开术,减少食管黏膜的慢性刺激,有可能预防癌的发生。

### (三)食管炎

因贲门失弛缓症的食管内潴留，食管镜检查可见有食管炎，造成黏膜溃疡并可发生出血，少数发生自发性食管穿孔、食管气管瘘。身体衰弱或已行抗生素治疗或周围血粒细胞减少者可合并念珠菌感染。食管镜检查可见炎性黏膜上有白斑。标本涂片及活检可以确诊，治疗首先用吸引引流、扩张，解除食管潴留，同时应用抗真菌药。

### (四)其他并发症

因贲门失弛缓症的食管扩张，使管腔内张力增加而出现黏膜膨出，称膨出型膈上憩室。膈上憩室常发生于膈上 5em 右后侧壁。失弛缓症并发憩室除贲门失弛缓症的症状外，因憩室内滞留食物引起憩室炎时常出现反酸，偶有呕血现象。诊断主要依靠食管造影或食管镜检查。

治疗在行黑勒贲门肌切开术的同时，行憩室切除术或食管部分切除及食管-胃吻合术。

## 六、治疗

药物治疗的效果并不理想，对术前准备及拒绝或不适于做扩张术及外科手术者可能有一些作用。抗胆碱制剂能降低括约肌压力及改善食管排空，但临床应用效果不佳。长效硝酸盐或钙拮抗剂硝苯地平(心痛定)(30～40mg/d)是内科治疗失弛缓症的两种有效药物，可降低食管下端括约肌张力解除吞咽困难。肉毒毒素(BTX)注射，也起到一定的治疗作用。目前常用 BTX 的 A 型(BTXA)。方法是在纤维食管镜下，食管胃黏膜移行处典型的齿状线结构作为判断食管下括约肌(LES)的标志，将 LES 分成 4 或 5 个象限，分别注射 BTXA 注射液，总量 80～100U。亦可在超声内镜指导下，将 BTXA 注射液准确地注入 LES 内。BTXA 作用于运动神经末梢肌肉接头处，抑制乙酰胆碱的释放，阻断神经冲动传递，导致肌肉松弛和麻痹。

### (一)急性期治疗

维持水电解质平衡，保证机体摄入足够能量。

### (二)一般治疗

发病期间尽量少吃不好消化的固体食物，多进食流质或半流质食物，如粥、面片汤。

### (三)药物治疗

于个体差异大，用药不存在绝对的最好、最快、最有效，除常用非处方药外，应在医生指导下充分结合个人情况选择最合适的药物。

许多药物可减少食管下括约肌的压力，但临床治疗效果欠佳。硝酸酯类及钙通道阻滞剂等药物使用较多，但口服药物仅用于临时缓解症状，短期有效率可达 50%～70%，长期(1 年后)疗效差。

1.作用

松弛食管下括约肌，使患者吞咽困难及疼痛的症状减轻。但并不是对所有,人都能够起效。

2.不良反应

不良反应一般较轻，初服者常见面部潮红，其次有心悸、窦性心动过速。个别有舌根麻木、口干、发汗、头痛、恶心、食欲缺乏等。

3.禁忌

妊娠期妇女禁用。

### (四)肉毒毒素注射治疗

超声引导下肉毒毒素注射适用于药物治疗失败、下食管括约肌扩张和手术治疗风险较大的人或拒绝创伤性治疗的患者。

不良反应小,总有效率85%,但持续时间短,50%的患者会在半年后复发。需要注意的是,反复注射肉毒素会使以后的手术和扩张更困难,且术后疗效不好。

### (五)扩张治疗

20世纪40年代就应用扩张食管远端括约肌的方法治疗失弛缓症。50年代以后逐渐用手术方法代替,为长期缓解症状,需强行扩张括约肌,现在常用的有机械、静水囊、气囊及钡囊等方法。

扩张前晚起患者禁饮食,食管内食物残渣应予吸引清除或冲洗清洁,有可能时在食管镜检查后立即进行扩张,所有扩张均在X线透视下监测。

1.器械性扩张器扩张

(1)金属扩张器(Starck 扩张器):由 Starck 制作的扩张器,有可扩张的金属臂,用手法控制。因扩张程度不易控制及屈曲扩张的食管不易进入,现已较少应用。

(2)静水囊扩张器:由 Plummer 制作的静水囊扩张器及由 Negus 改良 Plummer 的静水囊扩张器。其扩张是将双层扩张袋置于食管下端括约肌的中点,压力可至53.9~63.7kPa(404~477mmHg)。

(3)气囊扩张器:气囊扩张时充气至压力 40~80kPa(300~600mmHg)。

(4)钡囊扩张器:用 25%~30%钡剂,使食管胃交界部扩张至 4cm 左右。

(5)其他扩张器:如水银囊扩张器、柔性扩张器,应用纤维食管镜进行扩张或经金属食管镜利用塑料探条扩张,还有一些带引导丝的扩张器,其类型大致相似。

2.加压扩张的并发症

(1)疼痛:约5%的患者发生胸骨下持续疼痛。疼痛向背、肩或两臂放射,常可自行消失,为除外食管穿孔,患者应留院观察,禁饮食。

(2)食管穿孔:约有3%的患者扩张术后 30~60 分钟内疼痛不减轻或症状恶化,应怀疑有穿孔的可能。左胸剧痛、气短,皮下气肿及液气胸为食管穿孔特征。经吞服碘剂确诊后,应缝合穿孔及在食管对侧行肌层切开术。根据穿孔情况同时行胃造口术,以利术后连续吸引保持食管排空。术后第 5~6 天用水溶性对比剂进行 X 线食管检查,穿孔愈合后,停止吸引,经口进流质。亦可发生亚临床穿孔,出现纵隔脓肿,需手术引流。由于加压扩张后发现食管穿孔大都较晚,对可疑病例在强力扩张术后,用水溶性对比剂进行检查,排除穿孔。

(3)出血:发生大出血者少见。表现为呕血或黑便,患者应留院监测直至出血停止。

(4)胃食管反流:多次扩张后,小部分患者发生症状性胃食管反流,出现食管炎症状。可施行抬高床头,服抗酸药及 $H_2$ 受体阻滞剂。出现贲门失弛缓症复发或保守治疗失败,则需手术治疗。

### (六)支架治疗

在食管狭窄或梗阻处放置支架,是治疗该病的有效方法之一,能够疏通食管通道、改善患者的进食能力。但此方法可能会导致胸痛、出血、穿孔等并发症,一般轻、中度贲门失弛缓症不建议使用该方法。

**(七)前沿治疗**

经口内镜下肌切开术(POEM):伴随着内镜隧道技术的出现,POEM作为一种新型治疗贲门失弛缓症的手段在临床广泛应用。

内镜引导下在食管黏膜与黏膜下层之间建立隧道,分离食管下括约肌的肌纤维并进行切开达到贲门松弛的效果。

POEM在微创的前提下,有效缓解患者临床症状。对于采用其他方法治疗失败的贲门失弛缓症患者,实施POEM仍可取得一定疗效。

# 第三节　食管异物

食管异物是消化内科和耳鼻喉科常见的急诊之一。任何物体在特定情况下都可成为食管异物。

## 一、相关因素分析

**(一)分类**

食管异物一般可分为以下4类。

1.金属类

包括钱币、纪念章、义齿、缝针、项链、戒指、铁丝、玩具、刀片等。

2.物理性

包括围棋子、塑料片等。

3.植物性

包括各类果核、果仁等。

4.动物性

包括鱼刺、骨片、肉团、海鲜壳等。临床一般以鱼骨和禽畜骨类居多,占80%以上。

**(二)部位**

从解剖上看,食管异物大多位于食管的三个生理狭窄处。据多项荟萃分析,食管异物位于上段最多,占44%～98%;中段次之,占13%～20%;下段最少,占3%～10%。

**(三)地域**

据统计,食管异物中农村患者偏多,约为67%。而24小时内就诊比例大概为35%。

**(四)年龄**

调查显示,食管异物中,小于12岁的儿童占6%,13～18岁的少年占3%,19～59岁的中青年占62%,60岁以上的老年患者占29%。

由于生理习性及生理功能不同,食管异物发生在多个年龄组的情况也不尽相同。儿童喜欢玩耍,经常把各种物品放入口中,且咽部防御反射不健全,容易把钱币、果核及塑料片等吞入食管;而成人大多因咀嚼不细将混杂于食物中的鱼刺、骨片咽下所致;老人多因黏膜感觉迟钝,食物不易咬碎或义齿脱落引起。

## 二、临床表现

### (一)症状

患者一般有明确的异物误咽史。轻者有咽部或胸骨后不适、隐痛,吞咽时尤为明显,大多有不同程度的颈部、胸骨后疼痛,伴吞咽困难和梗阻感。严重时可出现恶心、呕吐,儿童可有吵闹、流涕、气急、不能进食等。以后出现的症状取决于有无并发症的发生。尖锐及刺激性异物损伤黏膜可引起食管穿孔、食管周围炎、纵隔炎、纵隔脓肿,造成食管-气瘘,亦可侵及周围组织器官,或移出食管外,引起气胸、脓胸、主动脉破裂、心脏穿透等。

### (二)体征

单纯的食管异物无明显的阳性体征。若出现并发症,可出现相应的体征。

## 三、诊断

食管异物的诊断主要依靠病史、影像检查及内镜检查。

### (一)病史

大多食管异物自觉有异物吞咽史,但对于儿童或特殊患者需仔细询问,防止漏诊。

### (二)影像学

1.X 线检查

X 线检查是诊断食管异物及其并发症的重要方法之一,可确定异物的存在、性质、大小、形态、位置及有无并发症,为临床提供有价值的资料。X 线检查一般根据异物的物理性质、形状、大小等采用不同的检查方法。

(1)普通 X 线摄片:多应用于食管金属异物。先摄取颈部侧位片或胸段食管的右前斜位片,必要时加拍正位片,此法简单、安全,所受射线少。常规 X 线检查对并发症的诊断也有帮助,纵隔炎时可显示纵隔增宽;食管穿孔时,可发现食管周围积气、皮下及纵隔气肿,气胸、胸腔积液、心包积液等。

(2)食管钡餐检查:采用常规或双重钡餐造影检查,可显示非金属性异物。有些较小的食管异物,在气钡双重造影时难以发现,目前有人用气钡双重造影加水洗法诊断食管异物。结果发现,食管异物的阳性发现率明显高于普通气钡造影,并能明确食管异物的大小.位置及刺入方向,为临床治疗提供重要的参考依据,是食管细小异物有效、安全的检查方法。对于老年人食管内肉块异物梗阻,有时钡剂检查可误认为食管癌,须仔细加以鉴别。

(3)食管吞服钡棉检查:对于较小异物,刺入食管壁者可吞服含钡棉,通过摄片可见钡棉通过食管异物处部分受阻,出现偏流及分流征象,异物表面可有少量钡剂附着或钡棉悬挂于异物上,并可观察食管黏膜有无中断,破坏征象。但此检查方法也要慎重:①若食管异物已造成食管穿孔,钡剂可通过穿孔处进入纵隔或胸腔,且难以排出,可加重并发症。②若此检查方法未能诊断食管异物的存在或相关情况,需行胸腔 CT 检查时,钡剂会造成伪影,以至于图像难以观察,故在选择此检查方法时需引起注意。

(4)泛影葡胺造影检查:对疑有食管异物造成穿孔者,可用泛影葡胺吞钡造影,若造影剂流入纵隔或胸腔内,可及时发现食管穿孔,且存留于纵隔和胸腔内的造影剂易于吸收。

2.胸部 CT 及后处理技术

若上述检查方法都不能明确诊断或临床高度怀疑穿孔者,需行胸部 CT 检查。荟萃分析表明,食管异物容易合并穿孔并穿破食管形成气管或纵隔瘘。CT 检查有利于观察食管壁的完整性,还可以观察邻近组织、气管及纵隔的情况,在食管异物穿孔的定位、定性诊断方面准确性高。此外还可以使用多层螺旋 CT(MSCT)、多平面重建(MPR)、最大宽度投影(MIP)、容积再现(VR)等手段提高诊断水平。

3.内镜检查

内镜检查既是食管异物的确诊方法,又是主要的治疗手段。

## 四、并发症

食管深居颈部及纵隔,周围有许多重要的器官和血管。若异物(尤其是尖锐异物)停留在食管,未能及时取出或处理不当,将会发生严重的并发症。

### (一)食管周围炎

食管周围炎是最常见的并发症,一般认为尖锐异物在食管停留超过 24 小时,感染即可出现。表现为胸骨后疼痛、发热、周围血白细胞升高。X 线下可见食管周围组织水肿,内镜下可见食管黏膜充血、水肿、糜烂。此时应尽快取出异物,否则可加重感染,引起周围脓肿。取出异物后,须行禁食、补液、抗感染治疗,必要时可加用短期激素治疗,以利于消退炎症造成的肿胀。切忌多次反复内镜检查,以免造成严重的损伤及感染扩散。

### (二)穿孔

常见于食管颈段,因尖锐异物或异物存留时间过长引起。处理异物前必须判定是否有食管穿孔的存在,出现明显胸骨后疼痛、下咽困难、发热等,此时可选用碘油或泛影葡胺吞服造影,行食管 X 线摄片明确是否有穿孔及穿孔的位置。由于细小穿孔在 X 线上不能明确显示,而临床高度怀疑者,可行胸部 CT 检查,若观察到纵隔积气利于诊断。对于早期及细小穿孔,行禁食、胃肠减压、抗感染、抑酸治疗可好转;伴纵隔气肿者,须行纵隔内分离、排气、抗感染治疗;对于脓气胸者,应行脓肿内排气和闭气引流。

### (三)食管周围脓肿、颈深脓肿及咽后脓肿

食管穿孔后未及时发现或治疗不当可造成化脓性感染。治疗时应首先去除异物,建立通畅引流,强力抗感染。可行颈纵隔引流、咽或食管内-纵隔引流、开胸引流等。值得注意的是处理颈深脓肿时,应避免损伤颈部血管,处理咽后脓肿时需防止窒息。

### (四)血管损伤

是食管异物最严重的并发症,累及的血管主要为主动脉、无名动脉、左锁骨下动脉、颈总动脉、颈内静脉等。食管异物引起主动脉大出血的机制有两个方面:①尖锐异物刺破食管壁后,直接刺入主动脉造成大出血。②异物引起食管周围炎,主动脉急性炎症或坏死产生假性主动脉瘘,破裂形成主动脉食管瘘。一旦临床诊断此瘘时应绝对卧床休息,并立即处理。

### (五)其他

其他少见的并发症还有食管气管瘘,皮下气肿,腹腔脓肿等。

## 五、治疗

食管异物的治疗原则为尽早取出异物,减少并发症的发生,必要时行手术治疗。

### (一)食管镜

食管镜不仅可以明确异物存留部位及食管壁损伤的情况,还是重要的治疗手段,主要适用于位置较高的食管异物。常规情况下行黏膜表面麻醉即可,近年有人主张使用强化表面麻醉,即术前 20 分钟肌内注射安定 10mg,阿托品 1mg,哌替啶 100mg,术前 10 分钟用 1‰丁卡因喷雾口咽部 3～5 次,口服 2%利多卡因 5mL。此法可使横纹肌及平滑肌松弛,有利于医生的操作,同时可减少患者的反应和痛苦,又无全麻的缺点。麻醉后先检查下咽部,尤其是梨状窝处,有些鱼刺等异物经常位于此处。在直视下小心进镜,若见条状尖锐异物插入食管壁,应先以异物钳将异物上方的食管壁向外推开,让异物游离端从食管壁分离,再将食管镜靠近异物后取出。对于难以套入食管镜的较大异物,则尽量暴露异物边缘,暴露其锐利的一端,再用异物钳钳住,避免尖端与食管壁接触,异物钳与食管镜一起退出。也有报道用带气囊的硬管食管镜取异物,使用气囊扩张食管,有利于食管镜下操作,待异物被钳住后,气囊放气,随食管一起退出,取得了良好的效果。

### (二)电子内镜

虽然食管镜在食管异物的治疗中起了重要的作用,但它也有自身的缺陷。由于食管镜属硬质镜,所以操作时患者比较痛苦,且若异物位于食管中下段时,操作时难度较大,因此现在使用电子内镜取食管异物的报道越来越多。虽然电子内镜的形状和口径有限,尚不能完全代替金属食管镜,但它操作方法简便,成功率高,并发症少,正成为食管异物治疗的主要手段。

术前行必要的辅助检查,掌握其适应证和禁忌证。适应证:食管内异物,自然排出困难者,尤其对锐利异物及有毒异物更应积极试取。禁忌证:有内镜检查的禁忌证,可能已全部或部分穿出食管外的异物。取不同的异物,操作方法也不尽相同。

1.长条形棒状异物

如汤勺等,可用圈套器取出;对外径较细,表面光滑的棒状物,用三爪钳、鳄嘴钳较为方便;异物一端直径较大而锐利,另一端小而光滑,取出时最好将光滑端先朝上取出。

2.球形异物

如果核等,表面光滑,钳取时较困难,套取又易脱落,选用篮形取石器或网兜形取物器较合适。

3.薄片状圆形金属异物

如各种硬币等,一般用活检钳或异物钳取出较方便。

4.食物团块

食管内的食物团块应让患者呕出或设法让食物团块进入胃内,以免引起窒息。对食管异物完全性阻塞或原有食管病变的患者往往采用内镜下咬钳将食物咬碎,然后用圈套器或三爪钳取出。

5.长形或多边形尖锐异物

如张开的别针等,先用鳄嘴钳夹住别针的绞合圈部,再转动内镜.使别针与食管平行,内镜连同别针一起退出。另一种方法为先将开口向上的别针推入胃腔内,使之转为开口向下再取出。缝针、刀片等异物往往在取出过程中易继发损伤食管黏膜,甚至造成严重裂行损伤、使异物进入纵隔等脏器、引起消化道出血等,此时应在内镜头部固定一个橡皮保护套管。插入内镜后,张开异物钳夹住异物一端,使异物的长轴与食管平行一致,提起抓取钳,使之进入橡皮保护套管内,慢慢退出胃镜,对带有钢钩的义齿、玻璃片等也可用这种改良的内镜试取。

此外,目前我们还有多种辅助方式帮助治疗。临床上经常遇到尖锐异物两端均刺入食管壁,内镜直视下难以判断异物的刺入深度及与食管壁外大血管的关系。如盲目在内镜下取异物,则可能导致威胁生命的大出血.如不加选择进行开胸手术,则可能造成不必要的损伤。此时可以使用超声内镜以判断食管异物与食管壁和壁外血管的关系,安全,有效地在内镜下取出异物。

在内镜引导下,还可使用穿线钳取法取嵌顿性异物。用丝线绕过异物,尽量将丝线调节至异物近端侧食管壁。在内镜直视下缓缓提拉丝线,致异物近端上翘直至脱出食管壁。此方法适用于长条嵌顿性异物,异物两端尤其是近端能否从食管壁中脱出就成为此类异物取出的关键。此法的安全性与异物形状、嵌顿时间、嵌顿部分大小、嵌入端尖锐程度和嵌入深度、术中操作技术有关。

有报道使用双内镜取食管异物。当异物两端刺入食管,反复夹取未能成功,可插入另一内镜,当两镜前端分别靠近异物与食管相交的前后壁时,以异物长轴方向相向调节旋钮,使内镜前端向相反方向撑宽食管横径,当见异物一端离开食管壁时,伸入异物钳小心夹住异物前端,将其轻轻拔出。操作时动作要轻柔,两镜前端与异物距离应相当以减轻操作难度,退镜时两镜同时退出,以保持两镜互不干扰。

电子内镜下取异物一般情况下不需全麻,但若患者咽反射明显不能耐受内镜检查,或食管异物刺入食管壁较深,或靠近大血管处,需于全麻下行内镜取异物术,必要时可在手术室内操作,一旦需急诊手术者,可立即手术治疗,以免延误患者的治疗。

### (三)各种导管

若异物与食管壁有一定的空隙,可使用自制的食管气囊或 Foley 导尿管将异物取出。导管可通过异物与食管壁的缝隙,注气后向外拉导管,光滑的异物可随气囊从口中吐出,此法安全、有效、操作方便,可重复使用。有时可拨正异物的长轴,使其可滑入胃腔。异物的形状、阻塞时间和食管疾病史可影响其疗效。也有使用双腔导尿管和三腔二囊管取食管异物的报道。

### (四)激光

解放军总医院采用激光治疗食管异物获得了成功。使用钛激光分别照射食管内鸡骨及鱼刺,可使鸡骨炭化或鱼刺汽化脱落。这表明高功率激光照射汽化非金属异物疗效确切、安全,不会损伤食管。

### (五)手术

大部分食管异物可经内镜取出或经胃肠道排出,仅少数病例因合并胸食管损伤或感染、出血需开胸手术治疗。以往手术病死率高达 40%,随着手术方式的改进,现病死率已大大下降。手术的适应证为:①异物固定不能移动而内镜无法取出。②异物停留于食管第 2～第 3 狭窄处并刺伤食管壁,且随主动脉搏动而搏动。③巨大义齿等难以经内镜取出。④食管上段异物导致食管周围脓肿或颈部化脓感染者。⑤异物已穿破食管进入纵隔,或已并发纵隔感染或脓肿者。⑥异物穿破食管造成气胸、皮下气肿者。治疗原则是消除异物等污染源,有效引流,应用抗生素,营养支持。

常见的手术方式如下。

**1.食管切开术**

凡食管异物无穿孔；或颈段食管合并穿孔延迟治疗者，均属适应证。术中注意勿损伤喉返神经。若异物在颈段食管，取左颈前斜切口暴露食管；异物在胸段食管，取右胸入路。选择在异物下方的健康食管壁切开，取出异物，连续缝合食管黏膜及肌层。如手术在胸部进行，须将预先做好的带蒂胸膜瓣覆盖缝线，胃肠减压，术后静脉高营养。

**2.胸食管全切除颈部食管胃吻合术**

如果食管穿孔早期修补不成功，应选择食管切除疗法。适应证为：食管异物穿孔通连胸腔，食管损伤和炎症水肿严重，而全身中毒症状轻。取左胸入路，探查食管，确定异物部位，游离胃至幽门水平，于贲门处切断，缝合胃，游离全胸食管，胸颈部水平切断，食管连同异物一起移除，胸腔引流，作左颈前斜切口，显露颈段食管，行食管-胃吻合术。

**3.纵隔引流术**

适应证为：食管异物在内镜直视下已取出，食管穿孔后患者全身中毒症状严重，造影显示造影剂外溢，纵隔间隙内呈局限性积气、积液征，不通连胸膜腔。在下食管端切开纵隔胸膜约3cm，用手指沿食管左或右侧壁，向上做钝性分离，达积气、积液间隙，将导尿管插入，以0.5%甲硝唑液冲洗，上端达脓腔内，下端与胸腔引流管的胸壁另一开口一同引出。术后抗感染，胃肠减压，静脉高营养。

有学者通过对84例异物性胸食管损伤患者的病变程度进行分级，制订出相应的治疗方法。把病变共分为四级：其中食管非穿透性损伤为Ⅰ级，食管穿透性损伤伴食管周围炎或纵隔炎为Ⅱ级，食管穿透性损伤并发严重纵隔和胸内感染为Ⅲ级，食管穿孔炎症累及大血管为Ⅳ级。对Ⅰ级患者行经胸食管切开异物取出；对Ⅱ、Ⅲ级患者行食管修补，食管部分切除，纵隔引流，瘘口修补；对Ⅳ级患者行大动脉置换。结果显示：Ⅰ级和Ⅱ级患者57例均治愈，Ⅲ级17例患者中1例死亡，Ⅳ级10例患者中9例死亡。由此可见手术是治疗异物性胸食管穿孔的有效手段，降低病死率的关键是预防食管-主动脉瘘的发生。

# 第四节 急性胃扩张

## 一、概述

急性胃扩张是指短期内由于大量气体和液体积聚，胃和十二指肠上段的高度扩张而致的一种综合征。通常为某些内外科疾病或麻醉手术的严重并发症。

## 二、病因学

某些器质性疾病和功能性因素均可并发急性胃扩张，常见的病因归纳为三类。

### (一)外科手术

创伤、麻醉和外科手术，尤其是腹腔、盆腔手术及迷走神经切断术，均可直接刺激躯体或内脏神经，引起胃的自主神经功能失调，胃壁的反射性抑制，造成胃平滑肌弛缓，进而形成扩张。

麻醉时气管插管,术后给氧和胃管鼻饲,亦使大量气体进入胃内,形成扩张。

### (二)疾病状态

胃扭转、嵌顿性食管裂孔疝以及各种原因所致的十二指肠壅积症、十二指肠肿瘤、异物等均可引起胃潴留和急性胃扩张;幽门附近的病变,如脊柱畸形、环状胰腺、胰癌等偶可压迫胃的输出道引起急性胃扩张;躯体部上石膏套后 1~2 天引起的所谓"石膏套综合征",可能是脊柱伸展过度,十二指肠受肠系膜上动脉压迫的结果;情绪紧张、精神抑郁、营养不良均可引起自主神经功能紊乱,使胃的张力减低和排空延迟;糖尿病神经病变、抗胆碱能药物的应用;水、电解质代谢失调、严重感染(如败血症)均可影响胃的张力和胃的排空,导致急性胃扩张。

### (三)各种外伤产生的应激状态

尤其是上腹部挫伤或严重复合伤,其发生与腹腔神经丛受强烈刺激有关。

### (四)其他

短时间内进食过多也是偶见原因。

### 三、病理生理

当胃扩张到一定程度时,胃壁肌肉张力减弱,使食管与贲门、胃与十二指肠交界处形成锐角,阻碍胃内容物的排出,膨大的胃可压迫十二指肠,并将系膜及小肠挤向盆腔。因此,牵张系膜上动脉而压迫十二指肠,造成幽门远端的梗阻。唾液、胃十二指肠液和胰液、肠液的分泌亢进,均可使大量液体积聚于胃内,加重胃扩张。扩张的胃还可以机械地压迫门静脉,使血液瘀滞于腹腔内脏,亦可压迫下腔静脉,使回心血量减少,最后可导致周围循环衰竭。由于大量呕吐、禁食和胃肠减压引流,可引起水和电解质紊乱。

### 四、临床表现

大多起病缓慢,迷走神经切断术者常于术后第 2 周开始进流质饮食后发病。主要症状有腹胀、上腹或脐周隐痛,恶心和持续性呕吐。呕吐物为混浊的棕绿色或咖啡色液体,呕吐后症状并不减轻。随着病情的加重,全身情况进行性恶化,严重者可出现脱水、碱中毒,并表现为烦躁不安、呼吸急促、手足抽搐、血压下降和休克。突出的体征为上腹膨胀,可见毫无蠕动的胃轮廓,局部有压痛,叩诊过度回响,有振水音。脐右偏上出现局限性包块,外观隆起,触之光滑而有弹性、轻压痛,其右下边界较清,此为极度扩张的胃窦,称"巨胃窦症",乃是急性胃扩张特有的重要体征,可作为临床诊断的有力佐证。

本病可因胃壁坏死发生急性胃穿孔和急性腹膜炎。

### 五、诊断

根据病史、体征,结合实验室检查和腹部 X 线征象,诊断一般不难。手术后发生的胃扩张常因症状不典型而与术后一般胃肠症状相混淆造成误诊。此外,应和肠梗阻、肠麻痹鉴别,肠梗阻和肠麻痹主要累及小肠,腹胀以腹中部明显,胃内不会有大量积液和积气,抽空胃内容物后患者也不会有多大好处,X 线片可见多个阶梯状液平。

实验室检查可发现血液浓缩、低血钾、低血氯和碱中毒。立位腹部 X 线片可见左,上腹巨大液平面和充满腹腔的特大胃影及左膈肌抬高。

### 六、治疗

暂时禁食,放置胃管持续胃肠减压,纠正脱水、电解质紊乱和酸碱代谢平衡失调。低血钾常因血浓缩而被掩盖,应予注意。病情好转 24 小时后,可于胃管内注入少量液体,如无潴留,即可开始少量进食,如无好转则应手术。过度饱餐所致者,胃管难以吸出胃内容物残渣或有十二指肠梗阻及已产生并发症者亦应手术治疗。手术方式一般以简单有效为原则,如单纯胃切开减压、胃修补及胃造口术等。胃壁坏死常发生于贲门下及胃底近贲门处,由于坏死区周围炎症水肿及组织菲薄,局部组织移动性较差,对较大片坏死的病例,修补或造口是徒劳无益的,宜采用近侧胃部分切除加胃食管吻合术为妥。

### 七、并发症

急性胃扩张可因胃壁坏死发生急性胃穿孔和急性腹膜炎。

当胃扩张到一定程度时,胃壁肌肉张力减弱,使食管与贲门、胃与十二指肠交界处形成锐角,阻碍胃内容物的排出,膨大的胃可压迫十二指肠,并将系膜及小肠挤向盆腔。因此,牵张系膜上动脉而压迫十二指肠,造成幽门远端的梗阻,唾液、胃十二指肠液和胰液、肠液的分泌亢进,均可使大量液体积聚于胃内,加重胃扩张。扩张的胃还可以机械地压迫门静脉,使血液瘀滞于腹腔内脏,亦可压迫下腔静脉,使回心血量减少,最后可导致周围循环衰竭。由于大量呕吐、禁食和胃肠减压引流,可引起水和电解质紊乱。

### 八、预后

近代外科在腹部大手术后多放置胃管,术后多变换体位,注意水、电解质及酸碱平衡,急性胃扩张发生率及病死率已大为降低。

# 第五节  急性胃炎

### 一、概述

急性胃炎系指由不同原因所致的胃黏膜急性炎症和损伤。临床上按病因及病理变化的不同,分为急性单纯性胃炎、急性糜烂性胃炎、急性腐蚀性胃炎,急性化脓性胃炎,其中临床上以急性单纯性胃炎最为常见。常见的病因有乙醇、药物、应激、感染,十二指肠液反流,胃黏膜缺血、缺氧,食物变质和不良的饮食习惯,腐蚀性化学物质以及放射损伤或机械损伤等。

### 二、诊断标准

#### (一)临床表现

1.症状

常有上腹痛、腹胀、恶心、呕吐和嗳气及食欲缺乏等。如伴胃黏膜糜烂出血,则有呕血和(或)黑便,大量出血可引起出血性休克。药物和应激状态所致的胃炎,常以呕血或黑便为首发症状。细菌感染患者可出现腹泻等。腐蚀性胃炎可吐出血性黏液,严重者可发生食管或胃穿孔,引起胸膜炎或弥散性腹膜炎。化脓性胃炎起病常较急,有上腹剧痛、恶心、呕吐、寒战和高热,血压可下降,出现中毒性休克。也有部分患者仅有胃镜下所见,而无任何症状。

2.体征

上腹部压痛是常见体征,尤其多见于严重疾病引起的急性胃炎出血者。腐蚀性胃炎因口腔黏膜、食管黏膜和胃黏膜都有损害,口腔、咽喉黏膜充血、水肿和糜烂。化脓性胃炎有时体检则酷似急腹症。

### (二)辅助检查

#### 1.胃镜检查

急性糜烂出血性胃炎的确诊有赖于急诊胃镜检查,一般应在出血后 24～48 小时内进行,可见到以多发性糜烂、浅表溃疡和出血灶为特征的急性胃黏膜病损。食物中毒患者宜于呕吐症状有所缓解后再考虑是否需要进行胃镜检查,吞服腐蚀剂者则为胃镜检查禁忌。

#### 2.护理配合

检查前核对患者信息无误后,将患者安置于操作床上,双下肢屈曲,口内含牙垫做好解释工作,让患者放松,做好配合,安装好内镜,检查送气送水,内镜检查时安抚患者,发现异常病变,协助医生取病理活检,放于福尔马林溶液内固定,并标记清晰,与医生核对无误后发给患者,同时再次核对无误后双签字送检。检查完毕,整理用物,将污染内镜放于污染车内送回洗消间。

#### 3.实验室检查

疑有出血者应做呕吐物或粪便隐血试验、红细胞计数、血红蛋白测定和血细胞比容。感染因素引起者,应做白细胞计数和分类检查,粪便常规和培养。

#### 4.X 线钡餐检查

无诊断价值。

### (三)诊断

#### 1.病因诊断

急性胃炎应做出病因诊断,药物性急性胃炎最常见的是由非甾体抗感染药(NSAIDs)如酮洛芬、吡罗昔康、吲哚美辛以及阿司匹林等所致。严重外伤、败血症、呼吸衰竭、低血容量性休克、烧伤、多脏器功能衰竭、中枢神经系统损伤等应激状态时要警惕急性胃黏膜病变的发生。常见的还有乙醇性急性胃炎、急性腐蚀性胃炎等。

#### 2.鉴别诊断

急性胃炎应与急性阑尾炎、急性胰腺炎、急性胆囊炎相鉴别。

## 三、治疗

(1)针对病因,去除损害因子,根除 Hp,去除 NSAIDs 或乙醇的诱因。积极治疗原发病。

(2)严重时禁食,逐渐过渡到流质、半流质饮食。

(3)对症和支持疗法,呕吐患者因不能进食,应补液,用葡萄糖及生理盐水维持水、电解质平衡,伴腹泻者注意钾的补充。腹痛者可用阿托品、复方颠茄片或山莨菪碱等解痉药。以恶心、呕吐或上腹胀为主者可选用甲氧氯普胺、多潘立酮或莫沙必利等促动力药。

(4)药物治疗。

抑酸剂:可应用 $H_2$ 受体阻滞剂:雷尼替丁 150mg,每天 2 次;法莫替丁 20mg,每天 2 次;不能口服者可用静脉滴注。

胃黏膜保护剂和抗酸剂:硫糖铝,胶体铋、铝碳酸镁等,每天 3～4 次口服。

细菌感染所引起者可根据病情,选用喹诺酮类制剂、氨基糖苷类制剂或头孢菌素。应激性急性胃炎常出现上消化道出血,应抑制胃酸分泌,提高胃内 pH 值。临床常用法莫替丁 40～80mg/d 或雷尼替丁 300mg/d 静脉滴注,质子泵抑制剂抑酸效果更强,疗效更显著,如奥美拉唑 40～80mg 静脉注射或静脉滴注,每天 2 次。

(5)并发症的治疗。急性胃炎的并发症包括穿孔、腹膜炎、水电解质紊乱和酸碱失衡等。细菌感染者选用抗生素治疗,因过度呕吐致脱水者及时补充水和电解质,并适时检测血气分析,纠正酸碱失衡。对于穿孔或腹膜炎者,则需要考虑外科治疗。

# 第六节　慢性胃炎

## 一、概述

慢性胃炎是不同原因引起的慢性胃黏膜炎性病变。

慢性胃炎的病因尚未完全明了,一般认为与周围环境的有害因素及易感体质有关,物理性、化学性及生物性有害因素长期反复作用于易感人体即可引起本病,病因持续存在或反复即可形成慢性病变。病因归纳如下:急性胃炎的演变;遗传因素;年龄;吸烟;饮酒;食物刺激;胃黏膜氧化状态;药物;缺血性贫血;金属接触;温度;放射;胃内潴留;十二指肠反流;免疫因素;幽门螺杆菌感染;其他细菌、病毒感染;精神神经因素;继发性;过敏因素;胃黏膜微循环障碍等。

目前认为慢性胃炎是由多种因素造成的。

慢性胃炎的病因可不同,而病理过程可能相似,其病理变化主要局限于黏膜层,根据其病理形态结构可分为特异性和非特异性两大类,临床常见者几乎均为非特异性胃炎,根据这些病变的程度不同又可将慢性胃炎分为浅表性胃炎和萎缩性胃炎等。

病理学上常见浅表性胃炎的炎细胞浸润腺体颈部,腺体颈部是腺体的生发中心,炎症引起腺体颈部细胞破坏,细胞更新率下降。随着病变进展,病变逐渐由浅层向深层发展,以至腺体受损、萎缩,导致腺体不可逆的改变,形成萎缩性胃炎,并常伴有肠上皮化生、异型性增生,少数患者甚至可发生癌变。

## 二、诊断

### (一)临床表现

大多数慢性胃炎的临床表现是胃肠道的消化不良症状,诸如上腹饱胀、无规律性的隐痛、嗳气、食欲减退、体重减轻、乏力、进食后上腹不适加重等。但缺乏特异性,仅仅根据临床表现难以诊断。

### (二)实验室检查

胃酸。

胃泌素测定。

胃蛋白酶原。

内因子(IF)。

壁细胞抗体(PCA)。

胃泌素分泌细胞抗体(GCA)。

血清胃蛋白酶。

$^{14}$C BBT 呼气试验。

胃黏膜前列腺素 E 含量测定。

胃黏膜 MDA 含量。

考马斯亮蓝 G-250 检测胃液蛋白质含量。

胃黏膜组织中 SOD 含量。

胃黏膜中微量元素。

胃液胆红素。

### (三)胃镜检查

**1.浅表性胃炎**

慢性浅表性胃炎为慢性胃炎中的绝大多数。一般来说浅表性胃炎胃镜所见为以下各种表现的一种或数种如下。

(1)水肿。

(2)红白相间。

(3)黏膜脆弱。

(4)糜烂。

(5)皱襞增生。

(6)黏膜下出血。

(7)黏膜不平。

(8)黏膜出血。

(9)黏液分泌增多。

(10)肠上皮化生。

**2.萎缩性胃炎胃镜检查**

除有慢性浅表性胃炎的各种表现外,常常有以下 3 个突出特点。

(1)颜色改变。

(2)黏膜变薄。

(3)黏膜粗糙不平。

萎缩性胃炎是灶性分布,多从胃小弯逐渐向上发展,因此,活检需多点进行,从胃窦、移行部和胃体小、大弯及前后壁侧各取一块,以防漏诊并了解萎缩的范围。

### (四)诊断依据

慢性胃炎的诊断需根据患者的临床表现、内镜检查所见、胃黏膜活检的病理组织学检查,以及必要的胃肠功能检测结果等,进行综合分析而决定。

慢性胃炎的确诊需要依靠胃镜检查和胃黏膜活检病理组织学检查。

如果患者的临床表现疑似慢性胃炎时,应进行胃镜检查。在胃镜观察下符合慢性胃炎的特征,而又要求确切判断慢性胃炎的性质和类别时,则应取胃黏膜活检,进行病理组织学检查。

如果要了解是否合并有幽门螺杆菌感染时,可以选用快速尿素酶试验、胃黏膜切片染色和(或)$^{13}$C-尿素或$^{14}$C-尿素呼气试验。

## 三、鉴别诊断

### (一)慢性浅表性胃炎

1.消化性溃疡

常呈季节性、反复发作,具有规律性的上腹部疼痛的特点,通过 X 线钡餐造影检查及胃镜检查,可以明确诊断。

2.功能性消化不良

该病属于胃动力障碍性疾病,主要由于胃排空障碍导致胃排空延迟而引起的一系列上消化道症状,表现为上腹部饱胀、嗳气、早饱、恶心、食欲减退等,多数患者伴有精神神经症状,其发病或病情加重常与精神因素关系密切,胃镜检查结果正常,常与患者主诉不平行。胃排空检查或胃电活动记录呈胃排空异常的表现。

3.胃癌

上消化道症状呈进行性加重,伴有贫血、体重下降、粪便隐血试验阳性。晚期可于上腹部触及肿块。X 线钡餐造影、B 超及胃镜检查可以帮助明确诊断。

4.慢性胆道疾病

主要指慢性胆囊炎、胆结石症、胆系肿瘤等,这些疾病除有较为典型的临床表现外,内镜下胰胆管逆行造影(ERCP)、B 超和 CT 影像学检查可提供可靠的诊断依据。

5.慢性胰腺炎

临床症状与慢性胃炎难以鉴别。多有急性胰腺炎病史,且反复发作,典型患者可有上腹部疼痛、脂肪泻和糖尿病三联征,伴腰部疼痛。B 超可表现为胰腺增大,尚可伴有假性囊肿,BT-PABA 试验提示胰腺外分泌功能异常。

6.慢性萎缩性胃炎

常以食欲减退、嗳气、上腹部不适为主要临床表现,几乎没有反酸、胃灼热等胃酸增多的症状,因此,单纯依据临床表现,难以与浅表性胃炎相鉴别,胃镜检查并取活检即可明确诊断。

### (二)慢性萎缩性胃炎

1.胃癌

上消化道症状呈进行性加重,伴有贫血、体重下降、大便潜血试验阳性。晚期可于上腹部触及肿块。X 线钡餐造影、B 超及胃镜检查可以帮助明确诊断。

2.慢性浅表性胃炎

临床上难以与慢性萎缩性胃炎相鉴别,多有上腹部疼痛、胃灼热等症状。胃镜检查并取活检有助于两者的鉴别诊断。

3.慢性胆囊疾病

主要指慢性胆囊炎、胆结石症、胆系肿瘤等,发病常与饮食、体位等相关,有较为典型的临床表现,内镜下胰胆管逆行性造影(ERCP)、B 超和 CT 影像学检查可提供可靠的诊断依据。

#### 四、治疗

##### (一)一般治疗

慢性胃炎病因较多,治疗多采用综合治疗,饮食及生活习惯在慢性胃炎的发生、发展过程中起重要作用,饮食不节不仅可以诱发胃炎的发生,也可使胃炎反复发作,因此饮食治疗非常重要。首先改变饮食及生活习惯,告诫患者戒烟戒酒;饮食定时定量,避免暴饮暴食,避免过冷过烫,粗糙、辛辣食物;少食腌制、熏制的肉类食物;实行家庭分餐制;慎用或不用损害胃黏膜的药物等;加强有关知识宣教,保持情绪稳定,消除患者顾虑,增强治疗信心。

##### (二)药物治疗

1.降低胃酸度

胃酸较高者,可给予降低胃内酸度的药物。常用的抑酸药物有以下几种。

(1)$H_2$受体阻滞剂:能选择性地与胃黏膜壁细胞上组胺 $H_2$ 受体作用,从而抑制胃酸分泌。如西咪替丁 0.2g,3 次/d,雷尼替丁 150mg,3 次/d,法莫替丁 20mg,2 次/d 等。一般疗程为 2 周。

(2)质子泵抑制剂:是目前发现的作用最强的一类胃酸抑制剂,作用于胃酸分泌的终末步骤,与壁细胞 $H^+$-$K^+$-ATP 酶结合,使质子泵失活,泌酸功能丧失,缓解症状,而且作用持久,促进炎症吸收。常用药物有奥美拉唑 20mg、兰索拉唑 30mg、袢托拉唑 40mg、雷贝拉唑 10mg、埃索美拉唑 20mg 等,均 1 次/d 用药,症状减轻后停用,一般疗程减轻后停用,一般疗程为 1～2 周。因此类药物抑酸作用强烈,慢性胃炎患者特别是萎缩性胃炎患者不主张长期应用,最好在应用此类药物之前检测胃 pH 值。

(3)中和胃酸药物:如碳酸氢钠、碳酸钙、氢氧化铝等。这类药物可以直接中和胃酸,作用快、较强,但不良反应也较多,易导致碱中毒,不易超剂量及较长时间应用。

2.胃黏膜保护剂

胃酸偏低或正常者,以应用胃黏膜保护剂为主。

(1)枸橼酸铋钾:是常用的胃黏膜保护剂,不但可以刺激黏液分泌,增加胃黏膜屏障作用,同时可刺激内源性前列腺素和表皮生长因子的产生,提高上皮细胞的再生能力,用法为每次 2 粒,3 次/d,餐前 30 分钟服用。

(2)思密达:含天然硅铝酸盐,具有吸附毒素,抗蛋白酶活性,加强胃黏膜屏障,促进上皮细胞再生等作用。常用量 3g,3 次/d。

(3)硫糖铝:在酸性胃液中凝聚成糊状物,附于胃黏膜表面上形成一层保护膜,阻止胃酸胃蛋白酶和胆汁酸对胃黏膜的侵蚀。用量 1g,3 次/d。

(4)膜固思达(瑞巴匹特):作为一种新型膜保护剂,通过增加胃黏膜前列腺素 $E_2$ 的合成,促进表皮生长因子及其受体表达,降低趋化因子产生,抑制 Hp 黏附及清除氧自由基,从而发挥胃黏膜保护作用,对根除 Hp 感染、治疗胃炎及预防溃疡病复发具有重要价值,常用剂量 0.1g,3 次/d。

(5)其他胃黏膜保护剂:如麦滋林-S、米索前列醇等在临床上应用也较广泛。

3.清除 Hp

中华医学会消化病学分会 Hp 学组于江西庐山召开的第三次全国 Hp 共识会议,全国 60

多位专家对 Hp 感染的若干问题达成了新的共识,提出清除 Hp 的共识。

(1)PPI 三联 7 天疗法仍为首选(PPI＋两种抗生素)。

(2)甲硝唑耐药性≤40％时,首先考虑 PPI＋M＋C/A。

(3)克拉霉素耐药率≤15％～20％时,首先考虑 PPI＋C＋A/M。

(4)RBC 三联疗法(RBC＋两种抗生素)仍可作为一线治疗方案。

(5)为提高 Hp 根除率,避免继发耐药,可以将四联疗法作为一线治疗方案。

(6)由于 Hp 对甲硝唑和克拉霉素耐药,呋喃唑酮、四环素和喹诺酮(如左氧氟沙星和莫西沙星)因耐药率低,疗效相对较高,因而也可作为初次治疗方案的选择。

(7)在 Hp 根除治疗前至少 2 周不得使用对 Hp 有抑制作用的药物 PPI、$H_2$ 受体拮抗剂($H_2$RA)和铋剂,以免影响疗效。

(8)治疗方法和疗程:各方案均为 2 次/d,疗程 7 天或 10 天(对于耐药严重的地区,可考虑适当延长至 14 天,但不要超过 14 天)。服药方法:PPI 早晚餐前服用,抗生素餐后服用。

4.增强胃排空能力

(1)为避免十二指肠液、胆汁反流及加速胃排空,调节胃、幽门、十二指肠运动协调功能,胃肠促动力药可加速胃排空,减轻胆汁分泌等对胃黏膜的损害,选择用多潘立酮(吗丁啉)或西沙必利(普瑞博思)5～10mg,3/d,饭前 15～30 分钟口服。对改善反酸、腹痛、腹胀等症状有一定的疗效,也能降低胃内胆盐浓度。

(2)结合胆盐药如铝碳酸镁能在酸性环境下结合胆盐,减轻有害因子对胃黏膜的损伤,研究表明,服药后能迅速降低胃内胆盐浓度。

(3)熊去氧胆酸改变胆汁内不同胆酸的比例,从而减轻胆酸对胃黏膜的损害。

(4)伊托必利是一种具有阻断多巴胺 $D_2$ 受体活性和抑制乙酰胆碱酯酶活性的促胃肠动力药物,其在中枢神经系统分布少,无致室性心律失常作用及其他严重药物不良反应和实验室异常。

5.其他治疗

胆汁反流性胃炎症状严重、内科治疗无效的患者可采用手术治疗。合并贫血者,若缺铁应补铁,大细胞贫血应根据维生素 $B_{12}$ 50～100pg/d,叶酸 5～10mg,3 次/d,直至症状和贫血完全消失。对 PCA 阳性的慢性胃炎患者尤其合并恶性贫血者可试用肾上腺皮质激素如泼尼松龙但临床效果不肯定,不做常规治疗。


# 第七节 细菌性痢疾


**一、概述**

细菌性痢疾是由志贺菌引起的常见急性肠道传染病,以结肠黏膜化脓性溃疡性炎症为主要改变,以发热、腹泻、腹痛、里急后重、黏液脓血便为主要表现,可伴全身毒血症症状,严重者可有感染性休克和(或)中毒性脑病。

细菌性痢疾的传染源为菌痢患者和带菌者,其中非典型患者、慢性患者及带菌者在流行病学上的意义更大。菌痢主要通过消化道传播,病原菌随患者粪便排出后污染食物、水、生活用品或经手、口使人感染。此外,还可通过苍蝇污染食物而传播,在流行季节可因进食污染食物或饮用粪便污染的水而引起食物型或水型的暴发流行。本病全年均可发生,但夏秋季多发,发病年龄分布有 2 个高峰,第一个高峰为学龄前儿童,特别是 3 岁以下儿童,可能与周岁以后的儿童食物种类增多、活动范围扩大、接触病原体机会增加有关。第二个高峰为青壮年期(20～40 岁),可能和工作中接触机会多有关。营养不良、暴饮暴食等足以降低机体抵抗力的因素均有利于菌痢的发生。人对痢疾杆菌普遍易感,病后可获得一定的免疫力,但短暂而不稳定,且不同菌群及血清型之间无交叉免疫,因此易复发和重复感染。

目前认为细菌性痢疾主要是由志贺菌引发,志贺菌又称痢疾杆菌,属志贺菌属,是革兰阴性兼性菌。该菌有菌体(O)抗原、荚膜(K)抗原和菌毛抗原,其有群与型的特异性。分为 4 群及 47 个血清型。A 群:痢疾志贺菌;B 群:福氏志贺菌;C 群:鲍氏志贺菌;D 群:宋内志贺菌。A 群致病强烈而迅速,通常见于极度贫穷的地区。B 群和 D 群是痢疾的主要流行菌型,C 群主要见于印度,其他国家出现 C 群的感染,通常见于输入病例。目前以脉冲场凝胶电泳(PFGE)为代表的志贺菌分子分型技术已经成为世界各实验室的主要分型方法。所有的痢疾杆菌均能释放内毒素及细胞毒素(外毒素)。志贺菌尚可产生神经毒素。

我国志贺菌的菌型分布主要以福氏志贺菌为主,国内资料显示占 52.63%～98.71%。其次为宋内志贺菌。也有地区报道近年来宋内志贺菌的发病呈上升趋势。

细菌性痢疾在肠道的病变主要分布于结肠,以直肠、乙状结肠等部位最显著,但升结肠、回肠下端也不少见。急性期的病理变化为弥散性纤维蛋白渗出性炎症,肠黏膜弥散性充血、水肿,分泌大量渗出物,间有微小脓肿。坏死组织脱落形成溃疡,溃疡深浅不一,但限于黏膜下层,故肠穿孔和肠出血少见。发病后约 1 周,人体产生抗体,溃疡渐愈合。毒素也可引起内脏病变,表现为肝、肾小管、心肌、脑细胞变性。

中毒性菌痢的结肠病变很轻,但显著的病变为全身小动脉痉挛和渗出性增加,脑干出现神经变性、浸润和点状出血。肾上腺皮质萎缩和出血。慢性患者肠壁增厚,溃疡边缘有息肉状增生,愈合后形成瘢痕,导致肠腔狭窄。

## 二、诊断

### (一)临床表现

临床分为急性和慢性两种。

1.急性细菌性痢疾

急性细菌性痢疾分为普通型。轻型和中毒型。

(1)普通型:潜伏期为半天至 7 天。突然起病,畏冷发热,体温常在 38℃ 以上,同时,或 1 天以后出现腹痛、腹泻,初为脐周或全腹痛,后转为左下腹绞痛,便后可缓解。每天大便 10 余次,初为稀水便、糊样便,后转为黏液便、脓血便,每次量少,伴明显里急后重,便次频数,数分钟大便一次。其他尚有精神、食欲缺乏,恶心,呕吐等。

(2)轻型(非典型):全身毒血症状和肠道表现较轻,腹痛不著,腹泻次数每天不超过 10 次,大便糊状或水样,含少量黏液,里急后重感不明显,可有呕吐,病程 3～6 天,易被误诊为肠炎或结肠炎。本病有自愈倾向,病程 7～14 天。若不经有效抗菌治疗,部分病例可转为中毒型菌痢,或出现严重并发症,或转为慢性菌痢。主要并发症有脱水、酸中毒及电解质紊乱、营养不良、反应性关节炎、中毒性心肌炎、败血症等。便次为每天数次,稀便,有黏液无脓血;轻微腹痛,无里急后重。

(3)中毒型:体质较好的儿童多见,起病急骤,以严重毒血症症状,休克和(或)中毒性脑病为主要临床表现;肠道症状轻微甚至开始无腹痛及腹泻症状,常需直肠拭子和生理盐水灌肠采集大便,经检查发现脓血便,发病后 24 小时内可出现腹泻及黏液脓血便。按照其临床表现可分为以下几种。

休克型(周围循环衰竭型):出现感染性休克的表现,如面色苍白、皮肤花纹、口唇青紫、四肢厥冷、发绀等;早期血压正常,亦可降低甚至测不到,脉搏细速甚至触不到;可伴有少尿、无尿及轻重不等的意识障碍。在老年人中毒型菌痢中,女性多于男性,以休克型为主。一般休克患者神志清醒,但老年人中毒型菌痢常有神志改变,有时表现为突然昏倒、神态模糊、谵妄、极度烦躁不安、精神萎靡。判断血压是否正常,必须结合原有血压水平、全身状态及休克的其他指标综合考虑,而不能以 12kPa(90mmHg)为低血压。在休克期及休克纠正 24 小时内,易并发心肌梗死。如不注意,虽中毒型菌痢抢救成功,但患者却死于心肌梗死。

脑型(呼吸衰竭型):患者可出现严重的脑症状,烦躁不安、嗜睡、昏迷及抽搐,严重者可出现瞳孔大小不等等脑疝的表现.亦可出现呼吸深浅不均、节律不等,可呈叹息样呼吸,最后减慢以致停顿。此型较严重,病死率高。

混合型:兼具以上两型的表现,最为凶险,病死率很高。

2.慢性细菌性痢疾

急性期未及时诊断、抗菌治疗不彻底、耐药菌株感染、患者原有营养不良及免疫功能低下或原有慢性疾病如胃肠道疾病、慢性胆囊炎或肠寄生虫病,也包括福氏菌感染均可能导致急性菌痢病程迁延,超过 2 个月病情未愈者即为慢性菌痢。在临床上可分为以下几型。

(1)慢性迁延型长期反复出现腹痛、腹泻,大便常有黏液及脓血,伴有乏力、营养不良及贫血等症状,还可腹泻与便秘交替出现。

(2)急性发作型有慢性菌痢病史,进食生冷食物、劳累或受凉等情况下可出现急性发作,出现腹痛、腹泻及脓血便,发热及全身毒血症症状多不明显。

(3)慢性隐匿型 1 年内有急性菌痢病史,无明显腹痛、腹泻症状;大便培养有痢疾杆菌;乙状结肠镜检查肠黏膜有炎症甚至溃疡等病变。

(二)相关检查

1.血常规检查

急性期血白细胞总数轻至中度增高,多在(10～20)×$10^9$/L,中性粒细胞亦增高;慢性期可有贫血。

2.粪便检查

(1)粪便的常规检查:外观多为黏液脓血便,显微镜下可见大量脓细胞或白细胞及红细胞。目前常用的诊断标准为白细胞多于 15 个/高倍视野,同时可见少量的红细胞。

(2)粪便的病原学检查:应在抗菌药物应用前采样,标本必须新鲜,应取脓血部分及时送检,早期多次检测可提高阳性率。若在粪便中培养出痢疾杆菌则可确诊为菌痢,同时,可做药敏试验以指导临床选用抗菌药物。

3.乙状结肠或纤维结肠镜检查

乙状结肠或纤维结肠镜检查适用于慢性菌痢,镜下可见肠黏膜弥散性充血、水肿及浅表性溃疡。

## 三、治疗

### (一)合理应用抗生素

1.头孢曲松钠

临床分析结果显示头孢曲松钠无论静脉给药还是灌肠均对菌痢有明显疗效。清洁洗肠及头孢曲松钠保留灌肠,可以及时清除肠道内细菌毒素及病变组织的炎性渗出,更好地发挥药物的抗菌作用,减少药物的耐药性,疗效显著,疗程缩短,作为佐治急性细菌性痢疾的方法,值得临床应用与推广。

2.庆大霉素联合思密达

思密达具有保护消化道黏膜、固定细菌及其毒素、吸附消化道内气体、降低肠道敏感性等作用,此外,思密达不进入血液循环,并连同所固定的攻击因子随消化道自身蠕动排出体外,不改变正常的肠蠕动,不影响小儿的心、肝、肾、中枢神经系统;而庆大霉素为氨基糖苷类药物,对痢疾杆菌有效,静脉应用具有耳、肾毒性,但其为大分子物质,肠道局部应用不易进入血液循环,故二者联合使用灌肠对治疗小儿细菌性痢疾疗效明显。

3.磷霉素

有报道称磷霉素治疗小儿细菌性痢疾安全、有效,具有独到之处,值得在临床上推广使用。由于磷霉素作用于细菌的细胞壁,故其毒性低微,稳定性好。磷霉素钠不良反应小,价格低廉,无须过敏实验,易于得到患儿及其家人的接受。

4.利福昔明

利福昔明是利福霉素的衍生物,通过作用于细菌中依 DNAβ-亚单位的 RNA 多聚酶而抑制 RNA 合成,产生抗菌作用。其特点之一是不被肠道吸收,仅在胃肠黏膜达到较高的浓度,因此不良反应小。其治疗细菌性痢疾具有疗效好,不良反应小、安全可靠、性价比高的特点。

### (二)维持水电及酸碱平衡

凡菌痢患者,尤其是儿童老人,均必须进行预防脱水之治疗。其方法是给尚未脱水的患者口服足够的液体,如 ORS 液、米汤加盐、盐糖水。如已出现明显脱水者,需采用口服补液联合静脉补液治疗。静脉补液常用的液体为 2∶1 液,配制方法是 5% 碳酸氢钠 80mL 加 10% 葡萄糖 300mL,加生理盐水 600mL。

### (三)微生态制剂的使用

1.金双歧(每片含 15 亿活双歧杆菌)

保留灌肠,短时间内即可提高肠道双歧杆菌数量,重建肠道天然生物屏障保护作用,达到治疗腹泻的作用。同时避免了在急性病程中拒食、频繁呕吐,口服给药得不到保证以及口服给药时胃酸、胆汁、口服抗生素对其定居的影响等弊端。

2.微生态制剂(乳酸三联活菌胶囊)联合左氧氟沙星胶囊

治疗急性细菌性痢疾疗效好,且能预防菌群失调。

3.中药加微生态制剂(金双歧)

治疗对抗生素无效的小儿菌痢,可促进疾病痊愈,防止二重感染或迁延不愈。

**(四)中毒型菌痢**

本型病情凶险,应及时采用综合治疗进行抢救。

1.一般治疗

应密切观察病情变化,注意脉搏、血压、呼吸、瞳孔及意识状态的变化,同时做好护理工作,以减少并发症的发生。治疗原则同急性菌痢。

2.对症治疗

积极应用退热药及物理降温,如体温不降并伴躁动及反复惊厥者可用亚冬眠疗法,氯丙嗪和异丙嗪各 1～2mg/kg 肌内注射;反复惊厥者可用地西泮、水合氯醛或苯巴比妥钠。

3.对不同类型应采用相应的治疗措施

(1)休克型:应积极行抗休克治疗。

扩充血容量,纠正酸中毒:可快速静脉滴注低分子右旋糖酐,儿童 10～15mg/kg,成人 500mL 及葡萄糖盐水,同时给予 5‰碳酸氢钠 3～5mL/kg 纠正酸中毒,待休克好转继续静脉输液维持。

血管活性药物:在扩容的基础上应用血管扩张剂如山莨菪碱以解除微血管痉挛,成人每次 10～60mg,儿童每次 1～2mg/kg 静脉输入,1 次/5～15 分钟,待面色转红、四肢转暖及血压回升后可停用。若血压仍不回升则用多巴胺、酚妥拉明、间羟胺等升压药。

保护重要脏器功能:有心力衰竭者用毛花苷 C。

短期应用肾上腺皮质激素。

(2)脑型。

治疗脑水肿:用 20%甘露醇脱水,每次 1～2g/kg 快速静脉推入,每 6～8 小时重复 1 次;及时应用血管扩张剂以改善脑血管痉挛,并短期应用肾上腺皮质激素。

防治呼吸衰竭:吸氧,保持呼吸道通畅。若出现呼吸衰竭,可应用呼吸兴奋剂,必要时可应用人工呼吸机或行气管切开。

(3)肺型:主要为肺微循环障碍,又称休克肺、急性呼吸窘迫综合征(ARDS)。此型发生率低,病死率高。常在发病后的 16～24 小时,继脑型休克之后的恢复阶段出现,但也可在病初迅速出现,表现为急性进行性吸气型呼吸困难和低氧血症,一般吸氧不能缓解。症状重而体征轻,晚期肺部有干、湿啰音。

(4)混合型:以上三型,任何两型同时或先后出现,均称混合型,此型少见。

# 第八节　克罗恩病

## 一、概述

克罗恩病(CD)是消化道慢性非特异性、肉芽肿性、透壁性炎性疾病;多发生在青壮年,可侵及从口腔到肛门消化道各个部分,但主要累及末端回肠和邻近结肠,呈节段性或跳跃式分布,同时可有胃肠道以外的病变。

## 二、诊断与鉴别诊断

### (一)临床表现

**1.腹痛**

腹痛为最常见症状。腹痛部位常与病变部位一致,常位于右下腹或脐周,为隐痛、钝痛。痉挛性阵痛伴肠鸣,餐后发生,排便后暂时缓解。持续性腹痛和明显压痛提示病变波及腹膜或腹腔内脓肿形成。

**2.排便改变**

病程初期腹泻间歇性发作,后期为持续性。每天数次.多无脓血或黏液,病变侵及结肠下段或直肠可有黏液血便及里急后重。

**3.腹部包块**

腹部包块见于10%～20%的患者,由于肠粘连、肠壁增厚、肠系膜淋巴结肿大、内瘘或局部脓肿形成所致。多位于右下腹与脐周。

**4.肛门周围病变**

包括肛门直肠周围瘘管、脓肿形成及肛裂等病变,见于部分患者,有结肠受累者较多见。可为本病的首发或突出的临床表现。

**5.瘘管形成**

因透壁性炎性病变穿透肠壁全层至肠外组织或器官而形成。是克罗恩病的临床特征之一,分为内瘘和外瘘,前者可通向其他肠段、肠系膜、膀胱、输尿管、阴道、腹膜后等处,后者通向腹壁或肛周皮肤。肠段之间内瘘形成可致腹泻加重及营养不良;肠瘘通向的组织与器官因粪便污染可致继发性感染。

**6.全身症状**

发热为常见全身表现之一,多为低热或中度发热,不伴畏寒和寒战,呈间歇性发生,当病情加重或出现并发症则可呈高热。此外,因慢性腹泻、食欲缺乏等导致营养障碍,表现为乏力、消瘦、贫血、低蛋白血症和维生素缺乏。

**7.肠外表现**

如关节炎、结节性红斑、坏疽性脓皮病、口腔溃疡、慢性活动性肝炎、血栓栓塞性疾病、骨质疏松、继发性淀粉样变性等。

**8.并发症**

肠梗阻最常见,其次是腹腔内脓肿,偶可并发急性穿孔或大量便血。直肠或结肠黏膜受累者可发生癌变。肠外并发症有胆结石、尿路结石、脂肪肝等。

### (二)实验室检查

**1.血液检查**

贫血、红细胞沉降率增快、白细胞增多,严重者血清蛋白、钾、钠、钙降低,凝血酶原时间延长,C反应蛋白水平明显升高。

**2.粪便检查**

隐血试验阳性,有时可见红、白细胞。

### (三)辅助检查

**1.X 线检查**

胃肠钡餐、钡灌肠、气钡双重造影等检查,X 线特征如下。

(1)肠管狭窄。

(2)节段性肠道病变,呈"跳跃"现象。

(3)病变黏膜皱襞粗乱,呈鹅卵石征。

(4)瘘管或窦道形成。

(5)假息肉与肠梗阻的 X 线征象。

**2.增强 CT 检查**

对腹腔脓肿诊断有重要价值;了解肠道病变分布、肠腔狭窄程度、瘘管形成以及肠壁增厚及强化等特点,有助于 CD 的诊断和鉴别诊断。CT 表现多为:节段性分布、肠壁增厚、黏膜层强化、肠系膜血管梳状征、肠系膜淋巴结增大等。

**3.MRI 检查**

有助于瘘管或窦道、脓肿形成、肛门直肠周围病变的诊断。

**4.结肠镜检查**

结肠镜检查需包括全结直肠及末段回肠。可见病变呈节段性分布,病变肠段之间黏膜外观正常。可见纵行溃疡、鹅卵石样改变、肠腔狭窄、炎性息肉等,组织活检可有非干酪性肉芽肿形成及大量淋巴细胞聚集。

**5.病理检查**

手术病理活检是诊断 CD 唯一标准。主要有节段性全层炎,裂隙样溃疡,非干酪性上皮样肉芽肿等。但以上病理特点并非特异性。

### (四)诊断标准

在没有手术病理活检的患者,特别是中青年患者有慢性反复发作性右下腹或脐周痛与腹泻、腹块、发热等表现,X 线、CT 或(及)结肠镜检查发现肠道炎性病变主要在回肠末段与邻近结肠且呈节段性分布者,应考虑本病。本病诊断,主要根据临床表现和影像学检查与结肠镜检查所见进行综合分析,表现典型者可做出临床诊断(如活检黏膜固有层见非干酪坏死性肉芽肿或大量淋巴细胞聚集更支持诊断),但必须排除各种肠道感染性或非感染性炎症疾病及肠道肿瘤。鉴别有困难时需靠手术探查获得病理诊断。长期随访有助确定或修正诊断。

诊断内容应包括临床类型、严重程度、病变范围、肠外表现和并发症。

**1.临床类型**

可参考疾病的主要临床表现做出。可分为:狭窄型、穿通型和非狭窄非穿通型(炎症型)。

**2.严重程度**

疾病活动程度可依据 CD 活动指数(CDAI)评估,Harvey-Brad-Shaw 简化 CDAI 临床更为实用。

**3.病变范围**

参考影像学和内镜检查结果确定,可分为小肠型、结肠型、回结肠型。

4.肠外表现和并发症

肠外表现可有口、眼、关节、皮肤、泌尿以及肝胆等系统受累;并发症可有肠梗阻、脓肿、出血、肠穿孔等。

(五)鉴别诊断

1.肠结核

肠结核是要特别关注与鉴别的,诊断 CD 应首先除外肠结核。肠结核患者既往或现有肠外结核史,不能除外肠结核时,需先行诊断性抗结核治疗 4～8 周。

2.小肠恶性淋巴瘤

原发性小肠恶性淋巴瘤可较长时间内局限在小肠,部分患者肿瘤可呈多灶性分布,此时与克罗恩病鉴别有一定困难。小肠恶性淋巴瘤一般进展较快。活检免疫组化可确诊。必要时手术探查。

3.其他免疫性疾病

溃疡性结肠炎,主要是结肠型 CD 需与溃疡性结肠炎鉴别。

4.Behcet 病

本病常因消化道溃疡而出现腹痛等症状,重者有肠出血、肠穿孔、瘘管形成等,需鉴别。

5.其他需要鉴别的疾病

包括血吸虫病、慢性细菌性痢疾、阿米巴肠炎、其他感染性肠炎(耶尔森杆菌空肠弯曲菌、艰难梭菌等感染)、急性阑尾炎、出血坏死性肠炎、缺血性肠炎放射性肠炎、胶原性肠炎、大肠癌以及各种原因引起的肠梗阻。

## 三、治疗

根据病变部位、严重程度、并发症、对药物的反应及耐受性制订个性化治疗方案,目的是控制发作,维持缓解,防治并发症,促进黏膜愈合。

(一)一般治疗

强调戒烟。病变活动期卧床休息,给予高营养低渣食物,适当给予叶酸、维生素 $B_{12}$ 等多种维生素及微量元素。

(二)氨基水杨酸制剂

柳氮磺胺吡啶(SASP)仅适用于病变局限在结肠者,美沙拉嗪能在回肠及结肠定位释放,故适用于病变在回肠及结肠者。该类药物一般用于控制轻型患者的活动性;也可用作缓解期或手术后的维持治疗用药,但疗效并不肯定。

(三)抗生素

抗生素可作为瘘管型 CD、肛周病变的一线治疗。推荐甲硝唑 $10～15mg/(kg \cdot d)$、环丙沙星(500mg/次,每天 2 次),单用或联合应用。通常抗生素治疗维持 3 个月,需密切监测不良反应,如甲硝唑引起的外周神经病变等。

(四)糖皮质激素

糖皮质激素是控制病情活动的有效药物,适用于中、重度活动期患者或对氨基水杨酸制剂无效的轻型患者,不适用于瘘管型 CD。

糖皮质激素在 CD 的应用必须特别注意以下几点。

（1）给药前必须排除结核与腹腔脓肿等感染的存在。

（2）初始剂量要足（如泼尼松 40～60mg/d）。

（3）规律减量，病情缓解后剂量逐渐减少，从泼尼松 40mg/d 减至 20mg/d 过程中每 7～10 天减 5mg，减至 20mg/d 时每 14～21 天减 5mg。

（4）相当部分患者表现为激素依赖，每于减量或停药而复发，这部分患者需尽早给予免疫抑制剂治疗。临床研究证明激素不能作为长期维持治疗。

（5）长期激素治疗应同时补充钙剂及维生素 D，以预防骨病发生。

### （五）免疫抑制剂

近年研究已确定免疫抑制剂对于 CD 的治疗价值，是大部分 CD 的主要治疗药物。

硫唑嘌呤适用于对糖皮质激素治疗效果不佳或对激素依赖患者，剂量为 1.5～2mg/(kg·d)。该药显效时间需 3～6 个月，故宜在激素使用过程中加用，继续使用激素 3～4 个月后再将激素逐渐减量至停用。约 60% 激素依赖患者可成功停用激素，然后以治疗量的硫唑嘌呤维持治疗，维持时间 1 年以上，甚至 5 年以上。该类药物常见严重不良反应为骨髓抑制等，其他如急性胰腺炎、肝损害。治疗过程中需从小剂量开始服用（如 50mg/d）。氨甲蝶呤可用于硫唑嘌呤不耐受或无效的患者以及伴随关节症状的患者，用法为 15～25mg/周，肌内注射。

### （六）生物制剂

抗 TNF-α 单克隆抗体为促炎性细胞因子的拮抗剂，可用于传统治疗无效的中重度活动及瘘管型 CD，以及病情重和有不良预后因素的患者，可以考虑早期应用，减少并发症。过敏反应为该药常见不良反应，感染、腹腔脓肿、恶性肿瘤、中重度心力衰竭为该药的禁忌证。使用生物制剂前，需常规行 PPD 及胸片检查以除外活动性结核。

# 第九节　便秘

## 一、便秘的定义

便秘常见的临床表现为排便困难、费时费力，或大便次数少、肛门坠胀疼痛等。引起便秘的原发疾病不同，其临床表现也有差别。便秘可继发于大肠肿瘤、器质性狭窄梗阻，脊髓损伤及阿片类药物应用后等，但本书所阐述的便秘，主要指无明显器质性疾病的功能性便秘。

正常人排便习惯存在一定差异，90% 的人排便频率在每天 3 次到每 3 天 1 次，大约 60% 的人每天 1 次，30% 的人每天 2～3 次，10% 的人每 2～3 天 1 次。排出的大便应软而长，可盘曲 2～3 圈或以上。如果太稀则不成形；大便太干结则排便困难费力，均为不正常。

便秘的定义存在争议，一般认为便秘应包括以下 3 个方面的含义。

（1）大便量太少、太硬，排出困难。

（2）排便困难，伴有一些特殊的症状，如长期用力排便、直肠肛门坠胀、便不尽感或需用手法帮助排便。

（3）排便频率为 7 天内排便少于 2 次。

## 二、便秘的分类

通常将功能性便秘分为 3 类。

### (一)慢传输型便秘(slow transit constipation,STC)

慢传输型便秘又称结肠无力、结肠瘫痪症、特发性顽固性慢传输性便秘。是由于肠道传输功能障碍,肠内容物通过缓慢而导致的便秘。包括全肠道传输减慢和结肠传输减慢两个亚型,临床上以结肠传输功能障碍最多见,全肠道传输减慢较罕见。这类便秘多见于育龄期妇女,往往病因不清,症状顽固。这类顽固性便秘与成年人先天巨结肠、成年人特发性巨结肠及肠易激综合征(便秘型)临床表现相似,需要仔细鉴别诊断。

### (二)出口梗阻型便秘(outlet obstructive constipation,OOC)

出口梗阻型便秘是由于盆底组织器官、肛管括约肌、直肠的形态功能异常导致的排便功能障碍,突出表现为粪便不能顺畅地从肛管排出,结肠传输功能正常。这类便秘包括一组疾病,常见的有直肠内脱垂、直肠前突、盆底疝、耻骨直肠肌综合征、会阴下降综合征、内括约肌失弛缓征等。

### (三)混合型便秘

同时具有结肠传输功能减慢和出口梗阻型便秘的特征。如结肠慢传输伴直肠内脱垂或直肠前突等。

两种类型的便秘可互为因果,慢传输型便秘因粪便干结、排出困难而长期用力排便,可造成盆底疝、直肠脱垂、直肠前突等;出口梗阻型便秘者则因重复排便、排便不尽、排便用力而长期服用各类泻药,特别是长期滥用刺激性泻药可损伤肠神经系统,导致"泻药结肠",对泻药产生依赖,最终导致慢传输型便秘。

## 三、便秘与性别和年龄的关系

### (一)便秘多见于女性

国内外文献报道便秘的发病率均是女性高于男性,女性是男性的 2～3 倍。我们统计了有详细性别记录的 98 篇国内外文献,共报道的各种类型的出口梗阻型疾病 5232 例,男女之比为 1∶6.6。国内外文献统计结果表明,出口梗阻型便秘中尤其直肠前突男女之比分别为 1∶108.7 和 1∶149.0,说明直肠前突是一种女性疾病;另外,国内外文献报道的直肠内脱垂和会阴下降综合征,男女比例也在 1∶8 以上,女性发病率最高。

### (二)便秘多见于女性的原因.

近年来的研究表明,女性便秘的病因除全身因素外,还与其生理因素和特殊的局部解剖结构有密切的关系。例如,由于女性的骨盆宽大、女性尿生殖三角区肌肉筋膜的薄弱,是发生直肠前突的解剖因素。妊娠和分娩造成损伤可导致直肠内脱垂和会阴下降。

顽固性便秘绝大多数发生于育龄妇女,那么,女性激素变化是否与顽固型便秘的发生有关呢? Kamm 将顽固性便秘女性患者月经周期中卵泡及黄体阶段性激素水平变化与健康妇女进行了比较,结果显示便秘患者卵泡阶段黄体酮、17-羟黄体酮等水平明显降低;黄体阶段雌激素、睾酮等水平显著降低。有学者认为女性类固醇激素持续减少可能与顽固型便秘发生有关。

女性患者随着年龄的增加,特别在绝经期,全身弹力纤维减少,当直肠阴道隔和会阴伸展开时,就不会完全恢复到原来正常的状态,或需持续一段时期才能恢复,这也是导致出口梗阻型便秘的病因。

### (三)妊娠期与便秘的关系

妊娠期间由于黄体分泌,孕激素分泌增多;从孕期 6 个月开始,子宫增大,压迫肠管,使肠蠕动减弱;子宫的增大,盆腔血管受压,静脉瘀血,导致肠蠕动功能减弱,引起便秘。

### (四)产育期与便秘的关系

孕妇产后由于腹壁松弛,以及卧床休息,使得腹壁肌、膈肌、肠壁肌、肛提肌等参与排便的肌群张力减低,粪便向前推进的动力减弱,粪便在肠道过度滞留,水分过度吸收而导致便秘。

盆腔内的女性生殖器官要承受腹腔的压力,由于盆腔支持组织的作用,正常情况下,能保持正常位置。这些支持组织包括结缔组织、筋膜和肛提肌。由于分娩过程中的损伤,造成盆腔支持组织的削弱和松弛,容易出现便秘的症状。

## 四、便秘对人体的危害

便秘是临床常见症状,在慢性消化道疾病中比其他的消化道症状更常见。一是发病率高,二是对人体影响的时间长。在日常生活中,有相当一部分人认为便秘只不过是大便难解,殊不知,便秘对人体的危害是很大的,与许多疾病的发生发展也是相关的。长期便秘可对身体造成极大的伤害。轻则导致记忆力下降、注意力不集中等,严重影响日常生活和工作。

### (一)胃肠功能紊乱

便秘时,排便困难,粪便干燥,可直接引起和加重肛门直肠疾病,如直肠炎、肛裂、痔疮等。上述疾病又加重粪便在直结肠的潴留,形成恶性循环。粪便在直肠内长时间的潴留,过量的有害物质吸收可引起胃肠神经功能紊乱而致食欲缺乏、腹部胀满、嗳气、口苦、肛门排气多等现象。

### (二)诱发心脑血管疾病

临床工作中常发现,便秘可诱发心脑血管疾病的发作,甚至猝死。目前研究表明因便秘而诱发心、脑血管疾病发作者有逐年增多的趋势。

### (三)对大脑的功能的影响

长期的便秘可影响大脑的功能,代谢产物长时间停留在肠道,细菌的作用产生大量的有害物质,如甲烷、酚、氨等。这些物质部分扩散到中枢神经系统,干扰大脑功能,突出表现是记忆力下降,注意力分散,思维迟钝等。

### (四)便秘与结肠癌的关系

便秘可能引起结肠癌。临床研究发现,便秘患者结肠癌的发病率是正常人的 4 倍多,原因是便秘使排泄物在结肠停留时间过长,粪便内的致癌物质长时间作用于结肠所致。因此,防止便秘既可以减少脑出血等急症的发生,也可预防结肠癌。

### (五)便秘与老年痴呆病的关系

日本东京大学的研究者发现,30％～40％的阿尔茨海默病(老年痴呆)患者在其青壮年时,患有顽固型便秘,或体形肥胖。

## 五、便秘的病因

引起便秘的病因较多,有肠道肿瘤和炎症、结直肠的神经肌肉病变、内分泌紊乱、饮食和排便有关的因素及精神因素等。如果人们在日常生活中,认识到便秘的本质,了解引起便秘的原因,其中相当一部分病因能够预防,使便秘的症状减轻,以至治愈。便秘病因有七大类、近100 种。

## (一)不良的饮食和排便习惯

(1)饮食中摄取的纤维素少。

(2)运动量少。

(3)人为抑制便意。

(4)滥用泻药。

(5)生活环境的改变。

## (二)精神因素

(1)精神病。

(2)神经性畏食。

(3)抑郁症。

## (三)内分泌紊乱

(1)甲状腺功能低下。

(2)甲状腺功能亢进。

(3)低钙血症。

(4)高钙血症。

(5)糖尿病。

(6)老年性营养不良。

(7)催乳素升高。

(8)雌激素降低。

(9)铅中毒。

## (四)医源性因素

1.药物因素

可待因、吗啡、抗抑郁药、止泻药、抗胆碱药、铁剂。

2.盆腔手术

如直肠、肛管、子宫手术。

## (五)结直肠外的病变

1.中枢神经病变

各种脑部病变、脊髓损伤、肿物压迫、多发性硬化症等。

2.支配神经病变

Chagas 综合征、帕金森病、盆腔神经损伤等。

## (六)结直肠功能性疾病

直肠内脱垂、直肠前突、盆底疝、盆底痉挛综合征、耻骨直肠肌综合征、会阴下降综合征、内括约肌失弛缓症;特发性结肠慢传输;肠易激综合征(便秘型)等。

## (七)结直肠器质性病变

1.结直肠机械性梗阻

良性和恶性肿瘤、扭转、炎症狭窄、肛裂、痔疮等。

2.结肠神经或肌肉病变

如先天性巨结肠、成年人巨结肠等。

## 六、顽固性便秘的病理生理机制

近年来采用病理组织学、电生理学、放射影像学、肠动力学等多种手段对顽固性便秘的发生机制进行了多方面的研究,从形态和功能等方面阐明了顽固性便秘的一些病理生理基础。

### (一)结肠神经肌肉病变

Muraay 对 30 例慢性便秘儿童全层直肠活检标本进行了黏膜肌层、环行肌和纵行肌组织学检查,并测量了其厚度比率,发现所有便秘患儿直肠有灶性肌纤维空泡形成或肌纤维溶解,黏膜肌层变薄,环行肌和纵行肌比率下降,环行肌显著萎缩,且肌肉病变呈进行性发展。

Schouten 对 39 例慢传输型便秘患者结肠标本用抗神经细丝单罗恩抗体 $NF_2$、$NF_{11}$ 检测,结果其中 29 例染色的肠肌间神经丛较正常者明显减少或根本不染色,此种变化 17 例见于全结肠,12 例见于部分结肠,提示便秘患者结肠神经纤维显著减少或消失,作者认为内脏神经的病理改变可能是慢传输型秘的重要病理基础。

Kamm 用气球膨胀法测定 26 例严重顽固型便秘患者直肠感觉,发现其感觉阈较正常人显著增高,诱生排便信号所需容量增加;同时用双极环路电极测定直肠黏膜电感觉,证实便秘患者感觉阈较正常人显著增高;气球膨胀的感觉阈和电刺激的感觉阈改变显著相关。结果提示便秘患者有直肠黏膜感觉神经病变。

Hoyle 对顽固型便秘患者之乙状结肠标本进行电生理检查,发现其非肾上腺素能非胆碱能神经传导时间延长,抑制性传导后出现反弹性电活动,静息状态下平滑肌膜去极化时,产生动作电位放电较少。

Shafik 行肛括约肌活检发现便秘患者内括约肌神经丛退行性变,认为此变化影响直肠抑制反射活动,导致内括约肌不能松弛,可能主要影响副交感神经的支配,导致交感神经活动过度,内括约肌异常收缩最终引起肌肥大。

Basstti 对便秘患者进行了肛直肠运动检查和延迟结肠运动(24 小时)研究,发现顽固性便秘患者肛门括约肌松弛容量、排便感阈及最大直肠耐受量均与正常对照差异显著;顽固性便秘患者高幅传播收缩(集团运动)幅度和时限显著减低。作者认为慢传输型便秘可能有严重的神经性直肠运动障碍。直肠和膀胱具有共同神经起源并协同工作,其中一个功能失调可能导致另一个发生类似问题。

据此,Thorpe 对便秘患者进行尿动力学、盆底肌电描记与膀胱内压测定等研究,结果发现16 例便秘患者中 10 例有排尿梗阻,这些患者排尿过程中耻骨直肠肌有反常收缩。作者认为神经源性盆底功能障碍是直肠和尿路症状的致病原因。

Bassotti 研究认为慢传输型便秘结肠胆碱能神经活动异常。相当部分顽固型便秘患者肌电检查有耻骨直肠肌或肛门外括约肌的反常收缩,直肠测压直肠压力增高,提示会阴神经损害。

### (二)肠神经肽的变化

某些神经肽类物质作为肠神经递质在肠神经信息传递中发挥作用。Milner 对顽固性便秘患者的乙状结肠标本,包括黏膜、去除黏膜的结肠壁、环行肌及结肠带进行了血管活性肠肽、神经肽 Y 及 P 物质浓度检测。发现顽固性便秘患者去黏膜的全层结肠壁血管活性肠肽含量较正常者显著增高。作者认为血管活性肠肽的变化可能与便秘的结肠运动功能障碍有关。

Lincoln 检测了顽固型便秘患者乙状结肠标本的 5-羟色胺和多巴胺 B 羟基化酶分布,结果表明便秘患者的黏膜和环行肌的整个吲哚水平显著增高,因此推测全吲哚水平变化可能与顽固型便秘的发生机制有关。Dolk 对顽固型便秘患者的升、横、降乙状结肠黏膜、黏膜下、神经节及平滑肌中的神经纤维对各种神经肽的免疫反应进行了研究,结果发现严重的顽固型便秘患者的肠壁内神经丛 CGRP 免疫反应性明显高于正常者。

### (三)女性激素水平变化

顽固型便秘绝大多数发生于育龄妇女,那么女性激素变化是否与顽固型便秘的发生有关呢? Kamm 将顽固型便秘女性患者月经周期中卵泡及黄体阶段性激素水平变化与健康妇女进行了比较,结果显示便秘患者卵泡阶段黄体酮、17-羟黄体酮、睾丸激素、雄激素等水平明显降低,黄体阶段雌激素、睾酮等水平显著降低。作者推测女性类固醇激素持续减少可能与顽固型便秘发生有关。

### (四)一氧化氮(NO)的作用

NO 是胃肠道非肾上腺素能非胆碱能神经(NANC)所释放的重要抑制性递质,在胃肠运动及其病理变化中起着重要作用。含 NO 合成酶的 NANC 神经末梢释放 NO 到细胞外液中,作用于平滑肌细胞,激活细胞内的鸟苷酸环化酶,使 cGMP 浓度升高,再激活 cGMP 依赖性蛋白激酶,从而使平滑肌细胞舒张。在豚鼠结肠带纵行肌试验中,LNNA 可减弱电刺激 NANC 神经所引起的舒张反应。电刺激支配鼠肛内括约肌 NANC 神经所引起的舒张是由 NO 介导的。在人胃肠道平滑肌离体试验中,电刺激 NANC 神经后,结肠平滑肌和肛门内括约肌的舒张反应可因使用 NO 合成抑制药而减弱。

### (五)产伤

分娩可引起支配盆底横纹肌的阴部神经损伤,胎儿过大、产程延长、应用产钳等因素均可造成阴部神经损伤,经产妇女引起阴部神经损伤的机会增多,大多数妇女损伤可很快恢复,少数人则因多次分娩反复损伤而不能恢复,造成排便困难而长期用力排便,导致会阴下降,进一步加重阴部神经损伤,形成恶性循环,最终发生顽固性便秘。

### (六)炎症刺激

慢性炎症刺激可引起耻骨直肠肌及肛门外括约肌痉挛,排便时肌肉不能有效舒张,各肌肉间的舒缩活动不协调形成自相矛盾的收缩,致使直肠压力增高,排便困难。长期发展造成神经损害、肌肉肥厚,加重排便困难,发生便秘。

## 七、便秘的诊断

尽管便秘是临床常见的症状,但不同的个体之间存在较大的差异。正常人排便没有一个固定的模式,一般认为排便次数保持在 3 次/d 到 1 次/3d 之间均属正常。

按照中华医学会制订的便秘诊断标准:①大便量太少、太硬、排出困难;②排便困难伴肛门坠胀或排便不净感等;③每周排便次数少于 2～3 次。

Sarnelli 统计了 42 例慢性便秘的症状分布情况,可见排便困难、不尽感、费时费力及下腹痛是较常见的症状,中华医学会的诊断标准仍然有待改进。

1980年,便秘诊断的罗马标准终于发布并立即得到广泛的认可,第一次使便秘的临床诊断得以标准化。经过10余年的临床应用和讨论,1999年,便秘诊断的罗马Ⅱ标准正式发表,使得便秘的分类诊断达成共识。目前临床应用的已经是罗马Ⅲ标准。

在罗马Ⅲ标准的基础上,还需要对功能性顽固性便秘进行进一步的分类诊断,以选择相应的治疗策略。这就需要一系列特殊的检查手段,如肠道传输功能检测、肛肠压力和肌电图检测等。电子结肠镜在临床的普遍应用,对排除器质性疾病起到了决定性的作用;排粪造影、盆腔造影技术、肠道传输试验对便秘的精确分类提供了可信的依据。

**(一)排粪造影**

1978年,Mahieu设计并于1984年系统地报道了排粪造影的方法和应用情况,为诊断出口梗阻型便秘提供了有效的手段。排粪造影是将糊状钡剂注入受检者直肠内,在X线电视系统下观察肛管、直肠在静息相和排便过程中的形态变化。通过测量肛直角、会阴下降、耻骨直肠肌压迹等参数变化,结合动态的形态变化,排粪造影能确诊直肠前突、直肠内脱垂、盆底痉挛综合征和耻骨直肠肌综合征。

**(二)结肠传输试验**

食物进入体内后,经胃、小肠消化吸收后以糊状食糜形式排入盲肠,在向结肠内推进的过程中,大部分水分和无机盐被吸收,残渣最终形成成形粪便排出体外。正常人此过程相对固定。对便秘患者而言,该过程必定大大延长。结肠传输试验就是客观地反映结肠内容物推进的速度,从而判断是否存在肠道传输减慢而引起的便秘。结肠传输功能测定的方法很多,包括应用染料、钡剂、放射性核素及不透X线标志物等。其中不透X线标志物法操作简单、价廉,临床应用较广泛。通常采用20粒标志物,大小2.5mm×1mm左右,高压蒸汽消毒后装入胶囊。口服胶囊后,每24小时摄腹部平片一张,直至第5天,或80%的标志物排出为止。一般正常人的80%的标志物排出时间在72小时以内。检查前应注意:从检查前3天直到检查结束期间,禁止用任何影响胃肠道运动的药物,如泻药或止泻药,禁止灌肠或开塞露协助排便,以免出现假阳性或假阴性结果。

提倡采用3种不同形状标志物的传输试验检查。1992年,Evans报道了采用3种形状的标志物,即环状、柱状、立方体状,分别于第1、2、3天口服,第5天照腹部X线片,观察不同形状标志物在肠道传输的位置。如此可以了解每天的标志物滞留数量,从而判断是否存在结肠传输减慢。

**(三)肛肠测压**

肛管及直肠末段有众多括约肌和盆底肌肉围绕,直肠壁内也有平滑肌。因此,正常时,肛管和直肠内存在一定的压力梯度以维持和协助肛门的自制。肛管压力高于直肠远段,而直肠远段压力又高于直肠近侧。在排便时,机体借助一系列协调的神经肌肉活动将直肠肛管的压力梯度倒置,以完成排便。在便秘患者,由于疾病的原因,某些肌肉功能紊乱,必然导致肛肠压力的异常。通过测定肛肠压力的异常变化,可以了解某些肌肉的功能状况,有利于疾病的诊断。常用的方法是将气囊或灌注式测压导管置入肛管、直肠内,通过压力转换器,将信号传导到生理测压仪或电子计算机,测定静息压、收缩压、直肠顺应性及直肠肛门抑制反射等指标。

### (四)盆底肌电图检查

盆底肌电图主要用来了解肛门内外括约肌、耻骨直肠肌功能,区分肌肉功能的异常是神经源性损害、肌源性损害还是混合性损害。检查前不需灌肠、禁食,但应排空直肠,清洗肛门。一般采用四道肌电图仪。患者取左侧卧位,显露臀沟,消毒铺巾。检查者左手示指插入肛门做引导,右手持同心针电极由臀沟尾骨尖下方刺入皮肤,向耻骨联合上缘方向前进,进针 $1\sim1.5cm$ 可至肛门外括约肌浅层,$1.5\sim2.5em$ 可达内括约肌,进针 $3\sim3.5cm$ 可达耻骨直肠肌。同步记录三块肌肉在不同时相的动作电位时限、波幅、波形、频率及放电间隔时间。

### (五)电子结肠镜

电子结肠镜虽然不能直接对便秘做出诊断,但其重要的价值在于排除大肠器质性疾病。因为便秘毕竟是一种良性的、多数属于功能性的疾病,在对便秘做出任何诊断和治疗之前,必须排除大肠肿瘤等器质性疾病。

## 八、便秘的治疗

### (一)保守治疗

保守治疗不但是所有功能性便秘的首选治疗方法,也是这类患者无论手术与否都必须长期坚持的一种生活习惯。主要的内容包括如下。

#### 1.饮食疗法

饮食疗法是治疗和预防各种便秘的基础方法,包括多饮水、多进食富含纤维素食品。一般要求每天的饮水量在 2000mL 以上。食物纤维素在各种植物性食物中的含量高低不同,以菌藻类、芝麻、豆类等含量最高。如按每 500g 食物中纤维素含量来计算,海带 46g,芝麻 31g,蚕豆 33.5g,黄豆 24g,葡萄 11.3g,韭菜 5.2g,苹果 4.9g,大米 3.5g,芹菜 2.2g,西红柿 1.4g。

#### 2.养成良好的排便习惯

首先应放弃已有的不良习惯,如人为抑制便意,排便时看书导致排便时间过长,过度用力排便等。在此基础上,利用正常的排便条件反射排便,如在早晨起床后结肠产生集团运动,可将粪便推入直肠引起便意(称为起立反射),故每天晨起后排便 1 次最好。但每人的排便习惯不一,也有人在餐后排便(利用胃结肠反射)。

#### 3.运动疗法

排便需提高腹内压,主要依靠膈肌、腹肌的力量,因此经常进行深呼吸运动,增强腹肌的力量,有利于粪便的排出,特别对于某些老年人,这一点非常关键。另外,体力活动可刺激结肠蠕动,加快肠内容物的推进,有利于排便。对于某些出口梗阻型便秘患者,长期坚持做胸膝位提肛锻炼有利于加强盆底肌肉的力量,增强其协调运动性,可以大大减轻症状,甚至治愈,特别是直肠内脱垂等。

#### 4.药物治疗

对于较严重的便秘患者,可酌情应用泻药。但必须明确各类泻药的特点,切忌滥用,否则可对结肠壁内神经元产生持久的损害。常用的泻药包括以下几类。

(1)高渗性泻药:高渗性泻药又称容积性泻药,常见的有硫酸镁、硫酸钠、甘露醇等,其共同特点是日服后难以吸收,在肠内形成很高的渗透压,使水分滞留于肠腔内,使食糜容积增大,机械性刺激肠道蠕动而促进排便。该类泻药主要应用于急性便秘或手术前、肠镜检查前的肠道准备,服用后需多饮水以防脱水。严禁应用于肠道有器质性狭窄的患者,以防急性肠梗阻。

(2)刺激性泻药:有时称为接触性泻药。常见的有大黄、酚酞(果导片)、番泻叶、蓖麻油、双醋酚汀、波希鼠李皮等。主要机制是刺激肠壁内神经元导致肠蠕动增加,使肠内容物迅速向远段推进。这类泻药长期应用可降低肠壁的敏感性,造成肠壁内神经元的损害,因此不宜久用。

(3)润滑性泻药:常见的润滑性泻药包括液体石蜡、香油、甘油等。这类油剂口服或吸收后不被吸收,而且可以妨碍水分的吸收,对肠壁和粪便起单纯润滑作用,服用后可随大便排出体外。这类泻药对顽固性便秘、粪便干结、排出无力的老年体弱者最为适宜,可长期服用。如果每晚睡前服液体石蜡 20mL,第 2 天起床可排便,且有利于养成定时排便的条件反射。但长期应用可使脂溶性维生素如维生素 A、维生素 D、维生素 E、维生素 K 的吸收减少,造成脂溶性维生素缺乏。

(4)促肠动力药物:促肠动力药物种类繁多,但应用最广泛的是 5-HT$_4$ 受体激动剂。从初期的西沙比利到目前临床应用更多的莫沙比利类药物都属于 5-HT$_4$ 受体激动剂,对肠动力有较好的促进作用。由于西沙必利的心脏不良反应,自 2000 年 9 月 1 日起,全国各零售药店停止销售。莫沙比利是新一代胃肠动力药,为高选择性 5-HT$_4$ 受体激动剂,通过激活胃肠道的胆碱能中间神经元及肌间神经丛的 5-HT$_4$ 受体,使之释放乙酰胆碱,产生消化道促动力作用。但这类药物对顽固型便秘的治疗效果仍然有限,临床上可根据情况试用。

5.灌肠及其他通便方法

灌肠是将一定量的溶液直接注入直肠、结肠,刺激结肠直肠蠕动引起排便的方法。主要应用于急性便秘和重症患者的对症处理。一般用生理盐水或 1% 肥皂水灌肠导泻,温度控制在 39～40℃ 为宜;对于大便嵌塞者可用"一二三"灌肠液,即 50% 硫酸镁 30mL、甘油 60mL、水 90mL,有时也可用中药大承气汤灌肠。除灌肠外,开塞露法、肥皂条通便法也是简便易行的方法。

**(二)手术治疗**

通过非手术治疗,绝大多数便秘患者可以得到治愈或改善,但总有一小部分顽固型便秘患者最终需手术治疗。随着近年来对肛肠解剖的研究及对便秘发生的病理生理和组织学研究的不断深入,从理论上为部分顽固性便秘的手术治疗找到了理论基础。过去的观点认为慢传输型便秘是一种功能性疾病,但近年来的研究越来越表明慢传输型便秘实际上存在肠壁内神经丛的病理改变,如神经元变性、相关的肠神经递质含量减少等,因此全结肠切除术逐渐被认可为治疗顽固性慢传输型便秘的最终手段。

同样,对排便生理的更深入研究,导致对直肠内脱垂和直肠前突,甚至耻骨直肠肌综合征的手术治疗的不断改进。目前已经开展的便秘外科手术方式约有 10 余种,均取得了较满意的效果。但是我们必须清楚,便秘往往是两种甚至多种疾病或症状混杂在一起的综合征,必须严格把握手术指征,应以解除患者的症状为目的,而不是为了纠正某种解剖异常。

# 第十节 溃疡性结肠炎

## 一、发病机制

溃疡性肠炎（Ulcerative Colitis，UC）是人类 IBD 的一大类，其病因及发病机制至今仍未完全明确，目前认为 UC 的发病机制肯定比单一因果关系复杂得多，而且很有可能与易感基因，内源性或外源性的引发因素以及患者的自身调节有关。虽然我们不完全明确 UC 中宿主与环境作用的复杂机制，但是在遗传学、肠道微生态学、病因学、免疫学，以及实验动物模型等方面的研究可以增加我们对疾病发展过程的理解。

### （一）遗传学基础

国外对 UC 的研究发现，UC 发病具有家族聚集性，家族聚集现象很常见，在有 UC 家族史的人群中 UC 的发病率增高。研究表明，有家族史的患者发病时间似乎比较早，82％的家族患者其病变类型一致。首诊患者的年轻化通常和 UC 的家族史有关，并且提示在某些发病机制的领域上具有复杂性。有趣的是，在连续一代代家族患病成员中，其发病年龄越来越年轻化。对于双胞胎的研究也给我们提供了基因参考，单卵双胞的 UC 的一致性比双卵双胞的高，这是因为单卵双胞拥有 100％相同的基因，可是双卵双胞却只拥有一半的相同基因。在单卵双胞中表现出来的患病高度一致性论证了基因在 UC 发病机制中具有重要作用这么一个结论。然而，单卵双胞的基因并不是真正的 100％相同的，非基因因素可能会使 UC 基因型的外显率下降。

目前很多研究的焦点在于 UC 强烈基因背景这方面，并且明确了一系列与 UC 相关的基因综合征，其中最常见的 3 个基因综合征是 Turner 综合征、Hermansky-Pudlak 综合征及糖原缺乏症 Ib 型。除此以外，UC 被报道了与各种遗传性的免疫缺陷病有关系。虽然这些疾病与 UC 的临床表现不一致，但是 UC 和罕见的免疫缺陷病及先天性综合征的联系提示了共同免疫途径的基因学分析有可能帮助我们进一步理解 UC 的免疫发病机制。对人类白细胞抗原[HLA]相关基因的研究发现，虽然免疫系统在 UC 的发病机制中具有中心作用，但最受瞩目却是免疫系统的调节基因。很多研究验证了 IBD 和 HLA-Ⅰ、HLA-Ⅱ 等位基因的关系。这些研究的结果具有不确定性，但是出现一些有趣的观点，比如说，HLA-Ⅰ 相关的研究显示了在日本 UC 患者体内 HLA-$B_5$、HLA-$B_{52}$ 出现频率持续增加。多个 HLA-Ⅰ 相关的研究统计了在日本人群中 UC 与 HLA-$DR_2$ 的关系。相比较而言，在非日本人的 UC 的患者中 HLA-Ⅱ 的相关性备受争议。有研究提示了在 UC 患者中 HLA-$DR_2$ 的显著增高，但是其他疾病患者却没有。然而，主导日本人群溃疡性结肠患者与 HLA-$DR_2$ 关系的 HLA-DRB1＊1502 等位基因在美国的白种人中很罕见。美国一个最新的研究表明，这个等位基因只在美国很少部分 UC 患者中找到，而且在正常对照组没有一个人中发现这种基因。虽然以上数据备受争议，但是 HLA-$DR_2$ 与至少一部分的溃疡性结肠患者的真正关系确实是存在的。

### （二）免疫因素

在显著的慢性肠道炎症等疾病中通常涉及免疫系统的变化。免疫系统的紊乱作为炎症及组织损伤的触发因素在 UC 的发病机制中尤为重要。人体的免疫包括体液免疫和细胞免疫、补体系统和细胞因子等多个系统组成,当前认为对 UC 有潜在致病作用的为体液免疫,细胞免疫及其他免疫系统,在此逐一阐述。

1.体液免疫

UC 患者的血清中抗结肠上皮细胞的抗体滴度增高提示 UC 可能是免疫介导炎症反应。后来的研究报道了这些抗体与大肠埃希菌存在交互作用,提示了对普通细菌的敏感性增高可能会导致肠道损伤的自身激活。更多的研究发现了在 UC 发病机制中起作用的多种不同的抗体,对大肠埃希菌的循环抗体及其他细菌抗原的抗体都在 UC 患者中发现。在 UC 患者身上还找到牛奶蛋白的抗体及淋巴细胞毒性抗体。然而,这些研究都不能明确解释不同类型及水平的抗体滴度与疾病的临床活动性的特殊相关性。因此,这些抗体的存在可能是炎症的预兆表现而不是发病的起始情况。

在 UC 中出现循环抗体的现象很奇怪,不过对于病因学来说对潜在致病的异常黏膜抗体的确定很重要。一些研究报道了黏膜浆细胞产生了异常抗体,有 IgA、IgG 及 IgM 的改变在 UC 患者中的报道,而且在 UC 患者中还发现了 $IgG_1$ 的特异性增高。一个研究组已经成功地从 UC 的患者肠道黏膜中纯化了特异性的 IgG 抗体。这些抗体可以识别结肠细胞、胆管、皮肤、关节及眼睛共同拥有的 40kD 肽链。这些 40kD 肽链是原肌球蛋白家族的蛋白结构成员。大部分的 UC 患者都有抵抗这些位于上皮细胞的蛋白抗体,而且最近有报道说他们可以通过单核细胞自发地产生原肌球蛋白 IgG 和 $IgG_1$ 抗体。因此,这一系列的研究可以确定 UC 的自身潜在抗原,明确对此的持续性抗体反应,而且对疾病中涉及的组织的抗原决定基进行定位。这些研究在 UC 的自身免疫发病机制中是备受争议的。然而,其他研究者没有能力检测 UC 患者中的自身抗体,在 UC 患者中真正的自身免疫是否存在也是无法检测的。

2.细胞免疫

虽然备受争议,但是几十年的研究都支持这样的观点:UC 患者细胞免疫是有异常的。没有一个研究提供直接的证据证明原发的 T 细胞免疫缺陷及所有免疫细胞的系统性免疫异常不是继发于现有的炎症过程。

与循环的免疫细胞相比,在 IBD 黏膜水平上有微小的,可再生的异常免疫细胞。正常的情况下,上皮内的 T 细胞是 $CD8^+$(抑制剂、细胞毒性剂),但是大部分固有层的 T 细胞都是 $CD4^+$(促进剂、诱导剂)。上皮层和固有层的 T 细胞都优先地表达 αβT 细胞受体(TCRαβ),但是细胞选择性地表达 γδT 细胞受体(TCRγδ)却不常见。而与外周血相比,黏膜免疫细胞是一个活化的免疫群体。在 IBD 固有层单核细胞显示了淋巴细胞活化抗原及免疫活化基因产物的表达增高。有报道 UC 患者的黏膜细胞当被相同剂量的 IL-2 诱发后显得毒性偏小。总之,当前学者认为 UC 中 T 细胞独立功能被抑制了。

3.非免疫细胞

越来越多的研究表明肠道中的非免疫细胞可以作为抗原提呈细胞,或效应细胞,可以对细胞因子做出反应,而且可以行使各种以前认为除了 T 细胞、B 细胞、单核细胞、巨噬细胞不能完成的功能。人类上皮细胞可以表达 HLA-DR 分子及具有抗原提呈细胞的功能,它可以对典型的 T 细胞因子做出反应及释放细胞因子。这些均提示 UC 患者的肠道免疫细胞可能出现异常。虽然正常黏膜的上皮细胞可以诱导 $CD8^+$ T 细胞，UC 黏膜上皮细胞优先地刺激 $CD4^+$ T 细胞。这提示了健康的肠道上皮细胞可能诱导或保持免疫耐受，但是在 UC 患者的黏膜中这些相同的细胞可能增生从而形成慢性炎症。而且，肠道上皮细胞的研究在控制炎症是很重要的，它在 IBD 中可能出现异常。

4.细胞因子

细胞因子可以分为免疫调节因子及促炎症因子。免疫调节因子是 T 细胞的原始产物，它可以调节免疫系统中其他免疫细胞的作用。主要的免疫调节因子有 IL-2、IL-4、IL-10、IFN-γ。虽然 UC 的全体免疫调节因子的状态还未明确，但是潜在的免疫介质的异常产物及反应在 UC 中已有报道。

IL-2 是 T 细胞功能的核心，在 UC 中其黏膜淋巴细胞对 IL-2 的反应又被减弱了，与对照细胞相比，克克罗恩病黏膜淋巴细胞对 IL-2 的反应增强了，血清及肠道 IL-2 水平提升的发现，这提供了附加的证据表明 IL-2 在 IBD 中扮演重要角色。其他如 IL-4、IL-10、IFN-γ 等均在黏膜免疫中发挥了不同的作用，在此不再赘述。

促炎症因子如 IL-1、IL-6、IL-8、TNF-α 是单核细胞及巨噬细胞的产物。它们是机体急性免疫反应的病理生理中心。在炎症过程中这些因子的测量水平是有所提高的。

除细胞因子外，脂质介质中的花生四烯酸、生长因子中的 TGF-α、TGF-β、IGF、FGF、黏附分子、活性氧及氮代谢产物和神经肽等也是 UC 发病过程中的炎症介质。对这些活性因子的更深入研究，可能成为日后治疗 UC 的重要手段之一。

**(三)肠道微生物环境和微生态**

肠道黏膜上皮层是一个由上皮细胞排列组成的单层结构，在此有大量的免疫反应细胞，并存在抗原抗体反应。通过对 IL-10 缺乏的大鼠模型中的肠道炎症改善的临床观察，我们承认环境在 UC 致病过程中有重要作用。但是关于肠道微生态的正确认识及它们如何导致疾病的发生及发展仍未明确。在此仅讨论在 UC 中微生物体及其产物，饮食及肠道防护因素在发病机制中的作用。与 UC 有关的致病原包括如下。

1.病毒

流行病学的证据表明肛周病毒感染是将来 IBD 发病的一个危险因素。在 UC 患者身上已经明确了增高的血清抗体滴度与巨细胞病毒有关，但这个只是作为黏膜炎症反应的一种继发现象。

2.细菌产物

目前普遍认为细菌菌落及其产物可能在 UC 的发病机制中起重要作用，这个理论最近被一些 IBD 的动物实验模型的结果验证了。炎症动物被养育在无菌及没有任何抗原的环境中，结果动物产生很少甚至没有免疫反应。细菌细胞的各种产物可以使完好无缺的微生物体产生组织以及免疫炎症，这些产物包括 PGPS、LPS、FMLP 等。这些细菌产物可以激活巨噬细胞，释放细胞因子，导致细胞黏附分子的过度表达，调节迟发型 T 细胞和 B 细胞的反应，触发激肽释放及补充性的瀑布反应。这些联合活动或许可以解释 UC 的病理生理过程。

3.黏液

肠道上皮细胞的黏液层是宿主抗细菌免疫反应的第一道保护线，作为这样一个重要的作用位置,我们设想黏液合成障碍可能会导致 UC 发病,这种想法在 UC 患者中已经被详细地研究了。早期的研究表明特异的黏液在 UC 患者中可能被耗竭,而后续的研究没有能够区分在 UC 及正常对照组人群中的黏膜成分的不同点。UC 患者的黏液成分可能没有缺陷,但是血凝素黏合剂的改变在 UC 患者中被发现,提示可能是细菌的黏附能力及上皮细胞的其他物质改变导致 UC。这可能导致黏液防线的崩溃从而导致 UC,或者也许是一个非特异的继发现象。

### (四)饮食因素

既然 IBD 是整个肠道的慢性感染性炎症性反应,我们可以逻辑地认为饮食是发病的一个重要因素。食入的抗原是非自身的,非细菌性的肠道抗原。流行病学的数据表明精制糖、水果及蔬菜的摄入,咖啡和巧克力的食入,可能是 IBD 病因中的决定元素。现在没有证据表明某个特定的食物与 IBD 的发病有密切联系,然而临床证据表明饮食确实对肠道炎症反应有作用。饮食控制包括肠内营养支持、饮食代谢、元素饮食,以及聚合体饮食显示可以改善 UC 和 CD 患者的病情。然而,关于饮食控制可以缓解病情的途径还不清楚。研究者争论说这些饮食的低脂肪摄入可能减少花生四烯酸及类十二烷的获取与合成。另外,某些研究者相信饮食控制可以减少已经受损伤肠道的抗原负担。最后,可能这些饮食控制可以提供修复损伤肠道过程中必需的某些缺失元素。既然饮食控制可以缓解症状,而且我们成功地进一步精细调控饮食,如成功地在 CD 患者饮食中加入 $\omega$-3 脂肪酸,这使我们可以把焦点放在 IBD 发病机制中的食物的作用研究。

最近的研究结果使学者们对 IBD 中饮食作用的研究充满兴趣,尤其在确定了谷氨酸是肠上皮细胞的原始能源及短链脂肪酸是结肠细胞的燃料后。某些研究证明 UC 患者缺乏短链脂肪酸,补充短链脂肪酸后病情有所缓解。而且,结肠袋炎及转移性肠炎可能是,至少部分原因是缺乏短链脂肪酸导致的,因为补充短链脂肪酸后以上的病情都有所缓解。肠上皮细胞在结肠袋炎中同样有帮助作用。不管这些研究代表的是原始的病因性的缺陷,还是继发于慢性炎症的表现,或是不能确定。但补充特异性的饮食元素的治疗方法在一定时期内会持续是研究热点。

### (五)动物模型

建立 UC 的动物模型主要可分为外源性诱导和内源性诱导及通过分子生物学手段来获得。

#### 1.外源性诱导

结肠炎可以在大鼠和小鼠身上注射三硝基苯磺酸(TNBS)和乙醇溶液诱导。当然在不同种类的大鼠身上其易感性和抵抗性不一致。TNBS 诱导的结肠炎是一种迟发性的过敏反应,这种免疫反应主要是 T 细胞介导的,由其他的免疫细胞调节。研究者可以观察局部迟发型过敏反应的控制及肠道炎症的不同治疗方法的作用。通过对 TNBS 的不同反应,我们可以研究不同的易感因素及炎症反应的防御基因。同样,这个模型是简单的、便宜的且可重复的。

另外,一种黏膜层的急性结肠炎症的模型可以在大鼠、小鼠及仓鼠中通过口服右旋糖酐硫酸酯钠(DSS)获得。DSS 制造的模型是一种革新,它可以出现慢性结肠炎,有着特征性的炎症细胞及裂隙溃疡。DSS 诱导的慢性结肠炎模型中还可以导致结肠腺癌。导致癌症发生及增生异常时这个模型与 CD 更相似,但是 UC 中却缺乏裂隙溃疡,淋巴细胞聚集,以及不连续的炎症反应。这个模型在研究基因易感性，口服耐药，药物筛查及增生和肿瘤与结肠炎的关系等方面很有帮助。

2.内源性诱导

绢毛猴是一种生活在哥伦比亚热带雨林的灵长类动物，当被捕获并饲养于温带气候的时候自发产生全结肠炎。这种南美洲猴子发生的肠炎与动物的年龄有关，可以自发产生，对抗感染药物治疗有反应，在年长动物中还跟结肠腺癌有关系。另外一个有趣的现象是，野生的时候猴子不产生肠炎，但是当被捕获的时候却自发产生，这是否提示神经内分泌在结肠炎发病中有作用。以上所说的是绢毛猴成为研究 UC 的很好的模型。然而，当小部分这些动物被捕获后我们很难接触它们，这限制了对这些模型的进一步研究。另外一个自发模型是 $C_3H/HeJ$ 小鼠，这些动物更便宜，容易获得，而且容易处理，关于这些新的模型需要我们一步研究。

3.分子生物学手段

分子生物学大发展使基因复制动物成为可能，从而产生各种新的 IBD 动物模型。UC 的动物模型也可以通过控制特异的不同免疫细胞亚群产生。小鼠 $TCR\alpha$、$\beta$、$\beta\chi\delta$ 链及组织相容性蛋白Ⅱ的突变可以导致慢性结肠炎，这强调了在肠道免疫调节中 T 细胞的中心作用。其他模型通过选择性地减少或灭活细胞因子基因而建立的。IL-2 缺乏的小鼠产生类似人类 UC 的结肠炎。其他最新的动物模型包括 $G\alpha_{12}$ 和角蛋白 8 缺乏的小鼠，以及钙黏蛋白缺陷的转导的小鼠。以上所有模型均产生肠道炎症，显示免疫及非免疫作用如何最终导致 IBD。

## 二、病理学特点

大肠溃疡性结肠炎是一种可能属于免疫病理机制和遗传有关的不明原因的非特异性直肠、结肠黏膜及黏膜下层的炎症。溃疡性结肠炎特点在于溃疡形成，但在慢性病程发展中，结肠黏膜只有炎症性改变，而不形成肉眼上可见的溃疡病变，或溃疡愈合只遗留下肉眼上的炎症性病变。不论其有无溃疡，主要病变均集中在黏膜层，少数达黏膜下层，更少的严重病例，炎症可累及肌层甚至浆膜层。病变分布主要在直乙状结肠，累及直乙状结肠的病例，据统计可达98％。溃疡性结肠炎病理漫长，常反复发作，见于任何年龄，但 20～30 岁患者最多见。主要有两种溃疡性结肠炎分类法，即按病情轻重分类和按病程经过分类。

按溃疡性结肠炎病情轻重可分为 3 级。

1.轻度

此型最常见，通常仅累及结肠的远端部分，病情轻，腹泻每天少于 4 次，腹痛、便血轻或少见，缺乏全身症状和体征。

2.中度

中度介于轻度与重度之间，起病突然，腹泻每天 4～5 次，为稀便和血便，腹痛较重，有低热、体重减轻、食欲缺乏，可有肠道外表现。

3.重度

重度起病急骤，有明显腹泻、便血，有持续的严重腹痛，可出现低血压，甚至休克。

按溃疡性结肠炎病程经过可分为以下 4 型。

1.初发型

初发型指无既往病史而为首次发作，病情轻重不等，可转为其他类型。

### 2.慢性复发型

慢性复发型临床最多见,病变范围小,症状较轻,往往有缓解期,但易复发,预后好,多数对水杨酸、柳氮磺胺吡啶治疗有效。

### 3.慢性持续性

慢性持续性病变范围广,首次发作后可持续有程度不等的腹泻、便血,常持续6个月以上,可有急性发作。

### 4.急性暴发型

急性暴发型少见,起病急骤,局部和全身症状严重,常有高热、水样泻、急性结肠扩张,易发生下消化道大出血及其他并发症和肠穿孔。暴发型病例急需用皮质激素、输血等治疗,预后差,有些溃疡性结肠炎病例如不及时治疗,往往可在2周内死亡。

## (一)病理变化

### 1.病理特点

(1)受累结肠黏膜呈现多发性浅表溃疡,伴有充血、水肿;病变多由直肠起始,往往累及结肠,呈弥散性分布。

(2)肠黏膜外观粗糙不平,呈现细颗粒状,组织脆弱易于出血,或可覆盖有脓性分泌物,似一层白苔附着。

(3)结肠袋往往变平或变钝,以至消失,有时可见到多个大小不等的假息肉。

(4)结肠黏膜活检病理变化呈现炎性反应,同时常可见黏膜糜烂、隐窝脓肿,结肠腺体排列异常及上皮改变。

### 2.大体形态

溃疡性结肠炎是以黏膜为主的炎症,其并发症较克克罗恩病少,因此溃疡性结肠炎因并发症手术切除的标本没有克克罗恩病多,浆膜层一般完整,外观光滑、光泽、血管充血、肠管缩短,以远端结肠和直肠最明显,一般见不到纤维组织增生,肠管黏膜表面有颗粒感,质脆,广泛充血和出血,有多个浅表性溃疡,沿结肠带呈线状分布或呈斑块状分布,严重者可见黏膜大片剥脱,甚至暴露出肌层,黏膜病变呈连续性,从直肠或乙状结肠开始,常常远段重,近段轻;左半结肠重,右半结肠轻,黏膜表面还可见许多大小不等、形态各异的炎性息肉,以结肠多见,直肠则较少见,有时可见炎性息肉相互黏连而形成的黏膜桥。

(1)炎症活动期:黏膜皱襞消失,呈剥脱状,黏膜充血、水肿,黏膜脆性增加易出血,黏膜炎性渗出物增多,血管走向不清,黏膜附有白色透明或黄色黏液,严重者呈脓性状黏液,黏膜腐烂或有大小不等的多形性浅溃疡形成。溃疡之间黏膜可因水肿、炎症形成假息肉。

(2)炎症缓解静止期:黏膜苍白、粗糙有颗粒感,肠壁增厚,肠腔狭窄或缩短,有的因炎性增生,腺体增生,而形成息肉改变。

### 3.组织病理

本病的病变主要在直肠和乙状结肠,也可延伸到降结肠和整个直肠。病变之初是肠腺基底部出现隐窝炎,隐窝部损伤,多形核白细胞侵入而形成隐窝脓肿,结肠黏膜水肿、充血、出血等病变,随着炎症与坏死的过程扩大而形成溃疡。溃疡先沿直肠纵轴发展,继而融合成为广泛不规则的大片溃疡,严重者几无完整的结肠黏膜、黏膜有炎性渗出物覆盖,炎症反应为非特异性,组织病理检查可见肠腺隐窝糜烂和溃疡边缘炎细胞浸润,以淋巴细胞和浆细胞为主,唯有在急性发作期和有继发感染时可见大量中性粒细胞,病变肠壁血管常有血栓形成。溃疡穿孔所引起的腹膜炎、结肠或直肠周围脓肿、瘘管形成、炎性息肉及癌变为主要并发症。溃疡愈合时大量瘢痕形成可导致结肠短缩及肠腔狭窄。由于病期不同,组织病理所见也不一样。

(1)活动期病理组织所见:在固有膜内弥散性淋巴细胞、浆细胞、单核细胞等细胞浸润的基础上,有大量中性粒细胞浸润于固有膜、隐窝上皮(隐窝炎)、隐窝内(隐窝脓肿)及表面上皮。隐窝脓肿融合溃破形成溃疡。同时还有大量淋巴细胞、浆细胞浸润,腺上皮间中性粒细胞浸润,杯状细胞减少。由于结肠病变一般限于黏膜与黏膜下层,很少深入肌层,因此并发结肠穿孔、瘘管或周围脓肿少见。少数暴发型或重症患者病变涉及结肠全层,可发生中毒性巨结肠,常并发急性穿孔。

(2)静止期病理组织观察:肠腺细胞排列不规则,隐窝数减少,既有瘢痕组织,又有基底膜增厚。杯状细胞增多。黏膜下层纤维化加重,可见淋巴管扩张。固有膜层白细胞浸润明显或大淋巴滤泡出现。此外,有学者认为腺体萎缩或变形,对静止期患者更具有诊断意义。

**(二)内镜下的病理表现**

1.急性期表现

(1)轻度:黏膜充血、水肿、分泌物增多,有密集分布的小出血点,并见散在渗血及出血。

(2)中度:黏膜充血,水肿明显。

(3)重度:黏膜出血,水肿更显著,病变部位几乎无正常黏膜,黏膜呈粗细不等的颗粒状及假性息肉。

2.慢性期表现

(1)活动期:可见正常黏膜结构消失,肠壁僵硬,肠腔狭窄呈管状,有炎性息肉或溃疡。

(2)静止期:黏膜炎症轻,苍白、出血少,正常结构消失,显得干燥粗糙。

**(三)内镜分级标准**

根据改进的 Baron 内镜下 UC 活动度分级标准来记录。

0 级为黏膜正常。

Ⅰ级为黏膜充血,血管模糊。

Ⅱ级为黏膜有接触性出血。

Ⅲ级为黏膜有自发性出血。

Ⅳ级为黏膜可见大小不等的溃疡。

**(四)病理组织学分级标准**

1.0 级

黏膜固有层无中性粒细胞浸润。

2.Ⅰ级

黏膜固有层有少量中性粒细胞(<10 个/高倍视野)浸润,累及少量隐窝。

3.Ⅱ级

黏膜固有层有多量中性粒细胞(10～50 个/高倍视野)浸润,累及 50% 以上隐窝。

**4.Ⅲ级**

黏膜固有层有大量中性粒细胞(>50个/高倍视野)浸润,伴隐窝脓肿。

**5.Ⅳ级**

固有层明显急性炎症伴溃疡形成。

**(五)乙状结肠炎**

由于乙状结肠炎的治疗的时间周期比较长,容易反复,会令很多患者丧失信心而放弃治疗,因此,建议患者要坚持治疗。乙状结肠炎是溃疡性结肠炎的别称(通常用于黏膜无溃疡者),病因迄今未彻底阐明,病变可累及整个结肠和直肠,但以乙状结肠最多见。肠镜检查可见黏膜充血,水肿,呈颗粒状,有小出血点。多数有形态不整、大小不一、深浅不等的糜烂和溃疡(少数亦可只有糜烂而无溃疡)。乙状结肠炎可分慢性型(95%)和急性暴发型(5%)两种。

**(六)溃疡性直肠炎**

溃疡性直肠炎一般在临床上表现为直肠功能紊乱。如果病变轻,可只有间歇性的直肠小量出血,常被误认为痔出血。有些患者表现为便秘,是炎症的直肠痉挛所致。左下腹痛、便秘和排少量血便是溃疡性直肠炎的典型表现。有时溃疡性直肠炎并不便血,而只是排便次数增多,且多发生在早上,要排2~3次不成形软便,而在1天的其余时间则与正常人一样。本病并不发生大出血,亦可有结肠外的表现,但极少见,病程呈间歇发作,不易治愈,即使时间很长,也不发生恶变。直肠炎一般分为以下3度。

**1.Ⅰ度**

偶见便血,黏膜水肿,排便不规则,稀便或便秘。

**2.Ⅱ度**

常见便血,黏膜肥厚、直肠狭窄,排便困难,尚可用药物缓解。

**3.Ⅲ度**

全血便、溃疡或瘘管形成,直肠狭窄,排便严重困难,甚至梗阻。

### 三、诊断与鉴别诊断

UC病变特点为连续弥散性结肠黏膜与黏膜下层炎症。病变始于直肠,向近端蔓延,可累及整个结肠甚至末端回肠,主要临床表现为直肠出血、腹泻、腹痛、体重减轻与发热。少数患者有关节炎、脊柱炎、结节性红斑等肠外表现。病情轻重不一,可发生于任何年龄,多见于青壮年,男女发生率无显著差异。

UC诊断方法是基于临床、内镜、病理组织学、影像学改变及外科手术所见共同做出判断的,结合实验室指标可对疾病活动性进行评估。

**(一)临床表现**

1.消化系统表现

(1)黏液脓血便:是UC最常见的临床症状,急性期常常表现为血性腹泻,可带黏液或脓性分泌物。腹泻程度轻重不一,轻者每天排便3~4次,或腹泻便秘交替出现,重者排便频繁,可每1~2小时1次,甚至出现大便失禁,部分患者可有夜间腹泻和(或)餐后腹泻。大肠黏膜的广泛损伤、血管充血、糜烂和黏膜剥脱是便血的病理基础。黏液便是由于黏膜炎性分泌增加所致。脓血便是病变黏膜坏死组织、炎性分泌物与血液和(或)粪便混合而成。

（2）腹痛：多位于左下腹或下腹部,性质常为阵发性痉挛性绞痛,伴肠鸣、便意、便后疼痛可暂缓解,有腹痛便意便后缓解的规律。病变间歇期可无腹痛或仅有腹部不适。出现持续性腹痛、腹胀及肠鸣减弱时,应警惕中毒性巨结肠的发生。

（3）里急后重：当活动性炎症累及肛门、直肠、乙状结肠时,可导致排便紧迫感和排便时痉挛样痛。

（4）腹部包块：在 UC 中较少见。当炎症累及乙状结肠时,偶在体形消瘦的患者中可触及左下腹包块。

2.全身表现

UC 患者可出现体重减轻、虚弱、乏力和某些特殊营养素缺乏的营养不良表现。急性期患者可有发热,重症患者可出现全身毒血症,水、电解质、酸碱平衡紊乱。

3.肠外表现

结节性红斑、坏疽性脓皮病、眼部病变（葡萄膜炎和虹膜炎）、关节病变（关节痛和关节炎）、骶髂关节炎、原发性硬化性胆管炎（PSC）、胆石症和（肉芽肿性）肝炎均可见于 UC 患者。总体来说,UC 肠外表现发生率要低于 CD。但 PSC 在 UC 患者中则比在 CD 患者中更常见,临床上常发生发热和黄疸,本病发生于 UC 的严重程度和病程无关。不同的诊断标准得到的发病率相差很大。有临床意义疾病的发病率占 2%～8%。

（二）内镜检查

1.结肠镜

结肠镜对 UC 的诊断具有重要价值。主要为累及大肠的连续性、弥散性病变,部分可累及回肠末端（倒灌性回肠炎）。25%～55%的患者病变局限于直肠,50%～70%的患者左半结肠受累（以脾曲为界）。典型 UC 肠镜下表现。

（1）活动期。结肠镜下弥散性充血、水肿,血管纹理紊乱、模糊,可见黏膜粗糙呈细颗粒状,呈"湿砂纸样"改变。随着病变的进展,在黏膜炎症基础上可形成小的溃疡、自发黏膜出血,病变黏膜表面可披覆脓性或血性分泌物,溃疡周围黏膜明显充血、水肿、糜烂。

（2）缓解期。以黏膜萎缩和炎症性假息肉为特征。病变反复发作可出现肠壁增厚、结肠袋变浅变钝或消失、肠腔狭窄、假息肉及黏膜桥形成,甚至可发生癌变。

（3）急性暴发型 UC。结肠镜所见为病变常累及全结肠,肠腔扩大,正常形态消失;黏膜明显充血、糜烂、出血、溃疡形成,并有大量黏膜剥离,形成假膜样结构,可引起中毒性巨结肠。中毒性巨结肠黏膜呈弥散性持续性糜烂和溃疡,因易引起肠穿孔或肠出血,一般不主张行结肠镜检查。

2.染色内镜

染色内镜对于初发的 UC 患者的诊断并无帮助,但对病程较长的患者在发现癌前病变和肿瘤病灶很有意义。常规肠镜检查中容易漏掉的浅表凹陷型癌或癌前病变则可通过染色黏膜的方法发现病灶。目前主要有两种技术:靶向染色及全大肠染色,两者在发现病灶上的价值孰优孰劣仍有争议。

（三）病理组织学检查

UC 患者的黏膜活检及手术切除标本的组织学改变均主要表现为炎性黏膜弥散的、局限于黏膜的慢性炎性细胞浸润,主要特点是隐窝的浸润,特别是中性粒细胞浸润;杯状细胞黏液分泌减少,隐窝炎/隐窝脓肿,以及隐窝结构破坏均是 UC 的典型病理表现。如为肠镜检查多点活检的炎症布局提示为连续性病变。但在活动期和缓解期黏膜的病理表现有所不同。

1.活动期表现

(1)固有膜内以淋巴细胞和浆细胞为主,伴多量嗜中性粒细胞和嗜酸粒细胞等炎性细胞浸润,以黏膜下层 2/3 处炎性细胞更为密集,但病变表浅,主要累及黏膜及黏膜下层。

(2)隐窝上皮间可见嗜中性粒细胞浸润,进而发生隐窝上皮局灶性坏死。严重时,隐窝内嗜中性粒细胞及坏死细胞碎片聚集形成小脓肿,称为隐窝脓肿。

(3)隐窝脓肿融合引起黏膜糜烂或溃疡形成。

(4)隐窝上皮增生、杯状细胞减少。

(5)黏膜及黏膜下层血管高度扩张瘀血,固有膜小血管壁内可见纤维索样坏死和中性粒细胞浸润。

2.缓解期表现

(1)结肠腺体数目减少,剩余肠腺腺体缩短,腺体底部与黏膜肌层之间出现空隙。

(2)腺体分支、出芽,常见潘氏细胞化生。

(3)黏膜结构变形,腺体排列紊乱,黏膜表面不规则。隐窝大小、形态不规则、排列紊乱。

(4)固有膜内慢性炎性细胞轻度增多,黏膜下层可发生纤维化。

### (四)影像学检查

1.钡剂灌肠检查

早期可见结肠黏膜紊乱、肠壁痉挛或溃疡引致的肠管边缘呈锯齿状或毛刺状改变及肠壁多发小充盈缺损;晚期可见结肠袋囊消失、肠壁僵直、肠管缩短呈铅管样,如有息肉样增生则可致充盈缺损。

2.CT 检查

UC 在 CT 上有以下表现。

(1)肠病轻度增厚,常<10mm,外形大多光滑,少数可见不规则,肠腔少狭窄。

(2)在结肠轴位像上,有时可见黏膜下的低密度区位于增厚的结肠壁内、外层之间,形成环状密度改变、似花结或靶征。

(3)螺旋 CT 图像上病变肠管黏膜面的浅小溃疡和小炎性息肉表现为黏膜面凹凸不平的锯齿状改变。

(4)肠系膜和直肠周围间隙的脂肪浸润和纤维化,亦可显示肠瘘、肠周脓肿等并发症。

(5)CT 仿真式内镜成像(CTVE),可显示肠管形态变化及黏膜面改变。CT 能较好地估计肠壁增厚及其规律性,并且能对 UC 的并发症做出较客观的评价。但有时单凭 CT 图像难以与肠道其他疾病如克克罗恩病、肠结核、肠道肿瘤等相鉴别。

3.经腹超声检查

随着超声检查技术信号的加强及分辨率的快速提高,使其成为一种越来越重要的诊断IBD 的工具。在欧洲该项技术是消化科医师培训计划中的必需部分。受训良好的医师加上高分辨率的仪器可以准确地发现小肠和结肠的炎症性病变,以及测定肠壁的直径和血流情况。

而病变肠壁的直径及血流是帮助判断疾病处于静止、轻度、中度、还是重度的良好指标,并可通过半定量观察肠壁血流情况预测疾病的复发。但目前超声显像在诊断 UC 仍逊于内镜及钡剂灌肠检查,临床应用仍有待于设备及技术的进一步改进。

**(五)实验室检查**

迄今为止 UC 没有特异的实验室检查诊断标准,实验室检查的主要价值在于排除感染性肠炎,确定活动性炎症的存在和活动程度,便于指导治疗方案的制订、疗效评估和判断预后等。

**1.血液检查**

活动期 UC 患者常出现白细胞、血小板、急性反应性蛋白(如 C 反应蛋白,CRP/高敏 C 反应蛋白,HSCRP),以及红细胞沉降率(ESR)增加。贫血较常见,主要由于失血和缺铁引起。UC 患者由于血小板升高、血浆第 V、Ⅵ、Ⅷ凝血因子活性增加及纤维蛋白原增加而存在高凝状态,易出现血栓性栓塞现象。

**2.粪便检查**

肉眼即常可见血、脓和黏液。涂片可见红、白细胞。需行病原体,包括细菌、真菌、病毒、寄生虫及其虫卵检测,以排除感染性肠炎。而粪便中钙卫蛋白由于可稳定反映由中性粒细胞介导的肠道炎症程度,可用于区分 IBD 和 IBS,并反映疾病的活动性。

**3.血清标志物检测**

抗中性粒细胞胞质抗体(pANCA)对诊断 UC 有高特异性,有研究报道 pANCA 用于诊断 UC 的敏感性及特异性分别达 73% 和 81%。抗酿酒酵母抗体(ASCA)、大肠埃希菌外膜孔蛋白 C 抗体(OmpC)、鞭毛蛋白抗体(CBir1)、I₂抗体及最近发现的一些新的抗微生物多糖抗体在 UC 中的阳性率极低,而在 CD 中呈现不同程度的阳性,可用于帮助 UC 与 CD 的鉴别。亦有报道认为这些新的血清标志物可能对预测 IBD 的疾病行为及预后有意义。

**(六)诊断**

1.我国炎症性肠病协作组提出了对我国炎症性肠病诊断治疗规范的共识意见可作为临床工作中采用规范程序对 CD 进行诊断的依据,诊断标准如下。

(1)临床表现:有持续或反复发作的腹泻、黏液脓血便伴腹痛、里急后重和不同程度的全身症状。病程多在 4～6 周或以上。可有关节、皮肤、眼、口及肝胆等肠外表现。

(2)结肠镜检查:病变多从直肠开始,呈连续性、弥散性分布。表现:①黏膜血管纹理模糊、紊乱或消失、充血、水肿、质脆、出血、脓性分泌物附着,亦常见黏膜粗糙,呈细颗粒状;②病变明显处可见弥散性、多发性糜烂或溃疡;③缓解期患者可见结肠袋囊变浅、变钝或消失,假息肉及桥形黏膜等。

(3)钡剂灌肠检查:主要改变:①黏膜粗乱和(或)颗粒样改变;②肠管边缘呈锯齿状或毛刺样,肠壁有多发性小充盈缺损;③肠管短缩,袋囊消失呈铅管样。

(4)黏膜组织学检查:活动期和缓解期有不同表现。

活动期:①固有膜内有弥散性慢性炎性细胞、中性粒细胞、嗜酸粒细胞浸润;②隐窝有急性炎性细胞浸润,尤其是上皮细胞间有中性粒细胞浸润及隐窝炎,甚至形成隐窝脓肿,脓肿可溃入固有膜;③隐窝上皮增生,杯状细胞减少;④可见黏膜表层糜烂、溃疡形成和肉芽组织增生。

缓解期:①中性粒细胞消失,慢性炎性细胞减少;②隐窝大小、形态不规则,排列紊乱;③腺上皮与黏膜肌层间隙增宽;④潘氏细胞化生。

(5)手术切除标本病理检查:肉眼及组织学上可见上述 UC 特点。

在排除细菌性痢疾、阿米巴痢疾、慢性血吸虫病、肠结核等感染性结肠炎及结肠 CD、缺血性结肠炎、放射性结肠炎等疾病基础上,可按下列标准诊断。①具有上述典型临床表现者为临床疑诊,安排进一步检查。②同时具备上述第 1、2、3 项中之任何一项,可拟诊为本病。③如再加上第 4 或第 5 项中病理检查的特征性表现,则可确诊。④初发病例、临床表现和结肠镜改变均不典型者,暂不诊断为 UC,但需随访 3~6 个月,观察发作情况。⑤结肠镜检查发现的轻度慢性直乙状结肠炎不能与 UC 等同,应观察病情变化,认真寻找病因。

2.UC 完整的诊断包括疾病的临床类型、严重程度、病变范围、病情分期、肠外表现及并发症。

(1)临床类型:按病程经过分为初发型、慢性复发型、慢性持续型和急性暴发型四种类型。

初发型:无既往病史,首次发作者。

慢性复发型:最多见,治疗后常有长短不等的缓解期。

慢性持续型:首次发作后常持续有轻重不等的临床症状,症状可持续 6 个月以上。

急性暴发型:最少见,起病急骤,症状严重,伴全身中毒症状,易发生大出血、肠穿孔、中毒性巨结肠等并发症。

以上各型除暴发型外可互相转化。

(2)严重程度:通常采用 Truelove 和 Witts 的分度方法,可分为轻度、中度和重度。

轻度:腹泻每天 4 次以下,便血轻或无,无发热、脉搏加快或贫血,红细胞沉降率正常。

中度:介于轻、重度之间。

重度:腹泻每天 6 次以上,明显黏液血便,体温＞37.5℃,脉搏＞90 次/min,血红蛋白＜75g/L。

临床缓解:大便 1~2 次/d,无血便,无发热及心动过速,血红蛋白及红细胞沉降率恢复正常。

(3)病变范围:可分为直肠、直乙状结肠、左半结肠(脾曲以远)、广泛结肠(脾曲以近)、全结肠。

(4)病情分期:可分为活动期和缓解期。采用 Southerland 疾病活动指数(Southerland DAI)可较为简便且客观地进行病情分期的判断。

(5)肠外表现:可有关节、皮肤、眼、肝胆系统受累。

(6)并发症:UC 可并发消化道大出血、肠穿孔、中毒性巨结肠和癌变等。

**(七)鉴别诊断**

UC 临床表现无特异性,需与 UC 鉴别的肠道疾病较多,归纳为三大类,即感染性肠炎、非感染性肠炎及非炎症性肠道疾病。

1.感染性肠炎

胃肠道感染性炎症的临床表现与 UC 相似,应加以鉴别。感染性肠炎的病原体包括细菌(如志贺菌、空肠弯曲菌、大肠埃希菌、耶尔森菌、沙门菌、结核分枝杆菌等)、病毒(如巨细胞病毒、人免疫缺陷病毒等)、寄生虫(如溶组织内阿米巴、血吸虫等)及真菌。

(1)急性感染性结肠炎:各种细菌感染,如痢疾杆菌、沙门菌、大肠埃希菌、耶尔森菌、空肠弯曲菌等。急性发作时发热、腹痛较明显,外周血血小板不增加,粪便检查可分离出致病菌,抗生素治疗有良好效果,通常在 4 周内消散。

(2)阿米巴肠炎:病变主要侵犯右侧结肠,也可累及左侧结肠,结肠溃疡较深,边缘潜行,溃疡间黏膜多属正常。粪便或结肠镜取溃疡渗出物检查可找到溶组织阿米巴滋养体或包囊。血清抗阿米巴抗体阳性。抗阿米巴治疗有效。

(3)血吸虫病:有疫水接触史,常有肝、脾大,粪便检查可发现血吸虫卵,孵化毛蚴阳性,直肠镜检查在急性期可见黏膜黄褐色颗粒,活检黏膜压片或组织病理检查发现血吸虫卵。免疫学检查亦有助鉴别。

2.非感染性肠炎

需与 UC 鉴别的非感染性肠炎包括特异性非感染性肠炎(包括继发性血管低灌注性肠炎、治疗性介入措施所致肠炎、动力障碍性肠炎等)和非特异性非感染性肠炎(包括克罗恩病、胶原性结肠炎、显微镜结肠炎、嗜酸性细胞性肠炎、"一过性"结肠炎、白塞病等)。

(1)缺血性肠炎:多见于老年患者,动脉粥样硬化是缺血性肠炎的主要病因,患者起病突然,以下腹痛、排鲜血便为主要症状,病情进展迅速,钡灌肠显示"指压征",内镜检查见病变好发于结肠脾曲,很少累及直肠,镜下可见暗蓝色或紫色肠黏膜,病变界限清楚。血管造影可见多有阳性结果。病程较短。

(2)克克罗恩病:UC 和 CD 根据临床表现、内镜和组织学特征不难鉴别。临床上前者为结肠性腹泻,常呈血性,口炎与腹块少见;后者腹泻表现不定,常有腹痛和营养障碍,口炎、腹块与肛门病变常见。内镜与影像学上,前者为直肠受累、弥散性、浅表性结肠炎症;后者以回肠或右半结肠多见,病变呈节段性、穿壁性、非对称性,典型者可见鹅卵石样改变、纵形溃疡与裂沟等。组织学上,前者为弥散性黏膜或黏膜下炎症,伴浅层的糜烂溃疡;后者为黏膜下肉芽肿性炎症,呈节段性分布或灶性隐窝结构改变、近端段结肠偏重等特征。对于结肠炎症性肠病一时难以区分 UC 与 CD 者,临床可诊断为 IBD 类型待定(IBDU),观察病情变化。未定型结肠炎(IC)诊断常在病理检查未能确诊时使用。中性粒细胞胞质抗体(ANCA)与酿酒酵母菌抗体(ASCA)检测有助于二者鉴别。

3.非炎症性肠道疾病

需与 UC 鉴别的肠道肺炎症性疾病包括器质性疾病(如肠道良性肿瘤、恶性肿瘤、全身性疾病导致肠道功能性或器质性病变)和功能性疾病(如肠易激综合征、功能性腹泻、功能性便秘等)。

(1)结直肠癌:多见于中年以后,直肠癌经直肠指检常可触及肿物,结肠镜与 X 线钡灌肠检查对鉴别诊断有价值,需注意和溃疡性结肠炎引起的结肠癌变区别。

(2)肠易激综合征:粪便有黏液但无脓血,显微镜检查正常,结肠镜检查无器质性病变证据。

## 四、治疗

### (一)溃疡性结肠炎处理的原则性意见

#### 1.确定溃疡性结肠炎的诊断

从国情出发,强调认真排除各种"有因可查"的结肠炎;对疑诊病例,可按本病治疗,进一步随诊,但建议先不用糖皮质激素。

2.掌握好分级、分期、分段治疗的原则

如诊断标准所示,分级指疾病的严重度,采用不同药物和不同治疗方法;分期指疾病的活动期、缓解期,活动期以控制炎症及缓解症状为主要目标,而缓解期应继续维持缓解,预防复发;分段治疗指确定病变范围,以选择不同给药方法。远段结肠炎可用局部治疗,广泛性及全结肠炎或有肠外症状者则以系统性治疗为主。溃疡性直肠炎治疗原则和方法与远段结肠炎相同,局部治疗更为重要,优于口服用药。

3.参考病程和过去治疗情况

以确定治疗药物、方法及疗程,尽早控制发作,防止复发。

4.注意疾病并发症

以便估计预后,确定治疗终点和选择内、外科治疗方法。注意药物治疗过程中的不良反应,随时调整治疗。

5.判断全身情况

以便评估预后及生活质量。

6.综合性、个体化的处理原则

包括营养支持、心理和对症处理;内、外科医师共同会诊以确定内科治疗的限度与进一步处理的方法。

### (二)内科治疗

活动期的目标是尽快控制炎症,缓解症状,缓解期应继续维持治疗,预防复发。

1.活动期的处理

(1)轻度溃疡性结肠炎:可选用柳氮磺胺吡啶(SASP)制剂,每天 3～4g,分次口服;或用相当剂量的 5-氨基水杨酸(5-ASA)制剂。其剂量基于 5-ASA 摩尔含量计算,SASP 1g 相当于美沙拉嗪 0.4g,巴沙拉嗪 1g 相当于美沙拉嗪 0.36g,奥沙拉嗪 1g 相当于美沙拉嗪 1g。病变分布于远段结肠者可酌用 SASP 或 5-ASA 栓剂 0.5～1g,每天 2 次、5-ASA 灌肠液 1～2g 或氢化可的松琥珀酸钠盐灌肠液 100～200mg,每晚 1 次保留灌肠,有条件者可用布地奈德 2mg,保留灌肠,每晚 1 次,亦可用中药保留灌肠。

(2)中度溃疡性结肠炎:可用上述剂量水杨酸类制剂治疗,反应不佳者可酌情加量或改口服糖皮质激素,常用泼尼松(强的松)30～40mg/d,分次口服。

(3)重度溃疡性结肠炎:一般病变范围较广,病情发展较快,需及时处理,给药剂量要足,治疗方法如下。

如患者尚未口服糖皮质激素,可口服泼尼松或泼尼松龙 40～60mg/d,观察 7～10 天,亦可直接静脉给药;已使用糖皮质激素者,应静脉滴注氢化可的松 300mg/d 或甲泼尼龙 48mg/d。

肠外应用广谱抗生素控制肠道继发感染,如硝基咪唑、喹诺酮类制剂、氨苄西林或头孢类抗生素等。

应使患者卧床休息,适当输液,补充电解质,以防水、电解质平衡紊乱。

便血量大、Hb<90g/L 和持续出血不止者应考虑输血。

营养不良、病情较重者可予以要素饮食,病情严重者应予以肠外营养。

静脉糖皮质激素使用 7～10 天无效者可考虑予环孢素 A 2～4mg/(kg·d)静脉滴注 7～

10 天；由于药物的免疫抑制作用、肾脏毒性作用及其他不良反应，应严格监测血药浓度。因此，从医院监测条件综合考虑，主张该方法在少数医学中心使用；顽固性溃疡性结肠炎亦可考虑其他免疫抑制药，如硫唑嘌呤（AZA）、6-巯基嘌呤（6-MP）等。剂量和用法：早期复发、激素治疗无效或激素依赖者需加用 AZA 1.5～2.5mg/(kg·d)或 6-MP 0.75～1.5mg/(kg·d)。不能耐受者可改为氨甲蝶呤（MTX）每周 15～25mg 肌内注射，或参考药典和教科书。这类药物起效缓慢，有发生骨髓抑制等严重不良反应的危险，使用时应密切监测。

上述治疗无效者在条件允许单位可采用白细胞洗脱疗法。

如上述药物疗效不佳时，应及时请内、外科会诊，确定结肠切除手术的时机和方式。

慎用解痉药和止泻药，以避免诱发中毒性巨结肠。

密切监测患者生命体征和腹部体征变化，尽早发现和处理并发症。

2.缓解期的治疗

除初发病例、轻症远段结肠炎患者症状完全缓解后，可停药观察外，所有患者完全缓解后均应继续维持治疗。维持治疗的时间尚无定论，可能是 3～5 年甚至终身用药，诱导缓解后6 个月内复发者也应维持治疗。目前已公认糖皮质激素无维持治疗的效果，在症状缓解后应逐渐减量，过渡到用氨基水杨酸维持治疗。SASP 的维持治疗剂量一般为控制发作之半，多用2～3 次/d，并同时予叶酸口服（英夫利者）。亦可用与诱导缓解相同剂量的 5ASA 类药物。6-MP 或 AZA 等用于上述药物不能维持或对糖皮质激素依赖者。

3.其他治疗

5-ASA 和免疫抑制均无效者，应考虑应用新型生物治疗剂，如 TNFα 单罗恩抗体（英夫利昔）。亦可用益生菌维持治疗。中药方剂中不乏抗感染、止泻、黏膜保护、抑制免疫反应等多种药物，作为替换治疗的重要组成部分，可以辨证施治，适当选用，多种中药灌肠制剂也有一定的疗效，但需进一步按现代医学的原理进行科学总结。治疗中应注重对患者的教育，以便提高治疗的依从性、早期识别疾病发作的定期随访。

# 第十一节　原发性肝癌

## 一、概述

原发性肝癌（以下简称肝癌）历来被称为"癌中之王"，主要是由于肝癌与其他癌症相比，有几个"最"：最难发现，最难诊断，最难治疗，发展最快，预后最差。经过几代人半个多世纪的不懈努力，肝癌已由"无法早期发现"变为"较易早期发现"；肝癌的诊断已由"较难"变为"较易"；肝癌的预后也由"不治"变为"部分可治"。促使这些转化的是半个多世纪以来科学技术上一些重要发现与发展。

如 20 世纪 50 年代解剖学的进步，搞清了肝内各种管道的解剖，实现了大肝癌的规则性切除。60 年代乙型肝炎病毒和黄曲霉毒素的发现，更新了肝癌的病因学研究内容；移植免疫学的进步导致 1963 年肝移植的问世。70 年代甲胎蛋白（AFP）检测手段用于普查，开辟了肝癌临床研究的一个新领域—小肝癌的研究,使肝癌的疗效有了较大幅度的提高。80年代,由于电子计算机与各种新技术的结合,促使医学影像学的飞跃发展,使1cm直径的小肝癌已不难检出;以放射介入与超声介入为代表的局部治疗以及综合治疗的兴起,使不能切除的肝癌的疗效进一步提高,并出现"不能切除肝癌的缩小后再切除"这一崭新途径。90年代,分子生物学的进步、导向治疗的深入、复发与转移研究等的兴起,为肝癌的诊断与治疗提供了有潜在重要意义的前景。21世纪初,索拉非尼的问世,给晚期肝癌患者带来了希望,同时改变了人们对肝癌治疗疗效判定指标的认识。

**(一)病因学**

就全球而言,不同地区肝癌的致病因素不尽相同,而在我国,不同地区肝癌的危险因素也不完全相同,如北方部分地区肝癌的危险因素应该增加饮酒一项。总体而言,我国肝癌的主要致病因素有病毒性肝炎(主要是乙型和丙型)、食物黄曲霉毒素污染以及农村饮水污染。另外,近年来发现肥胖、糖尿病在肝癌的病因学研究中占有一席之地。其他还包括吸烟、饮酒、遗传等因素。

1.肝炎病毒

据文献报道,在已知的肝炎病毒中,除甲型、戊型肝炎病毒外,均与肝癌有关,但研究较多且意见较一致的是乙型肝炎病毒(HBV)及丙型肝炎病毒(HCV)。HBV感染多见于我国、东南亚及非洲地区,而HCV感染多见于发达国家,如美国、日本、意大利、西班牙和法国等。

(1)HBV感染:HBV感染与肝癌发生的密切关系已被许多研究证实。国际癌症研究总局已经将HBV归类于人类致癌物。慢性HBV感染与人类(尤其是HBV流行地区)80%的肝癌有关,同时也是引起肝硬化的一大原因。肝癌的发生与HBV在染色体上的整合及整合后的染色体重排有关。HBV在染色体上的整合是随机的,整合于染色体上的HBV DNA不完整,病毒基因组多有一定程度的缺失,可能导致癌细胞核内HBV DNA杂交信号减弱。病毒基因的整合多发生在癌变前期,在慢性肝病漫长的病程中不断有病毒基因的整合发生,其中HBV DNA的4个开放编码阅读框中的HBx片断是诱发肝癌的重要因子。HBx片断通过抑制受损DNA的修复、反式激活多种癌基因和原癌基因、抑制细胞的凋亡等多种机制,促进肝癌的发生。同时,它对p53的转录激活有重要影响,能抑制p53与特异DNA序列的结合及其转录活性。

此外,慢性乙型肝炎可引起肝纤维化,引起肝细胞生长的失控;且在炎性肝组织中存在的单核细胞可在局部产生活性氧,这种活性氧可以促进肝癌的发生。标志HBV持续活跃感染的HBsAg,HBcAb,HBeAg持续阳性的肝炎患者,发生肝癌的概率更高,尤其是有肝炎家族史的患肝癌的概率是无肝炎家族史的4倍,提示肝癌发生有一定的肝炎家族聚集性。普遍接种乙型肝炎疫苗后肝癌发病率下降的事实从反面表明乙型肝炎病毒感染是重要的肝癌致病因素之一。

(2)HCV感染:HCV属于黄病毒科,是一单链RNA病毒,可引起急、慢性病毒性肝炎,可发展成肝纤维化、肝硬化,甚至是肝癌。在发达国家肝癌患者血清中HCV流行率多数超过50%。我国进行的全国HCV血清流行病学调查显示,普通人群抗HCV阳性率为3.2%,全国约有4000万人感染HCV。静脉注射和血液制品的应用是HCV主要传播途径,血液透析也是 HCV 的传播途径。对于高病毒血症或合并人免疫缺陷病毒(HIV)感染的妇女,母婴垂直传播的比例增大。虽然 HCV 致癌的机制模式目前仍不十分清楚,但肝硬化是发生肝癌的最主要危险因素。在 HCV RNA 阳性的肝癌的癌组织中检测到 HCV RNA 的表达。经过对 HCVRNA 的基因型分析,认为Ⅰb型可引起相对严重的肝病,是慢性丙型肝炎患者发展为肝癌的高危因素。这可能有两方面因素:Ⅰb型 HCV 可能具有特殊的致肝细胞病变因素,其次是Ⅰb型比非Ⅰb型病毒在体内存在时间长,因长期感染而导致肝硬化和肝癌。

另有研究表明,HCV 致癌机制可能与 HCV 直接细胞毒作用和宿主介导的免疫损伤有关,反复再生的肝细胞则可能不断积累细胞基因的突变,最终发生恶性转化。HCV 的 C 蛋白、NS3 结构区通过调控相关基因的表达和参与信号传导调控,破坏细胞增生的动态平衡,导致细胞癌变;NS5B 蛋白质可通过破坏抑制肿瘤发展控制细胞增生的细胞蛋白质(视网膜母细胞瘤),促进肝细胞增生,最终可导致癌症。有效的抗丙型肝炎病毒治疗能够降低肝细胞癌的发生率,一项系统综述表明,对于以利巴韦林为基础治疗的丙型肝炎患者,持续血清病毒学反应的患者肝细胞癌的发生风险下降(风险比为 1:4)。对于 HBV 与 HCV 合并感染者,发生肝癌的危险性进一步增加,因为二者在发生过程中具有协同作用,患者将更易发展为慢性肝炎及肝硬化。做好乙型肝炎及丙型肝炎的防治工作,对控制肝癌的发生有重要意义。

2.黄曲霉毒素

黄曲霉毒素有 10 多种,与肝癌有关的黄曲霉毒素 B1(AFB1)是最常见的一种。AFB1 是导致人类食品污染的最常见原因。AFB1 是剧毒物质,其致癌强度比二甲基亚硝胺高 75 倍,可诱发所有动物发生肝癌。大量流行病学调查及实验室研究均证明,肝癌发病与摄入黄曲霉毒素量呈等级相关,HBV 与黄曲霉毒素具有协同致癌作用。目前黄曲霉毒素被认为与抑癌基因 p53 的突变密切相关。在黄曲霉毒素高暴露区的肝癌患者体内均能检测到 p53 基因突变,并主要发生在 249~254 位密码子上。cDNA 微阵列技术研究 AFB1 诱发鼠肝癌形成过程中的基因变化,进一步证实了 AFB1 的致癌性涉及基因水平的变化。

另外研究表明,黄曲霉毒素在体内第一阶段的代谢酶产物与其致癌作用密切相关。这些亲电子的代谢产物可以与 DNA,RNA 及蛋白质结合并造成其损害。第一阶段的代谢产物在经过第二阶段代谢酶,特别是谷胱甘肽转移酶(GSTs)的解毒代谢后,形成不同的终末代谢产物排出体外。一组资料显示,实验对象所有 4 个 GSTs 基因都表现为野生型时,其体内 GSTs 代谢酶的活性较高,可降低实验对象的黄曲霉毒素暴露水平。而当实验对象的 GSTs 基因型为杂合子或突变纯合子时,GSTs 代谢酶活性相对较低,从而导致该实验对象的黄曲霉毒素暴露较高水平。

3.饮用水污染

近年来,由于生活及工业性污染日趋严重,水体富营养化的程度加重,水体的生态结构与功能发生变化,导致藻类的异常繁殖,特别是沟塘水中富含蓝绿藻。苏德隆教授用高效液相色谱法和液相色谱-质谱法证实了蓝绿藻中微囊藻毒素的存在,并证明微囊藻毒素是一种强烈的促肝癌物质。

(1)抑制蛋白磷酸酯酶,调节与细胞凋亡相关的癌基因和抑癌基因表达,使细胞失控性增长,DNA 复制错误及诱发或自发的突变频率增加。

(2)增强致癌物的遗传损伤效应,可使细胞发生永久性,不可逆性改变,形成恶性转化细胞。

(3)诱使相关细胞因子生成和活性氧类水平升高,致 DNA 氧化损伤、突变。

4.饮酒和吸烟

饮酒在肝癌的发生中主要起辅助作用。饮酒通过以下 3 种途径诱发肝癌。

(1)乙醇引起肝硬化,然后引起肝癌。

(2)乙醇本身作为一种促癌因素与其他因素一起共同引起肝癌。

(3)酒精性肝病的进展与其他肝癌危险因素有关,如 HBV 及 HCV 等。

吸烟导致肝癌的风险随吸烟量的增加而增加。烟草中除含有多环芳烃外,还含有亚硝胺、尼古丁和可卡因等致癌物质,它们均可由 $CYP_2E_1$ 代谢而活化。

乙醇能够诱导 $CYP_2E_1$,从而增强烟草的致癌作用。因而在肝癌的发生与发展中,吸烟与饮酒可能具有协同作用。

5.性激素

性激素与肝癌的关系极为密切。一方面,肝是性激素的主要代谢器官;另一方面,性激素能影响或改变肝许多功能。自从 1960 年口服避孕药推广应用以来,肝良性肿瘤发生率有明显上升的趋势。随后,Edward 等发现雌激素和孕激素类口服避孕药能引起肝肿瘤。人类长期服用含雄激素的口服避孕药可诱发肝肿瘤,长期使用雄激素制剂作替代疗法的患者发生肝癌的危险性增加,雄激素在治疗性功能紊乱、血液系统疾病时可诱发肝良、恶性肿瘤。提示雌激素及雄激素与肝肿瘤的发生、发展有某种内在联系。在大鼠肝肿瘤模型中,切除睾丸可抑制肿瘤生长,补充睾酮则促进肿瘤生长。性激素对靶细胞的作用必须通过受体介导。对正常肝组织及肝良、恶性肿瘤雌激素受体(ER)及雄激素受体(AR)的研究表明,哺乳动物肝内存在 ER 和 AR,其含量比性激素靶器官(如乳腺、前列腺)低,而且受垂体、性腺和年龄的影响。各研究机构报道的人类肝癌 AR 水平存在一定差异,但 AR 在肝癌的分布与动物诱癌过程中 AR 的变化趋势相一致,即通常慢性肝病时肝细胞 AR 含量升高,肝癌的 AR 表达较周围肝硬化、非肝硬化组织及正常肝组织明显增高。而且,体外研究表明,肝癌对雄激素的摄入量与 AR 浓度呈正相关,提示 AR 浓度高的肝癌对雄激素的敏感性增加。此外,雌激素受体 α 基因多态性与肝癌有关,X 等位基因、$TA_{13}$ 等位基因可能是其危险因素,而 P 等位基因、$TA_{15}$ 等位基因可能是其保护因素。

6.遗传因素

国内多项恶性肿瘤发病和死亡登记资料及临床流行病学调查结果表明,包括肝癌在内,多种恶性肿瘤都表现有癌家族聚集现象,表现在一个家族中有多个成员患一种或几种解剖部位类似的癌;且家属关系愈密切,患病率愈高,其本质就是遗传因素与肝癌之间存在密切的相关性。目前研究的遗传易感指标如下。

(1)GST 基因多态性,可影响机体代谢环境致癌物的功能。

(2)细胞色素 P4501A 基因多态性,它可造成致癌物在体内大量聚积,使得致癌物结合到 p53 基因上的机会大大增加,从而造成 p53 基因的突变。

(3)乙醛脱氢酶 2 基因多态性,它可影响乙醇的代谢,体内乙醛浓度升高可导致肝细胞癌变危险性的增加。

(4)单核苷酸多态性(SNP),作为第 3 代遗传标记,充分反映了个体间的遗传差异。但是原癌基因、抑癌基因、毒物代谢酶基因、DNA 修复基因和其他肝癌相关基因等各类基因之间存在协同效应,并且肝癌的发生是几种基因同时改变的结果,某种基因型频率的改变只能代表该单倍型个体的肝癌易感程度,同时遗传因素在肝细胞癌发生中作用会受到慢性肝炎病毒感染的家族聚集性的影响。

**7.寄生虫、幽门螺杆菌感染**

1956 年,侯宝璋报道香港地区 7 年间 200 例肝癌病理资料中发现 46 例有肝吸虫感染。人感染肝吸虫主要是通过吞食带囊蚴的鱼虾所致。

一方面,肝吸虫对肝内胆管的刺激及其分泌物的毒性作用,导致肝内胆管上皮细胞增生,而长期慢性炎症的刺激会导致上皮发生癌变;另一方面,肝内虫卵形成的肉芽肿导致纤维化,如未经有效治疗可最终发展为肝硬化,继而发展为肝癌。

另外,有学者对江苏昆山 15 周岁以上有或无日本血吸虫病史人群中肝癌死亡病例的资料进行了回顾性定群研究,结果发现,无论男女,有日本血吸虫病史人群的肝癌病死率显著高于无日本血吸虫病史人群,有晚期日本血吸虫病史人群的肝癌病死率更高,提示日本血吸虫病可能也是肝癌发生的危险因素之一。幽门螺杆菌是寄生于胃内致胃癌的重要病因之一,在原发性肝癌的组织标本中也检测到其 16S RNA 的存在,Xu 等研究表明,幽门螺杆菌在肝硬化及肝癌的血清 IgG 中逐渐升高,且血清 AFP 阳性的患者比阴性患者检出率高,Xuan 等的研究亦表明,幽门螺杆菌感染对原发性肝癌的发生有明显的促进作用。但是幽门螺杆菌致感染与肝癌的发病机制目前还未明确。

**8.非酒精性脂肪变性肝炎(NASH)**

近年的研究表明,肥胖、2 型糖尿病和非酒精性脂肪变性肝炎与肝癌的发生发展有关。由于肥胖、2 型糖尿病会导致肝脏脂肪浸润,进而导致 NASH,人们已经开始深入研究 NASH 的致癌潜能。美国学者报道,NASH 肝硬化患者的肝细胞癌发生危险较高,多因素回归分析显示,年龄大和酒精饮用量是 NASH 相关肝硬化患者发生肝细胞癌的独立影响因素,与非饮酒者相比,规律饮酒者的肝细胞癌发生危险更高(风险比为 3.6)。

总之,单一因素导致肝细胞癌发生的可能性不大,肝细胞癌的发生可能是多个致病因素参与、多阶段、多步骤的过程,而且各因素之间可能存在复杂的相互作用。遗传因素可能不是主要的病因,而环境因素和肝细胞癌的发生更为密切,尤其是慢性肝炎病毒的感染。

**(二)病理学**

原发性肝癌的科学基础主要是基于病理学的研究。肝癌的病理学研究已有百余年历史,发展令人瞩目。

**1.大体分型**

1901 年,Egge 1 将肝癌分为巨块型、结节型和弥散型的分类沿用至今。巨块型指单个肿瘤几乎占据整个肝叶;结节型指单个结节的肿瘤或多个大小不一的结节性肿瘤;弥散型指弥散分布于全肝的无数小的癌结节。

20 世纪 70 年代,由于 AFP 用于普查,发现了亚临床肝癌或小肝癌。对此,1982 年我国肝癌病理协作组在 Egge 1 分类的基础上分为:块状型—肿瘤直径>5em,其中>10cm 者为巨块型;结节型—癌结节通常<5cm,又可分为单结节型、融合结节型和多结节型 3 个亚型;小癌型—单个癌结节≤3cm,或相邻两个癌结节直径之和≤3cm;弥散型——癌结节小,呈弥散性分布,与肝硬化结节易混淆。

最新肝癌诊治专家共识,肝癌的大体分型:①弥散型,小癌结节弥散分布全肝;②巨块型,瘤体直径>10cm;③块状型,瘤体直径在 5～10cm,根据肿块数量和形态,又分为单块型、融合块状型、多块状型;④结节型,瘤体直径在 3～5cm,根据结节数量和形态,又可分为单结节型、融合结节型、多结节型;⑤小癌型:瘤体直径<3cm。

日本 Okuda 则按肝癌生长方式与癌周肝病背景分为:①膨胀型——肿瘤边界清楚,有纤维包膜,常伴有肝硬化,并再分为单结节与多结节型;②浸润型——肿瘤边界不清,多不伴有肝硬化;③混合型——再分为单结节型与多结节型;④弥散型;⑤特殊型——如带蒂外生型,仅见门静脉癌栓而未见癌块者等。

2.组织学分型

通常原发性肝癌主要包括肝细胞性肝癌(HCC)、肝内胆管细胞性肝癌(ICC)以及混合细胞性肝癌。肝细胞癌的定义是:"由类似肝细胞样细胞组成的一种恶性肿瘤,常发生于肝硬化基础上,可有局部血管及淋巴道转移"。肝内胆管细胞癌的定义是:"由胆管上皮样细胞组成的肝内恶性肿瘤"。混合细胞性癌的定义是:"具有肝细胞性肝癌及胆管细胞性肝癌共同特征的肿瘤"。在肝细胞性癌中,包括小梁板样型(窦状)、假腺体型(腺泡或腺样)、致密型、硬癌型,还有一特殊的亚型——纤维板层型肝癌,其病理特征为癌细胞较大呈多角形,有强嗜酸性颗粒状的癌细胞质,癌细胞巢间有大量平行排列的板层状纤维基质。

病理诊断报告的内容应包括肿瘤的部位、大小、数目、细胞和组织学类型、分化程度、血管和包膜侵犯、卫星灶和转移灶,以及癌旁肝组织病变情况等。报告还可附有与肝癌药物靶向分子、生物学行为以及判断预后相关的免疫组化和分子标志物的检测结果,以供临床参考。

3.肝癌细胞组织学分级

1954 年 Edmondson 和 Steiner 根据分化程度将肝细胞癌分为Ⅰ～Ⅳ级。分级的主要依据是癌细胞胞质酸性着色程度、胞核大小及其深染程度、核/胞质比例以及细胞黏合性状等。在一个肝癌结节内可以看到不同分级的细胞并存。Ⅰ级:癌细胞呈高分化状态,核/质比接近正常;Ⅱ级:癌细胞中度分化,但核/质比增加,核染色更深;Ⅲ级:癌细胞分化较差,核-质比更高,核异质明显,核分裂多见;Ⅳ级:癌细胞分化最差,胞质少,核染色质浓染,细胞形状极不规则,排列松散。该分级系统存在两端难识别的不足,即Ⅰ级难以与肝细胞腺瘤区分,Ⅳ级则很难与转移癌鉴别,这使得精确分级成为难题。近年来,WHO 分级系统采用了一套与 Edmondson-Steiner 分类系统相类似的分级方法,分为高、中、低与未分化型。

4.肝病背景

我国肝细胞性肝癌患者绝大多数有病毒性肝炎背景,合并肝硬化者占85%～90%,其中绝大多数为病毒性肝炎(乙型和丙型)后肝硬化。肝硬化通常分为大结节性、小结节性和混合性肝硬化。小结节性肝硬化:硬化结节直径<3mm,结节均匀,极少含汇管区和中央静脉,纤维间隔细而均匀,肝大小形态正常或略小。大结节性肝硬化:硬化结节>3mm,肝硬化结节大小不一,其中部分含有异常的汇管区和中央静脉,纤维间隔宽窄不一,肝常缩小。混合型:上述两者之混合,大小结节数量相似。肝癌合并肝硬化者,约 1/3 的为小结节性肝硬化,2/3 为大结节性肝硬化。

5.肝癌的分子分型

传统的肝癌病理诊断、分类、分型方法(TNM 分期、Edmondson 分级等)主要是依据肿瘤大小、数目、分布、血管侵犯、淋巴结和远处转移情况以及显微镜下肿瘤组织细胞类型、分化程度等组织细胞学特征而得出的,并以此为依据来推断肿瘤的生物学行为如肿瘤的进展情况、转移潜能、预后等。在过去的几十年里,这种病理诊断分类方法确实对制订相应临床治疗方案起了较大的指导作用。

但临床上我们经常发现同一病理类型、同一分期、采用同一治疗方案的肝癌患者却有完全不同的疾病过程和预后,这就说明肝癌中存在不同的分子亚型,其分子特征在影响肝癌生物学行为过程中起了非常重要的作用,仅从组织细胞水平无法解决肝癌的异质性(特殊性)问题,应该从分子水平研究肝癌的本质特征。

随着人类基因组计划(HGP)的实施,基因芯片和蛋白质芯片等高通量检测技术的应用,使从分子水平对肿瘤进行更精确地分类分型成为可能。复旦大学肝癌研究所与美国国家癌症研究所(NCD 合作进行的研究表明,肝癌转移灶与原发瘤之间基因表达总是惊人的相似,它们之间有差异的基因数目非常少且没有显著性;而伴有转移的肝癌与不伴有转移的肝癌之间基因表达谱却有非常明显的差异,在 9180 个基因中发现 153 个基因表达差异有统计学意义;而且这些差异与肿瘤大小,有无包膜、肝硬化程度等临床病理因素无关,仅与是否伴有转移有关,其结果高度提示促进肝癌转移的基因改变可能在原发肿瘤阶段就已经发生。

Lizuka 等也用基因芯片回顾性分析了 33 例根治性切除肝癌组织标本的基因表达谱,建立了一个由 12 个差异基因组成的预测系统,此预测系统准确预测了 27 例待测肝癌组织标本中的 25 例,预测准确率达 93%,可能用于预测肝癌术后早期复发转移倾向。但是,Kurokawa 等通过 60 例肝癌患者的分析,从 92 个候选基因中筛出 20 个基因组成的预测早期复发的分子模型,对 40 例待测肝癌的预测准确率却仅有 73%,而且与前述研究之间也不存在相同的基因。

Katoh 等利用比较基因组杂交芯片分析了 87 例肝癌患者,发现染色体 1q,6p,8q 的扩增以及 8p 的缺失的患者预后明显不佳。Laurent-Puig 等利用系统生物学技术,联合分析了 335 个微卫星标志物等位基因的缺失与 p53 及 Axin 1 和 β-catenin 的基因突变,发现高等位基因失衡指数与 p53 及 Axin 1 突变与 HBV 的感染、肿瘤分化不良及预后不佳密切相关。用蛋白质技术比较不同手术标本,发现热休克蛋白 27 也是人肝癌转移的重要蛋白,CK19 表达者,门静脉癌栓发生率高。国内相关肝癌研究所与美国(NCI)合作在癌周肝组织中发现 17 个免疫相关的基因也能预测肝癌的转移。基于基因芯片/蛋白质芯片技术建立的肝癌分子分型具有更高的准确性,并能预测肿瘤对治疗的反应、预后、转移复发倾向等,具有非常广泛的应用前景。

## 二、肝癌的诊断

### (一)临床表现

1.症状

肝癌在生长早期往往呈现隐匿性,在进展期由于某些原因才会出现症状,而在侵犯邻近器官或组织前,肿瘤通常已经长到一定体积。肝的储备功能使得肝实质能够在被大量癌细胞代替前不出现肝功能失代偿的表现,从而掩盖了某些与肝功能异常相关的症状。并且出现的临床症状通常也不具有肝癌的特异性。特别是亚临床期肝癌,由于无任何肝癌的症状,有些患者会怀疑肝癌的诊断,从而错失了根治性治疗的机会。肝癌的临床症状可由肝癌与合并的肝炎、肝硬化所引起。常见的症状如下。

(1)肝区疼痛:表现为间歇性或持续性钝痛或刺痛、呼吸时加重的肝痛和急腹痛。多数位于剑突下或右肋部。如肿瘤位于右肝上部,由于刺激横膈,也可以出现右肩部或右肩背部疼痛。如突发上腹部剧烈疼痛,有发生肝癌破裂出血的可能。

(2)消化道症状:包括食欲缺乏、食欲缺乏、腹胀、腹泻、恶心等。

(3)出血倾向:表现为牙龈出血或鼻出血,也可因严重的肝硬化并发门脉高压性上消化道出血等。

(4)发热:不明原因的间歇性发热(伴白细胞增多)也是肝癌的一个临床表现,6%～54%的患者出现过这种症状。虽然认为肿瘤坏死是引起发热的一种可能解释,但引起发热的真正原因目前尚不清楚。

(5)其他:乏力、消瘦;患者主诉上腹部肿块;黄疸;远处转移时的相关症状,如骨转移时疼痛、麻木感,肌力下降等;肺转移偶可出现咳嗽或咯血等;此外部分患者可表现为不同类型的副癌综合征,如自发性低血糖等。

2.体征

亚临床肝癌应无特征性体征。临床肝癌的体征同样可由肝癌与合并的肝炎、肝硬化所引起。常见体征如肝大、伴或不伴结节,上腹部肿块、黄疸、腹腔积液、脾大、下肢水肿、右侧胸腔积液等;如肝硬化明显,可有肝掌、蜘蛛痣或前胸、腹部的血管痣,腹壁静脉曲张等。

(1)肝大:进行性肝大为最常见的特征性体征之一。肝质地坚硬,表面及边缘不规则,常呈结节状,少数肿瘤深埋于肝实质内者则肝表面光滑,伴或不伴明显压痛。肝右叶膈面癌肿可使右侧膈肌明显抬高。

(2)脾大:多见于合并肝硬化与门静脉高压病例。门静脉或脾静脉内癌栓或肝癌压迫门静脉或脾静脉也能引起充血性脾大。

(3)腹腔积液:草黄色或血性,多因合并肝硬化、门静脉高压、门静脉或肝静脉癌栓所致。向肝表面浸润的癌肿局部破溃糜烂或肝凝血功能障碍可致血性腹腔积液。

(4)黄疸:癌肿广泛浸润可引起肝细胞性黄疸;当侵犯肝内胆管或肝门淋巴结肿大压迫胆道时,可出现阻塞黄疸。有时肿瘤坏死组织和血块脱落入胆道引起胆道阻塞可出现梗阻性黄疸。

(5)肝区血管杂音:由于肿瘤压迫肝内大血管或肿瘤本身血管丰富所产生。

(6)肝区摩擦音:于肝区表面偶可闻及,提示肝包膜为肿瘤所侵犯。

(7)转移灶相应体征:可有锁骨上淋巴结肿大,可出现胸腔积液或血胸。骨转移可见骨骼表面向外突出,有时可出现病理性骨折。脊髓转移压迫脊髓神经可表现截瘫,颅内转移可出现偏瘫等神经病理性体征。

**(二)实验室及医学影像学检查**

1.实验室检查

为了获得正确的临床诊断,除依据临床表现外,实验室检查是重要一环。肝癌的标志物在实验室检查中占有最重要地位。甲胎蛋白(AFP)作为肝癌特异性标志物,至今仍未发现诊断价值超过其的新肿瘤标志物,但是 AFP 的阳性率仅为 $60\% \sim 70\%$。随着肝癌高危人群的定期筛查工作的开展,部分患者 AFP 的绝对值处于轻度升高阶段,动态观察其变化显得尤为重要。另外,具有鉴别诊断价值的癌胚抗原(CEA)与糖类抗原 19-9($CA_{19-9}$)也是实验室检查中的必须检查的项目。CEA 阳性多有可能是胃肠道癌肿肝转移,而 $CA_{19-9}$ 阳性往往与肝内胆管细胞癌、胆囊癌、胰腺癌有关。另据报道 AFP 的亚型 $AFP-L_3$ 是肝癌患者血清中的主要类型,$\alpha$-L-岩藻糖苷酶(AFU)以及脱 $\gamma$ 羧基凝血酶原(异常凝血酶原,DCP)可以作为 AFP 的很有价值的补充指标。由于我国肝癌绝大多数合并肝硬化,无论从诊断还是治疗的角度,肝功能检查都不可缺少。常规的肝功能检查包括血清总胆红素/直接胆红素、白/球蛋白,谷丙转氨酶(ALT)、谷草转氨酶(AST),碱性磷酸酶(ALP)、谷氨酰转移酶($\gamma$-GT)及前清蛋白、凝血酶原时间等。吲哚氰绿($ICG_{15}$)排泄试验可以在一定程度上反映肝的储备功能。肝炎病毒感染是我国肝癌最主要的致病因素,因此 HBV 与 HCV 相关标记的检查有助于肝癌的诊断。对HBV 而言,应全面检测 HBsAg、HBsAb、HBeAg、HBeAb、HBcAb 与 HBV-DNA。其他脏器与疾病的检查也不容忽视,血糖水平、血细胞计数、肾功能及心、肺功能的检查都应在常规检查之列。

2.医学影像学检查

(1)超声显像(US)。US 具有敏感性高、非侵入性、易于重复及相对低廉价格的优点,是目前最常用的肝癌筛查的手段,也是最常用的定位诊断方法。

彩色多普勒超声:肝癌典型的彩色多普勒超声的影像为在肝实质光点增粗、增强、分布不均的背景下,可见圆形或类圆形高回声、低回声或等回声团块,周围往往可见 $2 \sim 5mm$ 的晕圈。肿瘤内部探及线条状、分支状或簇状彩色血流,平均流速呈现高速型,阻力指数多在 0.6以上。另外,还可检出卫星灶、门静脉、肝静脉、下腔静脉及胆管内癌栓。

超声造影:一项研究表明,超声造影在肝恶性肿瘤的鉴别诊断中,敏感性为 $90\%$,特异性为 $99\%$,准确度为 $89\%$。经静脉注射声诺维后,$95\%$ 肝细胞癌动脉期增强成强回声,$85\%$ 门脉期或实质期退出,$11\%$ 延迟期退出。

(2)动态增强 CT。

CT 的优势:CT 增强扫描可清楚地显示肝癌的大小、数目、形态、部位、边界、肿瘤血供丰富程度以及与肝内管道的关系;对门静脉、肝静脉和下腔静脉是否有癌栓,肝门和腹腔淋巴结是否有转移,肝癌是否侵犯邻近组织器官都有重要的诊断价值;还可通过显示肝的外形、脾的大小以及有无腹腔积液来判断肝硬化的轻重,因此 CT 已经成为肝癌诊断的重要常规手段。特别是 CT 动态增强扫描可以显著提高小肝癌的检出率;肝动脉碘油栓塞 $3 \sim 4$ 周后进行 CT扫描也能有效发现小肝癌病灶。

动态增强 CT 的典型表现:平扫多为圆形或椭圆形低密度灶,也有等密度和高密度病灶;增强扫描动脉期肝癌病灶绝大多数可见到明显强化;增强扫描门静脉期大多数病灶呈低密度,也有呈等密度,个别可表现为高密度;增强扫描平衡期大多数病灶仍呈低密度。肝癌典型的CT 强化方式为"早出早归"或"快进快出"型。此外,门静脉期对肝内血管结构显示较佳,对于血管侵犯和癌栓形成的判断最佳。

门静脉癌栓的 CT 表现：门脉血管内充盈缺损，可为结节状、条状、分支状或呈现 Y 形或新月形；受累静脉因滋养血管扩张，可见管壁强化；主干及大分支血管旁形成侧支血管；胆囊周围侧支血管建立；门静脉血管扩张，癌栓部分分支血管直径大于主干或主干和分支粗细不成比例；门静脉癌栓形成时，可加重原有门静脉高压程度，故常伴有腹腔积液，且难以控制。

(3)磁共振成像(MRI)。MRI 具有很高的组织分辨率和多参数、多方位成像等特点，而且无辐射影响，因此 MRI 是继 CT 之后的又一高效而无创伤性的肝癌检查诊断方法。MRI 扫描一般包括 $T_1WI$、$T_2WI$、弥散加权(DWI)、动态增强扫描。$T_1WI$ 扫描多为低信号；$T_2WI$ 上肝癌多为高信号；DWI 扫描为高信号。"镶嵌征"为肝细胞癌的特征性表现；包膜征、肿瘤侵犯血管也是肝细胞癌的重要特征之一。

动态增强扫描表现：①动脉期：肝癌病灶明显强化，大的病灶，因中心坏死液化多见，因而病灶强化不均匀，往往表现为周边强化。②门静脉期：大部分病灶呈低信号。③延迟期：病灶多为低信号或等信号。此期对病灶的检出意义不大，一般用于同血管瘤和局灶性结节性增生等进行鉴别诊断。

肿瘤包膜强化见于各个时期，相对而言，以门静脉期和延迟期包膜强化较清晰。应用肝特异性 MRI 造影剂能够提高小肝癌检出率，对肝癌与肝局灶性增生结节、肝腺瘤等的鉴别亦有较大帮助；另外，对于肝癌患者肝动脉化疗栓塞(TACE)疗效的跟踪观察，MRI 较 CT 有更高的临床价值，对肝内小病灶的检出、血管的情况以及肿瘤内结构及其坏死状况等的显示有独到之处，可以作为 CT 检查的重要补充。

(4)正电子发射计算机断层扫描(PET-CT)：PET 的产生是核医学发展的一个新的里程碑，是一种无创性探测生命元素的生理、生化代谢的显像方法。$^{18}$氟脱氧葡萄糖($^{18}$F-FDG)PET 除用于诊断肝癌外，亦用来估计肝癌患者的肿瘤存活情况和寻找肝外转移灶。FDG 是一种类似糖类的物质，可浓聚于代谢旺盛的肝肿瘤组织内。存活的肿瘤组织可主动摄取这一标记的参与代谢物质，而坏死组织则不能。PET-CT 是将 PET 与 CT 融为一体而成的功能分子影像成像系统，既可由 PET 功能显像反映肝占位的生化代谢信息，又可通过 CT 形态显像进行病灶的精确解剖定位，并且同时全身扫描可以了解整体状况和评估转移情况，达到早期发现病灶的目的，同时可了解肿瘤治疗前后的大小和代谢变化。FDGPET 在检查肝癌的敏感性为 30%～40%，而利用$^{11}$C-醋酸盐作为示踪剂的 PET-CT 检测肝细胞癌的敏感性超过 80%，将$^{11}$C-醋酸盐与 FDG 结合已经展现出将肝癌探测的敏感性增加到 100%。

(5)数字减影血管造影(DSA)：由于其属于侵入性操作，DSA 不作为首选的诊断手段。

DSA 的指征：临床怀疑肝癌或 AFP 阳性，而其他影像学检查阴性者；多种显像方法结果不一；疑有卫星灶需做 CTA 者；需做经导管肝动脉化疗栓塞(TACE)者；肝癌手术切除后疑有残癌者。

肝癌 DSA 检查的特征：肿瘤血管(肝癌最富特征的表现，常见肿瘤血管的增粗、扩张、移位和扭曲)；肿瘤染色(肿瘤密度较周围肝实质浓密，常勾画出肿瘤的大小和形态)；肝内动脉移位、扭曲、拉直或扩张；肿瘤包绕动脉；动静脉瘘；肝内血管癌栓。DSA 对多血管型肝癌可检出 1cm 左右的小肝癌。小肝癌通常以肿瘤血管和肿瘤染色为主要表现。

**(三)诊断及鉴别诊断**

1.我国的临床诊断标准

(1)病理诊断:肝内或肝外病理学检查证实为原发性肝癌。

(2)临床诊断。

AFP>400μg/L,能排除活动性肝病、妊娠、生殖系统胚胎源性肿瘤及转移性肝病,并能触及有坚硬肿块的肝或影像学检查有明确肝癌特征的占位性病变者。

AFP≤400μg/L,能排除活动性肝病、妊娠、生殖系统胚胎源性肿瘤及转移性肝病,并有两种影像学检查具有肝癌特征性占位性病变或有两种肝癌标志物(AFP异质体、异常凝血酶原、γ-谷氨酰转肽酶,α-L-岩藻糖苷酶等)阳性及一种影像学检查具有肝癌特征性占位性病变者。

有肝癌的临床表现并有肯定的肝外转移灶(包括肉眼可见的血性腹腔积液或在其中发现癌细胞),并能排除转移性肝癌者。

2.亚临床肝癌的诊断标准

可采用的影像学检查方法:超声造影、动态增强CT及动态增强MRI。

(1)局灶性病灶≤2cm,合并肝硬化,两项影像学检查均表现为动脉期富血供和静脉期清除。

(2)局灶性病变>2cm,合并肝硬化,一项影像学检查表现为动脉期富血供和静脉期清除。

3.鉴别诊断

(1)AFP阳性鉴别诊断:甲胎蛋白(AFP)是胎儿肝细胞产生的一种特殊蛋白—糖蛋白,它是胎儿血清的正常成分,主要由人的肝和卵黄囊(胎儿具有的)产生的一种胚胎性蛋白,只有胎儿才有,当胎儿出生后不久血中就检查不出或者含量很低。AFP>400μg/L除原发性肝癌外,尚可见于妊娠、新生儿、生殖腺胚胎性肿瘤、急慢性肝炎、肝硬化、肝内胆管结石、胃癌及胰腺癌肝转移、前列腺癌等,因此,在鉴别诊断中应该注意性别、年龄、地区、病史、体征及相应检查资料综合分析。

妊娠:妊娠期可以有AFP增高,但一般不超过400μg/L,妊娠16周以后浓度逐渐降低,分娩后1个月即恢复正常。如分娩后AFP仍持续保持高水平,应结合酶学、影像学等进一步检查确定。

生殖腺胚胎瘤:因其为胚胎源性肿瘤,多含卵黄囊成分,故AFP增高,结合妇科或男科体检和影像学检查,基本上可以肯定或排除来源于睾丸或卵巢的肿瘤。

胃癌、胰腺癌伴肝转移:有肝转移的胃癌常见AFP升高,个别可>400pμg/L,如肝内未发现占位性病变,应注意胃肠道检查。如肝内存在大小相似多个占位性病变则提示转移性肝癌,可以通过检测AFP异质体,CEA及影像学检查加以判别,内镜结合病理学诊断,可以确定肿瘤的原发灶来源。另外,肝病背景资料也是辅助诊断的重要参考依据。

良性肝病:慢性活动性肝炎、肝硬化伴活动性肝炎常见AFP升高,多在400μg/L以下。鉴别多不困难,即有明显肝功能障碍而无肝内占位病灶。对鉴别有困难者可结合超声与CT等影像学检查以进一步确诊。如动态观察AFP与ALT,曲线相随者为肝病,分离者为肝癌。AFP异质体有助鉴别。有些患者需要长达数月甚或更长才能弄清,需要耐心随访。

前列腺癌:多见于老年男性,常无肝病病史,体检和影像学检查可以发现前列腺肿大,酸性磷酸酶和 CEA 水平常增高,前列腺液及前列腺穿刺细胞学检查可以确诊。

(2)AFP 阴性鉴别诊断:AFP 阴性肝癌占总数的 30%~40%。近年随着影像诊断的发展,该比例有增高的趋势。需与 AFP 阴性肝癌鉴别的疾病甚多,现选择主要的概述。

继发性肝癌:①常可以发现原发病灶。常有原发癌史,常见原发癌为结直肠癌、胃癌,胰腺癌亦多见,再次为肺癌和乳腺癌,鼻咽癌、甲状腺癌等也可见肝转移。②多数无肝硬化背景,癌结节多较硬而肝较软。③多数 HBV 标志物为阴性。多无肝病背景,如 HBV 及 HCV 均阴性,应多考虑继发性肝癌。④部分来源于消化系统的肿瘤 CEA 及 $CA_{19-9}$ 等肿瘤学指标可升高。⑤影像学各种显像常示肝内有大小相仿、散在的多发占位。且多无肝硬化表现。彩超示肿瘤动脉血供常不如原发性肝癌多。动态增强 CT 典型表现为"牛眼征"即病灶中心为低密度,边缘强化,最外层密度又低于肝实质,而延迟扫描病灶一般都是低密度。⑥$^{99m}$Tc-PMT 扫描为阴性。PET-CT 检查对肝转移肿瘤有很高的诊断价值,多表现为高摄取值,尤其是大肠癌肝转移瘤阳性发现率更高。肝表面的转移灶大体上表现为"有脐凹的结节",组织学表现取决于原发肿瘤。

肝脓肿:多有发热,肝区叩痛。如超声显像为液平,不难鉴别;尚未液化者颇难鉴别,HBV或 HCV 多阴性,超声显像示边界不清,无声晕;必要时可行穿刺。①近期有感染病史;②无慢性肝病史;③有畏寒高热、肝区疼痛或叩击痛临床表现;④影像学检查可见病灶内液平,典型CT 平扫呈低密度占位,周围出现不同密度的环形带,增强后液化区 CT 值不变周围环均有不同程度的强化,环征比平扫更清晰,多房脓肿显示房内单个或多个分隔,常有强化;⑤肝动脉造影无肿瘤血管及染色。

肝囊肿:一般无症状及肝病背景。超声检查呈液性暗区,已能诊断,必要时可加做 CT 增强扫描,造影剂始终不进入病灶是其特点。①病程长,病情进展缓慢;②常无肝病背景;③一般情况良好;④超声检查可见囊性结构和液平。

肝血管瘤:肝海绵状血管瘤是最常见需与 AFP 阴性肝癌鉴别的疾病。肝海绵状血管瘤一般无症状,肝脏质软,无肝病背景。直径<2cm 的血管瘤在超声检查时呈高回声,而小肝癌多呈低回声。直径>2cm 的血管瘤应做 CT 增强扫描。如见造影剂从病灶周边向中心填充并滞留者,可诊断为血管瘤。MRI 对血管瘤灵敏度很高,有其特征性表现。在 $T_1$ 加权图像中表现为低或等信号,$T_2$ 加权则为均匀的高亮信号,即所谓的"亮灯征"。病理特征:肉眼可见紫红色结节,多可压缩,切面呈海绵状,富含血液。稍大者中央可见纤维瘢痕。镜下可见大小不等的血管腔,腔内有血栓。血管缺乏结缔组织支持。极少伴有肝硬化。肝血管瘤表现特点:①病程长,进展缓慢;②常无慢性肝病史;③一般情况良好;④女性较多见;⑤$^{99m}$Tc-RBC 核素扫描呈"热"区;⑥影像学检查无包膜,注入造影剂后自周边开始增强;⑦肝功能及酶谱学检查正常。

局灶结节性增生(FNH):为增生的肝实质构成的良性病变,其中纤维瘢痕含血管和放射状间隔。多无肝病背景,但彩超常可见动脉血流螺旋 CT 增强后动脉相可见明显填充,延迟期病灶中心区不规则强化,甚至呈放射状。MRI 检查病灶呈等或略高信号。中心瘢痕高信号是其特征,多无类圆形包膜征象。FNH 颇难与小肝癌鉴别,如无法确诊,仍宜手术。

肝腺瘤:女性多,常无肝病背景,有口服避孕药史。各种定位诊断方法均难与肝癌区别,但如 $^{99m}$Tc-PMT 延迟扫描呈强阳性显像,则有较特异的诊断价值。因肝腺瘤细胞较接近正常肝细胞,能摄取 PMT,但无正常排出道,故延迟相时呈强阳性显像,其程度大于分化好的肝癌。肝腺瘤属于良性肝肿瘤,但可反复发生,肿瘤由 2～3 个细胞厚度的肝小梁组成,与正常肝细胞大小形态一致,但瘤细胞内糖原明显增加,有丝分裂少。

肝肉瘤:多无肝病背景。各种显像多呈较均匀的实质占位,但仍颇难与肝癌鉴别。

肝脂肪瘤:少见,多无肝病背景。超声显像酷似囊肿,但后方无增强。

肝硬化结节:大的肝硬化结节与小肝癌鉴别最困难。整个肝质地对判断有一定帮助。MRI 检查能显示肝癌的假包膜及纤维间隔,对鉴别有较大价值。腹腔镜检查能判断位于肝表面的良恶性结节。近年来注意到在肝硬化的腺瘤样增生结节中常已隐匿有小肝癌结节,故最好争取做病理检查以资鉴别。

炎性假瘤:为类似肿瘤的单发或多发的炎性病变,多无肝病背景,多无症状与体征。超声显像有时呈分叶状、无声晕,彩超多无动脉血流。增强扫描动脉期无强化,部分病灶在静脉期及延迟期可见边缘轻度强化及附壁小结节样强化。由于临床难以确诊,故仍主张手术。炎性假瘤的病灶内含有纤维组织和大量的炎性细胞,主要是浆细胞和散在的巨噬细胞,常见血管炎,不伴有肝硬化。

肝棘球蚴病:又称肝包虫病,属自然疫源性疾病,人作为中间宿主而受害。流行于牧区,发病与密切接触犬类有关。一般无症状及肝病背景。触诊时包块硬韧,叩有震颤即"包虫囊震颤"是特征性表现。超声检查呈现多囊性液性暗区,仔细观察可见有子囊孕于母囊中的现象。CT 检查囊肿壁可见钙化,呈壳状或环状,厚薄可以不规则。棘球蚴抗原(Casoni 试验)皮试阳性。

### 三、肝癌的治疗
#### (一)治疗总原则
治疗有 3 个目标:根治、延长生存期、减轻痛苦。为达此目的,治疗原则也有三,即早期治疗、综合治疗、积极治疗。其中早发现、早诊断、早治疗是提高肝癌治疗疗效的关键。

1.早期治疗

早期治疗是肝癌治疗最主要的方面。必须抓住两个时机:癌结节增大到直径 5cm 以前,以及门静脉主干癌栓出现前。前者经正确治疗有根治希望,后者经积极治疗多可能延长生存期,少数有根治可能。

2.综合治疗

原发性肝癌属多因素、多阶段发展的癌症,故理论上难以找到特效药物。为此,综合治疗乃为必由之路。它包括不同治疗方法的联合与序贯应用和一类治疗方法的不同治疗剂量的联合与序贯应用。近年来肿瘤局部治疗的兴起,具有战略意义。

3.积极治疗

积极治疗有两重含义,一是积极的治疗态度;二是反复多次治疗。例如手术,包括复发病灶的再切除,以及不能切除肝癌的缩小后再切除;又如放射介入治疗,一次治疗多难获得好的疗效,而反复多次则可能获得较好的效果;小肝癌的瘤内无水乙醇治疗也一样,一次注射难以彻底,多次注射则有治愈的可能。

### (二)整体治疗方案

1.肝癌治疗方法选择的依据

在选择肝癌的治疗方法前,需弄清以下情况。

(1)肿瘤情况:TNM 分期是国际公认的确定治疗方法的依据之一,包括肿瘤的大小、数目、范围,肝内血管(尤其是门静脉和肝静脉)是否有癌栓,淋巴结和远处是否有转移等。通常 $T_1$ 及 $T_2$ 和部分 $T_3$ 期可考虑手术,部分 $T_3$ 和 $T_4$ 期可做肝动脉栓塞化疗(TACE)。就 BCLC 分期而言,极早期与早期肿瘤可行肝切除、肝移植或射频消融(RFA)或无水乙醇注射(PEI)等根治性治疗,中期肿瘤可行 TACE,晚期肿瘤予以索拉菲尼或新药治疗,终末期肿瘤除部分可行肝移植外,多数仅能行对症支持治疗。目前,肝癌侵犯邻近脏器、门静脉主干癌栓以及下腔静脉癌栓均不再是肝切除手术的绝对禁忌证。

(2)肝功能情况:由于我国肝癌患者中约 85% 合并肝炎后肝硬化,其中 2/3 为大结节性肝硬化,所以首先要了解肝功能是否代偿。Child-Pugh 的肝硬化分期为国际常用,通常 Child A 肝硬化伴局限性肝癌适于手术,Child A 和部分 Child B 肝硬化伴多结节性肝癌可考虑 TACE,而对合并 Child C 肝硬化的肝癌,通常只宜采用非手术治疗,如肿瘤条件许可,可考虑行肝移植治疗。吲哚氰绿(ICG)试验也是临床上最常用的肝功能定量试验。$ICG_{15}$,即 ICG 注射 15 分钟后的潴留率在预测肝硬化患者术后肝衰竭和死亡风险方面具有重要意义,正常值范围 0~10%,超过 14% 死亡风险增加 3 倍。

(3)全身情况:包括年龄、糖尿病、其他脏器严重病变。术前检查包括胸部 X 线、全血细胞计数、肝肾功能和凝血功能检查,60 岁以上的患者术前应常规进行心肺功能评估。

2.肝癌治疗方法的选择

(1)小肝癌的治疗选择:如肝功能代偿,应力争切除;合并 Child A 期肝硬化者可做局部切除;不能切除者可做局部消融治疗,如术中液氮冷冻治疗、射频消融(RFA)、经皮瘤内无水乙醇注射(PEI)、微波治疗等;肝功能失代偿而无腹腔积液者,或合并 Child B 期肝硬化、结节数较少的小肝癌,可行 RFA 或 PEI 治疗;结节数目较多的肝癌,部分可试行经导管肝动脉栓塞(TAE)或经导管肝动脉化疗栓塞(TACE),最好选择肝段栓塞;Child C 期肝硬化者通常只宜非手术治疗或者接受肝移植治疗。

(2)大肝癌的治疗选择:肝功能代偿者或合并 Child A 期肝硬化者,单侧肝癌可力争做根治性切除;不能做根治性切除者则争取做缩小后切除,术中可行肝动脉结扎(HAL)、肝动脉插管(HAI)、冷冻治疗等。对肿瘤巨大而肝硬化程度较重的患者,盲目追求姑息性切除,除了术后可能出现肝衰竭等并发症外,术后肿瘤复发、转移概率也较高,因此,疗效上未必优于采用非手术治疗者。如术前估计无手术切除可能,则做 TACE 或联合局部放疗、生物治疗、中药治疗等,待肿瘤缩小后再手术切除。此外,对于大肝癌需行右半肝切除或扩大的右半肝切除,但根据患者的全身情况及肝功能预计的残余肝体积不足以维持患者的代谢需要时,可考虑行术前门静脉栓塞,待保留侧的肝叶代偿性肥大增生后再行肝肿瘤的切除。

(3)肿瘤累及两侧肝叶者的治疗选择:肝功能代偿者,可做 HAL、HAI、TACE、口服索拉菲尼等。肝功能失代偿者或 ChildC 期肝硬化,少数可试做 TACE,多数只宜中药治疗或合并生物治疗。

(4)肝门区肝癌的治疗选择:所谓肝门区肝癌是指距离下腔静脉主干、左右肝管汇合部、左右门静脉分叉部及左中右肝静脉与下腔静脉汇合部 1cm 以内的肝癌。随着肝外科手术技术的提高,肝门区不再成为肝癌切除的"禁区",肝门区肝癌的切除例数在不断增加。当然,实施此类手术,要求术者熟悉肝门部解剖及积累丰富的手术操作的经验,既要注意肿瘤切除的完整性及彻底性,又要注意保护一些重要的管道结构。

(5)难切性肝癌的切除:难切性肝癌主要包括:①癌肿巨大尤其与膈肌或邻近脏器紧密粘连甚至侵犯者;②肝癌累及下腔静脉、门静脉主要分支或主干者;③特殊部位的肝癌,如Ⅰ段、Ⅳa段、Ⅷ段、Ⅸ段等,累及肝主要血管的同时又有明显肝硬化者;④肝癌切除术后复发再切除或经反复介入、放疗、局部治疗而致广泛粘连者。

精细的肝解剖(尤其是肝门部的解剖)、良好的血流控制(如全肝血液隔离、肝蒂阻断、选择性入肝血流阻断等血流阻断方法的应用)、手术器械及技术的改良(如超声刀、使用多功能手术解剖器的刮吸法断肝术、前入路肝切除术、逆行切肝术、血管外科技术等在肝外科的应用)有效地提高了难切性肝癌的手术切除率,实践证明是安全、可靠的。

(6)合并门静脉癌栓者的治疗选择:门静脉侵犯是肝癌重要的生物学特性。临床报道肝癌门静脉癌栓(PVTT)发生率为 44.0%~62.2%。PVTT 是肝癌肝内播散及根治性切除术后早期复发的根源。此外,癌栓阻塞门静脉,门静脉高压加剧,继而引发食管胃底静脉破裂出血,甚至肝衰竭。因此,肝癌合并 PVTT 患者总体预后差,中位生存期仅 3~6 个月。

(7)合并胆管癌栓者的治疗选择:肝细胞癌常侵犯门静脉、肝静脉、甚至下腔静脉形成癌栓,但肝细胞癌伴有肉眼可见胆管癌栓较罕见,文献报道其发生率占肝细胞癌患者的 1.6%~9.0%。

其临床表现除具有肝癌的一般特征外,还具有以下共同特征:①血清 AFP 水平高,有时伴有 CA19-9 的升高;②梗阻性黄疸是其最常见,也可能是最早的表现;③最典型的影像学表现为周围型肝癌伴有肝内胆管扩张,胆管内存在实质性占位。由于肝细胞癌合并胆管癌栓的发病率低,再加上胆管癌栓本身术前影像学难以发现,常给诊断带来困难。提高正确诊断的关键在于提高对其的认识。

原发性肝癌发生胆管转移的主要途径:①肝癌细胞直接侵犯胆管并在其内形成癌栓,胆管癌栓与原发灶呈"哑铃状";②胆管内癌栓与原发瘤脱离,下行至肝外胆管造成阻塞;③肿瘤侵犯胆管致出血,合并癌细胞的血栓阻塞胆管。

Ueda 等将肝细胞癌合并胆管癌栓分为 4 型。Ⅰ型:癌栓位于胆管第 2 级分支,肿瘤周围末梢胆管扩张,无黄疸;Ⅱ型:癌栓延伸至胆管第一级分支,癌栓阻塞叶胆管,导致该叶内肝内胆管扩张;Ⅲa:癌栓延伸至肝总管;Ⅲb:癌栓游离于原发瘤,在肝总管内生长;Ⅳ型:破裂肿瘤的碎片漂浮于胆总管内,与胆管结石有时很难鉴别,癌栓破裂甚至会导致便血或休克等。

治疗该病的关键是去除原发灶,解除胆管梗阻。常见治疗方式有以下几种:①肝叶切除加胆管探查取栓引流术;②二期肝癌切除加胆管探查取栓术;③胆管探查取栓术;④肝动脉栓塞化疗(TACE)加胆管引流术;⑤内镜下胆管取栓置管引流术;⑥结合射频、冷冻治疗加用胆管引流术;⑦癌栓取出加胆肠内引流术;⑧经皮肝穿刺胆管癌栓直接乙醇注射同时放内支架引流治疗。其中,肝叶切除、癌栓取出加胆管引流为理想的手术方式,可望获得长期生存。本所 16

例合并胆管癌栓的患者中,1 例行肝左外叶切除+肝动脉结扎插管+胆总管癌栓取出术,其余 15 例均行肝切除术及胆管癌栓取出术,1 年生存率为 71.4%,其中 3 例女性生存分别为 4 年、6 年和 12 年;8 例术后 1 年内出现肿瘤复发,1 年复发率 57.1%。

(8)合并肝静脉及下腔静脉癌栓者的治疗选择:肝癌合并肝静脉、下腔静脉、甚至右心房癌栓并不少见。文献报道肝静脉、下腔静脉(IVC)及右心房内癌栓发生率分别为 13.3%～53.3%,10.8%～13.3%,0.5%～7%。

随着癌组织生长,逐渐包埋、侵入肝静脉,沿血管壁扩展,形成肝静脉癌栓。在肝静脉内癌栓继续沿长轴生长进入下腔静脉形成下腔静脉癌栓;在下腔静脉内癌栓可向上、下方向延展,向上进入心脏形成右心房癌栓。出现肝静脉系统癌栓,提示病情已属晚期,是预后不良的标志。不论采用何种治疗方法都很难获得长期生存的机会。从肿瘤根治角度,患者短期内发生远处转移的可能性极大,不宜手术治疗。肝动脉造影显示下腔静脉癌栓者常存在动脉血供,经肝动脉化疗栓塞可能有一定的疗效,也可先行下腔静脉支架置入解决阻塞,为肝内病灶的治疗创造更有利的条件。有学者报道,20 例肝癌合并下腔静脉癌栓经主瘤 TACE 后对癌栓进行外放射治疗,14 例癌栓达到完全缓解,3 例部分缓解,有效率高达 85%,结果令人振奋。

伽马刀联合内支架置入术也是安全有效的治疗方法之一。因为下腔静脉癌栓患者随时面临癌栓脱落造成栓塞和猝死的危险,从解除危急情况,避免猝死的角度出发,手术治疗仍具有积极意义。单纯癌栓清除可防止肺栓塞或减轻腹腔积液等症状,但效果短暂且有限,除非原发肿瘤能得到有效控制并能阻止癌栓进一步生长。手术技巧上,为控制出血、防止气栓形成以及癌栓脱落,往往需行入肝或全肝血流阻断。根据癌栓的位置,阻断血流的方式包括:静脉转流,心脏停搏;静脉转流,心脏不停搏,心内高位阻断 IVC;经腹切开膈肌,心包内高位阻断 IVC;经腹切开膈肌,心包外高位阻断 IVC;经腹肝上阻断 IVC 等方式。有学者对此进行改进,经充分游离肝后,不阻断入肝或全肝血流,用手指控制肝上下腔静脉血流,经肝静脉断端或下腔静脉切开取栓。术式简单,对肝功能影响小,效果较好。

(9)合并门静脉高压者的治疗选择:肝癌合并门静脉高压症在临床上比较常见,其病情复杂,外科治疗困难,术后易发上消化道出血及肝衰竭等并发症,临床处理十分棘手。合理的治疗选择应根据引起门静脉高压的因素而采用个体化治疗。

对于肝癌门静脉癌栓所致的门静脉高压,应积极争取在切除肝癌的同时行门静脉取栓,再辅以术后门静脉持续化疗联合肝动脉 TACE,可望获得长期生存,对于因肝储备功能不佳或肝肿瘤无法切除,TACE 联合三维适形放疗可作为首选治疗方法,严重的门静脉癌栓可用经皮穿刺门静脉支架置入术来降低门静脉压力,恢复门脉血流,改善肝功能。而对于单纯因肝硬化所致的门静脉高压,要视患者的具体情况及术者的技术经验做相应的处理。对于符合 Milan标准,合并严重的肝硬化,肝功能失代偿或出现肝硬化的并发症,如消化道出血、顽固性腹腔积液、肝性脑病等,可行肝移植手术。

(10)晚期患者的治疗选择:有黄疸、腹腔积液者只宜中药治疗生物治疗、对症治疗、支持治疗等。个别肝门区肝癌压迫导致的梗阻性黄疸,但肝功能较好、全身情况允许者也可试做肝动脉结扎(HAL),肝动脉插管(HAI),肝动脉栓塞化疗(TACE)等,有极少数患者因肿瘤缩小后而获切除。

### (三)常规治疗方法

#### 1.射频消融

射频消融治疗(RFA)是肿瘤局部透热治疗的一种,以影像引导或直接将电极针导入肿瘤组织,通过射频在电极针周围产生极性分子震荡导致发热,使治疗区域温度达50℃以上,中央区域可达100℃以上,使局部细胞坏死。目前的射频消融治疗系统,一次凝固坏死区的直径可达3～5cm。肝癌的射频消融治疗可通过开腹术中、腹腔镜和经皮穿刺3种途径,目前应用最多的是经皮穿刺局部射频消融治疗(RFA)。

(1)RFA的适应证:①单个肿瘤病灶低于5cm,尤其是小于3cm;肝内病灶少于3个,每个病灶不超过3cm,无手术指征或有手术指征但因肿瘤部位手术切除困难;②复发性小肝癌手术困难的;③合并肝硬化,肝功能为Child A或B级,且无大量腹腔积液;④无手术指征的大肝癌或多发肝癌TACE后。

(2)RFA的禁忌证:①黄疸较重,腹腔积液较多,一般情况较差者;②已有远处转移或门静脉癌栓已形成者;③严重心、肺、肾功能损害者;④糖尿病、高血压控制不佳者;⑤肝内或膈下有急性炎症或脓肿者。

(3)RFA的基本要求:消融范围应力求包括0.5cm的癌旁组织,以获得"安全边缘"。对边界不清,形状不规则浸润型癌,在邻近组织及结构许可的条件下建议扩大瘤周安全范围达1cm或以上。评估疗效的方法是消融术后1个月左右,采用对比增强CT及MRI或超声造影判定肿瘤是否被完全消融。若经3次消融仍不能获得完全消融,应放弃消融疗法,改用其他治疗。

(4)RFA的主要并发症:有皮肤灼伤、迷走神经反射、气胸、胸腔积液、肝胆管损伤、肝脓肿、内出血等。

出血:主要原因是肝穿刺、肝硬化本身及肿瘤消融不完全。术中B超探查可最大限度避免穿刺引起的血管损伤,拔针前行针道消融可减少针道出血。术前尽可能改善患者的凝血功能,术后给予止血药物,将减少肝硬化本身所致的出血。腹带加压包扎将减少肝表面穿刺点的出血。

邻近组织脏器损伤:主要包括邻近的消化道、肾及血管、胆管系统及胸膜等,最常见的为胃肠穿孔。预防方法:严格选择RFA的患者,必要时进行开腹的RFA将最大限度地减少邻近组织脏器的损伤。

电极板皮肤烫伤:因射频治疗输出能量较高,治疗时间较长,或使用电极板面积较小,发生皮肤烫伤的可能性较高,尤其是开腹全麻的情况下更不易发现。严格、规范的放置和使用电极板将减少电极板皮肤烫伤的发生率。

感染:主要包括肝脓肿和腹膜炎,胸腔感染较少见。常见的致病菌为大肠埃希菌、粪链球菌及肠球菌等。可行腹部影像学检查结合穿刺液培养明确诊断。治疗上可经皮穿刺置管引流和静脉使用抗生素,在药敏结果出来前可经验应用,如三代头孢菌素等。

迷走神经反射:射频产生的高温对肝包膜及肝内迷走神经刺激所产生的迷走神经反射,可引起心率减慢、心律失常、血压下降,严重者可导致死亡。术前可给予阿托品或山莨菪碱预防迷走神经反射。对于术前已有窦性心动过缓且阿托品试验阴性者,可给予安装临时起搏器,以防发生心搏骤停。

针道种植性转移:发生率为 0.2%～2.8%,多因术中未进行针道消融或消融不彻底所致,另外与肿瘤病理分级、术中活检及肿瘤位置有一定关系。通过对针道的充分毁损可降低针道种植的发生。

术后发热、疼痛:发热的主要原因为术后肿瘤凝固性坏死炎症吸收,一般低于 38.5℃。有报道指出,体温与消融时间呈正相关,消融时间在 25 分钟以内患者体温可维持在正常范围,消融时间控制在 60 分钟以内,体温不会超过 38℃。疼痛多因肿瘤邻近肝包膜,术中、术后肝包膜张力增加引起。对于发热及肝区疼痛持续时间较长和温度较高的应警惕感染的发生。对于疼痛剧烈的应严密监测生命体征,排除腹腔内出血及邻近脏器组织的损伤。

肾功能损害:射频消融术治疗因高温使癌细胞坏死,大量蛋白分解,其产物血红蛋白被吸收入血液可产生血红蛋白尿。术后嘱患者多饮水,静脉输液治疗,密切观察尿量、颜色及性质。

凝血功能障碍:肝癌患者肝功能已有一定程度的损害,加上射频消融术导致肝功能进一步损害,加重凝血功能障碍。应加强病情的观察,了解患者有无鼻出血、牙龈出血及皮肤、黏膜出现散在的瘀点、瘀斑。行创伤性治疗时是否有出血不止的现象,监测出凝血时间的变化。

RFA 已成为肝癌综合治疗的一个重要方法,尤其对无手术指征或肿瘤生长部位不利于手术切除的小肝癌的临床疗效显著。

2.局部药物注射

(1)适应证:B 超引导下经皮无水乙醇注射治疗(PEI)已广泛应用于治疗肿瘤≤5cm,肿瘤个数≤3 个,尤其以单个肿瘤≤3cm 因严重肝硬化不能切除肝癌的治疗。

(2)禁忌证:有严重出血倾向、重度黄疸、中等量以上腹腔积液、肿瘤巨大、肿瘤边界不清以及全身情况不能耐受治疗者属禁忌。

(3)作用机制可能有:①高渗脱水作用;②对肿瘤细胞直接毒性作用,导致蛋白质的变性坏死;③肿瘤血管坏死闭塞;④局部的无菌性炎症;⑤局部纤维组织增生,分割和限制肿瘤生长,同时机化坏死组织,起到化学切除肿瘤的效应。

(4)操作方法:无水乙醇对肿瘤局部的凝固坏死作用能使直径 3cm 以下肿瘤的坏死程度达 90% 以上。无水乙醇注射除了少数患者发热,局部疼痛外,对肝功能和全身影响不大,且可短期内反复多次注射。无水乙醇注射量:肿瘤直径 3cm 以下每次 2～5mL,肿瘤直径 3cm 以上每次 10～20mL,每周 1 次,体质好能耐受的可每周 2 次,4～6 次 1 个疗程。有报道对单个直径 3cm 以下肿瘤,无水乙醇注射疗效甚至优于手术切除。局部药物注射目前还有碘油、醋酸、化疗药物、高温盐水、p53 基因、放射性核素($^{90}$钇玻璃微球和胶体$^{32}$磷)等。

(5)并发症常见的有:①腹痛:乙醇沿针道外溢至腹腔,多为一过性,无须特殊处理;乙醇沿门静脉反流也可引起腹痛,停止注射后即可缓解。②发热:为乙醇性发热及肿瘤坏死性发热,常在 38℃左右,一般无须特殊处理,体温超过 39℃少见,可对症处理。③颈部灼热及酒醉:无须特殊处理。④一过性谷丙转氨酶升高。严重的并发症发生率为 4% 左右,有出血、肝功能损害、肾衰竭、肿瘤种植性转移等。

3.微波固化治疗

微波的交变电场的作用使肿瘤组织在短时间内产生大量热量,局部温度骤然升到 55℃以上,从而引起肿瘤组织的凝固性坏死而周围组织无坏死。另外,微波固化(MCT)可引起机体局部组织理化性质的变化,可提高机体免疫功能。

(1)适应证主要有:①不愿接受手术的小肝癌;②肝癌合并肝硬化(Child 分级一般为 A 或 B 级),肿瘤体积小、病灶局限;③不能手术切除的原发性肝癌,肿瘤直径≤5.0~6.0cm 的单发结节,或是多发结节≤3 枚;④手术未能切除或术后残留、复发性肝癌;⑤术中与手术并用可提高手术切除率。

(2)禁忌证:①弥散性肝癌、巨块性肝癌;②严重黄疸、腹腔积液、肝功能不全;③严重器质性疾病,心肾功能不全;④微波不能到达全部肿瘤位置者。

微波固化治疗也可通过开腹术中、腹腔镜和经皮穿刺(PMCT)3 种途径,PMCT 是 MCT 发展的热点,操作简单、安全、微创、疗效可靠、适应证广。研究认为,PMCT 对直径<3cm 以下肝癌结节效果满意;比较超声引导下微波和射频两种消融技术的临床应用价值,认为微波和射频(RFA)都是目前比较理想的介入超声治疗肝癌的手段,但是 PMCT 费用相对低廉,易被接受,符合我国国情。

**4.冷冻疗法**

冷冻治疗肝癌是一种安全可行的局部治疗方法。一般认为,快速冷冻,缓慢复融以及反复冻融,能使冷冻区产生最大限度的凝固性坏死。冷冻治疗的特点为可产生一个境界清楚、范围可预测的冷冻坏死区,不仅能消灭瘤体,且能最大限度地保存正常肝组织。冷冻治疗小肝癌,可望根治;对较大肝癌冷冻可作为综合治疗的一种手段。

冷冻疗法的适应证:①合并严重肝硬化,无法耐受手术切除者;②病变须做广泛切除,估计切除后肝功能不能代偿者;③主瘤虽经切除,但余肝尚有残留结节者;④癌肿虽不大,但位置紧靠肝门或下腔静脉,致手术不能切除者。

目前应用的冷冻方法主要是液氮冷冻。一般用直径 3~5cm 的冷头做接触冷冻,或用直径 3~5mm 的冷头做插入冷冻,也可以用液氮做直接喷射冷冻,能产生极度低温而导致肝癌细胞不可逆性的凝固坏死,但由于受冷冻深度和广度的限制,对范围较大的癌肿还不能使之彻底治愈。术中应注意避免冷冻损伤较大的胆管。

目前已有 B 超引导下经皮穿刺和经腹腔镜进行冷冻治疗,在获得相应治疗效果的同时,减少了因操作引起的损伤,有利于患者更快恢复和缩短住院时间。氩氦刀是一种只在刀尖冷冻,刀柄保持常温,唯一可用氦气解冻的微创靶向冷冻仪器。该系统有 4~8 个能单独控制的热绝缘超导刀,超导刀中空,可输出高压常温氩气(冷媒)或高压常温氦气(热媒)。温差电偶直接安装在刀尖,可监测刀尖的温度。氩气在刀尖急速膨胀,60s 内使靶组织内温度降至−160~−140℃,使肿瘤组织形成冰球;氦气在刀尖急速膨胀,可使温度急速升至 20~45℃,从而使冰球解冻,一般进行反复冷冻解冻 2~3 次循环,这种冷热逆转疗法对肿瘤摧毁更为彻底,并可调控肿瘤抗原,激活机体抗肿瘤免疫反应。氩氦刀冷冻治疗肝癌的适应证同微波和射频,术中冷冻对直径>5cm 者也有效。

冷冻治疗的主要并发症包括皮肤冻伤、腹腔内出血、肝内低温、心律失常、肿瘤破裂、发热、胸腔积液、膈下或肝脓肿形成以及胆汁瘤或胆瘘等。

**5.肝癌的放疗**

原发性肝癌对放疗敏感,不能行根治性治疗的原发性肝癌需要包括放疗在内的多模式综合治疗。对于局限于肝内的肝癌患者,三维适形放疗(3DCRT)和调强适形放疗(IMRT)结合介入治疗的 3 年生存率可达 25%～30%。

(1)肝癌放疗的指征:肿瘤局限,因肝功能不佳不能进行手术切除,或肿瘤位于重要解剖结构,在技术上无法切除,或拒绝手术。要求一般情况好,Karnofsky 评分≥70 分;手术后有残留癌灶者;需处理肝局部肿瘤,否则会产生一些并发症,如胆管梗阻、门静脉、肝静脉以及下腔静脉癌栓,对胆管梗阻的患者可先进行引流,缓解黄疸,再进行放疗;远处转移灶的治疗,如淋巴结转移、肾上腺转移以及骨转移,放疗可缩小转移灶,减轻患者的症状,改善生活质量,肺或脑转移的放疗也有效果。肝癌放疗的禁忌证,即为肝功能为 Child-Pugh C 的患者,不宜接受放疗。只要不是禁忌证,对于不能行根治性治疗的肝癌患者都应考虑包括放疗在内的综合治疗。

(2)放疗的并发症:主要表现为早反应与晚反应两种。早反应一般发生在放疗中及结束后 6 个月内,晚反应一般发生在放疗结束 6 个月后。早反应最常见的是胃肠道不适,如厌食、恶心、呕吐、腹泻和胃、十二指肠溃疡;恶心、呕吐、腹泻常出现在放疗期间的后期,轻者口服甲氧氯普胺(胃复安),较重者可以应用昂丹司琼类药物,很少出现腹泻,但均不中断放疗。放射性溃疡可用 $H_2$-受体阻滞剂或质子泵抑制药以缓解症状。放疗对肝的毒性表现为部分患者出现转氨酶升高,通常发生在放疗结束后,一般不高于正常值高限的 2 倍。放疗后白细胞下降,尤其是放疗前白细胞、血小板在正常值以下,放疗后下降可能更加明显。对于肿瘤位于膈下的肝癌,放疗后常会出现放射性肺炎或胸腔积液,这些患者常无症状,无须特殊处理。晚发反应主要有放射野内的肝萎缩、纤维化以及大血管受到放疗后出现的静脉狭窄。胆管系统并发症少见。

放疗严重的并发症为放射性肝炎,是放射性肝病(RILD)最为严重的时期,也就是肝功能失代偿期。放射性肝炎的表现:发生时间通常为放疗后 4～8 周;临床症状为疲乏、体重增加、腹围增大(腹腔积液)、有时出现右上腹不适。体征多为腹腔积液、肝大。实验室检查显示谷草转氨酶(AST),谷丙转氨酶(ALT)升高,胆红素不升,碱性磷酸酶上升 3～10 倍。

放射性肝炎必须与药物性肝炎、介入引起的肝损伤、病毒性肝炎发作、梗阻性黄疸和肝内肿瘤进展等鉴别。放射性肝炎的治疗,目前还没有一种共同的方案,一部分医师建议给予抗凝药和激素治疗,但大部分医生还是倾向于保守治疗,施以利尿药。如果病情不重,大部分患者接受治疗后 1～2 个月,症状缓解。少部分患者发展为黄疸,腹腔积液进行性增多,需要腹腔穿刺放腹腔积液、利尿及抗凝治疗,此时患者病死率相当高。放射性肝炎是否需要保肝药物治疗,目前还没有这方面的临床资料,从理论上说,保肝治疗对患者有益。

(3)立体定向适形放疗:立体定向适形放疗又称光子刀,由三维治疗计划系统、立体定向体架、体位固定装置,电脑驱动多叶光栅、螺旋 CT 及直线加速器等成套设备组成。主要特点是利用三维技术使放射剂量与肿瘤靶区高度一致,周围正常组织得以保护,大大减少了正常组织的放射损伤,因而能够增加靶区的照射剂量以提高对肿瘤的控制率,并为加大分次剂量以缩短疗程奠定了基础。治疗的不良反应很少,绝大部分患者均能耐受。

6.肝癌的分子靶向治疗

(1)表皮生长因子受体抑制药:作用于表皮生长因子受体(EGFR)的靶向药物目前主要包括大分子的单罗恩抗体(如西妥昔单抗、尼妥珠单抗)和小分子的化合物(如吉非替尼、厄罗替尼)。临床上试用吉非替尼治疗肝癌的初步结果不佳,还需再观察。在美国东部肿瘤协作组

(ECOG)E 1203 研究中,31 例无法手术的晚期肝癌患者接受了吉非替尼治疗。在中位随访了 13.2 个月后,患者的中位无进展生存(PFS)期和中位生存期分别为 2.8 个月和 6.5 个月,无完全缓解(CR),1 例部分缓解(PR),7 例疾病稳定(SD)。

该研究因未达到预期目标(4.5 个月 PFS 率达 63%)而停止了进一步研究。厄罗替尼对肝癌有一定的治疗作用,其单药或联合其他药物治疗肝癌均值得进一步研究。一项厄罗替尼治疗晚期肝癌的 II 期临床研究显示,38 例无法手术的晚期肝癌患者在接受厄罗替尼治疗后,12 例(32%)在 6 个月时仍没有出现肿瘤进展,其中 3 例(8%)达到 PR 并分别维持了 2、10、11 个月,19 例(50%)病情稳定(SD),中位疾病进展时间(TTP)为 3.2 个月,中位生存期为 13 个月。

(2)基因靶向治疗药物:基因靶向治疗的探索目前主要处于实验研究阶段并已取得显著进展。有研究表明,针对表皮生长因子受体(EGFR)的非病毒型基因导入系统可靶向性地与 EGFR 结合从而将目的基因转导入肿瘤细胞,在高转移入 HCC 裸鼠模型中显著抑制肝癌的生长,而肿瘤肝内播散及腹壁、腹腔淋巴结、肺转移均明显减少,表明 EGFR 介导的基因治疗有望在预防复发转移方面发挥作用。应用 2′MOE 修饰的反义 stat3 寡核苷酸能特异性抑制人 HCC 细胞 stat3 的表达,显著抑制高转移入肝癌细胞的生长、侵袭转移和血管生成,并明显延长荷瘤宿主的生存期。肿瘤基因病毒治疗利用肿瘤增生病毒在肿瘤细胞中的特异性增生,高效表达抗肿瘤基因,其疗效明显优于单一的肿瘤增生病毒治疗或传统的肿瘤基因治疗。利用甲胎蛋白(AFP)启动子结合隔离子等基因转录调控元件,构建特异性针对表达 AFP 原发性肝癌细胞的溶瘤腺病毒载体,在体外细胞及动物体内肿瘤模型中均可特异性靶向杀伤肝癌细胞。利用基因重组技术构建人端粒酶反转录酶启动子控制腺病毒 EIA 基因表达并携带内皮抑素基因的基因-病毒系统,能在端粒酶阳性的肝癌细胞中特异性增生并高效表达内皮抑素基因,对肝癌生长具有很强的抑制作用。

(3)索拉非尼引领肝细胞癌分子靶向治疗:近年来,尤为瞩目的进展是索拉非尼(多吉美)对肝细胞癌(HCC)的靶向治疗。索拉非尼是一种多激酶抑制药,一方面通过抑制 RAF-1 激酶和 B-RAF 激酶,从而抑制胞外信号调节激酶(ERK)的磷酸化进而抑制整个 MAPK 通路信号的传导,可达到抑制肿瘤细胞增生作用的目的;另一方面还可抑制细胞表面 VEGFR-2,VEGFR-3,PDGFR-β,FLT-3 和 c-KIT 受体的自身磷酸化因而影响下游酪氨酸激酶活性,从而抑制肿瘤新生血管生成,所以,索拉非尼具有双重抑制 MAPK 信号传导通路的作用。

**7.原发性肝癌的系统化疗**

早在 20 世纪 50 年代,系统性化疗就用于治疗原发性肝癌。多数传统的化疗药物,包括多柔比星(ADM)、氟尿嘧啶(5-FU)、顺铂(PDD)和丝裂霉素(MMC)等,都曾试用于治疗肝癌,但单药有效率都比较低(一般<10%),可重复性差,不良反应明显,且没有改善生存期,因此多年来停滞不前,迄今尚无标准的化疗药物或方案。近年,新一代的细胞毒性药物(如奥沙利铂、卡培他滨、吉西他滨及伊立替康等)相继问世,使得胃肠癌的化疗有了长足的进步,预后显著改善,也推动了对肝癌系统性化疗的研究。

目前认为,对于没有禁忌证的原发性肝癌患者,系统化疗优于一般性支持治疗(BSC),仍不失为一种可选择的治疗方法,其主要适应证:①合并有肝外转移的晚期患者;②虽为局部病变,但不适合手术治疗和肝动脉介入栓塞化疗者;③合并门静脉主干癌栓者。上述新一代细胞毒性药物的临床研究和探索应用,使原发性肝癌不适合系统化疗的传统观念受到挑战和质疑。

一些小样本研究和临床观察提示客观有效率有所提高,可以控制病情发展,减轻症状,可能延长生存,受到重视。

Ⅱ期临床研究表明,联合奥沙利铂与多柔比星治疗不能手术切除的肝癌,客观缓解率为15.6%,中位生存时间31周,中位疾病无进展生存时间12周,而且联合应用的不良作用是可以耐受的。奥沙利铂与吉西他滨联合治疗晚期肝癌,客观缓解率为18%,疾病控制率为76%,中位疾病无进展生存时间与总生存时间分别为6.3个月和11.5个月。卡培他滨联合顺铂治疗转移性肝细胞癌,客观缓解率为6.3%,疾病控制率为34.4%,中位疾病无进展生存时间及总生存时间分别为2.0个月和12.0个月。卡培他滨联合顺铂治疗不能切除肝细胞癌,客观缓解率为19.7%,疾病控制率为45.0%,中位疾病无进展生存时间及总生存时间分别为2.8个月和10.5个月。

一项纳入371例局部晚期或转移性肝癌患者,随机接受FOLFOX4(奥沙利铂+氟尿嘧啶+亚叶酸钙)方案(184例)或多柔比星治疗(187例)的国际多中心Ⅱ期临床研究表明,FOLFOX组与多柔比星组的总生存时间分别为6.4个月和4.9个月,疾病无进展生存时间分别为2.9个月和1.8个月,客观缓解率分别为8.2%和2.7%,疾病控制率分别为52.2%和31.6%。而且FOLFOX组除发生轻微的手足麻木外,其他不良反应与多柔比星组无太大差异。由于我国大多数原发性肝癌患者具有乙型肝炎和肝硬化背景,起病隐袭、进展迅速,确诊时往往已为晚期,不能手术切除或TACE治疗的患者较多,生存期较短和预后极差,有必要去积极探寻高效低毒的新的系统化疗及其与分子靶向药物合理的联合应用。

8. 中医药在肝癌治疗中的作用

原发性肝癌虽经半个多世纪的努力,治疗方法有了显著的进展,除传统的四大疗法(手术、放疗、化疗、生物治疗)外,又出现了局部治疗、肝移植、分子靶向治疗等新的方法,然而,总体的相对5年生存率仍然较低,制约所有疗法疗效进一步提高的瓶颈问题是肝癌的转移与复发。近30年来,中医药已成为我国肝癌的主要治疗手段之一。人们对中医药防治肝癌作用机制的研究已经上升到基因、细胞信号转导等微观水平,具体机制包括抑制肝癌细胞增生、诱导肝癌细胞凋亡、诱导肝癌细胞分化、抑制端粒酶的活性、抗肿瘤侵袭与转移、调节机体的免疫功能、逆转肿瘤细胞耐药性等多种途径。根据文献及临床流行病学调查结果,将肝癌分成肝瘀脾虚证、脾虚湿困证、湿热结毒证及肝肾阴虚证等4种证型进行规范的诊断与治疗。

随着现代医学对肿瘤治疗理念的深入与改变,中医药防治肝癌复发转移的作用及其机制研究越来越受到重视。据不完全统计,临床80%以上的肝癌患者都在不同的时间段、不同程度地接受中医药治疗,尤其是根治性切除术后的抗复发转移的临床研究。一些学者综述了我国中医药防治肿瘤复发转移的作用,认为主要包括抑制细胞增生,诱导细胞分化、诱导细胞凋亡,增强免疫、抗多药耐药性等方面。

有学者则探讨了健脾化瘀法抗肝癌术后复发转移的临床疗效,对比治疗组与单纯手术组(对照组)1年、2年、3年、5年生存率、复发率、肝功能Child分级及肿瘤相关质变的变化,结果表明,健脾化瘀法能提高肝癌患者的生存率、降低复发率。另有学者研究表明,金龙胶囊能够明显降低肝癌手术后1年、3年的转移与复发率。另外,有人探讨了中医药分阶段防治恶性肿瘤术后复发转移优化方案,第一阶段为术后1周至西医放化疗前,主要进行中医药扶正治疗,以提高机体免疫力;第二阶段为西医放化疗期间,使用扶正或调理的中药,以减轻西医治疗带来的不良作用;第三阶段中医药抗复发转移的主要阶段,强调扶正祛邪并重,并坚持长期用药;槐耳颗粒作为国家一类新药的典型代表,系槐耳菌提取的上清液,含有多种有机成分,主要活性成分是多糖蛋白(PST),具有抑瘤、增强免疫的双重作用。

其免疫调节的机制包括:①激活巨噬细胞或中性粒细胞活性;②激活自然杀伤细胞活性;③促使淋巴细胞分裂、增生、成熟和分化;④提高体液免疫能力;⑤诱导和产生干扰素-α与γ。该药不但对中、晚期肝癌具有显著的抑制肿瘤生长的作用,而且通过改善肝癌患者的免疫功能状态和下调患者血清VEGF的表达,降低肝癌患者术后复发转移,提高患者的生存,改善患者的预后。

实验研究表明,应用槐耳清膏可抑制高转移入肝癌裸鼠模型(LC-D20)肿瘤的生长和肺转移,并与剂量相关,与传统化疗药物氟尿嘧啶联合应用,效果更为明显。临床研究表明,槐耳颗粒联合介入治疗原发性肝癌总缓解率73.7%,较单纯介入治疗的效果(47.7%)显著,同时未发现明显的不良反应。肝癌肝移植患者口服槐耳颗粒对提高HCC患者术后的无瘤生存率、抑制肿瘤复发转移有一定的作用,而且不增加免疫排异反应。槐耳颗粒已经成为治疗中、晚期肝癌以及预防肝癌术后复发转移的重要辅助用药之一。中药"松友饮"主要由黄芪、丹参、枸杞子等5味中药提取物组成,属于扶正类药物。实验研究表明,通过下调肝癌细胞MHCC97H基质金属蛋白酶(MMP-2)的活性,降低细胞的侵袭性;减少肿瘤组织内微血管密度、VEGF富集以及促进凋亡而抑制肿瘤的生长;连续7天口服"松友饮"通过激活C57BL/6小鼠的NK细胞活性,促进昆明小鼠腹腔内巨噬细胞的吞噬作用而提高小鼠的免疫功能。结果提示"松友饮"可能在肝癌的临床治疗中具有辅助治疗的价值。

# 第四章　肾内科疾病

## 第一节　急性肾小球肾炎

急性肾炎综合征(acute nephritic syndrome)是由多种疾病引起的一组临床综合征,其共同的临床特点为:急性发作的血尿、蛋白尿、水肿和高血压,可以伴有一过性肾功能不全。急性肾炎综合征可见于各种肾小球疾病,主要包括:①感染性疾病:急性感染后肾小球肾炎最为常见,其中以急性链球菌感染后肾炎最为典型。此外,偶见于其他细菌或病原微生物感染之后,如病毒、立克次体、螺旋体、支原体、真菌、原虫及寄生虫等引起的相关性肾炎。②原发性肾小球疾病:如 IgA 肾病和非 IgA 系膜增生性肾炎、膜增生性肾炎以及新月体肾小球肾炎的起病时或病程的某个阶段。③继发性肾小球疾病:如系统性红斑狼疮、过敏性紫癜以及部分小血管炎和冷球蛋白血症等全身系统性疾病的肾脏受累。

临床上初步确定患者为急性肾炎综合征后,需要进一步明确其病因。临床上绝大多数属急性链球菌感染后肾小球肾炎。本病是小儿时期最常见的一种肾脏病,本节重点讨论急性感染后肾小球肾炎(acute post-infectious glomerulonephritis,APIGN)。

### 一、流行病学

因为 APIGN 常呈自限性病程,且容易为感染的系统症状所掩盖,所以 APIGN 的确切发病率很难确定。在欧美等发达国家,APIGN 的发病率在不断下降,该病相对多见于老年人,尤其是酗酒和吸毒等体质较弱的人群。在一些发展中国家,APIGN 仍然是儿童急性肾炎综合征最常见的病因,所占比例高达 50%～90%,在成年人肾活检的比例亦高达 8.2%。

2005 年 Carapetis 等利用 11 个研究评估了全球 APIGN 的发病率,最后得出发展中国家的发病率约为成年人 24.3/10 万,儿童 2/10 万;而在发达国家为成年人 6/10 万,儿童 0.3/10 万。但由于大部分研究仅仅包含了出现症状的患者,而亚临床表现的患者例数是有症状患者的 4～19 倍,因此这些统计数据很可能被低估。2008 年 Rodriguz-Iurbe 和 Musser 计算出的发展中国家 APIGN 的年均发病率(9.5/10 万～28.5/10 万)要高于 Carapetis 等估计的患病率。Rodriguz-Iturbe 和 Musser 是根据来自 7 个发展中国家的严重病例数推算的,并且假设该病例数少于 APIGN 总病例数的 1%。尽管 APIGN 的发病率在下降,仍有一些国家暴发流行的报道,如日本、美国和巴西。

在发展中国家,儿童急性链球菌感染后肾小球肾炎(acute poststreptococcal acute glomer-ulonephritis,APSGN)发病的中位年龄为 6～8 岁;2 岁以下罕见。但也有学者报道了 1 例 14 个月大的婴儿患病,说明 APSGN 可发生于任何年龄。婴幼儿患病率低的原因与链球菌性咽炎的发生率低及免疫系统发育不完善导致免疫复合物形成率低有关。男性患病率是女性的 2 倍,其原因尚不清楚。而在发达国家,尤其是欧洲和美国,则常见于成年人。并发基础疾病如糖尿病和酗酒的个体患病风险是增加的。据报道 1/3 的 APIGN 患者并发至少 1 种基础疾病。18% 的糖尿病肾病患者并发 APIGN,而糖尿病并发的非糖尿病肾病中 9.4% 为 APIGN。在发达国家,1/3~1/2 的病例与革兰阴性杆菌感染有关。因此,随着基础疾病的增加,以及环境条件的改善和生活水平的提高,抗生素的早期和广泛使用,APIGN 的流行病学特点发生了很大的变化。

## 二、病因

APSGN 多由感染诱发,以 A 族 β 溶血性链球菌最为常见,依据链球菌细胞壁 M 蛋白免疫性质的不同可将其分为若干型,其中 1 型、2 型、3 型、4 型、18 型、25 型、49 型、55 型、57 型和 60 型为致肾炎菌株。1 型、4 型是咽峡炎后 APSGN 的主要致病菌株,脓皮病后 APSGN 多见于 49 型,而 2 型、55 型和 57 型则与猩红热后 APSGN 有关。此外,β 溶血性链球菌 C 族和 G 族感染后偶可发生 APSGN。

关于致病链球菌抗原的研究众多,近年来的主要进展是两种主要的致病链球菌抗原成分的发现:肾炎相关链球菌纤溶酶受体(NAPIr)和链球菌热原性外毒素 B(streptococcal pyrogenic exotoxin B,SpeB)。

肾炎相关链球菌纤溶酶受体(NAPIr)是一种具有甘油三磷酸脱氢酶(GAPDH)活性的纤溶酶结合蛋白,作为可能的肾炎致病抗原备受关注。APSGN 患者的早期组织活检中可以检测到 NAPIr 沉积。

有报道显示,92% 的 APSGN 患者及 60% 的无并发症链球菌感染患者的恢复期血清中检测到 NAPIr 抗体。Oda 报道肾小球 NAPIr 阳性的 APSGN 患者中有显著肾小球纤溶酶活性,而阴性患者中未发现。肾小球纤溶酶和 NAPIr 在肾组织内的一致性分布证实了 NAPIr 的肾炎致病性与其纤溶酶结合活性相关。目前认为 NAPIr 被链激酶激活,与肾小球结合,捕获纤维蛋白溶酶,从而造成肾小球基底膜损害。也有学者认为 NAPIr 通过激活补体途径,产生肾小球基底膜局部炎症,促进内皮下免疫复合物沉积。

最近备受关注的另一个致病抗原是链球菌热原性外毒素 B(SpeB)。SpeB 是由化脓性链球菌分泌的阳离子外纤溶酶结合受体。其酶原前体 zSpeB 是由肾炎致病链球菌所分泌。多个独立的研究均提示,在大多数 APSGN 患者恢复期血清中发现高 SpeB 抗体滴度,并且肾小球内也检测到 SpeB。SpeB 沉积于肾小球基底膜上皮侧,而且存在于急性链球菌感染后肾小球肾炎特征性的驼峰,与免疫球蛋白和 C3 呈共定位,形成原位免疫复合物,证明高 SpeB 是急性链球菌感染后肾小球肾炎的主要致病抗原。

## 三、发病机制

目前 APSGN 的发病机制仍不十分清楚。这是由于人类是 A 组链球菌唯一的宿主和携带者,因此制备适当的动物模型较为困难。目前已有的研究结果认为可能的致病机制为:①抗原-抗体免疫复合物沉积于肾小球并激活补体,或者抗原直接种植于肾小球;②链球菌片段与肾脏结构之间的分子模拟机制;③正常的肾脏结构的改变引发的自身免疫反应;④链球菌相关的肾小球纤溶酶活性。

### (一)免疫复合物的作用

APIGN 的基本发病机制是免疫复合物在肾小球的沉积,这种沉积类似于兔子急性血清病模型。①循环免疫复合物:67%的 APSGN 患者可通过 C1q 结合测定方法检测到血清循环免疫复合物水平。然而,循环免疫复合物在无并发症的 A 组链球菌感染患者中同样出现,并且循环免疫复合物水平与 APS-GN 的临床表现并不相关。Nordstrand 等发现 C3 的沉积要比 IgG 早,说明旁路途径激活了补体,或者是经典途径的非免疫性活化及凝集素途径。因此,免疫成分沉积的顺序不支持预先形成的免疫复合物在肾小球的沉积。②原位免疫复合物:链球菌热原性外毒素 B(SpeB)与免疫球蛋白和 C3 呈共定位,形成原位免疫复合物,进而进一步致病。

### (二)补体活化作用

(1)补体旁路途径激活在发病机制中发挥更为重要的作用。血清补体检查及肾小球免疫荧光沉积类型说明旁路途径的 C3 活化在 APSGN 中占优势。典型的免疫沉积为 IgG、C3、备解素和 C5。这些沉积均不包含经典途径的成分 C1q 和 C4。C5b-9(膜攻击复合物)及其调节蛋白(S 蛋白),代表着补体活化的最终产物,定位于 C3 的分布区域,说明补体是在原位活化而不是在循环中即沉积之前活化的。

(2)一些患者可能存在经典途径的活化,其证据是起病后前 2 周内有一过性的血清 C1q、C2 和(或)C4 水平的下降和循环 C1-抑制因子-C1r-C1s 复合物或 C4d 片段的出现。这些发现说明了经典途径的活化,反映了急性期循环免疫复合物的形成,而有别于肾小球免疫沉积。

### (三)细胞免疫与炎症

免疫复合物在肾小球沉积,可激活补体系统,趋化炎性细胞,尤其是中性粒细胞积聚,这些炎性细胞和病变的肾小球细胞可产生一系列炎性介质,如细胞因子,活性氧等,使肾小球内发生弥散性炎症反应,并可出现毛细血管内凝血。此外,CD4+ 淋巴细胞和单核细胞亦可在肾小球和肾间质浸润,动物实验证实,单核细胞浸润与蛋白尿存在时间关系,且抗巨噬细胞血清和细胞毒药物环孢素治疗可消除蛋白尿,提示细胞免疫在 APSGN 发病机制中亦起关键作用。上述免疫反应还可启动一些非免疫因素,如激肽释放酶和前列腺素使肾小球毛细血管通透性增加、尿蛋白排泄增多等,也参与了 APSGN 的发病过程。

### (四)纤溶酶的作用

因为链球菌的多种成分都具有将纤溶酶与肾小球结合的生物活性,故与纤溶酶结合可能是链球菌多种组分或产物引发急性链球菌感染后肾小球肾炎的最后共同途径,随后引发补体活化、单核细胞趋化、肾小球基底膜降解等最终致病。

### (五)自身免疫机制

除链球菌本身成分直接参与发病外,自身免疫在急性肾小球肾炎的发病中可能也发挥一定作用,其依据是部分患者血清中可检出高滴度的类风湿因子及肾活检组织中有抗-IgG 沉积。抗-IgG 的产生可能是链球菌通过其神经氨酸酶的作用,使自身免疫球蛋白脱氨酸化,从而诱发自身免疫反应。

## 四、病理表现

### (一)光镜检查

APSGN 特征性病理改变为弥散性毛细血管内增生性肾小球肾炎,病变几乎累及所有的肾小球。光镜下病变特点有:①系膜细胞和内皮细胞增生;②毛细血管内多形核白细胞浸润;

③上皮下致密物呈驼峰样或锥形沉积,即驼峰(hump)。当细胞增生明显时,肾小球体积增大,毛细血管腔狭窄并有不同程度阻塞,严重时增生的系膜可将肾小球分隔成小叶状。部分病例可见肾小球上皮细胞节段性增生,胞质内充满许多透明小滴。大部分 APSGN 患者少见或无肾小管、间质及血管病变。在较严重病例,可形成上皮性新月体,但新月体累及肾小球>50%者较少见,后者可表现为急进性肾小球肾炎。

### (二)免疫荧光

可见肾小球毛细血管壁和系膜区有颗粒状 IgG 和 C3 沉着,有时亦可见 IgA 和 IgM。然而即使是在病程早期行肾活检仍有约 30%的 APSGN 仅有 C3 而无 IgG 的沉积。免疫荧光改变可分为三型:①星空型:病变早期(起病 2 周内),IgG 和 C3 呈弥散、颗粒状、不规则分布于肾小球毛细血管壁和系膜区;②系膜型:病变恢复期,IgG 和 C3 主要沉积于系膜区;③花环型:部分病例 IgG 和 C3 沿肾小球毛细血管壁周边沉积,系膜区较少,这种"花环型"与更多且更大的上皮侧驼峰及更高程度的蛋白尿有关。

### (三)电镜检查

与光镜所见相似,病变早期上皮下可见细颗粒、均质的电子致密物沉积,其基底部靠近致密层,但不与之相连。起病 4～6 周或以后,驼峰状电子致密物逐渐被吸收而消退。驼峰亦可见于其他感染性肾炎,如感染性心内膜炎、过敏性紫癜以及膜增生性肾小球肾炎。

## 五、临床表现

典型的 APSGN 表现为急性肾炎综合征,即起病急、肉眼血尿、水肿和高血压。病程分为三个阶段:潜伏期、急性期及恢复期。一部分患者呈亚临床型,临床症状很轻,只有轻微的尿改变及血清补体 C3 水平下降,仅在流行病学调查时被发现。近年来,老年 APSGN 有所增多,临床表现不典型,症状重,病死率高,应引起重视。

### (一)潜伏期

一般为 3～33 天,平均 7～14 天,潜伏期相当于致病抗原初次免疫后诱导机体产生免疫复合物所需的时间,大部分患者的前驱感染为呼吸道(常为咽炎)或皮肤感染,呼吸道感染者的潜伏期较皮肤感染者短。然而,亚临床病例亦存在,很多患者通过家庭成员或接触者的感染而确定。研究指出,20%的 APSGN 患者无症状家庭成员亦存在 APSGN。

### (二)急性期

临床症状的发生率常因地域及病例入选标准的不同而存在一定的差异。

1.血尿

除一些少见的不典型病例外,几乎所有患者均出现血尿,其中 25%～60%的患者出现茶色或洗肉水样的肉眼血尿。尿沉渣检查显示畸形红细胞及白细胞可确定急性肾炎的存在;可见红细胞管型。

2.蛋白尿

蛋白尿亦较常见,患者均有不同程度的蛋白尿,尿蛋白 0.5～3g/d,少数呈肾病综合征范围蛋白尿,部分患者因尿蛋白极少,就诊时已转阴。但肾病综合征的发生率较低,文献报道其发生率一般仅为 2%～10%。低清蛋白血症较常见。

3.水肿

由水钠潴留导致,常出现于颜面部等组织疏松处。严重者可出现双侧或单侧的肺水肿,而这些患者常以呼吸困难、呼吸道水肿、呼吸窘迫为首发症状而被误诊为肺炎、心力衰竭等,从而延误诊断及治疗,部分患者进展为呼吸衰竭。

4.高血压

80%～90%的患者均存在不同程度的高血压,考虑与水钠潴留、容量负荷过重有关。研究证实,舒张压与液体潴留程度(通过利尿前后体重的变化来评估)成正比关系。高血压的脑部并发症包括头痛、癫痫、精神状态改变及视力改变,发生于30%～35%的儿童患者。高血压常在1～2周恢复,罕见需要长期治疗的患者。最近有学者应用血管损伤标志物主动脉脉波速率(PWV)进行研究,发现所有APSGN儿童患者均出现高血压、臂踝脉搏波速率(baPWV)升高,但大部分患者可迅速恢复正常,而未恢复正常的患者推测其既往已存在肾脏疾病。

5.肾功能异常

急性期常出现肾小球滤过率(GFR)下降。60%～65%的患者出现血尿素氮(BUN)升高。内生肌酐清除率(Ccr)<90m/(min·1.73m²)的发生率为20%。与其他肾小球肾炎一致,类似于肾前性氮质血症,钠排泄分数均小于1%。肾素水平(血浆肾素活性)出现下降,与液体潴留有关。

6.贫血

APSGN可出现贫血。个别病例可出现重度贫血。虽然传统认为Hb的下降是由于水容量的增多导致血液稀释,但也存在其他原因。病例报道APSGN早期可出现自身免疫性溶血性贫血。因此鉴别贫血的性质也应受到临床医师的重视。

7.其他特殊临床表现

(1)神经系统症状:APSGN还可累及中枢神经系统导致脑病,表现为恶心、呕吐、认知障碍、癫痫发作及视觉障碍等。可能与高血压、尿毒症毒素及脑血管炎有关。APSGN导致的可逆性后部白质脑病也有报道,后者是以头痛、癫痫发作、视觉障碍、意识和精神障碍为主要临床症状,以可逆性后部白质损害为主要神经影像学表现的临床综合征,其发生机制复杂,可能与高血压、液体潴留及免疫抑制药的细胞毒性有关。迅速控制高血压后神经症状可得到有效控制。目前仅有个案报道,且均见于儿童。

(2)眼色素层炎:是外源性或内源性抗原导致的免疫性炎症。目前为止,已有20例链球菌感染后眼色素层炎的报道,常发生于链球菌的系统性感染,但均无并发感染后肾炎。最近有学者报道了首例APSGN并发眼色素层炎的儿童患者。因此也应引起临床医师的注意。

(3)其他:APSGN临床表现的不典型病例还包括主要以亚临床表现为主的病例和那些表现为急性起病,伴高血压及水肿但尿检正常的患者。很多病例报道患者出现极端表现,常为高血压危象,但是无尿检异常。由于部分患者尿检可在短时间内恢复,因此连续的尿检可能有助于急性肾炎的诊断。另外一些患者可并发典型的过敏性紫癜皮疹,这些患者APSGN的诊断依赖于肾活检。

**(三)恢复期**

常发生在出现利尿反应(不管是自发的利尿或经药物利尿)后,水肿消退、血压正常及蛋白尿和肉眼血尿消失时。大部分研究发现蛋白尿的消失要早于血尿的消失,而 Travis 等的研究结果是相反的。

在恢复期,大部分患者 C3 水平恢复正常,但恢复期持续低补体血症并不能完全排除 APSGN 的可能性。APSGN 可发生于之前已经诊断为 IgA 肾病(经活检)的患者。由于 IgA 肾病是最常见的肾小球肾炎,其与 APSGN 的关系更像是两种疾病同时发生于一个人。APSGN 的复发较为罕见,仅见少数病例报道。早年的报道显示大部分患者是脓皮病相关的,然而 2000 年后报道的 2 例均是咽炎相关的 APSGN。最近的研究报道的 2 例复发的 APSGN,均未明确感染。

**(四)并发症**

1.心力衰竭

主要由于水钠潴留、血容量增加所致。轻者仅表现为呼吸、心率增快,肝大;重者可出现端坐呼吸、颈静脉怒张、咳泡沫样痰、两肺底满布湿啰音,甚至出现胸腔积液、腹腔积液。

2.高血压脑病

高血压脑病多见于儿童,主要由于高血压时脑血管痉挛致脑缺血水肿或脑血管高度充血致脑水肿所致,表现为剧烈头痛、呕吐、嗜睡、神志不清、黑矇,严重时有惊厥、昏迷。

3.急性肾衰竭

患者尿量减少,甚至少尿或无尿,血中肌酐和尿素氮明显增高,并可有高血钾、代谢性酸中毒等急性肾衰竭的表现。

## 六、辅助检查

**(一)尿液检查**

尿常规可见红细胞,多为畸形红细胞;蛋白尿,75%的患者 24 小时尿蛋白量<3.0g;常见肾小管上皮细胞管型、白细胞管型、透明管型及颗粒管型。此外还可见红细胞管型,提示肾小球有出血渗出型炎症,是急性肾炎的重要特点。

**(二)血常规检查**

白细胞可正常或增加。轻度贫血,为正常血红蛋白、正常细胞性贫血。红细胞沉降率于急性期加快。

**(三)血生化检查**

急性期肾小球滤过率下降,临床表现有一过性氮质血症。血钾、氯可轻度升高,血钠轻度降低,血浆清蛋白轻度下降。

**(四)纤维蛋白降解产物(FDP)测定**

血、尿 FDP 测定可呈阳性。

**(五)免疫学检查**

抗链球菌溶血素 0 抗体(ASO)阳性率达 50%～80%。通常于链球菌感染后 2～3 周出现,3～5 周滴度达高峰,后渐下降。APSGN 时 C3 的急性下降及起病后 6 周内恢复正常可作为未行肾活检患者的诊断指标。而且 C3 的下降要早于血尿的出现。

**(六)肾脏形态学检查**

B 超检查常提示肾脏正常或者轻度增大。

**（七）其他指标**

抗脱氧核糖核酸酶 B（anti-DNase B）及抗透明质酸酶（anti-Hase）：由脓疮病引起的急性肾炎中有较高阳性率，有 2 倍以上的滴度增高时就提示近期内有链球菌感染。

最近的一项研究发现，APSGN 患者血清 N 末端前脑利钠肽（NT-proBNP）水平高于正常对照组，而存在左心功能不全的 APSGN 患者的血 NT-proBNP 显著高于其他 APSGN 患者，利尿治疗后血 NT-proBNP 恢复正常。因此 NT-proBNP 可作为评估 APSGN 患者容量及心功能的一项指标。

## 七、诊断与鉴别诊断

**（一）诊断**

APSGN 是由 A 组 β 溶血性链球菌引起的肾小球肾炎。因此疑诊 APSGN 的病例应该寻找近期链球菌感染的血清学证据以帮助诊断。研究发现，链球菌血清学检查阳性（94.6%）比近期感染病史（75.7%）及培养阳性（24.3%）的敏感性都要高。

APSGN 诊断依据包括：①起病前 1～3 周有链球菌前驱感染；②临床出现水肿、高血压、血尿；③尿检有红细胞、蛋白和管型；④血清 C3 降低，伴或不伴 ASO 升高；⑤尿中 FDP 含量增高等。APS-GN 的诊断一般不困难。但个别患者以急性充血性心力衰竭或高血压脑病起病，或只有轻微水肿及高血压，或无尿常规改变。临床诊断困难者，应及时做肾脏活检确诊。

一般来说，APSGN 并不是肾活检的指征，但在临床表现不典型或因肾脏受累严重而需要排除新月体肾小球肾炎时常行肾活检。这些不典型表现如补体正常、无 ASO 或链球菌酶滴度升高等可证明近期链球菌感染及肾功能不全，尤其是 GFR 持续＜30mL/min 超过 1 周。以往学者推荐一些疑诊 APSGN 但 C3 持续降低超过 8 周的患者进行肾活检以排除系膜增生性肾小球肾炎（MPGN）。小样本研究发现 20 例患者中 5 例患者尽管有典型的临床症状改善包括蛋白尿和肾功能的恢复，但 C3 在 8 周后仍未恢复。这 5 例患者中 3 例接受了肾活检，仍表现为典型的 APSGN。因此，持续性低补体血症伴有临床症状的改善并不能排除 APSGN 的诊断，因此针对这部分患者可推迟肾活检。

**（二）鉴别诊断**

1.以急性肾炎综合征起病的肾小球疾病

（1）细菌、病毒及寄生虫感染均可引起急性肾炎：较常见的病毒有水痘-带状疱疹病毒等。病毒感染后急性肾炎多数临床表现较轻，常不伴补体降低，少有水肿和高血压，肾功能一般正常。

（2）慢性肾小球肾炎急性发作：慢性肾小球肾炎常在呼吸道感染后 2～4 天出现急性发作，其临床表现及尿常规变化与急性肾小球肾炎相似，但慢性者既往有肾炎的病史，可有贫血、低蛋白血症、高脂血症，血清补体浓度多正常，偶有持续性降低，尿量不定且比重偏低。对鉴别有困难的，除了肾穿刺进行病理分析之外，还可根据病程和症状、体征及化验结果的动态变化来加以判断。例如系膜毛细血管性，又称膜增生性肾小球肾炎，临床上除表现急性肾炎综合征外，伴有肾病综合征，病变持续无自愈倾向。50%～70% 的患者有持续性低补体血症，8 周内不能恢复；而系膜增生性肾小球肾炎部分患者有前驱感染可呈现急性肾炎综合征，患者血清 C3 正常，病情无自愈倾向。出现肉眼血尿，血尿可反复发作，部分患者血清 IgA 升高。

2.急进性肾小球肾炎

急进性肾小球肾炎起病过程与急性肾炎相似，但除急性肾炎综合征外，早期常出现少尿、无尿及肾功能急剧恶化等。重症急性肾炎呈现急性肾衰竭者与该病相鉴别困难时，应及时做肾活检以明确诊断。

3.全身系统性疾病肾脏受累

系统性红斑狼疮肾炎及过敏性紫癜肾炎等可呈现急性肾炎综合征，但伴有其他系统受累的典型临床表现和实验室检查可鉴别。

4.急性全身感染性发热疾病

急性感染发热的患者疾病的早期可出现蛋白尿、管型或镜下血尿，极易与不典型或轻型急性肾小球肾炎相混淆。但前者没有潜伏期，无水肿及高血压，退热后尿常规迅速恢复正常。

5.急性肾盂肾炎

急性肾小球肾炎若发生尿道、膀胱黏膜及肾脏充血水肿可引起膀胱刺激症状，症状类似急性肾盂肾炎。但肾盂肾炎有发热、血尿、白细胞增多、尿细菌培养阳性、用抗生素治疗有效，且无明显水肿、高血压等。尿中也无红细胞管型。

## 八、治疗

一般来说，APSGN可未经特殊抗感染治疗而自愈，因此治疗上以支持治疗、对症处理、防治并发症为主。

### (一)一般治疗

1.休息

急性期应卧床休息2~3周，待肉眼血尿消失、血压恢复、水肿减退即可逐步增加室内活动量。对遗留的轻度蛋白尿及血尿应加强随访观察而无须延长卧床期，3个月内宜避免剧烈体力活动。

2.饮食摄入量

为防止水钠进一步潴留，导致循环过度负荷致严重并发症，须减轻肾脏负担，急性期宜限制盐、水、蛋白质摄入。对有水肿、高血压者用无盐或低盐饮食(每天3g以下)。水肿重且尿少者限制水的摄入。对有氮质血症者限制蛋白质摄入。

### (二)对症治疗

1.减轻水肿

急性肾炎时主要病理生理变化为水钠潴留、细胞外流液量扩大，故利尿药的应用不仅具有利尿消肿作用，且有助于防治并发症。凡经控制水、盐后仍尿少、水肿、血压高者均应给予利尿药。常用噻嗪类利尿药，无效时可用强有力的髓袢利尿药，如呋塞米和布美他尼。

2.控制血压

降压药积极而稳固地控制血压对于增加肾血流量，改善肾功能，预防心、脑并发症，具有积极的治疗作用。常用噻嗪类利尿药，通过利尿可达到控制血压的目的。凡经休息、限水盐、利尿而血压仍高者应给予降压药。常选用钙通道阻滞剂。尽管有ACEI治疗成功的报道，但由于ACEI具有降低GFR和导致高血钾的潜在风险而一般不用于急性期的治疗。对于高血压危象的患者，连续注射抗高血压药物是首选的治疗方法。

3.感染灶的治疗

抗生素的治疗对于 APSGN 来说并不是必需的,因为其可自愈,且复发罕见。如果病灶细菌培养阳性,应给予青霉素或其他敏感药物治疗 7~10 天。通过应用抗生素早期控制咽炎相关的 A 组链球菌可阻止致肾炎菌株在流行期的传播。

(三)并发症处理

1.急性肾衰竭

少数发生急性肾衰竭而有透析指征时,应及时给予透析治疗以帮助患者度过急性期。由于本病具有自愈倾向,肾功能可逐渐恢复,一般不需要长期维持透析。

2.心力衰竭

主要措施为利尿、降压,不主张使用洋地黄类药物,对内科治疗无效的严重少尿或无尿、难以纠正的急性心力衰竭,可以考虑短期血液净化治疗。

3.高血压脑病

静脉应用乌拉地尔或者硝普钠降低血压,注意控制药物滴速,避免血压下降过快,同时配合利尿药的使用,减轻患者水钠潴留、容量负荷的状态。

## 九、预后

APSGN 的长期预后并不像以前认为的那么良好,White 等回顾性分析了两次流行性 APSGN 的患儿,随访 13 年以上蛋白尿及镜下血尿的发生率分别为 13% 和 21%,明显高于对照组无症状尿检异常者的 4% 和 7%,因此儿童时期患 APSGN 是成年人患慢性肾脏病的高危因素。

APSGN 的预后受临床及病理表现的影响。大量研究表明,新月体肾小球肾炎和"花环型"免疫荧光类型者预后较其他类型差。肾病综合征及肾功能不全亦提示预后不良。达到肾病范围的蛋白尿及花环型免疫荧光者提示预后不良,但对于这些患者是否进行干预治疗仍有争议。因此目前认为,当存在预后不良的危险因素如肾病范围蛋白尿、细胞性新月体、肾功能不全等,应接受免疫抑制治疗以阻止病情的进展。但免疫抑制治疗对长期预后的影响尚有待进一步的随机对照研究证实。其他因素如年龄、酗酒史及基础疾病包括糖尿病和心血管疾病、肝病等均可影响预后。据报道,年龄>60 岁的散发性 APSGN 患者的预后最差,可能是因为更容易形成新月体,仅约 1/4 的患者获完全缓解。在西方国家,12%~57% 的患者存在酗酒史,酗酒是影响预后的重要因素。近年来,糖尿病逐渐成为影响 APSGN 预后的重要因素。12%~25% 的 APSGN 患者同时并发糖尿病,18.2% 并发糖尿病肾病的患者出现持续性肾功能损害,其中 81.8% 进展为终末期肾病(ESRD)。

# 第二节　急进性肾小球肾炎

急进性肾小球肾炎指在肾炎综合征(血尿、蛋白尿、水肿和高血压)基础上短期内出现少尿、无尿,肾功能急剧下降的一组临床综合征。病理改变特征主要为肾小球内新月体形成,又名新月体肾小球肾炎。我国目前采用的新月体肾小球肾炎的诊断标准为肾穿刺标本中 50％以上的肾小球有大新月体(新月体占肾小囊面积 50％以上)形成。急进性肾小球肾炎(rapidly progressive glomerulonephritis,RPGN)可以是原发性,也可以继发于其他肾小球疾病。除抗中性粒细胞胞质抗体(anti-neutrophil cytoplasmic antibodies,ANCA)相关小血管炎和 Good-pasture 综合征以外,在其他疾病如 IgA 肾病、系统性红斑狼疮(systemic lupus erythematosus,SLE)、过敏性紫癜等基础上均可发生新月体肾小球肾炎。根据免疫病理学的特点将 RPGN 分为三种类型:①抗肾小球基底膜型(Ⅰ型);②免疫复合物型(Ⅱ型);③寡免疫复合物型(Ⅲ型)。本病病情危重、预后差,一般要求及时乃至急诊肾活检以力争早期诊断。如能早期明确诊断并根据各种不同的病因及时采取正确的治疗,可改善患者的预后。

## 一、流行病学

目前认为急进性肾小球肾炎的发生率与以往报道的有显著不同,Ⅰ型只占 10％,Ⅱ型占 30％,而Ⅲ型占 60％。本病任何年龄均可发病,Ⅰ型 RPGN 发病年龄有两个高峰:①10～30 岁,男性为主,肺出血发生率高;②50～70 岁,多见于女性,病变局限于肾脏。Ⅰ型 RPGN 中同时合并抗中性粒细胞胞质抗体(ANCA)阳性者则多见于中老年女性,可有多系统受累的表现。大多数Ⅱ型 RPGN 患者有某种特殊类型的原发性肾小球疾病的临床或者病理学证据,例如 IgA 肾病、感染后肾小球肾炎或者膜增生性肾小球肾炎(MPGN),另外一些患者则是系统性免疫复合物疾病肾脏受累,例如 SLE、过敏性紫癜等。极少数患者没有,上述情况,则定义为原发性新月体免疫复合物肾炎。Ⅱ型 RPGN 儿童多见,这种在儿童和青年中多见的趋势与其他类型的免疫复合物肾炎一致,例如 IgA 肾病、感染后肾小球肾炎或者 MPGN。Ⅲ型 RPGN 往往是系统性血管炎的部分表现,然而,也有一些患者仅仅局限于肾脏的新月体肾炎表现,这是成年人最常见的 RPGN,特别是在中老年人群。白种人患病率高于黑种人,性别没有差异。

## 二、病因

RPGN 病因多样。可分为原发性和继发性 RPGN。继发性疾病主要包括感染性疾病、多系统疾病和其他原发性肾小球疾病。

**(一)原发性肾小球疾病**

1.原发性弥散性新月体肾小球肾炎

(1)Ⅰ型:IgC 线性沉积(抗肾小球基底膜抗体介导)。

(2)Ⅱ型:IgG 颗粒样沉积(免疫复合物介导)。

(3)Ⅲ型:少或无 IgG 的沉积(缺乏免疫反应,ANCA 多阳性)。

2.继发于其他原发性肾小球肾炎

(1)膜增生性肾小球肾炎。

(2)膜性肾小球肾炎伴有附加抗基底膜型肾炎。

(3)IgA 肾病(少见)。

**(二)伴发于感染性疾病**

(1)急性链球菌感染后肾小球肾炎。

(2)急性或亚急性感染性心内膜炎,内脏化脓性病灶引起的慢性败血症及肾小球肾炎。

(3)其他感染:乙型肝炎病毒、人类免疫缺陷病毒感染。

**(三)继发于系统性疾病**

(1)系统性红斑狼疮。

(2)肺出血-肾炎综合征。

(3)过敏性紫癜、弥散性血管炎如坏死性肉芽肿、过敏性血管炎及其他类型。

(4)混合性冷球蛋白血症。

(5)类风湿关节炎伴血管炎、恶性肿瘤及复发性多软骨炎等。

**(四)药物**

青霉胺、肼屈嗪、别嘌醇及利福平等。

也有学者根据病因分为 5 型：Ⅰ型，抗基底膜型，患者血清内有抗肾小球基底膜(glomerular basement membrane,GBM)抗体；Ⅱ型，免疫复合物介导型，病变肾小球内有免疫复合物沉积；Ⅲ型，血管炎型，患者血内有中性白细胞胞质抗体(ANCA)；Ⅳ型，抗基底膜和血管炎混合型，患者血内 ANCA 和抗 GBM 抗体均阳性；Ⅴ型，特发型，所有抗体均阴性。

## 三、发病机制

原发性 RPGN 病因不清。近年来随着某些与 RPGN 密切相关的自身抗体的发现,如抗肾小球基底膜(GBM)抗体和抗中性粒细胞胞质抗体(ANCA),证明了各型原发性 RPGN 的病因和发病机制是不同的。①Ⅰ型又称抗肾小球基底膜型肾小球肾炎,由于抗肾小球基底膜抗体与肾小球基底膜(GBM)抗原相结合激活补体而致病。②Ⅱ型又称免疫复合物型,因肾小球内循环免疫复合物的沉积或原位免疫复合物形成,激活补体而致病。③Ⅲ型为少免疫复合物型,肾小球内无或仅微量免疫球蛋白沉积。现已证实 50%～80%该型患者为原发性小血管炎肾损害,肾脏可为首发、甚至唯一受累器官或与其他系统损害并存。原发性小血管炎患者血清抗中性粒细胞胞质抗体(ANCA)常呈阳性。

原发性 RPGN 患者 50%以上有上呼吸道感染的前驱病史,其中仅少数为典型的链球菌感染,其他多为病毒性感染。但感染与 RPGN 发病的关系尚待进一步研究。某些有机化学溶剂、强氧化剂和碳氢化合物如汽油,可能与 RPGN Ⅰ型有密切的关系。某些药物如肼屈嗪、丙硫氧嘧啶与部分 RPGN Ⅰ型相关。遗传易感性及某些诱发因素可能与该病有关。RPGN Ⅰ型 HLA-DR2 的阳性率较正常人显著为高(88%∶32%),且与 HLA-DRB1 基因密切相关。诱发因素包括吸烟、接触碳氢化合物、吸毒、病毒性肺炎等。

Ⅰ型 RPGN,其目标抗原位于基底膜Ⅳ型胶原 $\alpha_3$ 到 $\alpha_5$ 链 NC1 区域,多数患者抗 GBM 抗体结合在Ⅳ型胶原(多位于肾,肺等)的 $\alpha_3$ 链(也有结合在 $\alpha_5$ 链的)。因此其临床特点主要表现为肺和肾脏疾病。有学者已发现两种优势抗原决定簇,分别为 EA-$\alpha_3$(Ⅳ)NC1 和 EB-$\alpha_3$(Ⅳ)NC1,而在体内正常情况下这两个抗原表位是被 $\alpha_4$ 和 $\alpha_5$ 链隔离的,只在一些有可能破坏肾小球基底膜的物理化学因素(如吸烟、感染、碎石、活性氧物质等)造成基底膜中断时才会被暴露,并发生构象变化,从而使机体发生免疫反应。此外,疾病的发生也与很多遗传因素有关。

对于Ⅱ型 RPGN,体液免疫和细胞免疫均参与了疾病的发生与进展。循环免疫复合物沉积或原位免疫复合物在肾小球形成,进而引发变态反应,在直接损伤肾小球毛细血管壁的同时,激活补体系统(C3a、C5a),趋化中性粒细胞、激活巨噬细胞释放蛋白水解酶产生活性氧及炎症介质,进一步损伤毛细血管壁,甚至导致其断裂。

Ⅲ型 RPGN,抗中性粒细胞胞质抗体(ANCA)可以使经 TNF-α 或 IL-1 处理的中性粒细胞出现脱颗粒反应,产生氧自由基、细胞因子和释放蛋白酶,导致内皮细胞损伤,从而引起血管炎症反应。

ANCA 也可作用于内皮细胞,部分研究显示,蛋白酶 3(proteinases 3,PR3)可在内皮细胞中表达,并转移到细胞膜,从而与 ANCA 结合,导致内皮损伤。血管内皮细胞不仅是受损靶细胞,同时也是病理损害积极的参与者。有研究显示经 PR3 刺激的内皮细胞能合成并释放 IL-8,招募炎性细胞在病变部位聚集。同时,也可增加内皮细胞表面黏附分子 VCAM-1 的表达,促进中性粒细胞与内皮细胞的黏附。此外,内皮细胞也可借助其表面的蛋白 C 受体与中性粒细胞上的 PR3 的结合而促进这两种细胞的黏附。组织学的研究发现:在韦格纳肉芽肿的肾、肺组织中,主要包含巨噬细胞、CD4 阳性细胞浸润、NK 细胞、CD8 阳性细胞以及 T 细胞,提示这些疾病的血管损伤可能是由 T 细胞介导的。

至于新月体形成的原理尚不十分清楚,肾小球毛细血管襻的坏死、基底膜的断裂,或者肾脏包曼囊的破裂是新月体形成的始动环节,细胞性新月体的主要成分是巨噬细胞,巨噬细胞于球囊壁上增生,并转化为上皮样细胞,形成新月体。

纤维素在引导巨噬细胞进入包曼囊过程中发挥重要作用,随后巨噬细胞浸润并在局部增生,淋巴细胞的浸润、黏附分子分泌、成纤维细胞的转化在新月体的发展和转归中发挥了重要的作用。在有新月体的肾小球毛细血管丛可出现灶性坏死,继之毛细血管萎缩塌陷,并与新月体粘连使囊腔阻塞,最后整个肾小球可发生玻璃样变或纤维化。此外,肾小球毛细血管丛也可见到增生性改变。

## 四、病理表现

### (一)光镜检查

光学显微镜检查可见肾小囊内新月体形成为急进性肾小球肾炎(RPGN)的特征性病理改变。受累肾小球达 50% 以上,甚至可达 100%。病变范围占肾小囊面积的 50% 以上,严重者可充填整个肾小囊。发病初期为细胞性新月体,后期为纤维性新月体(数天至数周形成)。本病纤维化发展很快,故及时肾活检、早期诊断,及时治疗是极其重要的。肾小球病变在Ⅰ型 RPGN 主要是肾小球基底膜(GBM)断裂、突出,但毛细血管内增生不明显。Ⅱ型 RPGN 中毛细血管襻细胞及系膜细胞增生明显。Ⅲ型 RPGN 则可见毛细血管襻节段性纤维素样坏死、缺血,甚至节段性硬化。系膜细胞增生不明显。肾小管及肾间质病变常与肾小球病变的严重程度相关。少数(10%~20%)Ⅲ型 RPGN 在肾间质可见肾小球外的血管炎,如微小动脉、小动脉甚至弓状动脉分支均可受累。少数Ⅲ型 RPGN 还可见肉芽肿形成。

### (二)免疫荧光

1.Ⅰ型

可见肾小球毛细血管基膜 IgG、C3 连续细线状沉积(极少数为 IgA)。在肾小球严重受损的往往难以辨认,IgG 和 C3 以线样不规则或颗粒状沉积,少数情况下沿肾小球基底膜亦可见 IgG 间或有 C3 线样沉积。但 IgG 线样沉积可逐步发展为颗粒型,有时易与其他 RPGN 相混淆。而且在某些糖尿病肾小球硬化症、狼疮肾炎以及某些移植的尸体肾亦可出现上述免疫荧光的特点。

2.Ⅱ型

可见系膜和毛细血管壁散在 IgG 和(或)IgM,常伴 C3 沉积。若大量 IgG、IgM、IgA 沉积,尤其伴有 C1q、C3、C4 则强烈提示狼疮肾炎。以 IgA 为主的沉积提示为 IgA 肾病,单纯系膜或毛细血管壁 C3 沉积应疑为系膜毛细血管肾小球肾炎可能。

3.Ⅲ型

从理论上而言,本型并无免疫球蛋白沉积,但由于肾活检为病变动态过程的一个阶段,故不能排除本型患者在疾病早期可能有免疫球蛋白的沉积,尔后被浸润的巨噬细胞和中性粒细胞所吞噬和消化,而转变为阴性或微量。

(三)电镜检查

1.Ⅰ型

因抗体直接与基底膜结合,故可发现基底膜密度不均,而未发现沉积物。毛细血管的塌陷、基膜处裂缝或局灶断裂,以致单核细胞、间质纤维细胞由这些裂隙移行入肾小囊壁,但很少有电子致密物的沉积。

2.Ⅱ型

主要特征为系膜区散在和内皮下不规则的电子致密物沉积。其沉积物的位置、范围和程度,将有助于不同型 RPGN 的鉴别。一般来说,原发性疾病中沉积物相对较少;若沉积物主要位于上皮下,并呈驼峰样外形,应寻找感染原因。上皮下沉积伴基底膜钉突样改变则为膜性肾小球肾炎;内皮下大量沉积物的存在(指纹样改变)多提示原发性混合性 IgG/IgA 冷球蛋白血症或系统性红斑狼疮(SLE)。肾小球基底膜电子致密物样改变提示系膜毛细血管肾小球肾炎,而上皮下小电子致密物沉积并不能完全排除抗 GBM 抗体介导型疾病。

3.Ⅲ型

系膜及毛细血管壁均未见电子致密物沉积,但肾小球基底膜破坏明显。

## 五、临床表现

临床上 RPGN 患者可急性起病,也可隐性起病。但病情进展急骤,大多数表现为急性肾炎综合征。在Ⅰ型及Ⅲ型常有前驱感染症状,伴有发热、疲乏和体重下降等非特异性症状。

(一)肾脏表现

起病后即有尿量减少(甚至无尿)及水肿。部分患者有肉眼血尿(多见于Ⅰ型和亚型),镜下血尿普遍存在。蛋白尿一般在 $1\sim2g/d$,部分患者蛋白尿$>3.5g/d$,并出现肾病综合征(主要见于Ⅰ型)。随着病程进展出现高血压及贫血,发病时或发病后即有肾功能减退,血清肌酐及尿素氮逐周增高,很快进入尿毒症阶段。在疾病早期就可见到肾小管间质功能减退,如尿浓缩功能障碍。

(二)肾外表现

Ⅰ型的部分患者有明显的咯血、咳嗽、呼吸困难、发热及胸痛,血清抗基底膜抗体阳性。Ⅱ型肾外无特异性表现,血中循环免疫复合物多阳性。原发性小血管炎引起的Ⅲ型 RPGN 在疾病的不同时期可有肾外脏器受累的表现,较为常见的肾外受累脏器为肺、关节肌肉、皮肤和眼耳鼻等。肺受累可表现为咳嗽、痰中带血、咯血,严重者可危及生命。X 线胸片或 CT 多为单或双侧中下肺阴影、结节,严重者可有空洞,多被误诊为肺部感染、肺结核和恶性肿瘤,应引起高度重视。

韦格纳肉芽肿病多有先侵犯肾外器官,如鼻、鼻旁窦、咽、软腭及肺等炎症性病变包括坏死性血管炎及肉芽肿,可有发热、皮疹、紫癜、关节肌肉疼痛、腹痛及单神经炎症状,血清抗中性粒细胞胞质抗体(ANCA)阳性。变应性肉芽肿性血管炎多有过敏性哮喘,变应性鼻炎,血嗜酸性粒细胞增多,常伴有脑、心及皮肤等小血管炎表现,血清核周型 ANCA 阳性。

## 六、辅助检查

### (一)尿液检查

尿常规可见大量红细胞,多为畸形红细胞;蛋白尿一般在 $1\sim2g/d$,部分患者蛋白尿$>$$3.5g/d$;常见肾小管上皮细胞,可见红细胞管型、透明管型及颗粒管型。

### (二)血常规检查

常出现贫血,为正色素正细胞性贫血。贫血程度轻重不一,红细胞沉降率于急性期加快。

### (三)血生化检查

血肌酐进行性升高。血钾、氯可轻度升高,血钠轻度降低,血浆清蛋白常下降。

### (四)免疫学检查

Ⅰ型 RPGN 血清中抗 GBM 抗体阳性,目前国际通用的检测方法是应用可溶性人 GBM 抗原的酶联免疫吸附法,该方法敏感性和特异性均较高。

Ⅱ型 RPGN 可有血清循环免疫复合物阳性、血清补体水平下降和血清冷球蛋白阳性。

Ⅲ型 RPGN 患者 $50\%\sim80\%$ 检测 ANCA 阳性,血清补体 C3 多为正常。

### (五)肾脏形态学检查

B超检查常提示肾脏增大,皮髓质交界不清,放射性核素肾图检查提示肾脏灌注和滤过减少。

## 七、诊断与鉴别诊断

### (一)诊断

呈急性肾炎综合征的表现(急性起病、尿少、水肿、高血压、蛋白尿、血尿),且以严重的血尿、突出的少尿及进行肾衰竭为特征者应考虑本病。因为 RPGN 是一组临床表现和病理改变相似;但病因各异的临床综合征,因此在诊断 RPGN 后需要进一步明确:①组织病理学诊断;②病因诊断:详细询问病史,积极寻找多系统疾病的肾外表现和体征,并进行有关检查(如抗核抗体、抗 ds-DNA 抗体、ANCA、ASO 等)。只有确定了病因、免疫类型、疾病的发展阶段、活动性后,方可权衡治疗的利弊与风险,选择合理治疗,并做出预后评价。因为该病呈进行性进展,若临床医师怀疑为 RPGN,应紧急行肾穿刺。肾活检证实为新月体肾小球肾炎,急进性肾小球肾炎诊断即可确定。肾穿刺前血肌酐过高时,应根据情况适时血液净化治疗以确保肾穿刺顺利进行。

必须指出,Ⅲ型急进性肾小球肾炎血清 ANCA 阳性率为 $80\%\sim90\%$,而Ⅰ型及Ⅱ型急进性肾小球肾炎患者中约有 1/3 阳性,Ⅲ型急进性肾小球肾炎无系统血管炎临床表现者核周型 ANCA 阳性约占 2/3,胞质型 ANCA 阳性约 1/3。因此,血清 ANCA 阳性对Ⅲ型急进性肾小球肾炎的特异性并不理想,但结合各型的临床特征,就很有诊断价值。根据 Ronald 的意见,综合急进性肾炎的实验室和病理检查及分类。

**(二)鉴别诊断**

1.重症急性肾炎

本病临床呈急性肾炎综合征表现,病理为毛细血管内增生性肾炎(肾小球内皮细胞及系膜细胞弥散增生),急性肾炎初期由于水钠潴留、尿量减少,患者可出现一过性轻度肾功能损害(仅肾小球滤过率下降,或血清肌酐轻度升高),但是患者自发利尿后,肾功能即迅速恢复正常。少数重症急性肾炎患者,由于肾小球内皮细胞及系膜细胞高度弥散增生,致肾小球毛细血管腔闭塞,而出现少(无)尿及急性肾衰竭(ARF),临床表现类似急进性肾炎。此时,该急性肾炎仅能靠肾穿刺病理检查与急进性肾小球肾炎鉴别。

2.继发性肾小球疾病

继发性肾小球疾病常见狼疮性肾炎、ANCA 相关性小血管炎肾损害、紫癜性肾炎及肺出血-肾炎综合征(Goodpasture 综合征)等,此时临床也常呈急进性肾炎综合征,病理也常为新月体性肾炎,称为继发性新月体性肾炎,其中 Goodpasture 综合征与原发性新月体肾小球肾炎 I型、紫癜性肾炎与 IgA 肾病所致肾脏病理改变与新月体性肾小球肾炎 II 型、ANCA 相关性小血管炎肾损害与原发性新月体肾小球肾炎 III 型的病理及免疫病理表现完全相同,狼疮肾炎 IV型与原发性新月体性肾炎 II 型病理表现也相似。但是,肾小球细胞增生、坏死、微血栓等病变十分严重的狼疮肾炎 IV 型患者,病理还未构成新月体肾小球肾炎,临床也可发生 AKI,这点必须注意。

这些疾病与原发性急进性肾小球肾炎鉴别的要点是它们存在系统性疾病的临床及实验室特异性表现。狼疮肾炎 IV 型还具有如下病理特点:光镜检查可见肾小球白金耳样病变、核碎裂、苏木素小体及微血栓等,电镜检查可见多部位电子致密物沉积,免疫荧光检查呈现满堂亮表现(即 IgG、IgA、IgM、C3、C1q 及纤维蛋白相关抗原全部阳性),这些病理及免疫病理表现也可与原发性新月体肾小球肾炎 II 型鉴别。

3.多发性骨髓瘤肾损害、

骨髓瘤可通过轻链沉积(即轻链肾病)或伴发淀粉样变而导致肾小球疾病,同时,该病还可因大量轻链管型堵塞肾小管,而导致肾小管损伤及 AKI(即管型肾病)。鉴别要点是患者血蛋白电泳出现"M"成分。骨髓穿刺涂片显示增生活跃,有异形浆细胞增生,一般均在 10% 以上,有时可成堆存在。X 线检查多有骨骼受累,呈大小不等、穿凿样溶骨性损害,常见于颅骨、骨盆、脊椎等处。肾活检也可明确诊断。

4.急性马兜铃酸肾病

该病主要引起急性肾小管坏死,临床出现急性肾损伤(AKI)。但是部分患者也可同时引起肾小球病变,临床出现大量蛋白尿及低蛋白血症,肾组织光镜检见肾小球系膜轻度增生,电镜检查见脏层上皮细胞足突节段性融合。患者往往有明确的近期服用相关中药病史。尿液检查尿蛋白以小分子量蛋白为主,通常无血尿或仅见少量均一型红细胞尿。肾小管功能受损严重,表现为肾性糖尿、氨基酸尿和肾小管酸中毒。尿视黄醇结合蛋白(RBP)、NAG 酶及溶菌酶均明显升高,其中肾素结合蛋白(RBP)升高尤为突出。

5.急性间质性肾炎

急性间质性肾炎常见于非甾类抗感染药过敏所致肾损害。药物过敏肾损害主要导致急性间质性肾炎,临床可出现 AKI。非甾体抗感染药过敏除可引起急性间质性肾炎外,还能同时引起微小病变病等肾小球病变,临床出现肾病综合征,也可见于出血热肾综合征肾损害。该病主要引起感染相关性急性间质性肾炎,临床出现 AKI。但是,部分病例也能同时引起肾小球病变。

6.血栓性血小板减少性紫癜-溶血性尿毒症综合征(TTP-HUS)

患者可以有蛋白尿、急性肾损伤等临床表现,但两者临床上均有微血管性溶血性贫血、血小板减少和肾功能减退,病理上均有微栓塞。末梢血涂片可见到怪异形状红细胞、盔形细胞和破碎的红细胞。肾穿刺病理检查可见毛细血管腔内可见红细胞、血小板及微血栓,系膜区增宽,系膜细胞溶解或呈泡沫样细胞。部分病例可出现新月体坏死。

7.肾病综合征并发 AKI

(1)肾前性氮质血症:患者常有血容量不足表现,血清肌酐升高(常为轻度升高),且与尿素氮升高程度不成比例。这是因为肾供血不足时,原尿生成减少,流经肾小管减慢,肾小管对尿素重吸收增多,致使血中尿素氮升高比肌酐更明显。约 1/3 的肾病综合征患者可发生肾前性氮质血症。

(2)肾静脉主干血栓形成:肾病综合征患者血液常呈高凝状态,易发生血栓栓塞并发症,尤以肾静脉血栓发生率高,但是临床上绝大多数肾静脉血栓,尤其分支小血栓患者并不出现肾功能损害。肾静脉血栓能否导致肾功能损害将取决于被堵静脉大小、血流阻断程度、血栓形成快慢及有无侧支循环形成等,所以临床上只有急性双肾或孤立肾静脉主干大血栓才会出现 AKI,这主要见于膜性肾病。经皮插管行选择性肾静脉造影是诊断肾静脉血栓的金标准。

(3)特发性 AKI:该 AKI 常发生于 50 岁以上的微小病变病患者,尤其肾病综合征复发时。患者常无任何诱因即出现少尿及 ARF。肾穿刺病理检查除可见原有肾小球疾病外,部分患者尚可见肾间质弥散水肿,及大量肾小管型。该急性肾衰竭(ARF)发病机制不清,诊断特发性 ARF 需用除外法,即只有将各种导致 AKI 的病因一一除外后,AKI 诊断才能成立。

## 八、治疗

RPGN 是一组病理发展快、预后差的疾病,近年来该病治疗上进展较大,疗效明显提高。治疗包括针对炎症性肾损伤和针对肾小球疾病引起的病理生理改变两方面,关键取决于本病的早期诊断,及时使用肾上腺皮质激素冲击治疗,合用免疫抑制药、抗凝血、抗血小板黏附和血浆置换等。

### (一)糖皮质激素

甲泼尼龙冲击疗法甲泼尼龙静脉滴注每次 10～15mg/kg(一般 500～1000mg),每天或隔天 1 次共 3～4 次。必要时可再用 1～2 个疗程。接着口服泼尼松 1mg/(kg·d)(40～60mg/d)并于 6～8 周或以后逐渐减量。该方法适用于所有三种类型的 RPGN。但对Ⅱ、Ⅲ型效果较好。应用甲泼尼龙冲击疗法时应密切观察患者,常见的不良反应有水钠潴留、高血压、血糖升高、消化道出血和感染等。

### (二)细胞毒药物

目前糖皮质激素冲击治疗联合细胞毒药物是新月体肾炎的标准治疗方案,常用的细胞毒药物为环磷酰胺(CTX)2mg/(kg·d)(一般 100～150mg/d),总量 8g 左右。也有报道应用

CTX 静脉滴注,可根据病情第 1 个月应用 600~800mg,静脉滴注 1~3 次,以后每个月 600~800mg,共 6 个月,再减为每 3 个月 1 次,总量仍为 8g。该药物对Ⅱ、Ⅲ型效果较为肯定。CTX 常见的不良反应为肝功能损害、骨髓抑制、消化道症状、性腺抑制、出血性膀胱炎和致癌作用。

前瞻性、开放性试验研究结果表明:霉酚酸酯(MMF)可替代环磷酰胺应用于轻、中度血管炎患者的诱导和维持缓解。MMF 较细胞毒药物不良反应小,起始剂量 1~2g/d,渐减量至 0.5g/d 维持。其他免疫抑制药还有氨甲蝶呤、来氟米特、环孢素和他克莫司,前两者主要用于维持期的治疗,后两者在 RPGN 中应用较少,其在本病的应用还有待进一步研究。

### (三)血浆置换

有关血浆置换的 RCT 研究较少,尽管缺乏有力的证据支持血浆置换的疗效,但是普遍推荐本病患者进行血浆置换。

强化血浆置换指每天或隔天应用新鲜血浆或 5% 清蛋白将患者血浆置换出 2~4L,是Ⅰ型 RPGN 的首选治疗方法。如经济条件许可,应治疗到患者血清中的抗 GBM 抗体浓度很低或转为阴性为止。一般患者须置换 10 次左右方可使抗体转阴。有人认为应用清蛋白作为置换液可以减少应用血浆的不良反应,但也有学者认为患者有新鲜肺出血时应该应用新鲜血浆以补充被置换出来的凝血因子从而避免加重肺出血。

对于Ⅱ、Ⅲ型 RPGN 也可应用血浆置换,但血浆置换与应用甲泼尼龙和环磷酰胺的强化免疫抑制疗法相比并无额外益处。但是对于威胁生命的肺出血,特别是 ANCA 相关的 RPGN Ⅲ型,多数学者推荐血浆置换疗法,其控制肺出血的作用较为肯定、迅速。血浆置换的主要不良反应为感染、出血、溶血及低血钙等。

### (四)免疫球蛋白

大剂量免疫球蛋白静脉冲击治疗可阻断细胞表面 Fc 受体来抑制淋巴效应细胞的活性,从而抑制血管炎病情活动,目前尚未在临床推荐。然而,对伴有骨髓抑制或感染的患者尚有可能替代传统治疗方法而发挥作用。

### (五)治疗新进展

1.生物制剂

(1)利妥昔单抗(rituximab)作为抗 CD20 的单克隆抗体,具有诱导 B 细胞功能耗竭的作用,小规模临床试验证实应用 rituximab 可诱导 B 细胞耗竭,并导致 ANCA 转阴和临床症状的改善,但该疗法尚需要进一步扩大病例数研究证实。

(2)抗胸腺抗体球蛋白或抗 T 细胞的单抗(例如抗 CD52 抗体)可导致淋巴细胞耗竭,从而阻遏血管炎病情活动。该疗法目前正在进行小样本临床试验。

(3)抗 TNF-α 的单克隆抗体 infliximab、CTLA-4Ig、IL-1 受体拮抗分子、抗黏附分子(如 CD11b 和 VLA-4)等新疗法治疗有待进一步临床验证。

2.白细胞分离疗法

选择性白细胞分离法是一种治疗 RPGN 的新方法。现主要应用于Ⅲ型新月体肾炎。白细胞尤其是粒细胞和巨噬细胞在血管炎的发生发展中起着关键性作用。因此,选择性白细胞分离法清除了这些细胞,可以减轻肾脏血管炎的炎症反应。

3.免疫吸附治疗

采用膜血浆滤器分离患者血浆,再将血浆经过免疫吸附柱(常用 GBM 吸附柱或蛋白 A 吸附柱等)以清除致病抗体或免疫复合物,此法可回输吸附后的自身血浆,且疗效肯定。

**(六)2012KDIG0 指南建议**

1.抗 GBM 肾炎的治疗

(1)除了出现透析依赖或在一块足够的肾穿刺活检标本中有 100% 的新月体形成及没有肺出血的患者外,建议所有的抗 GBM 肾炎患者起始治疗时均联合环磷酰胺、糖皮质激素及血浆置换。

(2)一旦诊断确定,抗 GBM 肾炎的起始治疗便不能延迟。假如高度怀疑此诊断,等待确认诊断的同时优先给予大剂量糖皮质激素联合血浆置换的起始治疗。

(3)对抗 GBM 肾炎,不推荐维持性的免疫抑制治疗。

(4)直至抗 GBM 肾炎患者的抗 GBM 抗体持续阴性 6 个月以上时,方可进行肾移植。

2.ANCA 相关性血管炎

(1)ANCA 相关性血管炎建议环磷酰胺联合皮质醇激素作为 ANCA 相关性血管炎所致的 RPGN 初始治疗。对无严重疾病或环磷酰胺禁忌的患者中,建议利妥昔单抗联合皮质醇激素作为初始治疗的另一选择。

(2)在需要透析或血清肌酐迅速增高的患者中,建议增加血浆置换疗法。在弥散性肺出血患者中,建议增加血浆置换疗法。在 ANCA 相关性小血管炎及抗基底膜性肾小球肾炎(根据抗基底膜性肾小球肾炎拟定的标准和方案)的重叠综合征中,建议增加血浆置换疗法。对于透析依赖或无任何肾外表现的患者,建议用环磷酰胺治疗 3 个月后应停用。

(3)推荐达到缓解的患者继续维持治疗。在完全缓解的患者中,建议继续维持治疗至少 18 个月。对依赖透析或无肾外表现的患者不建议维持治疗。维持治疗的选择:口服硫唑嘌呤 $1\sim2mg/(kg \cdot d)$ 作为维持治疗。对硫唑嘌呤过敏或者不能耐受的患者,建议每天 2 次口服霉酚酸酯(MMF),最大量至 1g,作为替代治疗。在有上呼吸道疾病的患者中,建议增加复方磺胺甲恶唑的辅助维持治疗。在对硫唑嘌呤不耐受而且 GFR 不小于 $60mL/(min \cdot 1.73m^2)$ 的患者中,建议氨甲蝶呤(起始剂量每周 0.3mg/kg,最大量至每周 25mg)维持治疗。

(4)建议对严重复发的有生命危险或脏器损害的 ANCA 相关小血管炎,根据初始治疗的指南予以治疗。对 ANCA 相关小血管炎其他复发的患者,建议重新建立免疫抑制治疗或增加治疗的强度,除环磷酰胺外,应制订糖皮质激素联合或不联合硫唑嘌呤或霉酚酸酯的方案,视病情增加药物的剂量。

(5)对 ANCA 相关性肾小球肾炎环磷酰胺及糖皮质激素抵抗的初始治疗,建议增加美罗华并且建议静脉滴注免疫球蛋白或血浆置换作为选择治疗。

## 九、预后

新月体肾小球肾炎导致终末期肾衰竭发生率高,约有 20% 的患者就诊时已不能逆转,进入终末期肾衰竭,1 年后 50% 的患者进入终末期肾衰竭。部分患者经积极治疗后肾功能改善并长期稳定。影响患者预后的因素:①早期诊断、及时治疗,可明显改善患者的预后;②临床上出现少尿、血肌酐 $>600\mu mol/L$ 者预后差;③细胞新月体、间质病变轻者预后好;④疾病的类型：Ⅲ型及有前驱感染和病理有血管炎的Ⅱ型治疗效果较好，Ⅰ型 RPGN 最差，且与抗 GBM 抗体的滴度无关；⑤肾活检中 85％的肾小球有大新月体、严重广泛肾小球硬化、小管萎缩、间质纤维化及小动脉硬化者预后差。

# 第三节　慢性肾炎综合征

慢性肾炎综合征（chronic nephritic syndrome）是指以蛋白尿、血尿、高血压、水肿为基本临床表现，可有不同程度的肾功能减退，起病方式各有不同，病情迁延，病变进展缓慢，最终将发展为慢性肾衰竭的一组肾小球疾病。由于本组疾病的病理类型及病期不同，主要临床表现可呈多样化，其诊断不完全依赖于病史的长短。我国以 IgA 肾病最多见。各种继发性肾脏病以及遗传性肾病也可表现为慢性肾炎综合征。慢性肾炎综合征持续数年，甚至数十年后，肾功能逐渐恶化并出现相应的临床表现（如血压增高、贫血等），最终发展至慢性肾衰竭。病变进展速度个体差异很大，病理类型是决定肾功能进展快慢的重要因素（如系膜毛细血管性肾小球肾炎进展较快，膜性肾病进展较慢），血压控制不好及持续大量蛋白尿者肾功能恶化较快，但也与是否重视保护肾脏及治疗是否恰当有关。慢性肾炎综合征主要原因是慢性肾小球肾炎（慢性肾炎），因此，本文主要介绍慢性肾炎。

## 一、病因

本病病因不明。起病前多有上呼吸道感染或其他部位感染，少数慢性肾炎可能是由急性链球菌感染后肾炎演变而来，但大部分慢性肾炎并非由急性肾炎迁延而来，而是由其他原发性肾小球疾病直接迁延发展而成，起病即属慢性肾炎。

## 二、发病机制

由于慢性肾炎不是一种独立的疾病，其发病机制各不相同，大部分是免疫复合物疾病，可由循环内可溶性免疫复合物沉积于肾小球，或由抗原与抗体在肾小球原位形成免疫复合物，激活补体引起组织损伤。也可不通过免疫复合物，而由沉积于肾小球局部的细菌毒素、代谢产物等通过"旁路系统"激活补体，从而引起一系列的炎症反应而导致肾小球炎症。

此外，非免疫介导的肾脏损害在慢性肾炎的发生和发展中，亦可能起很重要的作用，这种非免疫机制包括下列因素：①肾小球病变引起的肾内动脉硬化：肾内动脉硬化可进一步加重肾实质缺血性损害。②肾血流动力学代偿性改变引起肾小球损害：当部分肾小球受累，健存肾单位的肾小球滤过率代偿性增高，这种高灌注、高滤过状态可使健存肾小球硬化，终至肾衰竭。③高血压引起肾小动脉硬化：长期高血压状态引起缺血性改变，导致肾小动脉狭窄、闭塞，加速了肾小球硬化，高血压亦可通过提高肾小球毛细血管静水压，引起肾小球高滤过，加速肾小球硬化。④肾小球系膜的超负荷状态：正常肾小球系膜细胞具有吞噬、清除免疫复合物功能，但当负荷过重，则可引起系膜基质及细胞增生，终至硬化。

## 三、病理表现

该病根据其病理表现不同，可分为如下几种类型：①系膜增生性肾小球肾炎：免疫荧光检查可分为 IgA 沉积为主的系膜增生性肾炎和非 IgA 系膜增生性肾炎;②膜性肾病;③局灶性节段性肾小球硬化;④系膜毛细血管性肾小球肾炎;⑤硬化性肾小球肾炎。

## 四、临床表现

慢性肾小球肾炎可发生于任何年龄,但以青、中年男性为主。起病方式和临床表现多样。

### (一)临床起病特点

**1.隐匿起病**

有的患者可无明显临床症状。偶有轻度水肿,血压可正常或轻度升高。多通过体检发现。

**2.慢性起病**

患者可有乏力、疲倦、腰痛、食欲缺乏;眼睑和(或)下肢水肿,伴有不同程度的血尿或蛋白尿,部分患者可表现为肾病性大量蛋白尿。也有患者以高血压为突出表现,伴有肾功能正常或不同程度受损(内生肌酐清除率下降或轻度氮质血症)。

**3.急性起病**

部分患者因劳累、感染、血压增高、水与电解质紊乱使病情呈急性发作,或用肾毒性药物后病情急剧恶化,经及时去除诱因和适当治疗后病情可一定程度缓解。

### (二)疾病表现

**1.水肿**

在整个疾病的过程中,大多数患者会出现不同程度的水肿。水肿程度可轻可重,轻者仅早晨起床后发现眼眶周围、面部肿胀或午后双侧踝部水肿。严重的患者,可出现全身水肿。然而也有极少数患者,在整个病程中始终不出现水肿,往往容易被忽视。

**2.高血压**

部分患者以高血压为首发症状,高血压的程度差异较大,轻者仅 140～160/95～100mmHg,重者达到或超过 200/110mmHg。持续高血压容易导致心功能受损、加速肾功能恶化,其程度与预后关系密切。高血压在临床上常表现为头胀、头痛、眩晕、眼花、耳鸣、失眠多梦、记忆力减退等症状。

**3.尿液异常改变**

尿液异常改变是慢性肾炎的基本标志。部分水肿的患者会出现尿量减少,且水肿程度越重,尿量减少越明显,无水肿患者尿量多数正常。

当患者肾脏受到严重损害,尿液的浓缩稀释功能发生障碍后,会出现夜尿量增多和尿比重下降等现象。几乎所有的患者都有蛋白尿,尿蛋白的含量不等,可以从微量到大量。在尿沉渣中可以见到程度不等红细胞、白细胞、颗粒管型、透明管型。当急性发作时,可有明显的血尿,甚至出现肉眼血尿。

**4.肾功能不全**

主要表现为肾小球滤过率(GFR)下降,肌酐清除率(Cer)降低。轻中度肾功能受损患者可无任何临床症状,当 Cer 低于 10m/min,临床上可见少尿或者无尿,恶心、呕吐、食欲缺乏、乏力、嗜睡、皮肤瘙痒等。

**5.贫血**

患者肾功能损害到一定程度,出现贫血的表现,患者可有头晕、乏力、心悸、面色苍白、唇甲色淡等临床表现。如果患者无明显营养不良,多属正细胞、正色素性贫血。

## 五、辅助检查

### (一)尿液检查

尿常规显示尿蛋白(+)到(++++),或者 25～500mg/dL,常伴有镜下血尿,红细胞管型,尿红细胞形态学检查提示畸形红细胞为主,尿蛋白定量大于 150mg/d;尿渗透压降低,尿液 NAG 酶、$\beta_2$ 微球蛋白水平上升。

### (二)血液检查

血常规早期变化不明显,肾功不全者可见正色素、正细胞性贫血,血沉明显加快;血液生化检查可见血浆清蛋白降低,血胆固醇轻度增高,血清尿素氮和肌酐早期基本正常,随病情加重尿素氮、血肌酐逐步增高,血清补体 C3 正常。

### (三)B超检查

早期双肾大小形态正常,随疾病进展,双肾缩小,肾脏回声增强,肾皮质变薄或肾内结构紊乱。

### (四)肾脏病理学检查

肾脏穿刺活检获得的肾组织进行病理学检查,根据其病理类型不同,可见相应的病理改变。

## 六、诊断与鉴别诊断

### (一)诊断

诊断要点:①起病缓慢,病情迁延,临床表现可轻可重。②有水肿、高血压、蛋白尿、血尿及管型尿等表现中的一项或数项。③病程中可有肾炎急性发作,常因感染(如呼吸道感染)诱发,发作时可出现类似急性肾炎之表现。有些病例可自发缓解。④可有不同程度肾功能减退。⑤多次尿液检查尿常规显示尿蛋白微量到大量,伴或不伴有镜下血尿,尿蛋白定量＞150mg/d。

### (二)鉴别诊断

#### 1.慢性肾盂肾炎

慢性肾盂肾炎的临床表现可类似于慢性肾炎,晚期可有较大量蛋白尿和高血压,与慢性肾炎很难鉴别,以下几点可供鉴别时参考:①该病多见于女性,有泌尿系感染病史,如尿频、尿急、尿痛、腰痛等症状。②尿液检查可见尿白细胞增多明显,甚至有白细胞管型,尿细菌培养阳性,有助于慢性肾盂肾炎的诊断。而慢性肾炎以尿中反复出现蛋白、红细胞为主。③静脉肾盂造影如发现肾盂,有瘢痕变形,呈杵状扩张,或肾影两侧不对称,放射性核素肾图检查,双侧肾功能损害差别较大,均提示慢性肾盂肾炎。④当慢性肾炎并发尿路感染时,用抗生素治疗后尿检查异常程度和氮质血症可能会有好转,但慢性肾炎的症状仍然存在,而慢性肾盂肾炎症状一般会消失。

#### 2.结缔组织疾病肾损害

系统性红斑狼疮、结节性多动脉炎等疾病中常伴有肾脏损害,其临床表现可与慢性肾炎相似,但此类疾病大都同时伴有全身或其他系统症状,如发热、皮疹、关节痛、肝脾大等,化验检查可以发现特征性指标异常(如狼疮性肾炎血液化验可见抗核抗体阳性,血液细胞学检查可以发现狼疮细胞等),血清补体水平明显下降。狼疮性肾炎肾脏组织学检查可见免疫复合物于肾小球各部位广泛沉着,复合物中 IgG 免疫荧光染色呈强阳性,即"满堂亮"表现。

3.高血压肾损害

原发性高血压性肾损害和肾性高血压临床上很难区别,应详细询问病史。患者多有高血压家族史,先有较长期高血压,其后再出现肾损害,远曲小管功能损伤(如尿浓缩功能减退、夜尿增多)多较肾小球功能损伤早,尿改变轻微(微量至轻度蛋白尿,可有镜下血尿及管型),常有高血压的其他靶器官(心、脑、视网膜)并发症。发病年龄在 40 岁以后,尿蛋白的量常较少,罕见有持续性血尿和红细胞管型,有助于原发性高血压继发肾损害的诊断。反之,如果患者为青壮年,血尿、蛋白尿先发现而后出现的高血压则支持肾性高血压。对病史叙述不清的患者应做肾脏穿刺活检以明确诊断。

4.其他原发性肾小球疾病

①隐匿性肾小球肾炎:临床上轻型慢性肾炎应与隐匿型肾小球肾炎相鉴别,后者主要表现为无症状性血尿和(或)蛋白尿,无水肿、高血压和肾功能减退。②感染后急性肾炎:有前驱感染并以急性发作起病的慢性肾炎应与此病相鉴别。两者的潜伏期不同,血清补体 C3 的动态变化有助鉴别;此外,疾病的转归不同,慢性肾炎无自愈倾向,呈慢性进展。

5.其他系统性疾病

肾损害过敏性紫癜肾炎、糖尿病肾病、多发性骨髓瘤肾损害、淀粉样变累及肾脏等,以上疾病各有其特点,诊断慢性肾炎时应予以除外。

6.奥尔波特(Alport)综合征

此综合征有阳性家族史(多为性连锁显性遗传),常见于青少年,起病多在 10 岁之前,患者除了肾脏病变的临床表现(血尿,轻、中度蛋白尿及进行性肾功能损害)外,病变常累及眼(球形晶体等)、耳(神经性耳聋)。详细询问家族病史,必要时皮肤活检和肾活检可以作为鉴别诊断的依据。

# 七、治疗

慢性肾小球肾炎早期应针对其病理类型给予相应的治疗,抑制免疫介导炎症、抑制细胞增生、减轻肾硬化。并应以防止或延缓肾功能进行性恶化、改善或缓解临床症状以及防治并发症为主要目的。

## (一)积极控制高血压

1.治疗原则

①力争达到目标值:如尿蛋白<1g/d 患者的血压应该控制在 130/80mmHg 以下;如蛋白尿≥1g/d,无心脑血管并发症者,血压应控制在 125/75mmHg 以下。②降压不能过低过快,保持降压平稳。③一种药物小剂量开始调整,必要时联合用药,直至血压控制满意。④优选具有肾保护作用、能延缓肾功能恶化的降压药物。

2.治疗方法

(1)非药物治疗:限制饮食钠的摄入,伴高血压患者应限钠(<3g/d),降压药物应该在限制钠饮食的基础上进行;调整饮食蛋白质与含钾食物的摄入;戒烟、限制饮酒;减肥;适当锻炼等。

(2)药物治疗:常用的降压药物有血管紧张素转化酶抑制药(ACEI)、血管紧张素Ⅱ受体拮抗剂(ARB)、长效钙通道阻滞剂(CCB)、利尿药、β受体阻滞剂等。由于 ACEI 与 ARB 除具有降低血压作用外,还有减少尿蛋白和延缓肾功能恶化的肾保护作用,应优选。使用 ACEI 与 ARB 类药物应该定期检测血压、肾功能和血钾。部分患者首次应用 ACEI 与 ARB 2 周左右出现血肌酐升高,需要检查有无危险因素,如果未超过基础水平的 30%,仍然可以继续应用。有双侧肾动脉狭窄者禁用。肾功能不全患者应用 ACEI 与 ARB 要慎重,尤其注意防止高血钾。少数患者应用 ACEI 有持续性干咳的不良反应,可以换用 ARB 类。

**(二)减少尿蛋白并延缓肾功能的减退**

蛋白尿与肾脏功能减退密切相关,因此应该严格控制。

1.ACEI 与 ARB

具有降低尿蛋白作用,其用药剂量常需要高于其降压所需剂量,但应预防低血压的发生。

2.糖皮质激素和细胞毒药物

由于慢性肾炎是包括多种疾病在内的临床综合征,其病因、病理类型及其程度、临床表现和肾功能等差异较大,故是否应用应根据病因及病理类型确定。

3.限制食物中蛋白及磷的摄入

低蛋白与低磷饮食可以减轻肾小球高压、高灌注与高滤过状态,延缓肾小球硬化,根据肾功能的状况给予优质低蛋白饮食,保证进食优质蛋白质(动物蛋白为主)。在低蛋白饮食时,应适当增加糖类的摄入以满足机体生理代谢所需要的热量,防止负氮平衡。限制蛋白入量后同样可以达到低磷饮食的作用。

**(三)避免加重肾损害的因素**

感染,低血容量,脱水,劳累,水、电解质和酸碱平衡紊乱,妊娠及应用肾毒性药物(如氨基糖苷类抗生素、含有马兜铃酸中药、非甾体类抗感染药、造影剂等),均可能损伤肾脏,应避免使用或者慎用。

**(四)其他**

抗血小板聚集药、抗凝血药、他汀类降脂药、中医中药也可以使用。

## 八、预后

慢性肾炎最终将导致慢性肾衰竭,但其病变进展速度个体差异很大,主要与其病理损害类型及有无并发症(特别是高血压)相关,同时也与重视保护肾脏的程度及治疗是否适当有关。病理类型为系膜毛细血管性肾炎者,常可迅速发展为严重肾衰竭。并发高血压、感染、血容量不足,使用肾毒性药物等可加快发展成慢性肾衰竭。一般从首次发现尿异常到发展至慢性肾衰竭,可历时 10～20 年或更长时间。为了确定慢性肾炎的肾小球病变的性质,常规进行肾活检对评估预后有重要的意义。

# 第四节　肾小管性酸中毒

肾小管性酸中毒(renal tubular acidosis,RTA)是由于肾小管 $HCO_3^-$ 重吸收障碍或分泌 $H^+$ 障碍或两者同时存在引起的一组酸碱转运缺陷综合征,表现为阴离子间隙正常的高氯性代谢性酸中毒。临床上分为 4 型,分述如下。

## 一、近端肾小管酸中毒($\mathrm{II}$ 型)

### (一)病因病理

致病本质为近曲小管重吸收 $HCO_3^-$ 功能缺陷,机制包括上皮细胞受损、$Na^+$-$K^+$-$ATP$ 酶活性降低或碳酸酐酶缺乏。这些机制引起代谢性酸中毒和尿 $HCO_3^-$ 增加。

近端肾小管酸中毒的病因较为复杂。除了遗传性疾病和影响碳酸酐酶活性,一般很少单纯影响 $HCO_3^-$ 重吸收。

### (二)临床表现

1.骨病

其骨病的发生较 $\mathrm{I}$ 型 RTA 患者多见。在儿童中,佝偻病、骨质疏松、维生素 D 代谢异常等较常见,成年人为骨软化症。

2.继发性甲状旁腺功能亢进症

部分患者尿磷排泄增多,出现血磷下降和继发性甲状旁腺功能亢进症。

3.继发性醛固酮增多症

促进 $K^+$ 的排泄,可出现低钾血症,但程度较轻。

4.肾结石及肾钙沉着症

肾结石及肾钙沉着症较少发生。

### (三)辅助检查

1.酸负荷试验

如尿 pH 值≤5.5 应怀疑本病。

2.碱负荷试验

口服碳酸氢钠法:从 1mmol/(kg·d)开始,逐渐加量至 10mmol/(kg·d),酸中毒被纠正后,测血、尿 $HCO_3^-$ 浓度与肾小球滤过率,计算尿 $HCO_3^-$ 排泄分数。

尿 $HCO_3^-$ 排泄分数=尿[$HCO_3^-$]×血[肌酐]/血[$HCO_3^-$]×尿[肌酐]。

正常人尿 $HCO_3^-$ 排泄分数为零;$\mathrm{II}$ 型、混合型 RTA>15%,$\mathrm{I}$ 型 RTA 3%～5%。

### (四)诊断及鉴别诊断

(1)存在慢性高氯性代谢性酸中毒。

(2)碳酸氢钠负荷试验尿 $HCO_3^-$ 排泄分数>15%。

(3)肾排钾增高,在 $HCO_3^-$ 负荷时更为明显。

(4)可有高磷尿症、低磷血症、高尿酸、低尿酸血症、葡萄糖尿、氨基酸尿、高枸橼酸尿症、高钙尿症及少量蛋白尿。

(5)鉴别诊断须与氮质潴留所致酸中毒的其他疾病和其他类型肾小管性酸中毒鉴别。

### (五)治疗

1.纠正酸中毒

$\mathrm{II}$ 型 RTA 补碱量较 $\mathrm{I}$ 型 RTA 大,因此症多见于婴幼儿,以儿童为例,其补 $HCO_3^-$ 的量为 10～20mmol/(kg·d),此后以维持血中 $HCO_3^-$ 浓度于正常范围调整剂量。

2.噻嗪类利尿药

噻嗪类利尿药可适当使用。当 $HCO_3^-$ 的剂量用至 22mmol/(kg·d)而酸中毒不能被纠正时,氢氯噻嗪有助于纠正酸中毒。开始剂量为 1.5~2mg/(kg·d),分 2 次口服。治疗中应注意低血钾的发生。

3.补充维生素 $D_3$ 及磷。

### (六)预后

视病因不同各异。常染色体显性遗传和并发眼病的常染色体隐性遗传近端小管酸中毒需终身补碱。散发性或孤立性原发性近端小管酸中毒多为暂时性的,随着发育可能自行缓解,一般 3~5 年或以后可以撤药。

## 二、远端肾小管酸中毒(Ⅰ型)

### (一)病因病理

远端肾小管酸中毒主要是远端肾小管酸化功能缺陷,在管腔液和管腔周液间无法形成 $H^+$ 浓度梯度,在全身酸刺激下仍然不能排泄 $H^+$ 使尿 pH 值下降到 5.5 以下。其可能的机制包括:①远端小管氢泵衰竭;②非分泌缺血性酸化功能障碍。

1.原发性远端肾小管酸中毒

原发性远端肾小管酸中毒与遗传有关,常呈染色体显性遗传,自幼发病。

2.继发性远端肾小管性酸中毒

继发性远端肾小管性酸中毒常见于慢肾小管-间质肾炎,其他先天性肾病或遗传性肾病,如海绵肾、Fabry 病、特发性高钙尿症等均可引起。

### (二)临床表现

(1)轻者无症状。

(2)典型病例可表现为:①常有酸中毒,可有烦渴、多饮、多尿。②低血钾表现。③骨病:儿童可有骨畸形、侏儒、佝偻病。成年人可有软骨病。④泌尿系结石。

### (三)辅助检查

(1)血液化验血氯升高,血 $HCO_3^-$ 降低,血钾正常或降低。

(2)尿液化验尿中无细胞成分,尿 pH 值>5.5,尿钾排泄量增加。正常人尿氨排泄量约为 40mmol/d,Ⅰ型 RTA 尿铵排泄量<40mmol/d。

(3)负荷试验

氯化铵负荷试验:酸血症时,正常人远端小管排 $H^+$ 增加,而Ⅰ型肾小管性酸中毒(RTA)不能排 $H^+$ 使尿液 pH 值不能降至 5.5 以下。对可疑和不完全性Ⅰ型 RTA 常用氯化铵负荷试验,以提高诊断敏感性。试验方法为:分 3 次口服氯化铵 0.1g/(kg·d),连用 3 天。第 3 天每小时留尿 1 次,测尿 pH 值及血 $HCO_3^-$,当血 $HCO_3^-$ 降至 20mmol/L 以下而尿 pH 值>5.5 时,有诊断价值。有肝病者改用氯化钙 1mmol/(kg·d),方法与阳性结果的判定同氯化铵负荷试验。

尿 $PCO_2$ 测定:在补充碳酸氢钠条件下,尿 $HCO_3^-$ 可达到 30~40mmol/L,这时如果远端小管排 $H^+$ 正常,远端小管液的 $H^+$ 和 $HCO_3^-$ 可形成 $H_2CO_3$。由于远端小管刷状缘缺乏碳酸酐酶,尿 $H_2CO_3$ 不能很快进入循环而进入肾盂,进入肾盂后才释放生成 $CO_2$。因为肾盂面积小,$CO_2$ 不能被吸收而进入尿液排出体外。因此,新鲜尿液中 $CO_2$ 可以反映远端小管排 $H^+$ 能力。静脉滴注 5% 碳酸氢钠,维持 0.5 小时以上。静脉滴注过程中检测尿 pH 值,一旦尿液呈碱性,无论血 $HCO_3^-$ 浓度是否恢复正常,只要尿 $PCO_2<9.3kPa(69.8mmHg)$,可认为分泌 $H^+$ 的能力正常。

尿、血 $PCO_2$ 差值[$(U-B)PCO_2$]测定:其原理同尿 $PCO_2$ 测定。正常人$(U-B)PCO_2>2.67kPa(20mmHg)$,Ⅰ型 RTA 者则 $<2.67kPa(20mmHg)$。

(4)特殊检查

X 线片或静脉肾盂造影(IVP)片中可见多发性肾结石。

**(四)诊断及鉴别诊断**

(1)凡有引起Ⅰ型 RTA 的病因者。

(2)典型临床表现。

(3)高氯血症代谢性酸中毒。

(4)原因未明的尿崩症,失钾或周期性瘫痪,肾结石,佝偻病,骨或关节痛,均应疑及本病。

(5)阴离子间隙正常,尿铵 $<40mmol/d$,氯化铵负荷试验尿 pH 值 $>5.5$,碳酸氢钠负荷试验,尿、血 $PCO_2$ 差值$(U-B)PCO_2<2.67kPa(20mmHg)$,可诊断本病。

(6)本病应与肾小球疾病所致的代谢性酸中毒鉴别,后者常有肾小球滤过率下降,氮质血症的临床表现。

**(五)治疗**

1.病因治疗

Ⅰ型 RTA 患者多有病因可寻,如能针对病因治疗,其钾和酸分泌障碍可得以纠正。

2.纠正代谢性酸中毒

Ⅰ型 RTA 碱性药物的剂量应偏小,剂量偏大可引起抽搐。因肝脏能将枸橼酸钠转化为碳酸氢钠,故常给予复方枸橼酸合剂即 Shohl 溶液(枸橼酸 140g,枸橼酸钠 98g,加水至 1000mL),50~100mL/d,分 3 次口服。

3.电解质紊乱的治疗

低钾者常用枸橼酸钾合剂。补钾亦应从小剂量开始,逐渐增大。禁用氯化钾,以免加重高氯血症酸中毒。

4.骨病的治疗

针对低血钙、低血磷进行补充治疗。

(1)纠正低钙血症:可口服碳酸钙 2~6g/d,同时需补充维生素 D 类药物,常用维生素 $D_2$ 或维生素 $D_3$ 30 万 U。当血钙为 2.5mmol/L 或血清碱性磷酸酶恢复正常时则停用,以避免高钙血症,应用维生素 D 时必须与碱性药物同用。

(2)纠正低磷血症:低磷者给予无机磷 1.0~3.6g/d,分次口服,或磷酸盐合剂(磷酸二氢钠 18g 加磷酸氢二钠 145g,加水至 1000mL),每次 10~20mL,每天 4 次口服。

**(六)预后**

Ⅰ型 RTA 早期诊断及治疗,一般较好。有些患者可自行缓解,但也有部分患者可发展成为慢性肾衰竭。

### 三、混合型肾小管酸中毒(Ⅲ型)

混合型肾小管酸中毒为Ⅰ型和Ⅱ型的混合类型。

### 四、高钾型肾小管酸中毒(Ⅳ型)

**(一)病因病理**

此型 RTA 多为获得性。醛固酮分泌不足或远端小管对醛固酮反应减弱是主要机制。尽管远端小管泌 $H^+$ 功能正常,但分泌胺的能力很低,总排酸能力下降。

**(二)临床表现**

(1)存在高氯性酸中毒。

(2)尿钾排泄明显减少,血钾高于正常。

(3)尿中不含氨基酸、糖和磷酸。

**(三)辅助检查**

(1)血液生化检查动脉血气分析为高氯性代谢性酸中毒合并高钾血症。

(2)尿液化验尿 pH 值>5.5,血浆 $HCO_3^-$ 浓度正常时,肾脏对 $HCO_3^-$ 重吸收下降(15%)。

**(四)诊断及鉴别诊断**

(1)临床确诊依据为高氯性代谢性酸中毒合并高钾血症,高钾血症和肾功能不平行。

(2)存在慢性肾脏疾病或肾上腺皮质疾病。

(3)持续的高钾血症,应疑是此病。

(4)排除肾功能不全导致的高钾血症。

**(五)治疗**

1.一般治疗

(1)限制饮食中钾的含量,避免应用易致高钾的药物。

(2)限制饮食中钠的含量,尽管对此类患者有益,但应避免长期限制钠的摄入。

2.病因治疗

需针对原发性病因进行治疗。

3.药物

(1)原发病的治疗。

(2)纠正酸中毒:给予小量的 $NaHCO_3$ 1.5~20mmol/(kg·d)。

(3)氟氢可的松:剂量为 0.1~0.3mg/d,适用于低肾素、低醛固酮或肾小管对醛固酮反应低的患者,以增加肾小管对钠的重吸收,尿钾及净酸排泄增加。常用超生理剂量,故有高血压及心功能不全者应慎用。

(4)呋塞米:可抑制氯的重吸收,增加钾和氯离子的分泌,增加血浆醛固酮的含量,有纠酸和对抗高钾的作用。常用剂量为 20~40mg,每天 3 次,口服。禁用螺内酯、氨苯蝶啶、吲哚美辛等。

(5)离子树脂:口服能结合钾离子的树脂,可减轻高钾血症和酸中毒。

(6)透析治疗:经上述处理高钾血症不能缓解者,可考虑透析治疗。

# 第五节 肾性氨基酸尿

氨基酸可以从肾小球自由滤过进入原尿，人体每天约有 50g 氨基酸进入原尿。除了丝氨酸、甘氨酸、组氨酸和牛磺酸，原尿中的氨基酸几乎均能被肾小管完全重吸收。肾性氨基酸尿是机体氨基酸代谢正常，但肾小管重吸收氨基酸功能障碍的一类肾小管疾病。

目前发现至少有 6 种独立的氨基酸转运系统，包括二羧基氨基酸、二碱基氨基酸、亚氨基氨基酸、中性氨基酸、β-氨基酸和胱氨酸-半胱氨酸转运系统。随着分子生物学的进展，这些转运系统和发病之间的关系会有新的认识。

## 一、胱氨酸尿

### (一)流行病学

临床罕见，Levy 统计其发生率为 1/7000 新生儿。男女患病率相似，但男性症状较重。

### (二)病因病理

以 SLC3A1 和 SLC7A9 两个基因突变最常见。前者为常染色体隐性遗传（染色体 2p21），杂合子携带者不发病；相反，后者为常染色体显性遗传（染色体 19q13.11），大多数杂合子会产生轻中度尿氨基酸异常。其编码的转运体主要将胱氨酸和二碱基氨基酸（包括赖氨酸、精氨酸和鸟氨酸）从管腔转运到上皮细胞内。

由于尿中胱氨酸水平显著升高，尿胱氨酸水平＞1mmol/L（pH 值＜7.0）可沉积形成结石，导致尿路结石和肾钙化。病情较重的纯合子患儿可能由于氨基酸缺失影响生长发育。

### (三)临床分型

最初按氨基酸吸收障碍特征，将胱氨酸尿症分为Ⅰ型、Ⅱ型和Ⅲ型。随着遗传分子学进展，目前主要根据致病基因不同分为 A、B 和 AB（SLC3A1 和 SLC7A9 混合基因突变）共 3 个亚型。

### (四)临床表现

儿童期泌尿系胱氨酸结石是主要表现。

### (五)辅助检查

尽管钙含量低，胱氨酸结石并不透光。X 线片可见双侧尿路有多发性、阴影淡薄、大小不等的结石。常可发现膀胱结石。儿童的膀胱结石应注意胱氨酸尿的可能。尿氰化硝普盐试验显示为品红色提示胱氨酸尿，但特异性不高。尿检可能发现典型的胱氨酸六面体结晶。离子交换色谱检测尿和血浆胱氨酸、L-精氨酸、L-赖氨酸和 L-鸟氨酸是最可靠的方法。

### (六)诊断及鉴别诊断

尿胱氨酸显著升高，可高于正常 50 倍（正常胱氨酸排泄量＜20mg/d），此外 L-精氨酸、L-赖氨酸和 L-鸟氨酸水平也可以升高。血浆这些氨基酸正常或偏低水平具有诊断意义。

血浆胱氨酸：显著升高要考虑胱氨酸贮积症，该病的全身表现：①全身（角膜、眼结膜、淋巴结、内脏）胱氨酸沉积。②无肾结石及胱氨酸尿。③10 岁以前损害近端肾小管，可出现范科尼综合征。④早期出现肾衰竭。同时检测血浆和尿氨基酸水平可鉴别。

## (七)治疗

### 1.饮水疗法

维持较大的尿量,使尿中胱氨酸浓度降低。每天饮水(或输入液)量在 5～7L,夜间入睡时补液量相当于当日入水量的 1/3。

### 2.碱化尿液

在 pH 值≥7.5 时,胱氨酸溶解度明显增加,常用枸橼酸以碱化尿液。

### 3.适当限制蛋白质饮食

低蛋氨酸饮食,减少胱氨酸前体物质的摄入。

### 4.青霉胺

应用后与半胱氨酸混合形成二硫化物,使半胱氨酸的溶解度明显增大,可阻止新结石的形成和促进结石的溶解。常用量为每天 1～3g。由于该药有较严重的不良反应,故只适用于单独水疗法无效和无肾衰竭的患者。

### 5.手术治疗

手术治疗用于肾结石药物治疗无效者。

### 6.透析治疗

透析治疗适用于并发肾衰竭者。

## (八)预后

既往胱氨酸尿患者中 50% 死于肾衰竭。若能早期诊断及治疗,同时防治结石以及防治尿路梗阻及感染,保持肾功能正常,患者多能较长期存活。

# 第六节 肾性尿崩症

尿崩症是指肾脏重吸收水分减少引起的尿浓缩障碍,排除大量稀释性体液而出现多饮、多尿和烦渴等症状。这种过量摄水和低渗性多尿的状态,可能是由于正常的生理刺激不能引起抗利尿激素(ADH)释放所致(中枢性或神经性),或肾脏对抗利尿激素不起反应即肾性尿崩症。此处主要介绍后者。

## 一、病因病理

### (一)抗利尿激素

下丘脑分泌的抗利尿激素是调节水平衡的关键调控因子,在人类为精氨酸加压素(AVP)。肾小球每天滤过 180L 的水,其中约 80% 和 15% 分别被近端小管和远端小管重吸收。因此每天有 9L 低渗尿到达集合管,AVP 作用于集合管促进原尿重吸收,是人类尿液浓缩的主要机制。

AVP 通过控制远曲小管和集合管上皮细胞水通道的数量来控制水分重吸收。AVP 通过特异性受体发挥作用,其受体包括 V1R、V2R 和 V3R 三种类型,V2R 具有高度组织特异性,仅在肾脏髓襻和集合管表达,而集合管 V2R mRNA 的表达为髓襻的 10 倍。AVP 和 V2R 结合后,第二信使 cAMP 升高,促进水通道蛋白(AQP)-2 在主细胞管腔侧形成,原尿中水经 AQP-2 进入主细胞使尿液浓缩。AVP/V2R/AQP-2 之间的环节发生异常,均可导致水调节紊乱和尿崩症。

**(二)肾性尿崩症原因**

病因包括先天遗传性和获得性。先天性肾性尿崩症是一种罕见病,90% 的为 X-连锁隐性遗传病,<10% 是由于常染色体隐性或显性遗传。超过 90% 的先天性遗传性肾性尿崩症都是由 AVPV2R 病变引起的。获得性肾性尿崩症是由于肾脏或全身疾病(如低钾血症或高钙血症)对集合管或者肾间质破坏,引起精氨酸加压素(AVP)不敏感或肾间质渗透压梯度受损。部分患者对精氨酸加压素(AVP)尚存一定反应,为不完全性抗血管升压素尿崩症。

**二、临床表现**

主要表现为烦渴多饮、多尿,严重者可达 16~24L/d。昼夜尿量相当。由于夜尿次数增多,出现睡眠不足表现。

先天性肾性尿崩症出现症状者主要为男性,多为完全表现型。女性症状轻微或没有症状。多数在出生后不久即发生症状,表现为易啼哭,授乳或饮水即安静,伴发热,补液后退热。可因为脱水出现便秘、厌食,甚至影响生长发育。部分患者因为尿量增多导致输尿管积液或膀胱增大。

**三、辅助检查**

**(一)是否为尿崩症**

尿量和尿渗透压检查,一般认为 24 小时尿量超过 50mL/kg 体重和尿渗透压<300mOsm/(kg·$H_2O$)为尿崩症标准。

**(二)是否存在"溶质性利尿"**

包括血糖、尿素氮检查,24h 溶质清除率[24h 尿渗透压×24h 尿量(单位为升)]<15mOsm/kg。

**(三)区分尿崩症病变部位**

包括高渗盐水试验和血管升压素试验。

**四、诊断及鉴别诊断**

**(一)诊断试验**

1.高渗盐水试验无反应

以 0.1mL/(kg·min)速度滴注 3% 生理盐水,持续 1~2 小时,当血浆渗透压>295mOsm/(kg·$H_2O$)或血钠>145mmol/L 时测定一次血浆 AVP 水平。实验完毕根据滴注盐水绘制图形,可以区分部分中枢性尿崩症、部分肾性尿崩症和精神性烦渴,后两者 AVP 对高渗盐水的反应是正常的。

2.血管升压素试验无反应(不完全表现型者可有部分反应)

当血浆渗透压为 280mmol/L 时,精氨酸加压素不能显著增高血浆渗透压。也有提出禁水-血管升压素试验,但禁水可增加脱水危险。

**(二)诊断要点**

1.典型病例

(1)根据临床表现。

（2）实验室检查。

（3）阳性家族史，一般即可诊断。

2.非典型病例

（1）幼儿如反复出现失水、烦渴、呕吐。

（2）发热、抽搐及发育障碍。

（3）尤其在失水的情况下，尿仍呈低张性尿，对确诊有一定价值。

### （三）鉴别诊断

1.垂体性尿崩症

（1）多见于青年。

（2）起病突然，多尿、烦渴症状较重。

（3）有下丘脑-神经垂体损害征象。

（4）对血管升压素试验反应良好。

2.精神性烦渴

（1）多见于成年女性。

（2）先有烦渴多饮后出现多尿。

（3）尿量波动大且与精神因素有密切的关系。

（4）对血管升压素及高渗盐水试验反应迅速。

3.其他

糖尿病亦可出现多饮、多尿，但血糖升高及糖耐量异常可与之鉴别。

## 五、治疗

### （一）病因治疗

获得性肾性尿崩症如能及时纠正低钾血症、高钙血症、间质性肾炎及自身免疫性疾病等因素，可能有效缓解症状。目前针对先天性遗传性原因者尚无临床可行的办法。

### （二）氢氯噻嗪

抑制远端肾小管重吸收钠和水，引起中度低血容量症，刺激近端小管重吸收水。动物实验提示氢氯噻嗪也可能促进肾髓质集合管重吸收水，这一效应并不依赖 AVP。可给予氢氯噻嗪 $25\sim50mg$，每天 3 次，可减少尿量约 $50\%$。可配合低钠饮食、阿米洛利或前列腺素阻断药。治疗期间应注意电解质平衡。

### （三）吲哚美辛

减少肾脏血流量及对抗前列腺素抑制 cAMP 的作用，与氢氯噻嗪并用效果更好，常用 $25mg$，3 次/d。

### （四）加压素类药物

主要应用于中枢性尿崩症，对肾性尿崩症疗效有限，可短期试用。常用去氨加压素。

### （五）对症治疗

主要是对症治疗补足水分，维持水平衡，减少糖、盐等溶质的摄入。

# 第七节　急性肾盂肾炎

急性肾盂肾炎起病急,临床表现有两组症状群:①泌尿系统症状:可有尿路刺激征,腰痛和(或)下腹部疼痛,肋脊角及输尿管点压痛,肾区压痛和叩痛。②全身感染症状:如寒战、发热、恶心、呕吐,血白细胞计数增高。一般无高血压和氮质血症。急性肾盂肾炎可侵犯单侧或双侧肾。肉眼所见:肾盂、肾盏黏膜充血、水肿,表面有脓性分泌物,黏膜下可有细小的脓肿;在一个或几个肾乳头可见大小不一,尖端指向肾乳头,基底伸向肾皮质的楔形炎症病灶。镜下所见:病灶内肾小管腔中有脓性分泌物,小管上皮细胞肿胀、坏死、脱落。间质内有白细胞浸润和小脓肿形成,炎症剧烈时可有广泛性出血,小的炎症病灶可完全愈合,较大的病灶愈合后可留下瘢痕,肾小球一般无形态改变。合并有尿路梗阻者,炎症范围常常很广泛。

## 一、临床表现

### (一)全身症状

寒战、发热、腰痛,可伴有恶心、呕吐、食欲缺乏。

### (二)泌尿系统症状

可有或无尿频、尿急、尿痛。

### (三)体征

季肋角及输尿管点压痛,肾区压痛和叩痛。

### (四)肾乳头坏死

肾乳头坏死为急性肾盂肾炎的重要并发症,多发生在糖尿病患者,有肾绞痛、无尿、急性肾衰竭。

### (五)败血症

即尿路感染败血症,多数患者有插管和尿路梗阻的病史。

## 二、辅助检查

### (一)血常规

偶有白细胞计数轻度增高,贫血不明显。

### (二)尿常规

血尿、白细胞尿,可见白细胞管型、红细胞管型,蛋白尿不常见。

### (三)清洁中段尿培养

杆菌细菌数$>10^5$/mL,球菌$>1000$/mL,即可诊断。

### (四)涂片找细菌

油镜下找到 1 个细菌可认为阳性。

### (五)其他

尿抗体包裹试验阳性,尿 NAG 酶、$\beta_2$-M 升高,血 Tamm-Horsfall 抗体阳性。

### (六)特殊检查

B 超、KUB、IVP 检查肾无形态学变化。

## 三、诊断要点

1.发热、寒战等全身症状及膀胱刺激症状。

2.腰痛和肾区叩击痛。

3.尿液细菌学检查阳性。

## 四、鉴别诊断

### (一)急性膀胱炎

表现为尿频、尿急、尿痛等典型的膀胱刺激症状,有脓尿,约30%的患者有血尿,但很少有发热、寒战等全身症状。疼痛以耻骨上区坠痛及压痛为主,且无腰和肾区叩击痛。检查多无蛋白尿和管型尿。

### (二)肾积脓

主要表现为脓尿,急性感染时有明显腰痛肾区叩击痛,伴发热、寒战等全身症状。脓肾在腹部检查多可扪及肿大的肾,而且肾区叩痛特别明显。肾B超检查发现肾内有积液,IVU患侧肾不显影。

### (三)肾周围炎及肾脓肿

主要表现为发热、寒战等全身症状,伴明显腰痛和肾区叩击痛。但通常无尿频、尿急、尿痛,尿中无脓细胞。KUB平片可发现腰大肌影消失,B超检查可发现肾周有液性暗区。

### (四)急性胆囊炎和急性阑尾炎

主要表现为腹痛、腹胀,可有寒战、发热。急性胆囊炎患者体检时Murphy征为阳性,急性阑尾炎患者体检时麦氏点有固定压痛或反跳痛,而且均无尿路刺激征,尿液检查常无脓细胞,B超检查可发现胆囊增大或有结石。

## 五、治疗

### (一)治疗原则

(1)有菌血症危险者应选用较强的广谱抗生素,待尿培养药敏试验后再调整抗生素的种类。

(2)无发热或治疗后48小时不发热者,可改用口服制剂。

(3)每年发作在2次以上者,应加强治疗。

(4)选用对肾损害小、不良反应也小的抗菌药,避免使用肾毒性的药物,尤其是肾功能不全者。

### (二)一般治疗

卧床休息,多饮水、勤排尿。

### (三)药物治疗

对急性肾盂肾炎的治疗经历了从长疗程到短疗程、再到长疗程这样一个学术发展过程,近来的3天疗法或大剂量单次治疗方法,已被证实有复发和转为慢性感染的缺点,既往国内外所规定的"尿路感染必须有足够疗程"的治疗原则重新广泛应用。

1.中等度严重的肾盂肾炎

(1)STS疗法:因引起急性肾盂肾炎的细菌主要是革兰阴性菌,以大肠埃希菌为主,因此初发的急性肾盂肾炎可选用STS 14天疗法即成年人每次口服磺胺甲噁唑(SMZ)1.0g、甲氧苄啶(TMP)0.2g 及碳酸氢钠 1.0g,每天 2 次,14 天为一个疗程,SMZ 配用 TMP,其杀菌力可增加多倍,加用碳酸氢钠不仅可以碱化尿液,加强 SMZ 的疗效,且可防止长期应用 SMZ 后可能发生的结晶尿。

(2)诺氟沙星:0.2g,每天 3 次,疗程为 14 天。喹诺酮类抗菌药具有广谱、低毒、可以口服等优点,是治疗尿路感染的理想药物,对磺胺类药物耐药或过敏者,或反复复发而用其他药物疗效欠佳时用此类药。

一般抗菌治疗 2~3 天即有效,如已显效不需按药敏结果更换抗生素,因尿菌的药敏结果不及血培养的药敏结果可靠。如无好转,宜参考药敏试验结果更换抗生素,在 14 天的疗程后,通常尿菌的转阴率达 90% 左右,如尿菌仍呈阳性,此时应参考药敏试验选用有效的和强有力的抗生素,治疗 4~6 周。

2.临床症状严重的肾盂肾炎

一般疗程为 2~3 周,先给予静脉用药,可选用药物有:①氨苄西林 1~2g,每 4 小时 1 次;②头孢噻肟 2g,每 8 小时 1 次,必要时联合用药。经过上述药物治疗后,如病情好转,可于退热后继续用药 3 天再改为口服抗菌药,以完成 2 周疗程。如未能显效,应按药敏结果更换抗生素。有复杂因素的肾盂肾炎患者,其致病菌多有耐药性,有时在治疗上会很困难,按药物敏感试验结果可试用以下抗生素:①奈替米星 2mg/kg,每 12 小时静脉注射 1 次。②头孢曲松(菌必治)2.0g,每 24 小时静脉注射 1 次。③卡芦莫南(噻肟单酰胺菌素)2g,每 8 小时静脉注射 1 次。复杂性肾盂肾炎易发生革兰阴性杆菌败血症,应联合使用两种或两种以上的抗生素静脉注射治疗,在用药期间,应每 1~2 周做 1 次尿培养,以观察尿菌是否转阴,经治疗仍持续发热者,则应注意肾盂肾炎并发症的可能,如肾盂积脓、肾周脓肿等,应及时行肾 B 超等检查。

(四)中药治疗

急性肾盂肾炎应首选抗生素治疗,中医治疗为辅助治疗,此病属中医淋证范围。中医学认为,湿热之邪蕴结于下焦,膀胱受热郁结,不能宣行水道,治疗以清热利湿、通淋解毒为主。方剂选用八正散加减(木通、车前子、栀子、滑石、甘草、瞿麦、连翘、黄檗)。若发热加柴胡、黄芩;尿混浊加萆薢;血尿加鲜茅根、小蓟;小腹挛痛加乌药。如尿短赤涩痛,为热偏重,宜重用清热解毒药物,如尿混浊、不痛者,为湿偏重,宜重用利湿通淋药(滋阴通淋方:生地黄 15g,沙参 10g,枸杞子 12g,苦参 15g,黄檗 12g,麦冬 10g,益母草 20g,白茅根 15g,当归 10g,柴胡 10g)。

# 第八节　慢性肾盂肾炎

慢性肾盂肾炎是指慢性间质性肾炎伴有肾瘢痕形成和反复泌尿道感染,并非由急性肾盂肾炎反复发作演变而来,多发生在尿路解剖或功能上有异常情况者,最为常见的为尿道梗阻、膀胱输尿管反流。尿道无复杂情况者,则极少发生慢性肾盂肾炎。慢性肾盂肾炎的病程经过很隐蔽,尿路感染表现很不明显,平时无症状,少数患者可间歇性发生症状性肾盂肾炎,但更为常见的表现为间歇性无症状细菌尿和(或)间歇性尿频、尿急等下尿路感染症状,和(或)间歇性低热。同时出现慢性间质性肾炎的表现,如尿浓缩功能下降,出现多尿、夜尿,易发生脱水;肾小管重吸收钠功能差而致低钠;可发生低血钾或高血钾及肾小管酸中毒等,肾小管功能损害往往比肾小球功能损害更为突出。

肉眼所见肾表面有程度不等的凹凸不平和瘢痕,两侧大小不等,炎症区域内的肾乳头有瘢痕形成,可致肾盂肾盏变形。光镜下见间质纤维化和瘢痕形成,小管萎缩,有单核细胞浸润,肾小球周围纤维化,这些变化与其他原因引起的慢性间质性肾炎基本相同,只是肾盏、肾盂黏膜可有较明显的炎症或瘢痕改变,在慢性肾盂肾炎晚期,由于肾实质损害严重,可导致固缩肾和肾衰竭。

## 一、临床表现

在慢性肾盂肾炎中,临床表现差异很大,其主要标志是真性细菌尿及反复发作的急性尿路感染,临床上分为 5 型。

### (一)反复发作型肾盂肾炎

(1)反复发生的尿路刺激征。

(2)常有真性菌尿。

(3)腰痛和叩痛。

### (二)长期低热型肾盂肾炎

反复发生低热。

### (三)血尿型肾盂肾炎

以发作性血尿为主。

### (四)无症状菌尿型肾盂肾炎

患者可无临床症状,尿培养即有细菌。

### (五)高血压型肾盂肾炎

以高血压为主要临床特点。

## 二、辅助检查

### (一)尿常规

血尿、白细胞尿(5 个/HP),可见白细胞、红细胞管型,蛋白尿不常见。

### (二)清洁中段尿培养

杆菌细菌数$>10^5$个/mL,球菌$>1000$/mL,即可诊断。

### (三)涂片找细菌

油镜下找到 1 个细菌可认为阳性。

### (四)尿抗体包裹细菌试验

阳性,尿浓缩稀释试验异常。

### (五)血常规

可有或无白细胞计数增高,肾功能不全时,可有贫血。

### (六)血生化检查

BUN、Ser 升高,血 $HCO_3^-$、血钠降低,血钾因肾小管调节功能障碍,即可发生低钾血症,亦可发生高钾血症,血钙、血磷在发生尿毒症时有低血钙、高血磷。

（七）肾功能检查

肾小管功能受损，低比重尿，尿酶及 $\beta_2$-M 酶增高，可有肾小管酸中毒及 Fanconi 综合征等表现。

（八）B 超检查双肾大小不一，表面凹凸不平。

（九）KUB 或 IVP 检查肾盂、肾盏变形，外形不光滑，亦可缩小。

## 三、诊断标准

1.病史＞1 年，且有反复发作的尿路感染。

2.有肾影像改变的证据，如双肾大小不等，表面不平，有时可见肾盂、肾盏变形。

3.有肾小管功能和（或）肾小球持续性损害。

## 四、诊断要点

1.急性肾盂肾炎反复发作病史，病期＞6 个月。

2.中段尿细胞培养为阳性。

3.IVU 或 CT 显示双肾大小不等，肾盂、肾盏变形。

## 五、鉴别诊断

（一）下尿路感染

主要表现为尿频、尿急、尿痛、排尿不适，尿中白细胞增多。慢性肾盂肾炎在静止期也有类似表现，然而两者的处理和预后有很大的差别。其主要的鉴别方法有以下几种：①膀胱冲洗后尿培养，是区分上、下尿路感染最特异的方法；②输尿管导尿法，此方法有损伤而目前少用；③尿沉渣找抗体包裹细菌，因细菌性前列腺炎和白带污染可致假阳性，近来已不用；④$^{99m}$Tc 放射性核素扫描，扫描阳性，表现为有放射性缺损区时提示有肾盂肾炎；⑤血 C 反应蛋白水平升高也往往提示肾盂肾炎。

（二）肾结核

主要表现为尿频、尿急、尿痛和排尿不适的尿路刺激症状，可伴有脓尿、发热等症状。应用一般抗生素治疗往往不能奏效。尿沉渣涂片可找到抗酸杆菌，OT 试验呈阳性反应、红细胞沉降率（血沉）加快。X 线胸片可发现肺内有结核病灶；排泄性尿路造影可见肾盏杯口虫蚀样破坏。

（三）慢性肾小球肾炎

慢性肾小球肾炎患者并发尿路感染时，也表现尿路刺激症状和全身感染症状。在晚期也表现为水肿、高血压。它与不典型慢性肾盂肾炎的区别在于慢性肾小球肾炎患者的蛋白尿多，且以中分子蛋白为主，白细胞少，IVU 或 CT 显示双肾对称性缩小，外形光整，无肾盂、肾盏变形；而慢性肾盂肾炎患者仅少量蛋白尿，尿中白细胞多，且中段尿细菌培养为阳性，IVU 或 CT 显示双肾大小不等，肾盂、肾盏变形。

（四）尿道综合征

尿道综合征好发于中年女性，主要表现为尿频、尿急、尿痛和排尿不适。但多次中段尿培养均无细菌生长。

## 六、治疗

### (一)治疗原则

1.急性发作者按急性肾盂肾炎治疗。

2.反复发作者应通过尿细菌培养并确定菌型,明确此次再发是复发或重新感染,并根据药物敏感试验结果合理选择有效的抗生素。

3.治疗目的在于缓解急性症状,防止复发,并减慢肾实质损害。

### (二)治疗方案

1.一般治疗

通常应鼓励患者多饮水,勤排尿,以降低髓质渗透压、提高机体吞噬细胞功能。有发热等全身感染症状者应卧床休息,服用碳酸氢钠 1g,每天 3 次,可碱化尿液,以减轻膀胱刺激症状,并对氨基糖苷类抗生素、青霉素、红霉素及磺胺等有增强疗效的作用,但应注意碱化尿液可使四环素药效下降。有诱发因素者应给予积极治疗,如肾结石、输尿管畸形等。抗感染治疗最好在尿细菌培养及药物敏感试验指导下进行。

2.急性发作的治疗方案

慢性肾盂肾炎一般均有复杂因素,急性发作的治疗方案是选用敏感的抗菌药物治疗 2～6 周,如病史已有反复发作者,则可直接给予 6 周强有力的抗菌药物疗程。初始可根据经验使用抗菌药如复方磺胺甲恶唑 2 片,每天 2 次,诺氟沙星 0.2g,每天 2 次,10～14 天为一个疗程,如疗效佳则不必按药敏试验结果来改用抗菌药,并完成疗程。对于临床症状典型且严重的慢性肾盂肾炎急性发作者,治疗 3 个阶段。

(1)按经验使用抗菌药24～48 小时,如氨苄西林 2g,静脉滴注,每 8 小时 1 次;或头孢呋辛 1.5g,静脉注射,每天 2 次;或氧氟沙星 0.3g,静脉滴注,每天 2 次等。

(2)从第 3 天开始可根据药敏试验结果选用强有力的抗菌药治疗。

(3)从第 7 天开始在患者临床症状稳定和退热 2 天后口服抗菌药,以完成2～6 周的疗程。

3.再发的治疗方案

再发可分为复发和重新感染,其中有 80％的属重新感染。对复发患者需按药敏试验结果选用强有力的抗菌药物治疗 8 周,抗菌药物应用尽可能大的剂量,并选用血浓度和肾组织浓度均高的强有力杀菌类抗生素,如诺氟沙星 0.3g,每天 2 次,复方磺胺甲恶唑 2 片,每天 2 次。重新感染说明尿路对感染的防御能力差,其治疗方法同首次发作,给予敏感药物 2 周的疗程。

4.无症状性菌尿的治疗方案

慢性肾盂肾炎,尤其是孕妇、儿童及有复杂因素存在者必须治疗。一般口服给药2～6 周,用药方法同前述。由于无症状,尿细菌学检查极为重要,应在治疗开始后 3～5 天,疗程结束后5～9 天及疗程结束后 4～6 周分别做中段尿细菌培养,以观察疗效。

5.中药治疗

基本原则是:清利通淋,清热解毒,活血化瘀,健脾固肾。

# 第九节　肾皮质感染

肾皮质感染为病毒经血供进入肾皮质引起的严重感染,形成脓肿时称为肾皮质脓肿。小脓肿融合扩大而成大块化脓组织称为肾痈,病变发展可从肾皮质向外破溃形成肾周围脓肿。其致病菌大多为金黄色葡萄球菌,亦有大肠埃希菌和变形杆菌。细菌可由体内其他部位脓性病灶经血液循环进入肾。偶可继发于尿路梗阻或先天性畸形,如儿童的膀胱输尿管反流。本病多见于男性,发病年龄在 25～50 岁,1/3 的患者为糖尿病患者。

## 一、临床表现

1.起病较急,多伴畏寒、发热、腰部疼痛、食欲缺乏。

2.后期因为感染侵入肾盂可出现膀胱刺激症状。

3.常先有其他部位的细菌感染病史,如口腔、肝、膀胱的感染。应了解患者是否有糖尿病史。

4.患侧腰部有明显压痛及叩痛,可触及肿大的肾,有肌紧张,发展至肾周围感染时,可见肾区皮肤水肿。

## 二、辅助检查

### (一)实验室检查

1.血常规

血白细胞总数及中性粒细胞数上升;血细菌培养可呈阳性。

2.尿常规

早期正常,晚期因感染扩展到肾盂可发现白细胞;尿培养的结果应与血培养相同。

3.脓培养

B 超引导下穿刺抽脓培养可发现致病菌。

### (二)特殊检查

1.X 线检查

(1)KUB 示患肾增大或轮廓不清,感染向肾周扩散时脊柱可弯向患侧。

(2)IVU 显示肾盂、肾盏显影延迟。还可见肾盂、肾盏被压迫变形。

2.B 超检查

可见肾皮质有不规则的脓肿轮廓,回声偏移,稍向肾边缘凸出,脓肿为低回声区,穿刺或可确诊。

3.CT

肾扫描显示肾皮质腔内有脓液,CT 值介于囊肿和肿瘤之间,但难与肿瘤内坏死相区别。增强扫描可较清楚地显示脓肿轮廓。

4.放射性核素肾扫描

可显示占位病变,肾缺损区与肾囊肿相似,用 $^{67}Ga$ 可提示感染组织。

## 三、诊断要点

1.畏寒、发热、腰部疼痛和肌肉紧张,局部压痛明显。

2.B 超或 CT 检查发现肾周脓肿形成。

3.肾周穿刺抽出脓液可明确诊断。

## 四、鉴别诊断

### (一)急性肾盂肾炎

两者症状、体征相似,但本病多有尿路刺激症状;IVU 无肾盏受压或充盈缺损,B 超和 CT 检查无肾实质性占位。

### (二)肾周围炎和肾周围脓肿

主要表现为畏寒、发热、腰痛。但患者有腰椎向患侧弯曲,肢体活动受限。KUB 平片显示肾区密度增加,腰大肌阴影消失,B 超和 CT 检查则可以鉴别是肾皮质还是肾周围的化脓性感染。

### (三)肾结核

主要表现为尿频、尿急、尿痛等膀胱刺激症状,伴有低热、盗汗、乏力、贫血等全身性结核中毒症状及不同程度的脓尿。但肾结核患者多无高热,而尿频较为严重,24 小时尿中可查到抗酸杆菌,早期肾结核 IVU 表现为肾盏边缘不整齐,如虫蚀状;后期呈缺少一个或几个肾盏的征象。结核性脓肾时尿呈米汤样混浊,伴低热;B 超检查可见肾内有积液。

### (四)肾肿瘤

主要表现有腰痛及腰腹部肿块,CT 检查与 B 超检查显示肾实质内有占位性病变。肾肿瘤可出现间歇性无痛性血尿;IVU 显示肾盂肾盏变形、破坏或消失;注射造影剂后 CT 增强扫描示肾肿瘤有增强。

### (五)单纯性肾囊肿

主要表现为腰痛,可伴有高血压症状。通常无发热,B 超检查显示肾实质有圆形液性暗区,其边缘清楚;肾囊肿穿刺液呈草黄色透明液体。

## 五、治疗

### (一)一般治疗

卧床休息,多饮水,维持水、电解质平衡及能量代谢平衡,适当注意营养。必要时可使用解热镇痛药。

### (二)抗感染治疗

肾皮质化脓性感染一旦确诊为金黄色葡萄球菌引起,应立即应用耐青霉素酶的抗生素治疗,如羟苄西林,每天 4~6g,静脉滴注;或头孢菌素类的头孢呋辛,1.5g,每天 2 次,静脉滴注;或喹诺酮类药物,如环丙沙星 0.2g,每天 2 次,静脉滴注;左旋氧氟沙星 0.3g,每天 2 次,静脉滴注,疗程 1~2 周,体温正常后可改口服用药。也可根据血液、尿液细菌培养结果,选用敏感抗生素。

### (三)积极治疗

原发病对于引起本病的原发感染灶要积极处理,对糖尿病患者要积极治疗。

# 第十节 肾周围炎和肾周围脓肿

肾周围炎是指发生于肾包膜与肾周筋膜之间的脂肪组织中的炎症。如感染形成脓肿,则称为肾周围脓肿。致病菌以金黄色葡萄球菌及大肠埃希菌多见,大多由肾痈、肾表面脓肿破裂侵入肾周围组织而形成,少数也可由远处炎症通过血行感染直接到肾周围组织。以单侧性多见,右侧多于左侧,男性较多,年龄常见于 20～50 岁。

## 一、临床表现

1.畏寒、发热,腰部疼痛,发展为肾周围脓肿时症状加重。

2.患侧腰部肌肉紧张,可触及痛性肿块,伴有腰部及下肢活动受限。

3.过去史:常继发于严重慢性肾感染,有持续或反复的尿路感染病史。

4.腰部肿胀,压痛,叩痛明显,肌紧张和皮肤水肿,腰大肌试验阳性,有时可触及痛性肿块。

## 二、辅助检查

### (一)实验室检查

1.血常规检查

血白细胞及中性粒细胞计数上升。

2.尿常规

正常或可见脓细胞。

3.血细菌培养

可阳性。

### (二)特殊检查

1.X 线检查

(1)腹部 X 线片示脊柱弯向患侧,腰大肌及肾轮廓不清。

(2)X 线胸部透视可见患侧膈肌抬高,活动受限。

(3)排泄性尿路造影示患肾位置异常,显影差或不显影,呼吸时移动范围减少,甚至不随呼吸移动,有时可发现肾结石和上尿路梗阻征象。

2.B 超检查

B 超检查可见患侧肾轮廓不清,肾周有边界不清的低回声光团。肾位置固定,不随呼吸活动。

3.CT 检查

CT 检查可显示肾周有低密度的肿块,肾增大、移位,肾周筋膜增厚,脓肿中有时可见气体和气-液平面,是诊断该病的最佳方法。

4.B 超引导下穿刺

在 B 超引导下对肾周脂肪囊进行穿刺,抽出脓液,即可明确诊断。

## 三、诊断要点

1.畏寒、发热,腰部疼痛和肌肉紧张、局部压痛明显。

2.B超或CT检查发现肾周围脓肿形成。

3.肾周脂肪囊穿刺抽出脓液可明确诊断。

## 四、鉴别诊断

### 1.急性肾盂肾炎

有全身感染表现及肾区叩击痛,尿中有白细胞,但本病有尿路刺激症状,无髋关节屈曲及下肢活动受限,超声波检查无液平面。

### 2.肾皮质化脓性感染

也表现为发热、腰痛,患侧腰部有明显的肌紧张和压痛。但体温较高,而局部症状无肾周围炎和肾周围脓肿明显。肾皮质化脓性感染,KUB平片显示肾影不清,但可见腰大肌阴影,且无脊柱侧弯。B超和CT检查可区别是肾内感染还是肾周围感染。

### 3.肾囊肿

主要表现为腰痛、腰腹部肿块等。但腰痛多为持续性钝痛,且肾区无叩击痛及腰大肌刺激征。B超检查示肾低回声区,密度较均匀。穿刺可抽出黄色透明液体。

### 4.肾乳头坏死

主要表现为突发性发热、腰痛、血尿,能迅速发展成感染性休克。患者通常有糖尿病病史或服用镇痛药史,但无患侧下肢活动受限表现,B超和CT检查可区别是肾内感染还是肾周围感染。

## 五、治疗

(1)早期肾周围炎在脓肿未形成前,若能及时应用合适的抗生素和局部理疗,炎症可以吸收。

(2)一旦脓肿形成,自行吸收而愈合的机会较少,应行切开引流术。也有学者认为对小于5cm肾周脓肿,应首先考虑严格的抗生素治疗,如临床疗效不满意再考虑手术引流。

(3)腔内泌尿外科发展,也可在B超或CT指引下置管引流术后,继续配合有效的抗菌药物。症状好转,体温和血液中白细胞逐渐下降至正常范围。引流管内无分泌物复查B超或CT扫描,证明脓肿消失可作为拔除引流管的适应证。肾周脓肿位于肾周围疏松脂肪组织中,感染不易局限且常呈分隔的多房脓肿,因此早期确切充分的手术切开引流是治疗成功的关键。手术切口部分缝合,脓腔凡士林油纱填塞术后脓腔换药,使脓腔自内向外愈合引流充分,避免和减少术后复发。肾周围脓肿若继发于尿路结石而引起脓肾,或者继发于感染的肾积水,该侧肾功能严重损害,应考虑做肾切除术。切开引流术和肾切除术是否同时进行,还是分两期进行应根据病情决定。

# 第五章  内分泌科疾病

## 第一节  单纯性甲状腺肿

单纯性甲状腺肿多见于高原、山区地带。本病属世界性疾病,据 WHO 估计全世界有 10 亿人口生活于碘缺乏地区,有地甲肿患者 2 亿～3 亿。我国目前有约 4.25 亿人口生活于缺乏地区,占全国人口的 40%,70 年代的粗略统计,有地甲肿患者 3500 万人,是发病最多的地方病。

### 一、病因

(1)碘缺乏:可以肯定碘缺乏是引起本病的主要因素,外环境缺碘时,机体通过增加激素合成,改变激素成分,提高肿大甲状腺组织对正常浓度促甲状腺素(TSH)的敏感性来维持甲状腺正常功能,这是机体代偿性机制,实际上是甲状腺功能不足现象。但是,这种代偿机能是有一定限度的,当机体长期处于严重缺碘而不能获得纠正时,就会因代偿失调发生甲状腺功能低下。青春期、妊娠期、哺乳期、绝经期妇女,全身代谢旺盛,对激素需要量相对增加,引起长期 TSH 过多分泌,促使甲状腺肿大,这种情况是暂时性的。

(2)化学物质致生物合成障碍:非流行地区是由于甲状腺激素生物合成、分泌过程中某一环节的障碍,过氯酸盐、硫氰酸盐等可妨碍甲状腺摄取无机碘化物,磺胺类药、硫脲类药、含有硫脲的萝卜、白菜等能阻止甲状腺激素的生物合成,引起甲状腺激素减少,也会增加 TSH 分泌增多促使甲状腺肿大。

(3)遗传性先天性缺陷:遗传性先天性缺陷,缺少过氧化酶、蛋白水解酶,也会造成甲状腺激素生物合成、分泌障碍,导致甲状腺肿大。

(4)结节性甲状腺肿继发甲亢:结节性甲状腺肿继发甲亢其原因尚不清楚。目前认为是由于甲状腺内自主功能组织增多,在外源性碘摄入条件下发生自主性分泌功能亢进。所以,甲状腺内自主功能组织增强是继发甲亢的基础。文献报道,绝大多数继发甲亢患者在发病前甲状腺内有结节存在,结节一旦形成即永久存在,对碘剂、抗甲状腺药物治疗无效。因此,绝大多数甲状腺结节有变为自主分泌倾向。据 N.D.查尔克斯报道,结节性甲状腺肿(结甲)66% 的在功能组织内有自主区域,给予大剂量碘可能发展为 Plummer 病(结甲继发甲亢)。Plummer 病特有征象为功能组织是自主的,既不被 $T_3$、$T_4$ 抑制,也不被 TSH 刺激,一旦供碘充足,就无节制地产生过多甲状腺激素。总之,摄取碘过多是继发甲亢发生的外因,甲状腺本身存在的结节,自主性功能组织增强,是继发甲亢发生的内因,外因通过内因而起作用,此时继发甲亢明显而持久。

(5)甲状腺疾病与心血管疾病的关系:甲状腺疾病与心血管疾病的关系早已被人们注意。多数人推荐,对所有后半生心脏不好的患者,血清 $T_3$、$T_4$ 测定作为常规筛选过程。继发甲亢时儿茶酚胺产生增加,引起心肌肥厚、扩张、心律不齐、心肌变性,导致充血性心力衰竭,是患者死亡的原因。继发甲亢治愈后,心脏病的征象随之消失。有人认为,继发甲亢仅是原发心脏病的加剧因素。

(6)结甲合并高血压:结甲合并高血压发病率较高,继发甲亢治愈后血压多数能恢复正常。伴有高血压结甲患者,血液中有某种物质可能是 $T_3$,高血压是 $T_3$ 毒血症的表现。$T_3$ 毒血症是结甲继发甲亢的早期类型。$T_3$ 引起高血压可能是通过抑制单胺氧化酶、N-甲基转移酶以减少儿茶酚胺的分解速度,使中枢、周围神经末梢儿茶酚胺蓄积,甲状腺激素可能增强心血管组织对儿茶酚胺的敏感性,$T_3$ 可通过加压胺的作用使血压增高。$T_3$ 增多,可能为病史较久的结甲自主性功能组织增加,摄碘量不足时优先分泌 $T_3$ 之故。说明结甲合并高血压是隐性继发甲亢的表现形式。

(7)患者长期处于缺碘环境中,患病时间长,在此期间缺碘环境改变或给予某些治疗可使病理改变复杂化。由于机体长期严重缺碘,合成甲状腺激素不足,促使垂体前叶 TSH 反馈性增高,甲状腺滤泡上皮增生,胶质增多,胶质中存在不合格甲状腺球蛋白。缺碘暂时缓解时甲状腺滤泡上皮细胞可重新复原,但增多的胶质并不能完全消失。若是缺碘反复出现,则滤泡呈持续均匀性增大,形成胶质性弥散性甲状腺肿。弥散性增生、复原反复进行时,在甲状腺内有弥散性小结节形成,这些胶质性结节胶质不断增多而形成潴留性结节。在肿大甲状腺内某些区域对 TSH 敏感性增高呈明显过度增生,这种局灶性增生发展成为可见的甲状腺结节,结节中央常因出血、变性、坏死发生中央性纤维化,并向包膜延伸形成纤维隔,将结节分隔成大小不等若干小结节,以右侧为多。在多数结节之间的甲状腺组织仍然有足够维持机体需要的甲状腺功能,在不缺碘的情况下一般不引起甲状腺功能低下(甲减),但处于临界点的低水平。结甲到晚期结节包膜增厚,血管病变,结节间甲状腺组织被结节压迫,发生血液供应障碍而变性、坏死、萎缩,失去功能,出现甲减症状。

(8)甲状腺激素过多、不足均可引起心血管病变,年老、久病的巨大结节性甲状腺肿患者,由于心脏负担过重,亦可致心脏增大、扩张、心力衰竭。

(9)结甲钙化发生率为 $85\%\sim97.8\%$,也可发生骨化。主要是由于过度增生、过度复原反复进行,结节间血管变性、纤维化、钙化。甲状腺组织内出血、供血不良、纤维增生是构成钙化的重要因素。

(10)结甲囊性变发生率为 $22\%$,是种退行性变。按囊内容物分为胶性、血性、浆液性、坏死性、混合性。

(11)结甲继发血管瘤样变是晚期结甲的退行性改变,手术发现率为 $14.4\%$。结节周围或整个腺体被扩张交错的致密血管网所代替,与海绵状血管瘤相似,有弹性感,加压体积略缩小,犹如海绵,无血管杂音,为无功能冷结节。

(12)结甲继发甲状腺炎。化脓性甲状腺炎见于结节坏死、囊肿合并感染,溃破后形成瘘管。慢性淋巴性甲状腺炎为免疫性甲状腺炎病理改变,病变分布极不均匀,主要存在于结节周围甲状腺组织中。

(13)结节巨大包块长期直接压迫,引起气管软骨环破坏、消失,由纤维膜代替,或软骨环变细、变薄,弹性减弱,导致气管软化。发生率为 $2.7\%$。

## 二、诊断

(1)结甲常继发甲减症状,临床表现皮肤苍白或蜡黄、粗糙、厚而干、多脱屑,四肢冷,黏液性水肿。毛发粗,少光泽,易脱落,睫毛、眉毛稀少,是由于黏多糖蛋白质含量增加所致。甲状腺肿大,且为多结节型较大甲状腺肿,先有甲状腺肿以后继发甲减。心肌收缩力减退,心动过缓,脉率缓慢,窦性心动过缓,低电压 T 波低平,肠蠕动变慢,故患者厌食、便秘、腹部胀气、胃酸缺乏等。肌肉松软无力,肌痉挛性疼痛,关节痛,骨密度增高。跟腱反射松弛时间延长。面容愚笨,缺乏表情,理解、记忆力减退。视力、听力、触觉、嗅觉迟钝,反应减慢,精神失常,痴呆,昏睡等。性欲减退,阳痿,月经失调,血崩,闭经,易流产,肾上腺功能减退,呼吸、泌尿、造血系统均有改变。在流行区任何昏迷患者,若无其他原因解释都应考虑甲减症所致昏迷。基础代谢率(BMR)-50%~-20%。除脑垂体性甲减症外,血清胆固醇值均有显著增高。甲状腺$^{131}$I摄取率显著降低。血清 $FT_3$ 值低于 3pmol/L,$FT_4$ 值低于 9pmol/L。TSH 可鉴别甲减的原因。轻度甲减 TSH 值升高。若 $FT_3$ 值正常、TSH 值升高,甲状腺处于代偿阶段。TSH 值低或对促甲状腺激素释放激素(TRH)无反应,为脑垂体性甲减。甲状腺正常,TSH 偏低或正常,对 TRH 反应良好,为下丘脑性甲减。血清甲状腺球蛋白抗体(ATG)、甲状腺微粒抗体(ATM)阳性反应为原发性甲减。有黏液性水肿可除外其他原因甲减。甲减症经 X 线检查心脏扩大、心搏缓慢、心包积液,为黏液性水肿型心脏病。心电图检查有低电压、Q-T 间期延长、T 波异常、心动过缓、心肌供血不足等。

(2)结甲合并高血压除有血压增高、甲状腺肿大、压迫症状外,还有心悸、气短、头晕等,无眼球突出、震颤。收缩压≥23.1kPa(160mmHg),舒张压≥12.7kPa(95mmHg),符合二者之一者可诊断为结甲合并高血压症,血压完全恢复正常水平为痊愈,收缩压、舒张压其中一项在可疑高血压范围内好转。

(3)临床上以 X 线摄片检查结甲钙化较为方便可靠,并能显示钙化形态。以往甲状腺钙化被认为是良性结节退化,由于乳头状癌也可发生钙化,故引起学者们的重视。甲状腺癌钙化率约 62.5%。良性肿瘤多呈斑片状、团块状、颗粒大、密度高、边缘清楚,圆形或弧形钙化表示肿块有囊性变。乳头状癌中有砂粒瘤形成,可发生在腺泡内或间质中,常见于乳头尖端,可能是乳头尖端组织发生纤维性变、透明样变。由于体液内外环境改变,表现为细胞外液相对碱性,降低了细胞呼吸,二氧化碳产物减少,可能改变钙、磷的浓度,产生钙盐沉积。近年来,提出糖蛋白理论,认为黏蛋白是一种糖蛋白,它对钙有很大亲和力,故甲状腺癌的钙化率相当高。钙化颗粒大小与肿瘤分化程度有关,颗粒越粗大肿瘤分化越好。砂粒样钙化为恶性肿瘤所特有,多是乳头状癌。粗大钙化中有 1/10~1/5 是恶性肿瘤,其中滤泡癌占比例较大。髓样癌是粗大钙化、砂粒钙化混合存在。坚硬如石的钙化、骨化灶直接长期压迫磨损气管壁,致无菌坏死,引起气管软化。胸骨后的钙化影像可作为诊断胸内甲状腺的佐证之一。

(4)结甲囊变率 57.9%。由于长期缺碘,甲状腺组织过度增生、过度复原,发生血管改变,出血、坏死导致功能丧失,形成囊肿。囊肿越大,对甲状腺破坏也越大,是不可逆的退行性变。囊肿生长较快,结节内出血可迅速扩大产生周围器官压迫症状,以呼吸系统症状最显著。结节内急性出血囊肿发生都很突然,增长迅速,伴有疼痛、颈部不适,触之张力大,有压痛。B超检查为实性或囊性,在鉴别诊断上有肯定的价值。

针吸细胞学检查、X 线摄片均为重要诊断方法。

(5)结甲合并血管瘤样退行性变的诊断,主要靠手术中观察、病理学检查。临床表现多种多样,常见有海绵状血管瘤样变、静脉瘤样变,手术前难以正确诊断。

## 三、治疗

对于多数单纯性甲状腺肿患者,不论是弥散性还是结节性,可以不需任何特殊治疗。

### (一)治疗指征

下列情况需要治疗。

(1)有局部症状,从颈部不适到严重压迫症状。

(2)影响美观。

(3)甲状腺肿进展较快。

(4)胸骨后甲状腺肿。

(5)结节性甲状腺肿不能排除恶变者。

(6)伴甲状腺功能异常者(包括临床甲亢)。

### (二)治疗原则

单纯性甲状腺肿患者临床表现轻重不一,差异较大,因此,治疗方案应个体化。因为单纯性甲状腺肿的甲状腺功能是正常的,不需要治疗,除非有压迫甚至怀疑肿瘤的情况下,采取手术治疗。

### (三)不治疗、临床随访

许多单纯性甲状腺肿患者甲状腺肿生长缓慢,局部无症状,甲状腺功能正常,可不予特殊治疗,临床密切随访,定期体检、B 超检查。另外,要定期检测血清 TSH 水平,以及早发现亚临床甲亢或甲减。如有明显的致甲状腺肿因素存在,应予去除。

### (四)TSH 抑制治疗

部分单纯性甲状腺肿的发病机制与 TSH 的刺激有关,用外源性甲状腺激素可以抑制内源性 TSH 的分泌,从而防治甲状腺肿的生长,TSH 抑制治疗已被广泛应用于单纯性甲状腺肿的治疗。

TSH 抑制治疗前,应检测血清 TSH 水平,若血清 TSH 水平正常,则可进行 TSH 抑制治疗,若血清 TSH<0.1mU/L,则提示有亚临床甲亢,不应行 TSH 抑制治疗。TSH 抑制治疗时应检测血清 TSH 水平或甲状腺摄 I 率(RAIU),一般认为血清 TSH<0.1mU/L 或 RAIU<5% 为完全抑制,高于这水平为部分抑制。一般认为,血清 TSH 水平抑制到正常范围的下限水平即可。对于 TSH 抑制性治疗的有效性是一个有争论的问题,治疗时需要将 TSH 抑制到正常值以下,并注意长期抑制 TSH 治疗可能造成心脏和骨骼的不良反应。

### (五)放射性碘 131 治疗

放射性碘 131 在毒性甲状腺肿的治疗中已广泛应用,在非毒性甲状腺肿的治疗中尚未广泛应用。近年来情况有所改变,碘 131 治疗单纯性甲状腺肿已被越来越多的重视。近 10 年来,有多篇文献报告采用一次性大剂量 I 治疗单纯性甲状腺肿取得了较好的疗效,可使 80%～100% 的患者的甲状腺体积缩小 40%～60%。

**(六)手术治疗**

手术治疗可以迅速解除局部压迫症状,因此,手术治疗单纯性甲状腺肿具有不可替代的优势。

**(七)穿刺抽吸或注射无水酒精**

对于囊性结节可行穿刺抽吸或注射无水酒精,能起到使结节退缩的疗效。

# 第二节　甲状腺癌

甲状腺癌是最常见的内分泌系统恶性肿瘤,内分泌恶性肿瘤中占 89%,占内分泌恶性肿瘤病死率的 59%,占全身恶性肿瘤的 0.2%(男性)~1%(女性),约占甲状腺原发性上皮性肿瘤的 1/3。国内的普查报道,其发生率为 11.44/10 万,其中男性为 5.98/10 万,女性为 14.56/10 万。甲状腺癌的发病率一般随年龄的增大而增加,女子的发病率约较男子多 3 倍,地区差别亦较明显,一般在地方性甲状腺肿的流行区,甲状腺癌的发病率较高,而在地方性甲状腺肿的非流行区则甲状腺癌的发病率相对较低。近年来统计资料显示,男性发病率有逐渐上升的趋势,可能与外源性放射线有关。甲状腺癌的发病率虽不是很高,但由于其在临床上与结节性甲状腺肿、甲状腺腺瘤等常难以鉴别,在具体处理时常感到为难,同时,在诊断明确的甲状腺癌进行手术时,究竟应切除多少甲状腺组织,以及是否行颈淋巴结清扫及方式等方面尚存在诸多争议。

**一、病因**

与其他肿瘤一样,甲状腺癌的发生与发展过程至今尚未完全清楚。现代研究表明,肿瘤的发生与原癌基因序列的过度表达、突变或缺失有关。在甲状腺滤泡细胞中有多种原癌基因表达,对细胞生长及分化起重要作用。最近从人甲状腺乳头状癌细胞中分离出所谓 ptc 癌基因,被认为是核苷酸序列的突变,有研究发现,ptc 癌基因位于 Ⅱa 型多发性内分泌瘤(MEN-Ⅱa)基因染色体 11 的近侧长臂区,其机制尚不清,ptc 基因仅出现于少数甲状腺乳头状癌。H-ras、K-ras 及 N-ras 等癌基因的突变形式已被发现于多种甲状腺肿瘤。在髓样癌组织中发现高水平的 H-ras、c-myc 及 N-myc 等癌基因的表达,p53 多见于伴淋巴结或远处转移的甲状腺癌灶,但这些癌基因也可在其他癌肿或神经内分泌疾病中被检出。实际上甲状腺癌的发生和生长是复杂的生物过程,受不同的癌基因和多种生长因子的影响,同时还有其他多种致癌因素的作用。已知的可能致甲状腺癌的因素包括以下几种。

**(一)缺碘**

缺碘一直被认为与甲状腺的肿瘤发生有关,但这种观点在人类始终未被证实。一些流行病学调查资料提示,甲状腺癌不仅在地方性甲状腺肿地区较多发,即使沿海高碘地区,亦较常发。地方性甲状腺肿地区所发生的多为甲状腺滤泡或部分为间变癌,而高碘地区则多为乳头状癌;同时在地方性甲状腺肿流行区,食物中碘的增加降低了甲状腺滤泡癌的发病率,但乳头状癌的发病却呈上升趋势,其致癌因素有待研究。

### (二)放射线的影响

放射线致癌的机制被认为是放射线诱导细胞突变,并促使其生长,在亚致死量下可杀灭部分细胞而致减少 TSH 分泌,反馈到脑垂体的促甲状腺细胞,增加 TSH 的产生,从而促进具有潜在恶性的细胞增生、恶变。Winships 等收集的 562 例儿童甲状腺癌,其中 80% 过去曾有射线照射史,其后许多类似的报道相继出现。放射线作为致甲状腺癌的因素之一,已经广为接受。放射线致癌与放射方式有关,放射线致癌皆产生于 X 线外照射之后;从放疗到发病的时间不一,有报道最短为 2 年,最长 14 年,平均 8.5 年。

### (三)家族因素

在一些甲状腺癌患者中,可见到一个家庭中一个以上成员同患甲状腺乳头状癌者,Stoffer 等报道,甲状腺乳头状癌家族中 3.5%~6.2% 的同患甲状腺癌;而甲状腺髓样癌,有 5%~10% 甚至 20% 的有明显家族史,是常染色体显性遗传,多为双侧肿瘤。

### (四)甲状腺癌与其他甲状腺疾病的关系

这方面尚难肯定。近年关于其他甲状腺病合并甲状腺癌的报道很多,据统计甲状腺腺瘤有 4%~17% 可以并发甲状腺癌;一些甲状腺增生性病变,如腺瘤样甲状腺肿和功能亢进性甲状腺肿,分别有约 5% 及 2% 合并甲状腺癌。另有报道,桥本甲状腺炎的甲状腺间质弥散性局灶性淋巴细胞浸润超过 50% 的患者易伴发甲状腺乳头状癌。但甲状腺癌与甲状腺疾病是否有因果关系尚需进一步研究。

## 二、病理和临床表现

甲状腺癌按细胞来源可分为滤泡源性甲状腺癌和 C 细胞源性甲状腺癌两类。前者来自滤泡上皮细胞,包括乳头状癌、滤泡状癌和未分化癌等类型;后者来自滤泡旁(C)细胞,称甲状腺髓样癌。乳头状癌和滤泡状癌又可归于"分化性癌",与未分化癌相区别。不同类型的甲状腺癌,其生物学行为包括恶性程度、发展速度、转移规律和最终预后等有较大差别,且病理变化和临床联系密切。

### (一)乳头状癌

1.病理

乳头状癌为甲状腺癌中最常见类型,一般占总数的 75%。此外,作为隐性癌,在尸检中屡被发现,一般占尸检的 6%~13%,表明一定数量的病变,可较长时期保持隐性状态,而不发展为临床癌。乳头状癌根据癌瘤大小、浸润程度,分隐匿型、腺内型和腺外型三大类型。

小的隐匿型(直径≤1cm),病变局限,质坚硬,呈显著浸润常伴有纤维化,状似"星状瘢痕",故又称为隐匿硬化型癌,常在其他良性甲状腺疾患手术时偶尔发现。

大的直径可超过 10cm,质硬或囊性感,肿瘤呈实质性时,切面粗糙、颗粒状,灰白色,几乎无包膜,约半数以上可见钙化的砂粒体。镜下癌组织由乳头状结构组成,乳头一般皆细长,常见三级以上分支,有时亦可粗大,间质水肿。乳头的中心为纤维血管束,覆盖紧密排列的单层或复层立方或低柱状上皮细胞。细胞大小不均匀,核间变一般不甚明显。

乳头状癌最重要的亚型是乳头状微小癌、滤泡状癌及弥散性硬化型癌。新近的 WHO 分型,将乳头状微小癌代替隐匿型癌。该型指肿瘤直径<1cm。其预后好,很少发生远处转移。

对甲状腺乳头状癌的病理组织学诊断标准,近年已基本取得一致意见,即乳头状癌病理组织中,虽常伴有滤泡癌成分,有时甚至占较大比重,但只要查见浸润性生长且有磨砂玻璃样核的乳头状癌结构,不论其所占成分多少,均应诊断为乳头状癌。

2.临床表现

甲状腺乳头状癌,好发于 20～40 岁,儿童及青年人常见,女性发病率明显高于男性。70%儿童甲状腺癌及 50%以上成人甲状腺癌均属此型。肿瘤多为单发,亦有多发,不少病例与良性肿瘤难以区别,无症状,病程长,发展慢。肿瘤质硬,不规则,表面不光滑,边界欠清,活动度较差。呈腺内播散而成多发灶者可达 20%～80%。淋巴转移为其特点,颈淋巴结转移率为50%～70%,而且往往较长时间局限于区域淋巴结系统。病程后期可发生血行转移。肺和其他远处转移少于 5%。有时颈淋巴结转移可作为首发症状。由于生长缓慢,早期常可无症状,若癌组织侵犯周围组织,则出现声音嘶哑、呼吸困难、吞咽不适等症状。

(二)滤泡状癌

1.病理

滤泡状癌占全部甲状腺癌的 11.6%～15%,占高分化癌中第二位。大体形态上,当局部侵犯不明显时,多不易与甲状腺腺瘤区别。瘤体大小不一,圆形或椭圆形,分叶或结节状,切面呈肉样、褐红色,常被结缔组织分隔成大小不一的小叶。中心区常呈纤维化或钙化。较大的肿瘤常合并出血、坏死或静脉内癌栓。

镜下本型以滤泡状结构为其主要组织学特征,瘤细胞仅轻或中度间变,无乳头状形成,无淀粉样物。癌细胞形成滤泡状或腺管状,有时呈片状。最近,世界卫生组织病理分类将胞浆内充满嗜酸性红染颗粒的嗜酸性细胞癌亦归入滤泡癌中。

滤泡状癌多见于中老年女性,病程长,生长慢,颈部淋巴转移较少。而较早出现血行转移,预后较乳头状癌差。

2.临床表现

此癌 40～60 岁多见。与乳头癌相比,男性患病相对较多,男与女之比为 1∶2,患病年龄以年龄较大者相对为多。一般病程较长,生长缓慢,少数近期生长较快,常缺乏明显的局部恶性表现,肿块直径一般为数厘米或更大,多为单发,少数可为多发或双侧,实性,硬韧,边界不清,较少发生淋巴结转移,血行转移相对较多,主要转移至肺,其次为骨。

(三)甲状腺髓样癌

在胚胎学上甲状腺滤泡旁细胞与甲状腺不是同源的。甲状腺髓样癌起源于甲状腺滤泡旁细胞,故又称滤泡旁细胞癌或 C 细胞癌,可分泌降钙素,产生淀粉样物质,也可分泌其他具有生物活性物质,如前列腺素、5-HT、促肾上腺皮质激素、组胺酶等。

甲状腺髓样癌分为散发型(80%～90%)、家族型(8%～14%)及多发性内分泌瘤(少于10%)三种。甲状腺髓样癌可以通过常染色体显性遗传发展为不同的类型。甲状腺髓样癌是甲状腺癌的一个重要类型,较少见,恶性度中等,存活率小于乳头状瘤,而远大于未分化癌。早期诊断、治疗可改善预后,甚至可以治愈。甲状腺髓样癌的发病率占甲状腺癌的 3%～10%,女性较多,中位年龄在 38 岁左右,其中散发型年龄在 50 岁;家族型年龄较轻,一般不超过20 岁。

其发病机制、病理表现及临床表现均不同于一般甲状腺癌,独成一型。

1.病理

瘤体一般呈圆形或卵圆形,边界清楚,质硬或呈不规则形,伴周围甲状腺实质浸润,切面灰白色、浅色、淡红色,可伴有出血、坏死、纤维化及钙化,肿瘤直径平均 $3\sim4cm$,小至数毫米,大至 10cm。镜下癌细胞多排列成实体性肿瘤,偶见滤泡,不含胶样物质。癌细胞呈圆形或多边形,体积稍大,大小较一致,间质有多少不等的淀粉样物质,番红花及刚果红染色皆阳性。淀粉样物质为肿瘤细胞产生的降钙素沉积,间质还可有钙沉积,似砂粒体,还有少量浆细胞和淋巴细胞,常见侵犯包膜和气管。在家族性甲状腺髓样癌中,总是呈现双侧肿瘤且呈多中心,大小变化很大,肿瘤具有分布在甲状腺中上部的特点。在散发性甲状腺髓样癌中一般局限于一叶,双侧多中心分布者低于 5%。

2.临床表现

所有的散发型甲状腺髓样癌及多数家族型甲状腺髓样癌都有临床症状和体征。通常甲状腺髓样癌表现为颈部肿块,70%~80% 的散发型患者,因触及无痛性甲状腺结节而发现,近 10% 可侵及周围组织出现声嘶、呼吸困难和吞咽困难。临床上男女发病率大致相仿。家族型为一种常染色体显性遗传性疾病,属多发性内分泌肿瘤Ⅱ型(MEN-Ⅱ),它又分为Ⅱa 型和Ⅱb型,占 10%~15%,发病多在 30 岁左右,往往累及两侧甲状腺。临床上大多数为散发型,发病在 40 岁以后,常累及一侧甲状腺。MTC 恶性程度介于分化型癌与未分化型癌之间,早期就发生淋巴结转移。临床上,MTC 常以甲状腺肿块和淋巴结肿大就诊,由于 MTC 产生的 5-HT 和前列腺素的影响,约 1/3 患者可发生腹泻和面部潮红的类癌综合征。本病可合并肾上腺嗜铬细胞瘤,多发性唇黏膜神经瘤和甲状腺瘤等疾患。有 B 型多发性内分泌瘤(MEN-Ⅱ)和髓样癌家族史患者,不管触及甲状腺结节与否,应及时检测基础的五肽胃泌素激发反应时血清降钙素水平,以早期发现本病,明显升高时常强烈提示本病存在。此外,甲状腺结节患者伴 CEA 水平明显升高,也应考虑此病存在可能,甲状腺结节细针穿刺活检或淋巴结活检常可做出明确诊断。

**(四)甲状腺未分化癌**

未分化癌为甲状腺癌中恶性程度最高的一种,较少见,占全部甲状腺癌的 5%~14%,主要是指大细胞癌、小细胞癌和其他类型癌(鳞状细胞癌、巨细胞癌、腺样囊性癌、黏液腺癌以及分化不良的乳头状癌、滤泡状癌等)。未分化癌以老年患者居多,中位年龄为 60 岁,女性中常见的是小细胞弥散型,男性常是大细胞型。

1.病理

未分化癌生长迅速,往往早期侵犯周围组织。肉眼观癌肿无包膜,切面呈肉色、苍白,并有出血、坏死。镜下组织学检查未分化癌可分为大细胞型及小细胞型两种。前者主要由巨细胞组成,但有梭形细胞,巨细胞体积大,奇形怪状,核大、核分裂多;后者由圆形或椭圆形小细胞组成,体积小,胞浆少、核深染、核分裂多见。有资料提示表明,有的未分化癌中尚可见残留的形似乳头状或滤泡状的结构,提示这些分化型的甲状腺癌可能转变为未分化癌,小细胞型分化癌与恶性淋巴瘤在组织学上易发生混淆,可通过免疫过氧化酶染色做出鉴别。

2.临床表现

该病发病前常有甲状腺肿或甲状腺结节多年,在巨细胞癌此种表现尤为明显。肿块可于短期内急骤,增大,发展迅速,形成双侧弥散性甲状腺巨大肿块,质硬、固定、边界不清,往往伴有疼痛、呼吸或吞咽困难,早期即可出现淋巴结转移及血行播散。细针吸取细胞学检查可做出诊断,但需不同位置穿刺,因癌灶坏死、出血及水肿会造成假阴性。

### 三、诊断

声嘶、吞咽困难、哮喘、呼吸困难和疼痛是常见的症状。甲状腺癌的诊断是一个困难而复杂的问题,临床上甲状腺癌多以甲状腺结节为主要表现,而甲状腺多种良性疾病亦表现为甲状腺结节,两者之间无绝对的分界线。对一个甲状腺结节患者,在诊断的同时始终存在着鉴别诊断的问题,首先要确定它是非癌性的甲状腺结节、慢性甲状腺炎或良性腺瘤,还是甲状腺癌;其次由于不同的甲状腺癌、同种甲状腺癌的不同分期其治疗方法及预后差异很大,诊断时还要决定它是哪种甲状腺癌以及它的病期(包括局部生长情况、淋巴结转移范围和有无远处转移)。由于目前所具备的辅助检查绝大多为影像学范围,对甲状腺癌的诊断并无绝对的诊断价值,而细胞组织学检查虽有较高的诊断符合率,但患者要遭受一定的痛苦,且因病理取材、检验师的实践经验等影响,存在一定的假阴性。故而,常规的询问病史、体格检查更显出其重要性。通过详细地询问病史、仔细体检获得一个初步的诊断,再结合必要的辅助检查以取得进一步的佐证是诊断甲状腺癌的正确思路。

#### (一)诊断要点

1.临床表现

患者有甲状腺结节性肿大病史,如有下述几点临床表现者,应考虑甲状腺癌的可能。

(1)肿块突然迅速增大变硬。

(2)颈部因其他疾病而行放射治疗者,尤其是青少年。

(3)甲状腺结节质地硬、不平、固定、边界不清、活动差。

(4)有颈部淋巴结肿大或其他组织转移。

(5)有声音嘶哑、呼吸困难、吞咽障碍。

(6)长期水样腹泻、面色潮红、伴其他内分泌肿瘤。

2.辅助检查

进一步明确结节的性质可行下列检查。

(1)B超检查:应列为首选。B超探测来区别结节的囊性或实性。实性结节形态不规则、钙化、结节内血流信号丰富等则恶性可能更大。

(2)核素扫描:对实性结节,应常规行核素扫描检查,如果为冷结节,则有 $10\%\sim20\%$ 可能为癌肿。

(3)X线检查(包括 CT、MRI):主要用于甲状腺癌转移的发现、定位和诊断。在甲状腺内发现砂粒样钙化灶,则提示有恶性的可能。

(4)针吸细胞学检查:诊断正确率可高达 $60\%\sim85\%$,但最终确诊应由病理切片检查来决定。

(5)血清甲状腺球蛋白测定:采用放射免疫法测定血清中甲状腺球蛋白(Tg),在分化型腺癌其水平明显增高。

实际上,部分甲状腺结节虽经种种方法检查,仍无法确定其良恶性,需定期随访、反复检查,必要时可行手术探查,术中行快速冰冻病理学检查。

### (二)甲状腺癌的临床分期

甲状腺癌的临床分期以往较杂,现统一采用国际抗癌学会关于甲状腺癌的 TNM 临床分类法,标准如下。

1.T——原发癌肿

$T_0$:甲状腺内无肿块触及。

$T_1$:甲状腺内有单个结节,腺体本身不变形,结节活动不受限制,同位素扫描甲状腺内有缺损。

$T_2$:甲状腺内有多个结节,腺体本身变形,腺体活动不受限制。

$T_3$:甲状腺内肿块穿透甲状腺包膜,固定或侵及周围组织。

2.N——区域淋巴结

$N_0$:区域淋巴结未触及。

$N_1$:同侧颈淋巴结肿大,能活动。

$N_{1a}$:临床上认为肿大淋巴结不是转移。

$N_{2b}$:临床上认为肿大淋巴结是转移。

$N_2$:双侧或对侧淋巴结肿大,能活动。

$N_{2a}$:临床上认为肿大淋巴结不是转移。

$N_{2b}$:临床上认为肿大淋巴结是转移。

$N_3$:淋巴结肿大已固定不动。

3.M——远处转移

$M_0$:远处无转移。

$M_1$:远处有转移。

根据原发癌肿、淋巴结转移和远处转移情况,临床上常把甲状腺癌分为四期。

Ⅰ期:$T_{0\sim2}N_0M_0$(甲状腺内仅一个孤立结节)。

Ⅱ期:$T_{0\sim2}N_{0\sim2}M_0$(甲状腺内有肿块,颈淋巴结已肿大)。

Ⅲ期:$T_3N_3M_0$(甲状腺和颈淋巴结已经固定)。

Ⅳ期:$T_xN_xM_1$(甲状腺癌合并远处转移)。

### 四、治疗

甲状腺癌除未分化癌外,主要的治疗手段是外科手术。其他,如放射治疗、化疗、内分泌治疗和中医中药治疗等,仅是辅助性治疗措施。

### (一)外放射治疗

不同病理类型的甲状腺癌放射治疗的敏感度不同,其中尤以未分化癌最为敏感,而其他类型癌较差。未分化癌由于早期既有广泛浸润或转移,手术治疗很难达到良好的疗效,因而放射治疗为其主要的治疗方法。即使少数未分化癌患者做手术治疗,也仅可达到使肿瘤减量的目的,手术后仍可继续放射治疗,否则复发率较高。部分有气管阻塞的患者,只要条件允许,仍可行放射治疗。分化型腺癌首选手术根治而无须放疗。对无法完全切除的髓样癌,术后可行放疗,虽然本病放疗不甚敏感,但放射治疗后,肿瘤仍可缓慢退缩,使病情得到缓解,有的甚至完全消除。甲状腺癌发生骨转移并不多见,局部疼痛剧烈,尤其在夜间。放射治疗可迅速缓解其症状,提高患者生活质量。

### (二)放射性碘治疗

手术后应用放射性碘治疗可降低复发率,但不延长生命。应用放射性碘治疗甲状腺癌,其疗效完全视癌细胞摄取放射性碘的多少而定;而癌细胞摄取放射性碘的多少,多与其分化程度成正比。未分化癌已失去甲状腺细胞的构造和性质,摄取放射性碘量极少,因此疗效不良;对髓样癌,放射性碘也无效;分化程度高的乳头状腺癌和滤泡状腺癌,摄取放射性碘量较高,疗效较好;特别适用于手术后 45 岁以上的高危患者、多发性乳头状腺癌癌灶、包膜有明显侵犯的滤泡状腺癌以及已有远处转移者。

如果已有远处转移,对局部可以全部切除的腺体,不但应将患者的腺体全部切除,颈淋巴结亦应加以清除,同时还应切除健叶的全部腺体。这样才可用放射性碘来治疗远处转移。腺癌的远处转移,只能在切除全部甲状腺后才能摄取放射性碘。但如果远处转移摄取放射性碘极微,则在切除全部甲状腺后,由于垂体前叶促甲状腺激素的分泌增多,反而促使远处转移的迅速发展。对这种试用放射性碘无效的病例,应早期给予足够量的甲状腺素片,远处转移可因此缩小,至少不再继续迅速发展。

### (三)内分泌治疗

分化型甲状腺癌做次全、全切除者应该口服甲状腺素,以防甲状腺功能减退及抑制 TSH。乳头状和滤泡状癌均有 TSH 受体,TSH 通过其受体能影响分泌型甲状腺癌的功能及生长,一般剂量掌握在保持 TSH 低水平,但以不引起甲亢为宜。一般用甲状腺片每天 $80\sim120$mg,也可选用左甲状腺素片每天 $100\mu$g,并定期检测血浆 $T_3$、$T_4$、TSH,以此调整用药剂量。甲状腺癌对激素的依赖现象早已被人们认识。某些分化性的甲状腺癌可受 TSH 的刺激而生长,故TSH 可促使残留甲状腺增生、恶变,抑制 TSH 的产生,可减少甲状腺癌的复发率。任何甲状腺癌均应长期用抑制剂量的甲状腺素作维持治疗。对分化好的甲状腺癌尤为适用,其可达到预防复发的效果。即使是晚期分化型甲状腺癌,应用甲状腺素治疗,也可使病情有所缓解,甚至在治疗后病变消退。

### (四)化学治疗

近年来化学治疗的疗效有显著提高。但至今尚缺少治疗甲状腺癌的有效药物,故而化疗的效果尚不够理想。目前临床上主要用化疗治疗复发者和病情迅速进展的病例。对分化差或未分化的甲状腺癌,尚可选作术后的辅助治疗。曾用于甲状腺癌的单药有多柔比星(阿霉素)、放线菌素 D(更生霉素)、氨甲蝶呤等。单药治疗的效果较差,故现常采用联合化疗,以求提高疗效。

## 五、预后

甲状腺癌的生物学行为存在巨大差异,发展迅速的低分化癌,侵袭性强,可短期致人死亡,而发展缓慢的高分化癌患者往往可长期带瘤生存。高分化型甲状腺癌,特别是乳头状癌术后预后良好,弥散性硬化型乳头状癌预后较差,有时呈侵袭性。因此不能认为甲状腺乳头状癌的临床过程总是缓和的,各种亚型的组织学特点不同,其生物学特性有显著差异。对甲状腺癌预后的判断,常采用年龄、组织学分级、侵犯程度(即肿瘤分期)和大小分类方法及其他预测肿瘤生物学行为的指标。

(1)癌瘤对放射性碘摄取能力:乳头状、滤泡状或乳头滤泡混合型癌能摄取碘者比不能摄取的预后要好。

(2)腺苷酸环化酶对 TSH 有强反应的癌其预后似较低反应者好。

(3)癌瘤 DNA 呈双倍体比异倍体预后要好。

(4)癌瘤细胞膜表皮生长因子(EGF)受体结合 EGF 的量越高,预后越差。

# 第三节　甲状腺功能减退症

甲状腺功能减退症简称甲减,是由多种原因引起的甲状腺激素(thyroid hormone,TH)合成、分泌或生理效应不足所致的全身性疾病,依起病年龄分为:①呆小病,功能减退起病于胎儿或新生儿。②幼年型甲减,起病于儿童。③成年型甲减,起病于成年,病情严重时各型均表现为黏液性水肿。

## 一、病因

病因有多种,以甲状腺性为多见,其次为垂体性,下丘脑性及 TH 抵抗性少见。发病机制也随病因类型不同而异。

临床以起病年龄分类较为实用,因此病因亦按起病年龄分述。

### (一)呆小病(克汀病)

呆小病(克汀病)分为地方性及散发性两种类型。

1.地方性呆小病

主要见于地方性甲状腺肿流行地区,因母体缺碘,使胎儿供碘不足,以致甲状腺发育不全和激素合成不足。此型甲减对迅速生长中的胎儿的神经系统特别是大脑发育危害极大,易造成神经系统不可逆的损害。某些胎儿在碘缺乏或甲状腺激素不足的情况下有发生呆小病的倾向,其发病机制可能与遗传因素有关。

2.散发性呆小病

病因未明,散发于各个地区,母体既无缺碘,又无甲状腺肿的病史。一般是先天性的原因引起胎儿期甲状腺发育不全或甲状腺激素合成障碍所致。胎儿期甲状腺不发育或发育不全可能是母体妊娠期患有某些甲状腺自身免疫性疾病,即血清中产生了破坏甲状腺细胞的自身抗体,后者通过胎盘进入胎儿体内,对胎儿甲状腺细胞起到破坏作用,使甲状腺变小、硬化、萎缩,常被称为无甲状腺性克汀病。在少数情况下,母体在妊娠期间服用抗甲状腺药物或其他的致甲状腺肿物质,使胎儿的甲状腺发育或甲状腺激素合成发生障碍;所谓甲状腺肿性克汀病也可由于近亲结婚所致的某些遗传基因缺陷造成。由于甲状腺激素合成障碍,TSH 分泌代偿性增多,造成甲状腺肿大。

甲状腺激素合成障碍常有家族史,共分为五型。

(1)甲状腺集碘功能障碍:影响碘的浓集,这种缺陷可能是由于参与碘进入细胞的“碘泵”

发生障碍。

（2）碘的有机化过程障碍：包括过氧化物酶缺陷和碘化酶缺陷，使酪氨酸不能碘化或碘化的酪氨酸不能形成单碘及双碘酪氨酸。

（3）碘化酪氨酸偶联缺陷：甲状腺已生成的单碘及双碘酪氨酸发生偶联障碍，以致甲状腺素（$T_4$）及三碘甲状腺原氨酸（$T_3$）合成减少。

（4）碘化酪氨酸脱碘缺陷：因脱碘酶缺乏，碘化酪氨酸不能脱碘而大量存于血中而不能被腺体利用，并从尿中排出，间接引起碘的丢失过多。

（5）甲状腺球蛋白合成与分解异常：酪氨酸残基的碘化及由碘化酪氨酸残基形成 $T_3$、$T_4$ 的过程，都是在完整的甲状腺球蛋白分子中进行。甲状腺球蛋白异常，可致 $T_3$、$T_4$ 合成减少，并可产生不溶于丁醇的球蛋白，影响 $T_4$、$T_3$ 的生物效应。

**（二）幼年甲状腺功能减退症**

病因与成人患者相同。

**（三）成年甲状腺功能减退症**

成年期发病，常引起黏液性水肿，按累及的器官分为甲状腺性（甲状腺激素缺乏）；垂体性或下丘脑性（促甲状腺激素及释放激素缺乏）；周围性（末梢组织对甲状腺激素不应症）三大类型。

1.甲状腺性甲减

由于甲状腺本身病变致甲状腺激素缺乏，有原发性和继发性两种病因。

（1）原发性：病因未明，故又称"特发性"。可能与甲状腺自身免疫反应有关，病例较多发生甲状腺萎缩，为甲减发病率的 5%，偶见由 Graves 病转化而来。亦可为多发性内分泌功能减退综合征（Sehmidt 综合征）表现之一。

（2）继发性：有以下比较明确的病因。

甲状腺破坏：甲状腺手术切除，放射性碘或放射线治疗后。

甲状腺炎：与自身免疫有关的慢性淋巴细胞性甲状腺炎，由亚急性甲状腺炎引起者罕见。

伴甲状腺肿或结节的功能减退：慢性淋巴细胞性甲状腺炎多见，偶见侵袭性纤维性（Reidel's）甲状腺炎，可伴有缺碘所致的结节性地方性甲状腺肿和散发性甲状腺肿。

腺内广泛病变：多见于晚期甲状腺癌和转移性肿瘤，少见于甲状腺结核、淀粉样变、甲状腺淋巴瘤等。

药物：抗甲状腺药物治疗过量；摄取碘化物（有机碘或无机碘）过多；使用阻碍碘化物进入甲状腺的药物，如过氯酸钾、对氨基水杨酸钠、保泰松、磺胺类药物、碳酸锂等。

2.由于促甲状腺激素或释放激素不足引起的甲减

（1）垂体性甲减：由于垂体前叶功能减退，使促甲状腺激素（TSH）分泌不足所致，常称为"垂体性甲状腺功能减退"。可因肿瘤、手术、放疗和产后垂体坏死所致。垂体前叶被破坏广泛者，多表现为复合性促激素分泌减少；个别原因不明者表现为单一性 TSH 分泌不足，但较少见。本症最常见的疾病为希恩综合征，嫌色细胞瘤及颅咽管瘤。

（2）下丘脑性甲减：由于下丘脑及其周围组织病变（肿瘤、炎症、变性、出血等）使 TRH 分泌不足而发病。又称为下丘脑性（或三发性）甲状腺功能减退症。本型甲减典型表现为血中促甲状腺激素低值,经用 TRH 刺激,血中 TSH 可增高。

### 3.周围性甲减

指末梢组织对甲状腺激素不应症。主要是周围组织的甲状腺激素受体缺陷或数目减少,使组织对甲状腺激素的敏感性降低,而出现功能低下现象。本病多为先天性、家族性发病,父母往往为近亲结婚,本病又称 Refetoff 症群。此外,有的是由于甲状腺分泌的 $T_4$ 不能转变为 $T_3$ 而转变为无生物活性的反 $T_3(rT_3)$,其特点是血中 $rT_3$ 增多。多见于营养不良症、神经性呕吐等。另一种是血中出现能与甲状腺激素结合的抗体,使甲状腺激素失去生物效应,因而出现甲减症。

## 二、病理

### (一)甲状腺

按病因不同分为以下几种。

#### 1.萎缩性病变

萎缩性病变多见于桥本氏甲状腺炎等,早期腺体内有大量淋巴细胞、浆细胞等炎症性浸润,久之腺泡受损代之以纤维组织,残余腺泡细胞变矮小,泡内胶质显著减少。放疗和手术后患者的甲状腺也明显萎缩。继发性甲减者也有腺体缩小,腺泡萎缩,上皮细胞扁平,泡腔内充满胶质。呆小病者除由于激素合成障碍致腺体增生肥大外,一般均呈萎缩性改变,甚至发育不全或阙如。

#### 2.甲状腺肿大伴多结节性改变

甲状腺肿大伴多结节性改变常见于地方性甲状腺肿流行地区,由于缺碘所致;桥本氏甲状腺炎后期也可伴结节;药物所致者,腺体可呈代偿性弥散性肿大。

### (二)垂体

原发性甲减由于 TH 减少,反馈性抑制减弱而 TSH 细胞增生肥大,嗜碱粒细胞变性,久之腺垂体增大,甚或发生腺瘤,或同时伴高催乳素血症。垂体性甲减患者,其垂体萎缩,或有肿瘤、肉芽肿等病变。

### (三)其他

皮肤角化,真皮层有黏多糖沉积,PAS 或甲苯胺蓝染色阳性,形成黏液性水肿。内脏细胞间有同样物质沉积,严重病例有浆膜腔积液。骨骼肌、平滑肌、心肌均有间质水肿,肌纹消失,肌纤维肿胀断裂,并有空泡。脑细胞萎缩,胶质化和灶性衰变。肾小球和肾小管基底膜增厚,内皮及系膜细胞增生。胃肠黏膜萎缩以及动脉硬化等。

## 三、临床表现

一般取决于起病年龄,成年型甲减主要影响代谢及脏器功能,及时诊治多属可逆性。发生于胎儿或婴幼儿时,由于大脑和骨骼的生长发育受阻,可致身材矮小和智力低下,多属不可逆性。另外根据疾病演变过程及临床症状轻重,可表现为暂时性甲减(一过性甲减)、亚临床甲减(无临床症状 TSH 升高,血清 $FT_4$ 正常或稍低)、轻度甲减、重度甲减(黏液性水肿甚至昏迷)。

### (一)呆小病

初生儿症状不明显,于出生后数周内出现症状,起病越早病情越严重。病因较多,但临床表现有共性,也各有其特点,共同表现有皮肤苍白、增厚、多折皱、多鳞屑,口唇厚、流涎、舌大外伸、口常张开、外貌丑陋、表情呆钝、鼻梁扁塌、鼻上翘、前额多皱纹,身材矮小,四肢粗短,出牙、换牙延迟,骨龄延迟,行走晚呈鸭步,心率慢,心浊音区扩大,腹饱满膨大伴脐疝,性器官发育延迟。

各种呆小病的特殊表现如下。

### 1.先天性甲状腺发育不全

腺体发育异常的程度决定其症状出现的早晚及轻重。腺体完全阙如者,症状出现在出生后 1～3 个月,症状较重,甲状腺不肿大。如残留部分腺体或异位时,症状多出现在 6 个月～2 岁,可伴有代偿性甲状腺肿大。

### 2.先天性甲状腺激素合成障碍

一般在新生儿期症状不明显,以后逐渐出现代偿性甲状腺肿,多为显著肿大。典型的甲状腺功能低下出现较晚,称为甲状腺肿性呆小病,可能为常染色体隐性遗传。在碘有机化障碍过程中除有甲状腺肿和甲状腺功能低下症状外,常伴有先天性神经性聋哑,称为 Pendred 综合征。上述二型多见于散发性呆小病,因其母体不缺碘且甲状腺功能正常,胎儿自身虽不能合成甲状腺激素,但能从母体得到补偿。故不致造成神经系统严重损害,出生后 3 个月左右,母体赋予的甲状腺激素已耗尽,由于本身甲状腺发育不全或阙如或由于激素合成障碍,使体内甲状腺素缺乏,从而出现甲状腺功能低下症状,但智力影响较轻。

### 3.先天性缺碘

因母亲患地方性甲状腺肿,造成体内胎儿缺碘,胎儿及母体的甲状腺激素合成均不足,胎儿神经系统发育所必需的酶生成受阻或活性下降。造成胎儿神经系统严重而不可逆的损害,出生后永久性智力低下、听力、语言障碍。患儿出生后若供碘情况好转,甲状腺激素合成得到加强,甲状腺机能低下症状可不明显,这种类型又称为"神经型"克汀病。

### 4.母体怀孕期服用致甲状腺肿制剂或食物

某些食物(卷心菜、大豆)和药物(对氨水杨酸、硫脲类、保泰松及碘剂)中致甲状腺肿物质能通过胎盘,影响甲状腺功能,胎儿出生后引起一过性甲状腺肿大,甚至甲状腺功能低下,此型临床表现轻微、短暂,常不易发现,如母亲妊娠期服大量碘剂且时间较长,碘化物通过胎盘导致新生儿甲状腺肿,巨大者可引起初生儿窒息死亡,哺乳期中碘通过乳汁进入婴儿体内可引起甲状腺肿伴甲减。

### (二)幼年型甲减

临床表现随起病年龄而异,年龄小者临床表现与呆小病相似。较大儿童及青春期发病者,大多似成人型甲减。

### (三)成年型甲减

成年型甲减多见于中年女性,男女之比为 1：(5～10),除手术或放射治疗腺体受累者外,多数起病隐袭,发展缓慢,早期缺乏特征,有时长达 10 余年后始有典型表现。

### 1.一般表现

有畏寒、少汗、乏力、少言、懒动、动作缓慢,体温偏低,食欲减退而体重无明显减轻。典型黏液性水肿往往呈现表情淡漠、面色苍白、眼睑水肿,唇厚舌大,全身皮肤干燥、增厚、粗糙多落屑,毛发脱落,少数患者指甲厚而脆、多裂纹。踝部非凹陷性水肿。由于贫血与胡萝卜素血症,可致手脚掌呈姜黄色。

**2.精神神经系统**

精神迟钝,嗜睡,理解力和记忆力减退。听觉、触觉、嗅觉均迟钝,伴有耳鸣、头晕,有时多虑而有神经;质表现,可发生妄想、幻觉、抑郁或偏狂。严重者可有精神失常,呈木僵、痴呆、昏睡状,在久病未获治疗及刚接受治疗的患者易患精神病,一般认为精神症状与脑细胞对氧和葡萄糖的代谢减低有关。因黏蛋白沉积可致小脑功能障碍,呈共济失调、眼球震颤等。亦可有手足麻木,痛觉异常,腱反射变化具有特征性,反射的收缩期往往敏捷、活泼,而松弛期延缓,跟腱反射减退,膝反射多正常,脑电图亦可异常。

**3.心血管系统**

脉搏缓慢,心动过缓,心音低弱,心排出量减少,常为正常之一半,由于组织耗氧量和心排出量减少相平行,故心肌耗氧量减少,很少发生心绞痛和心力衰竭。但个别患者可出现心肌梗死之心电图表现,经治疗后可消失。超声心动图常提示心包积液,很少发生心脏压塞。同时也可有胸腔或腹腔积液,久病者由于血胆固醇增高,易发生冠心病。

**4.肌肉和骨骼**

肌肉松弛无力,主要累及肩、背部肌肉也可有肌肉暂时性强直、痉挛、疼痛或出现齿轮样动作,腹背肌及腓肠肌可因痉挛而疼痛,关节亦常疼痛,骨质密度可增高,少数病例可有肌肥大。

**5.消化系统**

常有厌食、腹胀、便秘,严重者发生麻痹性肠梗阻,或黏液性水肿巨结肠。由于胃酸缺乏或吸收维生素 $B_{12}$ 障碍,可导致缺铁性贫血或恶性贫血,胆囊收缩减弱而有时胀大。

**6.呼吸系统**

由于肥胖、黏液性水肿、胸腔积液、贫血及循环系统功能降低等综合因素可导致呼吸急促,肺泡中二氧化碳弥散能力降低,从而产生呼吸道症状,甚至二氧化碳麻醉现象。

**7.内分泌系统**

性欲减退,男性出现阳痿,女性多有不育症。长期患本病者体重常常增加。原发性甲减,由于 TSH 增高,可同时出现泌乳素增高,从而出现溢乳,肾上腺皮质功能一般比正常低,血、尿皮质醇降低,ACTH 分泌正常或降低,如伴有原发性自身免疫性肾上腺皮质功能减退症和糖尿病称为多发性内分泌功能减退综合征(Schmidt 综合征)。在应激或快速甲状腺激素替代治疗时上述病情可加速产生。

**8.泌尿系统及水电解质代谢**

肾血流量降低,酚红试验排泄延缓,肾小球基底膜增厚可出现少量蛋白尿,水利尿作用较差。由于肾脏排水功能受损,导致组织水潴留。$Na^+$ 交换增加,出现低血钠。血清 $Mg^{2+}$ 增高。

**9.血液系统**

甲状腺激素缺乏使造血功能遭到抑制,红细胞生成素减少,胃酸缺乏使铁和维生素 $B_{12}$ 吸收障碍,加之月经量多,致使患者 2/3 可有轻、中度正常色素或低色素小细胞型贫血,少数恶性贫血(大红细胞型),血沉增快,Ⅷ和Ⅸ因子缺乏导致机体凝血机制减弱,易发生出血倾向。

**10.黏液性水肿昏迷**

常见于病情严重者,特别是年老长期未获治疗者。大多在冬季寒冷时发病,受寒及感染是常见的诱因,其他如创伤、手术、麻醉、使用镇静剂等均可促发。昏迷前常有嗜睡,四肢昏迷时松弛,反射消失,体温可降至 33℃ 以下,呼吸浅慢,心动过缓,心音微弱,血压降低、休克,常可伴有心、肾衰竭而危及生命。

### 四、实验室检查

#### (一)一般检查

(1)由于 TH 不足影响促红细胞生成素合成,而骨髓造血功能减低,可致轻、中度正常细胞型正常色素性贫血,由于月经量多而致失血及铁吸收障碍,可引起小细胞低色素性贫血,少数由于胃酸低、缺乏内因子维生素 $B_{12}$ 或叶酸可致大细胞性贫血。

(2)基础代谢率减低,常在 $-15\%$ 以下,有的在 $-45\%\sim-35\%$,严重者达 $-70\%$。

(3)血清胡萝卜素增高。

(4)血脂:病因起始于甲状腺者,胆固醇、三酰甘油、G-脂蛋白均升高;病因始于垂体或下丘脑者胆固醇多属正常或偏低。但克汀病婴儿,三酰甘油增高,LDE 增高,HDL-胆固醇降低。

(5)跟腱反射迟缓,时间延长,常大于 360ms,严重者达 $500\sim600$ms。

(6)磷酸肌酸激酶(CPK)乳酸脱氢酶(LDH)增高,尿 17-酮类固醇、17-羟类固醇降低。糖耐量试验呈扁平曲线,胰岛素反应延迟。

(7)心电图示低电压,窦性心动过缓,T 波低平或倒置,偶有 P-R 间期延长及 QRS 波时限增加。

(8)脑电图检查某些呆小病患者有弥散性异常,频率偏低,节律不齐,有阵发性双 Q 波,无 α 波提示脑中枢功能障碍。

(9)X 线检查:骨龄检查有助于呆小病的早期诊断,X 线片骨骼特征有:骨龄延迟,骨骺与骨干愈合延迟,成骨中心骨化不均匀呈斑点状(多发性骨化灶)。95% 呆小病患者蝶鞍的形态异常。心影在胸片常为弥散性增大,记波摄影及超声波检查示心包积液。

(10)甲状腺 ECT 检查:有助于检查甲状腺形态,诊断先天性阙如及甲状腺异位功能不全所致的甲减,判断亚急性甲状腺炎性甲减或桥本氏甲炎所致的甲减。并根据甲状腺内核素分布情况间接判断甲状腺的功能情况。

#### (二)甲状腺功能检查

(1)血清 TSH(或 STSH)升高为原发性甲减最早表现;垂体性或下丘脑性甲减,TSH 则偏低乃至测不出,同时可伴有其他垂体前叶激素分泌低下。不管何种类型甲减,血清总 $T_4$ 和 $FT_4$ 大多均低下,轻症患者 $T_3$ 可在正常范围,重症患者可以降低。临床无症状或症状不明显的亚临床型甲减中部分患者血清 $T_3$、$T_4$ 可正常,此系甲状腺分泌 $T_3$、$T_4$ 减少后,引起 TSH 分泌增多呈进行性代偿反馈的结果。部分患者的 $T_3$ 正常,$T_4$ 降低,可能是甲状腺在 TSH 刺激下或碘不足情况下合成生物活性较强的 $T_3$ 相对增多,或周围组织中的 $T_4$ 较多地转化为 $T_3$ 的缘故。因此,$T_4$ 降低而 $T_3$ 正常可视为较早期诊断甲减的指标之一。新生儿采脐血或新生儿血或妊娠 22 周羊水测 sTSH 及 $T_4$ 有助于新生儿和胎儿甲减症的早期诊断。另外本病血清 $rT_3$ 明显降低,是由于 $T_4$ 转化为 $T_3$ 倾向增多而减少 $rT_3$ 的转化所致。

(2)甲状腺吸 $^{131}$I 率明显低于正常,常为低水平曲线,而尿 $^{131}$I 排泄量增大。

(3)促甲状腺激素(TSH)兴奋试验:原发性甲减用本试验后,甲状腺摄 $^{131}$I 率不升高或血

中 $T_4$、$T_3$ 增加反应很低，而继发性甲减则可得正常反应。

（4）促甲状腺激素释放激素试验（TRH 兴奋试验）静脉注射 TRH $200\sim500\mu g$ 后，血清 TSH 无升高反应者提示为垂体性甲减，延迟升高者为下丘脑性，如 TSH 基值已增高，TRH 刺激后更高，提示原发性甲减。

（5）抗体的测定：病因与自身免疫有关的甲减患者，可测出抗甲状腺球蛋白抗体（TGAb）和（或）抗微粒体抗体（TMAb），目前认为 TMAb 是抗甲状腺过氧化物酶抗体（TPO）。

### 五、诊断与鉴别诊断

当甲减临床表现很典型时，诊断并不困难，但早期患者多不典型，特别是呆小病的早期诊断更为重要，为了避免或尽可能减轻永久性智力发育缺陷，应常规进行新生儿的甲状腺激素及 TSH 检查项目，争取早日确诊，早日治疗。在婴儿期应细微观察其生长、发育、面貌、皮肤、饮食、睡眠、大便等各方面的情况。必要时做有关实验室检查，对疑似不能确诊病例，实验室条件有限者，可以试验治疗，由于呆小病的特殊面容应注意和先天性愚呆（伸舌样痴呆称唐氏综合征）鉴别。

年龄稍长者，智力和体格发育障碍与正常相比日趋明显，诊断不难，但应和其他原因所致的侏儒症相区别。对疑似贫血、肥胖、特发性水肿、慢性肾小球肾炎、肾病综合征、冠心病、低代谢综合征、月经紊乱、垂体前叶功能减退症等病，临床确诊证据不足时，应进行甲状腺功能测定，以资鉴别。对末梢性甲减的诊断有时不易，患有临床甲减征象而血清 $T_4$ 浓度增高为主要实验室特点，甲状腺 $^{131}I$ 摄取率可增高，用 $T_3$、$T_4$ 治疗疗效不显著，提示受体不敏感。部分患者可伴有特征性面容、聋哑、点彩样骨骺，甲状腺可以不肿大。

### 六、预防

预防极为重要，对地方性甲状腺肿流行区，孕妇应供应足够碘化物，妊娠最后 $3\sim4$ 个月每天可加服碘化钾 $20\sim30mg$。妊娠合并 Graves 病用硫脲类药物治疗者，应尽量避免剂量过大，并同时加用小剂量甲状腺片，妊娠期内禁用放射性 $^{131}I$ 治疗。由于目前国内开展了普及食用加碘盐及在地方性甲状腺肿流行区服碘油等防治工作，呆小病已非常少见。成人甲状腺功能减退，如因手术或放射性 $^{131}I$ 治疗甲亢引起者，应在治疗时严格掌握甲状腺切除的多少和放射性 $^{131}I$ 的剂量，尽量避免或减少发生该症。

### 七、治疗

#### （一）呆小病的治疗

治疗原则愈早愈好。初生期呆小病最初口服三碘甲状腺原氨酸 $5\mu g$，每 8 小时 1 次及 L-甲状腺素钠（$T_4$）$25\mu g/d$，3 天后，$T_4$ 增加至 $37.5\mu g/d$，6 天后 $T_3$ 改至 $2.5\mu g$，每 8 小时 1 次。在治疗过程中 $T_4$ 逐渐增至每天 $50\mu g$，而 $T_3$ 逐渐减量至停用。或单用 $T_4$ 治疗，首量 $25\mu g/d$，以后每周增加 $25\mu g/d$，$3\sim4$ 周后至 $100\mu g/d$，以后进增缓慢，如临床疗效不满意，剂量可略加大。年龄 9 月至 2 岁婴幼儿每天需要 $50\sim150\mu g$ $T_4$，如果其骨骼生长和成熟没有加快，甲状腺激素可增加，虽然 TSH 值有助于了解治疗是否适当，但是从临床症状改善来了解甲减治疗的情况更为有效，治疗应持续终身。

#### （二）幼年黏液性水肿治疗

治疗与较大的呆小病患儿相同。

### (三)成人黏液性水肿治疗

甲状腺激素替代治疗效果显著,并需终身服用。使用的药物制剂有合成甲状腺激素及从动物甲状腺中获得的甲状腺球蛋白。

1.甲状腺片

其应用普遍,从小剂量开始,每天 15～30mg,最终剂量为 120～240mg。已用至 240mg 而不见效,应考虑诊断是否正确或为周围型甲减。当治疗见效至症状改善,脉率及基础代谢率恢复正常时应将剂量减少至适当的维持量,每天为 90～180mg。如果停药,症状常在 1～3 个月内复发。治疗过程中如有心悸、心律不齐、心动过速、失眠、烦躁、多汗等症状,应减少用量或暂停服用。

2.L-甲状腺素钠($T_4$)或三碘甲状腺原氨酸($T_3$)

$T_4$ 100$\mu$g 或 $T_3$ 20～25$\mu$g 相当于甲状腺片 60mg。$T_3$ 的作用比 $T_4$ 和甲状腺片快而强,但作用时间较短,作为替代治疗则甲状腺片和 $T_4$ 比 $T_3$ 优越。由于甲状腺片生物效价不稳定,而以 $T_4$ 片治疗为优。

3.甲状腺提取物

USP 和纯化的猪甲状腺球蛋白已用于临床。

年龄较轻不伴有心脏病患者,初次剂量可略偏大,剂量递增也可较快。干甲状腺片可从每天 60mg 开始,2 周后每天再增 60mg 至需要的维持量。老年患者剂量应酌情减少,伴有冠心病或其他心脏病史以及有精神症状者,甲状腺激素更应从小剂量开始,并应更缓慢递增,干甲状腺片每天 15mg 开始,每 2 周或更久增加 1 次,每次 15mg。如导致心绞痛发作,心律不齐或精神症状,应及时减量。

垂体前叶功能减退且病情较重者,为防止发生肾上腺皮质机能不全,甲状腺激素的治疗应在皮质激素替代治疗后开始。

周围型甲减治疗较困难可试用较大剂量 $T_3$。伴有贫血的患者,应给予铁剂、叶酸、维生素 $B_{12}$ 或肝制剂。铁剂治疗时尚须注意胃酸水平,低者须补充。

有心脏症状者除非有充血性心力衰竭一般不必试用洋地黄,在应用甲状腺制剂后心脏体征及心电图改变等均可逐渐消失。

### (四)黏液性水肿昏迷的治疗

(1)甲状腺制剂:由于甲状腺片及 $T_4$ 作用太慢,故必须选用快速作用的三碘甲状腺原氨酸($T_3$)。开始阶段,最好用静脉注射制剂(D,L-三碘甲状腺原氨酸),首次 40～120$\mu$g,以 $T_3$ 每 6 小时静脉注射 5～15$\mu$g,直至患者清醒改为口服,如无针剂,可将三碘甲状腺原氨酸片剂研细加水鼻饲,每4～6 小时 1 次,每次 20～30$\mu$g。无快作用制剂时可采用 $T_4$,首次剂量 200～500$\mu$g 静脉注射,以后静脉注射 25$\mu$g,每 6 小时 1 次或每天口服 100$\mu$g。也有人主张首次剂量 $T_4$ 200$\mu$g 及 $T_3$ 50$\mu$g 静脉注射,以后每天静脉注射 $T_4$ 100$\mu$g 及 $T_3$ 25$\mu$g。也可用干甲状腺片每4～6 小时 1 次,每次 40～60mg,初生儿剂量可稍大,以后视病情好转递减,有心脏病者,起始宜用较小量,为一般用量的 1/5～1/4。

(2)给氧、保持气道通畅,必要时可气管切开或插管,保证充分的气体交换。

(3)保暖,增加室温,添加被褥,室温要逐渐增加,以免耗氧骤增对患者不利。

（4）肾上腺皮质激素：每 4～6 小时给氢化可的松 100～200mg 静脉滴注，清醒后如血压稳定可适当减量。

（5）积极控制感染，给予一定量的抗生素。

（6）补液及电解质：给予 5%～10% 葡萄糖盐水静点，一般每天仅需 500～1000mL，补液中加维生素 C、氯化钾，并随时注意电解质平衡及酸碱平衡、尿量、血压等，如血压经补液后仍不升者，可用少量升压药，给药时注意心率的变化。因甲状腺激素与升压药合用易发生心律失常。

经过以上治疗，24 小时左右病情可有好转，1 周后可逐渐恢复。如 24 小时后不能逆转，多数不能挽救。

# 第四节　甲状腺功能亢进症

甲状腺功能亢进症（hyperthyroidism），简称甲亢。指由多种病因引起甲状腺功能增强，合成分泌甲状腺激素（TH）过多引起的临床综合征。引起甲亢的病因很多，但以 Graves 病为多见（约 85% 以上）。本节主要讨论该种疾病。

对甲亢这一综合征，还有一个常用的名称为甲状腺毒症（thyrotoxicosis），是对机体在过多的甲状腺激素的刺激下，处于一种"中毒"状态的阐述。有些学者认为，甲状腺功能亢进症一词与甲状腺毒症一词本质无区别，都是甲状腺激素过多所致的高代谢症候，故两词可以互相通用。有的学者认为两者的区别是，甲状腺功能亢进时，甲状腺本身亢进，合成、分泌甲状腺激素过多，导致高代谢症；而甲状腺毒症除包括甲亢（如 Graves 病）外，还包括只引起血循环中 TH 暂时性增高的因素，如桥本氏甲状腺炎、亚急性甲状腺炎、过量服用甲状腺激素或异位促甲状腺激素分泌等，此时甲状腺功能可以正常，甚至偏低。

## 一、毒性弥散性甲状腺肿

毒性弥散性甲状腺肿又称 Graves 病，是一种合成分泌过多的甲状腺激素的甲状腺自身免疫性疾病。本病是最常见的一种甲状腺功能亢进症，约占甲亢总数的 85% 以上，可发病于各种年龄，但以 20～40 岁女性多见，男女之比为 1：（4～6）。Graves 首先描述了本病，具有高代谢、弥散性甲状腺肿和突眼三大特点。其实本病是一种累及多个系统的综合征，除以上特点外，还可出现胫前黏液性水肿、指端病及肌肉病变等。而且有些病例典型症状相继出现或临床表现可不典型，如可有突眼，也可没有突眼；也可以有严重突眼而甲状腺功能正常。

### （一）病因及发病机制

本病已确定是一种自身免疫性疾病，但其病因及发病机制尚未完全阐明。Graves 病的基本病理是甲状腺功能亢进，合成及分泌甲状腺激素过多。而这一变化是基于血液存在类似 TSH 的刺激物，刺激甲状腺导致功能亢进。现在认为这种刺激物质就是 TSH 受体抗体（TRAb），该物质能刺激甲状腺增强功能，促进组织增生，作用缓慢而持久。许多证据提示 TRAb 是由于辅助 T 淋巴细胞致敏，刺激 B 淋巴细胞分泌的。它是本病淋巴细胞分泌的 IgG，其对应抗原为 TSH 受体或邻近甲状腺细胞浆膜面部分。TRAb 为一种多克隆抗体,分为两类,一类是兴奋型或刺激型抗体:①甲状腺刺激免疫球蛋白(TSI)或称甲状腺刺激抗体(TSAb)。②甲状腺生长免疫球蛋白(TGI)。另一类是抑制型或封闭型抗体:①甲状腺刺激抑制免疫球蛋白(TSII)或称甲状腺刺激阻断抗体(TSBAb)。②甲状腺生长抑制免疫球蛋白(TGII)。当 TSI 与甲状腺细胞结合时,TSH 受体被激活,导致腺苷环化酶被激活,致使 cAMP 增多。cAMP 作为第二信使兴奋甲状腺功能,促使甲状腺激素合成、分泌增多,表现临床甲亢,其作用与 TSH 酷似。而 TGI 对甲状腺的刺激作用,只表现甲状腺细胞的增生肿大,不促进甲状腺激素的合成及释放。当 TSI 及 TGI 同时增高时,患者既有甲亢又有甲状腺肿大,而以 TSI 增高为主时,则可只有甲亢而无甲状腺肿大。

综前所述,甲亢发病的自身免疫监护缺陷假说的主要内容是,甲亢患者体内特异性抑制 T 淋巴细胞,存在基因缺陷,致使辅助 T 淋巴细胞与抑制 T 淋巴细胞的平衡功能失调,导致辅助 T 淋巴细胞不受监护、抑制,不适当地致敏、刺激 B 淋巴细胞产生抗自身抗体(TRAb),引发甲亢。尽管这一假说,对甲亢某些特异免疫变化不能完全解释,但 TRAb 在甲亢致病的意义是肯定的。

甲亢的家族聚集、遗传易感性是明显的,因自身免疫监护缺陷也受基因控制,同卵双胞胎甲亢的共显率可达 50%,异卵者 3%～9%。有人发现本病发病与特定某些组织相溶抗原(HLA)有关。同一疾病不同人种 HLA 类型各异,如高加索人为 HLA-138,日本人为 HLA-B35,中国人为 HLA-Bw46。基因位点 Gm 是控制 IgG 的同种异形决定簇,甲亢与 Gm 基因有关。有试验表明 T 细胞受体基因也存在甲亢易感性的位点。以上均说明甲亢与遗传有关。

临床上经常遇到因重大精神创伤而诱发甲亢的病例,常见的有惊恐、悲愤、暴怒等突发情绪亢奋或长期劳累及抑郁等。目前认为情感变化可导致抑制 T 淋巴细胞群功能失常,也可促进细胞毒性产生,继而引起一系列自身免疫学改变,最后引发甲亢。

感染引起甲亢是人们很感兴趣的课题,近年来进行了感染因子与自身免疫性甲状腺疾病的大量研究,观察到细菌或病毒可通过三类机制引发甲状腺自身免疫性疾病。①分子模拟,感染因子和 TSH 受体间在抗原决定簇上有相似的分子结构,感染因子引起 TSH 抗体对自身 TSH 受体的交叉反应。如近年来发现甲亢患者中,结肠炎耶尔森菌抗体检出率很高(72%),它具有与 TSH 受体相似的抗原决定簇。②感染因子直接作用于甲状腺和 T 淋巴细胞,通过细胞因子诱导二类 HLA-DR 在甲状腺细胞表达,向 T 细胞提供自身抗原作为免疫反应对象。③感染因子产生超抗原分子,诱导 T 淋巴细胞对自身组织起反应。

**(二)病理解剖**

1.甲状腺

甲状腺多呈弥散性、对称性肿大,以双叶增大为主,或伴有峡部肿大。质脆软至坚韧,包膜表面光滑、透亮,也可不平或呈分叶状。甲状腺内血管增生、充血,使其外观呈鲜牛肉或猪肝色。腺滤泡细胞增生肥大,从立方形变为柱形,并可形成乳头状折皱突入泡腔,腔内胶质常减少或消失。细胞核位于底部,可有分裂相。高尔基器肥大,内质网发育良好,核糖体、线粒体常增多。这些现象均提示腺细胞功能活跃,处于分泌功能亢进状态。滤泡间组织中淋巴组织呈现不同程度的增生,可以是弥散性淋巴细胞浸润或是形成淋巴滤泡,或表现淋巴组织生发中心。

2.眼

突眼患者,球后组织常有脂肪浸润、眼肌水肿增大,纤维组织增多,炎细胞浸润,糖胺聚糖(glycosaminoglycan,GAG)沉积及透明质酸酶增多,并有淋巴细胞及浆细胞浸润。眼球肌纤维增粗、纹理模糊、脂肪增多、肌纤维透明变性、断裂及破坏,肌细胞内也有 GAG 增多。

3.胫前黏液性水肿

病变皮损光镜下可见黏蛋白样透明质酸沉积,伴多数带有颗粒的肥大细胞、吞噬细胞和含有增大的内质网的成纤维细胞浸润;电镜下见大量微纤维,伴糖蛋白及酸性糖胺聚糖沉积。

4.其他

骨骼肌及心肌有类似眼肌的上述变化,但改变较轻,久病者肝内可有脂肪浸润、灶状或弥散性坏死、萎缩、门脉周围纤维化乃至肝硬化,少数患者可有骨质疏松。

### (三)病理生理

甲状腺激素分泌过多的病理生理作用是多方面的,近年研究认为,甲状腺激素可促进磷酸化,主要通过刺激细胞膜的 $Na^+$-$K^+$-ATP 酶(即 $Na^+$-$K^+$泵),该酶在维持细胞内外$Na^+$-$K^+$梯度过程中,需大量能量以促进 $Na^+$ 的主动转移,以致 ATP 水解增多,从而促进线粒体氧化磷酸化反应,结果氧耗及产热均增加。甲状腺激素主要促进蛋白质合成、促进产热作用,与儿茶酚胺具有相互促进作用,从而影响各种代谢和脏器功能,如甲状腺激素增加代谢率,加速多种营养物质的消耗,肌肉也易消耗。两者的协同作用,还可加强儿茶酚胺在神经、血管和胃肠道上的直接刺激作用。非浸润性突眼可能由交感神经兴奋性增高引起,浸润性突眼原因不明,可能和自身免疫有关(甲状腺球蛋白-抗甲状腺球蛋白免疫复合物与球外肌肉结合后引起肌肉病变),球后组织淋巴细胞浸润,以及血中存在突眼抗体均为自身免疫病变说法的佐证。

### (四)临床表现

本病多数发病缓慢,少数在精神创伤、感染等刺激后急性起病。临床表现多样,老年、小儿患者多表现,不典型,典型者表现甲状腺激素过多所致高代谢综合征,甲状腺肿及突眼。

1.甲状腺激素过多综合征

(1)高代谢症:由于 $T_3$、$T_4$ 分泌过多,促进物质代谢加快,氧化加速、产热、散热明显增多,表现怕热、多汗,皮肤潮湿红润(特别于手足掌、脸、颈、胸前、腋下明显)。低热、甲亢危象可表现高热,$T_3$、$T_4$ 可促进肠道吸收碳水化合物加速糖原分解,使血糖升高。

(2)神经系统:神经过敏、容易激动、多言多动、多疑多虑、失眠难入睡、思想不集中、记忆力减退,有时有幻觉,甚至有亚躁狂症。偶有表现为神情淡漠、寡言抑郁。也可有手、眼睑和舌的细微震颤,腱反射亢进。

(3)心血管系统:可有心悸、胸闷、气短,严重者可发生心脏病。体征有:①心动过速(90~120 次/min),常为窦性,休息及睡眠时仍快。②心尖部第一音亢进,常有Ⅱ~Ⅲ级收缩期杂音。③心律失常以期前收缩,尤其房性多见,也可为室性及交界性,还可发生阵发性或持久性心房纤维颤动或心房扑动,偶有房室传导阻滞。④心脏增大,如有房颤或增加心脏负荷时则易发生心力衰竭。⑤收缩压上升舒张压下降脉压增大,有时出现周围血管征,如水冲脉、毛细血管搏动等。

(4)消化系统:常有食欲亢进、多食消瘦。老年甲亢及有胃肠道疾病的人可有食欲减退,甚至厌食。由于胃肠道蠕动快,消化吸收不良而排便次数增多,大便不成形含较多不消化食物,少有脂肪泻。病情重者,可有肝大、肝损害,偶发黄疸。

(5)肌肉骨骼系统:多数患者有肌无力和肌萎缩,呈现慢性甲状腺亢进性肌病,首先受累主要是肩胛与骨盆带近躯体的肌群。有不少的病例伴周期性瘫痪症。我国及东方黄种人青年男性多见,原因不明。有人认为甲亢是甲状腺激素增进 $Na^+-K^+-ATP$ 酶活性可以引起钾进入细胞增加,而钠移出细胞增加,结果出现血钾降低,导致肢体麻痹。其发作诱因往往是饱食、甜食、疲劳、精神紧张等,多于夜间发作。伴重症肌无力者,可发生在甲亢前后,或同时起病,二者同属自身免疫性疾病,可发生于同一有自身免疫缺陷的患者。

本病可影响骨代谢,使钙脱失过多导致骨质疏松,尿钙增多血钙多正常,病程长久患者可发生病理性骨折,故应测量骨密度。偶可见到甲亢患者的手指、足趾肥大粗厚,外形杵状,甲软与甲床分离,X线片上显示骨膜下新骨增生,似肥皂泡沫样粗糙突起,是一种增生性骨膜下骨炎称 Graves 病肢端病,确切病因尚未明了。

(6)生殖系统:女性患者常有月经减少,周期延长,甚至闭经,但仍有部分患者可妊娠、生育。男性多有阳痿,偶有男子乳房发育症,催乳素及雌激素水平增高。

(7)内分泌系统:$T_3$、$T_4$ 过多除影响性腺外,尚促肾上腺皮质功能早期活跃,而重症、危象时,功能相对减退甚至不全,垂体分泌 ACTH 增多,血浆皮质醇正常,但运转和利用增快,清除率可增大。

(8)造血系统:周围血中白细胞总数偏低,淋巴细胞的绝对值及百分比及单核细胞增多,血小板寿命较短,有时出现紫癜,血容量大偶可见贫血。

(9)皮肤:少部分患者可有典型对称性黏液水肿样皮损,不是甲功减低。多见于小腿胫前下段,有时也可见于足背膝部、上肢甚至面部。初起呈紫红色皮肤粗糙,以后呈片状或结节状突起,最后呈树皮状,可有继发感染和色素沉着。

2.甲状腺肿

多数患者呈弥散性对称性肿大,少数为非对称性肿大,个别患者甲状脖可无明显肿大,甲亢病情轻重与肿大程度无明显关系。病程早期甲状腺软如豆腐,病程长者可韧如橡胶;左右叶上下极可触及震颤和听及血管杂音,是诊断本病的重要特殊性体征,但要注意甲状腺血管杂音与颈静脉杂音加以区别。罕见有甲状腺肿大延伸于胸骨后者,核素甲状腺显像可确诊。

3.眼症

突眼分以下两种。

(1)非浸润性突眼,又称良性突眼,是甲亢突眼的大多数,眼球突出度一般不超过 18mm(正常<16mm),且多为两侧对称性突出,可一侧突眼发病先于另一侧。突眼为交感神经兴奋眼外肌群和上睑肌张力增高所致,眼球后组织病变不明显,主要改变为眼睑及眼外部的表现,有四个眼症:①OStellwag 征:眼裂增宽,少瞬凝视炯炯有神。②Mobius 征:眼球内侧聚合不能或欠佳。③Grade 征:因上睑后缩,向下看时眼睑不能随眼球下落。④QJoffroy 征:眼向上看时,前额皮肤不能皱起。

(2)浸润性突眼,又称内分泌突眼,眼肌麻痹性突眼或恶性突眼。较少见(仅占 5%),病情较严重,常见于甲亢不明显或无高代谢症候的患者。突出度在 19mm 以上,甚至达 30mm,双侧多不对称,相差可达 2~5mm,有时也可只一侧突眼。患者常有视力疲劳、异物感、怕光、复视、视力减退,甚至眼部胀痛、刺痛、流泪眼肌麻痹视野变小、斜视、眼球活动度变小或固定。突眼严重者,眼睑水肿不能完全闭合。结膜、角膜外露易引起充血、水肿,可形成角膜溃疡或全眼球炎,以致失明。这些主要由于眼外肌和球后组织体积增加,淋巴细胞浸润和水肿所致。

**(五)特殊临床表现**

**1.甲状腺危象**

甲状腺危象是甲亢病情严重的表现,可危及生命。在甲亢未予治疗或治疗不当未有效控制情况下,遇到以下诱因:精神创伤、过度劳累、急性感染、心肌梗死、药物中毒、高温酷热、大中手术及甲亢术前准备不充分等,均有可能发生甲亢危象。除淡漠型甲亢外,危象发生前往往可有危象先兆,主要有:①全身症状,严重乏力、烦躁不安、多汗、体重明显下降、发热体温在 39℃以下。②心血管症状,明显心悸,活动后气短、心率加快,常超过 120 次/min、脉压增大,出现心律不齐。③食欲亢进消失、食欲缺乏、恶心、呕吐、腹泻、肝功能受损。当出现先兆未予重视或及时处理则可发生危象。临床表现有以下几点。

(1)全身表现:高热 39℃以上,极度多汗、皮肤潮红、脱水者则可出现汗闭、面色苍白。

(2)心血管系统:心速更快 140~160 次/min 以上,常伴有期间收缩、房颤、心房扑动、室上性心动过速、房室传导阻滞,可出现心力衰竭。

(3)消化系统:恶心、呕吐、腹泻加剧,可出现黄疸、肝功受损明显。

(4)神经系统:极度烦躁不安、精神变态,严重者昏迷或谵妄。淡漠型甲亢的危象,则可表现神志淡漠、嗜睡、软弱无力、体温低、心率慢,重者也可昏迷。

危象实验检测与甲亢相仿,$T_3$ 增高较明显,故不能单纯认为危象是由甲状腺激素产生过多造成,而可能是由于患者体内与蛋白结合的甲状腺激素转化为游离的甲状腺激素过多所致,因只有游离激素具有生物活性。另外原因可能与交感神经兴奋性或反应性增高有关。此外白细胞增高,肝、肾功能可出现异常。

**2.浸润性突眼**

浸润性突眼又称恶性突眼性 Graves 病,水肿性突眼及眼球麻痹性突眼,甲功正常性Graves 病,为区别其他疾病造成的突眼,有的学者建议称内分泌性浸润性突眼。本病是Graves 病的特殊临床体征之一,发病率占甲亢的 5%~10%,男性多于女性,40 岁以上多发。其发病与体液免疫和细胞免疫的联合作用有关。

(1)体液免疫,一般认为本病是自身免疫性疾病,眼部及甲状腺存在着共同的抗原决定簇、TSH 受体抗原、抗甲状腺球蛋白抗体免疫复合物、抗某些细菌及病毒等外来抗原的抗体等可能参与发病。最近有资料支持眼窝组织内有脏器特异性抗原,属独立的脏器特异性自身免疫性疾病。本病患者的血清中已检出眼外肌的 64kDa 蛋白及其特异抗体,推测该种蛋白与突眼症发病有关。

(2)细胞免疫,对患者的眼外肌内浸润的 T 细胞的研究表明,该种 T 细胞有识别眼外肌抗原的功能,能刺激 T 细胞增生和产生移动抑制因子。约有半数患者存有抗体依赖性细胞介导细胞毒作用(ADCC)。突眼症患者 NK 活性多低下,故自身抗体生成亢进。

(3)球后成纤维细胞的作用,IGF-I 和成纤维细胞生成因子(FGF)有刺激成纤维细胞作用。免疫组化染色证明眼外肌、脂肪细胞、炎症浸润细胞中存在 IGF-1,考虑与发病有关。成纤维细胞活性增强,特别是黏多糖有较强的吸水性,进而使脂肪组织、眼外肌间质水肿。浸润性突眼发病可急可缓,可伴有高代谢症群也可不伴有,突眼可出现于高代谢症群之前,也可在其后。突眼可为进行性双侧或单侧,双侧突眼往往不一致,眼突度多较良性突眼为高,可在19~20mm,且多有眼部症状,如眶内、眶周围组织充血、眼睑水肿、伴有眼球转动受限,伴斜视、复视,严重时球结膜膨出、红肿胀痛、畏光、流泪、视力减退等。由于眼睑收缩,眼球突出,眼睑不能完全闭合,角膜暴露时,可引起角膜干燥,发生炎症、溃疡,继发感染。可因角膜穿孔而失明,当然角膜受累可因治疗而不出现严重结果。少数患者眶内压力增高,影响视神经血供,可引起一侧或双侧视神经盘水肿、视神经炎及球后神经炎,乃至神经萎缩丧失视力。突眼轻重与甲亢病情轻重无一定关系,部分浸润性突眼患者伴发胫前黏液性水肿皮损或伴发甲亢肢端病,部分突眼不重者也可有眼肌麻痹,而眼球转动失灵。为了估计病情和判断疗效,根据突眼的临床表现,将内分泌突眼分为 2 类 6 个级别。

内分泌突眼的诊断一般较易确定,但临床遇到无明显甲亢症状体征,实验室资料又不明确时,要进行鉴别诊断。单侧突眼可见于眼眶肿瘤、血液病眶内浸润、眼球后出血、海绵窦或眼静脉血栓形成,静动脉-海绵窦瘘;双侧突眼可见于尿毒症、肝硬化、慢性肺部疾病、家族遗传性突眼;可单可双侧突眼可见于近视及某些垂体瘤。关键的鉴别检测是 $T_3$ 抑制试验和 TRH 兴奋试验,当 $T_3$ 抑制试验显示不受抑制或 TRH 兴奋呈低平曲线时,往往内分泌突眼就可成立。而 X-CT、MRI 等影像检查也有助于鉴别。一般认为以下因素可加重突眼:①甲亢控制过快,抗甲药物用量过大,又未加用甲状腺片。②甲亢控制过头产生甲减。③原有浸润性突眼,采用手术治疗。④严重甲亢伴突眼未予以治疗。

浸润性突眼的转归及结局,一般如得到适当的保护和治疗,常在半年至 3 年内逐渐稳定和缓解,软组织受累症状和体征往往消失或减轻,但常遗留眼睑挛缩及肥厚,眼突及眼肌纤维化。5 级、6 级突眼遗留问题可能更多。

3.甲亢肌病

(1)慢性甲亢性肌病:临床较多见,甲亢患者多有消瘦,包括肌肉不同程度的无力萎缩,并有进行性加重趋势,称此种情况为慢性甲亢性肌病。起病缓慢,早期最多累及近端肌群和肩或髋带肌群,其次是远端肌群进行性肌无力、消瘦甚至萎缩,患者以肌无力表现突出,严重者日常生活都受到影响,如上楼困难,甚至蹲下不能迅速起立,需扶物借助上肢力量才能站起,梳头和提物都会出现困难,用新斯的明治疗无效。

此病与甲亢关系未明,可能由于过多的 $T_3$、$T_4$ 作用于肌肉细胞线粒体,发生肌细胞水肿变性。因近端肌群的肌肉由红肌肉组成,此红肌肉有丰富的线粒体,故本病最早受累为近端肌群。

(2)甲亢伴周期性瘫痪:甲亢患者中约有 4% 的出现下肢或四肢麻痹,患者多见于东方年轻男性,发作时多有血钾过低,发病的可能机制为,甲亢时 $Na^+$-$K^+$-ATP 酶活性增高,可引起钾进入细胞内增加,钠移出细胞增加,从而出现血钾降低,而导致肢体麻痹。主要诱因有饱食、甜食、劳累、精神紧张和胰岛素静脉滴注。本病多于夜间发作,发作频度不尽一致,少者一年仅数次,多者每天数次,发作时间和长短不一。本病大多为可逆病变,甲亢治愈后往往不再发作,若仍频发者,甲亢可能不是肢体麻痹的病因,因家族性周围性麻痹常与甲亢同时存在。

(3)甲亢伴重症肌无力:重症肌无力是一种肌肉神经间传递功能障碍的疾病。肌肉中可检出自身性抗体,发病可能与自身免疫失常有关。主要累及眼部肌群,有睑下垂、眼球转动障碍和复视,还可累及呼吸肌颈肌和肩胛肌,主要表现受累肌肉易疲劳,越活动肌无力越重,休息后力量恢复,故有朝轻暮重,用新斯的明有良好疗效。甲亢与重症肌无力可同时存在,但多数学者认为甲亢不直接引起重症肌无力,仅是一种偶合,可能两者先后或同时存在于对自身免疫有遗传缺陷的同一患者中,故甲亢治愈后,重症肌无力多无明显改善。

(4)急性甲亢肌病:临床较罕见。甲亢未及时治疗并发生感冒、肝炎等诱发因素,以致出现甲亢危象。病情急骤,可影响延脑及脑神经,出现说话和吞咽困难、发音不准、呼吸困难,由于甲亢危象还可出现神志不清、谵妄、躁动。有人称此为急性甲亢肌病或急性甲亢脑病。本病如能迅速确诊,并有效控制甲亢,临床症状可以消失,病情可能恢复。

(5)眼球麻痹性突眼:本病系浸润性突眼的表现,当眼部肌群受累及而出现麻痹后,眼球活动障碍或眼球偏于一侧,伴斜视或复视,本病治疗效果不十分理想。

4.老年性甲亢

老年甲亢发病率我国相关医院报告为甲亢的 4.7%,国外报告,住院者老年甲亢发生率为 0.7%～6%,门诊甲亢患者老年占 15%左右。老年甲亢主要病因为毒性多结节性甲状腺肿和自主性高功能腺瘤,Graves 病相对较少。

临床表现:大多起病缓慢,甲亢不典型,1/3 的患者甲状腺不肿大,仅有 1/5～1/4 可闻甲状腺血管杂音,很少伴有突眼症。但淡漠型甲亢多见(30%～40%),原因可能是甲亢不典型,长期未予诊断和治疗,机体消耗所致,也有人解释为老年人交感神经对甲状腺激素不敏感或是儿茶酚胺耗竭所致。心血管系统表现:心率多不快,40%的在 100 次/min 以下,11%的在 80 次/min 以下,常伴有缺血性心脏病、心绞痛、节律紊乱,如心房颤动发生率很高可达 1/2,有随年龄增加而增多趋势。房颤时心率仍不超过 100 次/min,老年甲亢心脏异常约占 70%。消化系统主要出现厌食,而食欲亢进者少见,厌食原因为老年人胃酸缺乏或有萎缩性胃炎或抗胃壁细胞存在,或 TH 作用下蛋白基质不足,脱钙血钙升高及心力衰竭等。神经、肌肉、骨骼改变较具特点,肌肉软弱无力和筋疲力尽是老年甲亢主要症状,上楼、起立都感困难,腱反射消失或减弱,老年震颤存在,但可由多种原因引起,不具有诊断特殊性。骨骼脱钙,是老年甲亢的特点,尤其绝经期妇女,可表现骨质疏松及病理性骨折。此外,老年甲亢临床表现常以一个系统为主,称为单一系统性。由于老年甲亢临床特异性差,因此实验室检查至关重要,如 sTSH、FL、$FT_4$、TSAb 测定,甲状腺吸[131]I 试验及甲状腺核素显像对诊断和鉴别诊断有重要意义。

5.儿童甲亢

(1)新生儿甲亢:主要见于母亲患甲亢,甲亢孕妇血中存在促甲状腺素受体抗体(TRAb),可通过胎盘传给胎儿,使之发生甲亢,故出生时已有甲亢。一般多为暂时性,出生后 1～3 月自行缓解,少数可迁延数年。轻度无症状不必治疗,重者表现极度烦躁不安、易激惹、易饥饿、皮肤潮红、呼吸心率加快,可有突眼、甲状腺肿大、肝大,偶见黄疸,需治疗。第二型较少见,孕妇可无甲亢,多有家族史,症状可在婴儿期出现,往往不能自行缓解,可有智力障碍及颅骨发育异常,应及早治疗。

(2)儿童期甲亢:儿童期甲亢占甲亢发病数 1%~3%,3 岁以下少见,3~4 岁渐多,11~16 岁发病的儿童甲亢最多。其临床表现类似成人,可有甲状腺肿大、高代谢症群及突眼。儿童甲亢以毒性弥散性甲状腺肿多见,几乎所有患儿生长速度明显增加,且青春发育期年龄比一般儿童提早。儿童甲亢治疗宜采用抗甲状腺药物治疗,一般不用外科手术或核素治疗。

6.甲亢与妊娠

甲亢患者与妊娠同时存在的情况,在临床上时有发生,如何诊断和处理至关重要,因正常妊娠时可有高代谢症群表现,如心率可增至 100 次/min,甲状腺稍增大,基础代谢明显增高,妊娠时雌激素水平增多,血中甲状腺结合球蛋白(TBG)明显增高,总 $T_3$、总 $T_4$ 也可增高,但并非甲亢,这给诊断造成困难。一般认为妊娠期甲亢诊断有以下特点:①代谢增高和交感神经兴奋的症状更明显。②甲状腺肿大更显著,可伴有血管杂音及震颤。③伴有内分泌性突眼。④血清游离 $T_3$ 及游离 $T_4$ 增高,sTSH 明显降低,TSAb 检测阳性。甲亢对妊娠不利影响为早产、流产、妊毒症或死胎,而妊娠又可加重甲亢症状及增加心脏负担。妊娠不利影响为早产、流产、妊毒症或死胎,而妊娠又可加重甲亢症状及增加心脏负担。一般认为病情中度以下的甲亢可继续妊娠,因妊娠为一免疫相对静止期,甲亢此时多减轻和缓解,但重度甲亢则宜终止妊娠。治疗应采用抗甲药物丙硫氧嘧啶且剂量不要过大,放射性核素体内检查及治疗绝对禁止。

7.甲亢与糖尿病

甲亢对糖代谢的影响有两个方面。即甲状腺激素过多时可有升糖作用也有降糖作用,前者的作用机制为:促进肠道吸收葡萄糖人血;促进肝糖原异生;拮抗胰岛素作用。后者的作用机制为:促进胰腺分泌胰岛素,其数量增加降糖作用加强;促进外周组织利用葡萄糖。但临床上甲亢患者血糖表现偏高,多数患者未达到糖尿病血糖水平。少数甲亢患者血糖升高可达到糖尿病较高水平,有人对此类患者称为甲亢继发性糖尿病,是由于超高量甲状腺激素拮抗胰岛素作用更强,并促进肠道吸收糖及糖原异生更多引起的血糖增高,导致糖尿病,经抗甲药物治疗,甲亢控制后,虽未加降糖药,血糖可完全恢复正常。

另一种情况,患者既有甲亢又有糖尿病,两者并存的解释是,两病可能具有和遗传有关的自身免疫共同基础,如甲亢患者近亲中糖尿病患病率高;甲亢与糖尿病可发生在同卵双胎中,糖尿病患者血中 TRAb 增高,甲亢妇女巨大儿阳性率高,糖尿病发病率也高等。本种糖尿病甲亢控制后,糖尿病不能痊愈,相反甲亢还可加重糖尿病,必须进行降糖药物治疗及同时进行甲亢治疗,因抗甲状腺治疗可减轻糖尿病。

### (六)实验室检查

1.血清甲状腺激素测定

(1)血清游离甲状腺素($FT_4$)及游离三碘甲状腺原氨酸($FT_3$):$FT_3$、$FT_4$ 是血中甲状腺激素的活性部分,它不受血中 TBG 含量的影响,真实反映甲状腺功能状态。现已广泛用于临床,其敏感性及特异性明显超过总 $T_3$($TT_3$)及总 $T_4$($TT_4$)。由于 $FT_4$ 的生物活性比 $FT_4$ 强 3~5 倍,甲亢时代谢旺盛,$FT_4$ 转变为 $FT_3$ 加速,故甲亢 $FT_3$ 升高较 $FT_4$ 早且增高幅度大,因而 $FT_3$ 比 $FT_4$ 诊断甲亢更灵敏。

(2)血清总三碘甲状腺原氨酸($TT_3$)及总甲状腺素($TT_4$):$TT_3$、$TT_4$ 测定是传统的判定甲状腺功能,尤其是临床筛选甲亢的重要指标,其结果虽然受到 TBG 含量的影响,但临床上影响

TBG 含量的情况不太多,再加本测定技术成熟、较准确与甲亢符合率较高,故目前仍常规应用,是判定甲状腺功能的重要检测。$TT_3$ 与 $TT_4$ 变化常是一致的,但甲亢早期或甲亢复发初期 $TT_4$ 上升比 $TT_3$ 更明显,故认为 $TT_4$ 是诊断本病的敏感指标,对甲亢早期诊断、疗效观察及作为复发先兆均有较大意义。

(3)血清反 $T_3$($rT_3$):$rT_3$ 是甲状腺素在代谢中脱碘后的产物,在其结构式中与 $T_3$ 仅是碘原子的位置不同,故称反 $T_3$。它无生物活性,但在血中与 $T_3$、$T_4$ 维持一定比例,含量与 $T_3$、$T_4$ 变化一致。甲亢患者 $rT_3$ 明显升高,抗甲状腺治疗后,病情好转 $rT_3$ 下降,$rT_3$ 不下降者复发率高,但要注意在低 $T_3$ 综合征及服用胺碘酮后,$rT_3$ 也明显增高。

2.TSH 免疫放射测定分析(sTSH IRMA)

免疫放射测定分析(IRMA)是检测 TSH 目前最灵敏的方法,因此又称高灵敏 TSH 测定(sTSH,sensitive TSH)。一般 TSH 正常值 $0.4\sim3\mu U/mL$,本法灵敏度可达 $0.03\mu U/mL$,甲亢时 TSH 明显降低,因此 TSH 检测对甲亢诊断意义较大。由于 RIA(放射免疫分析)法测定的 TSH 下限值太高,对甲亢诊断意义不大,因此目前 RIA 测定 TSH 法已不适于甲亢诊断。目前各大医院开展的自动发光法也是高灵敏的 TSH 检测法。

3.促甲状腺素释放激素(TRH)兴奋试验

对于临床不典型、一般检测也难确诊的甲亢可疑者,可进行本试验,其基本原理为,甲亢时,$T_3$、$T_4$ 增高,反馈抑制 TSH 分泌,注射 TRH 后,垂体不被兴奋,TSH 分泌不增高,表现弱反应或无反应曲线。但甲功正常 Graves 病、垂体 TSH 分泌不足者,均可出现类似结果。本试验较甲状腺激素抑制试验安全,无不良反应,故可用于伴有冠心病及甲亢心脏病的患者。

4.甲状腺吸 $^{131}I$ 试验

初诊甲亢(未用含碘及抗甲状腺药物),本检测符合率可高达 90%,其表现为吸 $^{131}I$ 量多速快,即吸 $^{131}I$ 值高及高峰在 24 小时以前出现。吸 $^{131}I$ 数值大小与病情无关系,甲亢严重者多有吸 $^{131}I$ 高峰前移。

本试验对亚急性甲状腺炎、无痛性甲状腺炎等的诊断也有较大意义,因为这些疾病可有血中甲状腺激素升高,表现部分甲亢症状,但吸 $^{131}I$ 率明显低于正常(<5%),出现吸 $^{131}I$ 降低,$T_3$、$T_4$ 升高的分离现象。判断结果时要注意排除影响甲状腺吸 $^{131}I$ 的疾病外各种因素。

5.甲状腺核素显像

甲亢患者进行核素甲状腺显像的意义在于:①了解甲状腺形态、大小及摄取核素功能,以辅助 Graves 病诊断。②发现甲状腺热结节,提供自主性高功能甲状腺腺瘤的诊断依据。③某些甲状腺炎引起的症状性甲亢,甲状腺核素显像可出现三种图像:放射性普遍性稀疏,放射性疏密(峰谷)相间分布,结节处放射性局部稀疏。④发现甲状腺癌及转移灶甲亢(滤泡癌)。

6.甲状腺抗体测定

(1)甲状腺过氧化酶抗体(TPO-Ab)、甲状腺球蛋白抗体(TGAb),大多呈中等水平升高,但无诊断特异性。

(2)甲状腺刺激抗体(TSAb)测定有重要意义,如可对初诊甲亢确立诊断;对 Graves 病与其他类甲亢进行鉴别;抗甲亢治疗后判定病情估计复发;对甲功正常 Graves 病确立诊断;对新生儿甲亢及产后甲亢确立诊断。

### (七)诊断与鉴别诊断

#### 1.诊断

典型病例诊断的确立是不困难的。对临床表现不典型的初期甲亢,老年、儿童甲亢等要密切结合实验室检查进行诊断。通常具有甲亢诊断意义的临床表现是怕热、多汗、易于激动、食多伴瘦、静息时心动过速、特殊眼征、甲状腺肿,如伴甲状腺血管杂音、震颤更有诊断意义。甲亢的检验检查表现为 $T_3$、$rT_3$ 及 $T_4$ 血含量增高,尤其 $FT_3$、$FT_4$ 结果更为可靠,$T_3$ 升高比 $T_4$ 升高更明显,因而甲亢早期 $T_4$ 尚未升高时,$T_3$ 及 $rT_3$ 已有明显升高。高灵敏 TSH 检测对甲亢的诊断也很敏感,甲亢时 TSH 含量明显降低,而 TRH 兴奋试验,甲亢时则出现弱反应或无反应曲线。

#### 2.鉴别诊断

(1)甲亢病因鉴别:有甲状腺结节的甲亢患者要与自主性高功能甲状腺腺瘤及毒性多结节甲状腺肿鉴别。前者甲亢较轻无突眼,甲状腺核素显像出现热结节,结节外甲状腺组织被抑制;后者甲亢也较轻,起病缓慢甲亢症状多在结节形成后的数年出现,50 岁以上患者多见,核素显像放射性分布不均匀,可集中于数个散在的结节上,结节外组织有轻度抑制;亚急性甲状腺炎甲亢症状不典型,甲状腺疼痛明显,且甲状腺吸$^{131}$I 明显低于正常(5%以下);桥本氏甲状腺炎甲亢时,除症状较轻外,TPOAb 或 TMAb 及 TGAb 明显增高;地方性碘甲亢有明显的高碘饮水、高碘饮食的地域性分布,散在性碘甲亢则有明显的高碘摄入病史,除临床表现轻、无突眼外,去除碘源后多能自行缓解;甲状腺癌甲亢可有 3 种情况:①甲状腺癌为滤泡癌。②甲状腺癌灶与甲亢病变同时存在。③转移癌甲亢。在病因学鉴别时都要有所了解。

(2)其他疾病鉴别:①单纯性甲状腺肿,有甲状腺弥散性或结节性肿大,但无甲亢症状和体征,$T_3$、$T_4$ 多正常,sTSH 及 TRH 兴奋试验正常。②自主性高功能甲状腺结节,结节核素显像呈热结节,周围甲状腺组织为完全或部分抑制,$T_3$ 或 TSH 介入显像,显示热结节不受 TSH 调节呈自主性。③神经官能征,可有部分甲亢症状如精神神经、心血管症候,但无典型高代谢症群,甲状腺肿及突眼,实验检测甲功正常。④其他,低热、盗汗及消瘦、衰弱,要与结核及肿瘤鉴别;腹泻长期不愈,要与慢性结肠炎鉴别;心速、心律失常,要除外其他心脏病;单侧突眼要除外眶内肿瘤、血液病眶内浸润、眼球后出血等症。

### (八)治疗

#### 1.一般治疗

由于甲亢时机体代谢加快,消耗增加,应适当休息,避免重体力劳动,并要补充足够的热量及营养。为此,要增加糖、蛋白质及 B 族维生素的摄入,补充的主要手段应为饮食,这是最经济、方便的。有精神紧张、不安和失眠较重患者,可给予普萘洛尔、镇静药物对症治疗。

#### 2.抗甲亢治疗

甲亢治疗主要有 3 种方法。内科抗甲状腺药物治疗、放射性核素($^{131}$I)治疗及手术治疗。这三种方法各有优缺点,每种方法有特定的适应证,临床医师要正确掌握适应证,根据患者具体情况,建议选择最佳治疗方案。

(1)抗甲状腺药物:种类较多,临床应用最多的是硫脲类药物,主要有甲硫氧嘧啶(MTU)、丙硫氧嘧啶(PTU)、甲巯咪唑(MM)及甲亢平(卡比马唑,CMZ)。过氯酸钾及硫氰酸盐也曾用于临床,因毒性大,如引起肾病和再生障碍性贫血,现已不用于治疗甲亢。锂化合物因可阻止 TSH 和 TRAb 对甲状腺作用,故也单独或与放射性碘联合应用治疗甲亢,也因毒性作用较大,如引起肾性尿崩症、精神抑制等严重不良反应,现已不经常应用。作为第一线抗甲状腺药物,甲巯咪唑及丙硫氧嘧啶临床应用最为普遍。硫脲类药物的药理作用为,抑制甲状腺过氧化物酶活性,抑制碘离子转化为活性碘,影响酪氨酸的碘化及碘化酪氨酸的偶联,从而妨碍甲状腺激素合成。近年研究发现丙硫氧嘧啶尚有阻止 $T_4$ 向 $T_3$ 转化及改善自身免疫异常的功能。此类药物对已合成的甲状腺激素无作用,故用药后数日血中甲状腺激素降低时,才能出现临床效果。

适应证:原则上适于各种甲亢患者。主要有:①青少年、儿童及老年甲亢。②甲亢症状较轻,甲状腺肿大中度以下。③妊娠妇女。④术后复发又不适放射碘治疗。⑤甲亢伴严重突眼。⑥甲亢伴心脏病或出血性疾病。⑦手术及放射碘治疗的准备及辅助治疗。不适于继续本药治疗的情况有:①有严重过敏或毒性反应。②正规治疗两个疗程后又复发。③甲亢病情严重,且药物疗效不佳。④任何原因难以坚持长期用药及复诊。⑤甲状腺巨大或伴有多结节或自主高功能结节。

服药方法:治疗分控制、减量及维持三个阶段。控制症状的用药量要根据病情严重程度,一般剂量丙硫氧嘧啶为 300～450mg/d,甲巯咪唑为 30～45mg/d,病情较轻者丙硫氧嘧啶100～200mg/d,甲巯咪唑 10～20mg/d,病情严重者亦以丙硫氧嘧啶不超过 600mg/d,甲巯咪唑不超过 60mg/d 为宜,尤其严重突眼及合伴妊娠者剂量更宜较小。控制症状阶段历时 4～12周,一般控制症状及 $T_3$、$T_4$ 恢复正常需 4～8 周,达到上述目标后,宜再巩固 2 周后方进入减量阶段。若服药 4 周后症状及检验均无改善,则应增加剂量。减量阶段历时 4～6 周,减量应逐渐减小,可每 5 天减 5mg(甲巯咪唑),直至减到维持量 5～10mg/d,维持量阶段历时至少 1 年至数年,维持量结束前可减至 2.5～5mg/d,再维持 4 周而停药。合适维持量的标准应为:①甲亢症状不复出现。②心率维持正常。③体重回升后稳定于病前标准。④$T_3$、$T_4$、TSH 检测正常。

关于服药方法,传统服药为日剂量分次服用,新方法为一次服入,有学者对比甲巯咪唑两法疗效相似。但一般认为一次服入法仅适于甲巯咪唑及卡比马唑,而甲巯氧嘧啶或丙硫氧嘧啶仍以分次服入为好。因后者生物效应时间较短,另外有些学者主张小剂量治疗,甲巯咪唑15mg/d,丙硫氧嘧啶 150mg/d,并将日剂量一次服入。但多数学者认为病情较重者,仍以传统剂量和服法为好。

坚持正规服药的病例可得到缓解,而长期缓解的病例,往往有以下条件:①剂量不大就可使病情缓解。②甲状腺较短时间就恢复正常大小、杂音消失。③突眼减轻明显。④血清TSAb 恢复正常或下降明显。⑤$T_3$抑制试验或 TRH 兴奋试验恢复正常。近年来文献报告本类药物治疗甲亢复发率有上升趋势,可达 50%～80%,分析与机体摄入碘量增加有关。有人观察到在长期缓解的 Graves 病患者中,甲减的发生率约为 20%,发病可早可晚,分析为桥本氏甲状腺炎造成。治疗后甲状腺肿或突眼加重者,要分析是药量不足,还是药量过大,采取相应措施。

药物毒副作用:各种硫脲类药物发生不良反应的种类及概率近似。主要有白细胞减少,严重时出现粒细胞缺乏症,以甲硫氧嘧啶多见;甲巯咪唑及丙硫氧嘧啶相对较少。常见于用药后1～3个月内,也见于任何时间,故在用药初期每周应检测白细胞1次。当白细胞为$3.0\times10^9$～$4.0\times10^9/L$时,可在密切观察、监测下继续服用抗甲状腺药物,大多数病例经过一段时间,白细胞有所上升。而白细胞低于$3.0\times10^9/L$或中性粒细胞低于$1.5\times10^9/L$时,应停药加用升白细胞药物,如维生素$B_4$、鲨肝醇、利血平等,必要时应用泼尼松(10mg,3次/天)。白细胞回升后,可考虑改用另一种硫脲类药物或其他疗法。粒细胞缺乏症是严重的毒副作用,如发生或治疗不及时,可危及生命。此症可发生于服药后任何时间,但4～8周多发,表现为发热、咽痛或感染。常见于大于40岁和服药剂量过大者,一旦可疑本症就应立即停药,进行抢救。

其他不良反应:药疹多为轻型的红色皮疹,一般不必停药,但少数可发生剥脱性皮炎等严重周身性皮损,必须停药,治疗剥脱性皮炎。少数患者服药后可有发热、关节痛、肌肉痛、头痛、胃肠道症状、肝功能受损,出现黄疸、肝炎甚至急性重型肝炎。

(2)其他药物治疗。

碘剂:碘剂治疗甲亢,可迅速显效,但作用短暂(4周左右)不能持久。原因是:①碘可抑制合成的甲状腺激素释放到血中,服碘后24小时,患者往往就可出现症状好转。②碘可抑制甲状腺激素的合成,通过甲状腺的碘阻断作用(Wolff-Chaikoff效应)抑制$T_3$、$T_4$合成,但此效应持续4周左右就如现"脱逸"。对$T_3$、$T_4$的合成不再抑制,因此碘治疗甲亢作用是短暂的。③碘剂可使亢进的甲状腺血流减少,腺体缩小变硬。故目前碘剂只用于手术前准备,减少手术出血过多,而不作为甲亢的单独使用的决定性治疗手段。原则上讲甲亢患者服碘(包括中西药物和高碘饮食)不仅无益,而且有弊。因为:①碘治疗甲亢取得短暂疗效后,很快复发并加重,给硫脲类药物治疗造成困难,疗效降低。②用过碘的甲亢患者一旦出现危象,用碘合剂无效,给抢救造成困难。③长期服碘,给放射性碘诊疗造成困难。

β受体阻滞剂:也是一种有效的甲亢治疗药物,现临床上作为甲亢治疗辅助药物。本类药物可降低交感神经的兴奋性,减慢心脏的传导和对外周血中$T_4$向$T_3$转换有抑制作用,故可减轻患者心动过速、震颤、多汗、怕热等症状。但不能抑制甲状腺激素的合成或释放,甲状腺功能和肿大不能恢复。常用的药物为普萘洛尔10～40mg,3～4次/d,有哮喘史、慢性肺心病、窦性心动过缓、Ⅱ度以上房室传导阻滞、充血性心力衰竭者禁用,可改为阿替洛尔、美托洛尔。甲状腺制剂,甲亢患者在抗甲状腺药物治疗过程中,部分患者出现甲状腺代偿性肿大,机制为抗甲状腺药物抑制甲状腺激素生成并阻止碘进入甲状腺,甲状腺以代偿性肿大补充摄碘不足及$T_3$、$T_4$合成不足。加服甲状腺片则可防止血中甲状腺激素下降过快,进而防止甲状腺肿,并对突眼有缓解作用。因此,大部分医生主张在甲亢好转时加用小剂量甲状腺制剂。临床常用者为甲状腺素($T_4$)和甲状腺片。

(3)放射性$^{131}$I治疗:放射性碘治疗甲亢已有50余年历史,世界上至少有100万例以上患者接受放射性碘治疗。经过半个多世纪的实践观察,证明$^{131}$I治疗甲亢是安全、简便、经济、疗效好及并发症少的方法。甲状腺具有高度选择性吸收$^{131}$I的功能,功能亢进的甲状腺组织吸收$^{131}$I更多。$^{131}$I放射的β射线,射程较短(2mm),电离辐射仅限于甲状腺局部,不损伤周围组织。β射线使部分甲状腺组织抑制或破坏,减少甲状腺激素合成,达到缩小甲状腺、控制甲亢症状的目的。

适应证：①年龄 20 岁以上，病情中等的 Graves 病。②抗甲药物治疗无效，复发或药物过敏。③甲亢手术复发。④各种原因不能或不愿手术治疗。

禁忌证：①妊娠或哺乳期甲亢。②甲亢近期发生心肌梗死。

疗效及并发症：本法疗效已为国内外肯定，总有效率在 90% 以上，患者服 $^{131}$I 后 3 个月内逐渐改善症状，6～12 个月症状消失及体征改善者占大多数。并发症主要有早发和晚发甲状腺功能减退症，服 $^{131}$I 后 1 年内发生的称早发甲减，大多可恢复，与服 $^{131}$I 量及个体敏感有关；服 $^{131}$I 后 1 年至数年产生晚发甲减、多难以恢复，要用甲状腺素替代治疗。此病发生与服 $^{131}$I 量无明显相关，可能与免疫功能异常有关，因 Graves 病、桥本氏病及特发性甲减同为甲状腺自身免疫性疾病，共存的自身免疫性抗体，可能是晚发甲减的致病原因。晚发甲减发病率，国内报告比国外低，第 10 年发病率 13%～20%，年递增率 1%～3%。

### 3.甲状腺危象的治疗

甲状腺危象为少见而严重的甲亢并发症，病死率高，应及时诊治，不能贻误。治疗原则如下。

(1)减低甲状腺激素浓度治疗：①大剂量抗甲状腺药物，丙硫氧嘧啶优于甲巯咪唑，其有外周 $T_4$ 转化 $T_3$ 的抑制作用。丙硫氧嘧啶 150～300mg 或甲巯咪唑 15～30mg，每 4～6 小时口服 1 次，不能口服者鼻饲给药。②碘剂，可迅速抑制 $T_3$、$T_4$ 释放，疗效快捷。常用 Lugol 液，每次 30～45 滴，每 6 小时 1 次。也可静脉点滴碘化钠，每天 1～3g（碘化钠 1g 溶于 500mL 液体中）。如有胺碘苯酸效果更好，它尚可抑制外周 $T_4$ 向 $T_3$ 转化，从而降低甲状腺激素浓度。③换血浆或透析疗法，以上治疗 2 天仍无效者，可采用部分血浆交换或腹膜透析治疗，以清除血中过多的甲状腺激素。每次放血 300～500mL，离心去除血浆后，将白细胞悬浮于乳酸盐复方氯化钠溶液中，再重新输入患者体内；尿毒症的患者可考虑用透析治疗。

(2)降低周围组织对甲状腺激素-儿茶酚胺的反应：常选用普萘洛尔 20～80mg，每 6 小时口服 1 次，或利血平或胍乙啶，后两者有代替普萘洛尔之势，利血平肌内注射或口服每次 2mg，每 6 小时 1 次；胍乙啶 1～2mg/(kg•d)，分次口服。用普萘洛尔监测心率，利血平及胍乙啶监测血压。

(3)其他治疗：降温、给氧。降温以物理降温为主，药物为辅，不要应用阿司匹林类，因阿司匹林可与 TBG 结合，使血中 $T_3$、$T_4$ 被置换出，从而增加游离甲状腺激素水平。支持治疗不能忽视，补充水分、电解质、葡萄糖、维生素等。对兴奋、躁动、谵妄、抽搐患者，应给予镇静药物，苯巴比妥尚有加速 $T_3$、$T_4$ 代谢作用，宜作为首选药物进行肌内注射，也可用安定肌内注射或水合氯醛保留灌肠。由于甲亢的肾上腺皮质激素分解加速，应激状态可的松需要量增加，危象时皮质功能低下，皮质激素相对不足，再加此激素可抑制外周 $T_4$ 向 $T_3$ 转化，并且具有非特异性退热、抗毒、抗休克作用，故国内多主张甲亢危象时应使用肾上腺皮质激素，如氢化可的松 24 小时滴注 200～400mg，或地塞米松 24 小时滴注 10～30mg。

### 4.浸润性突眼的治疗

因突眼病因及发病机制尚不十分明确，故尚无满意根治方法。在选择治疗时，应注意防止突眼恶化，如突眼严重者避免甲状腺次全切除术。有的资料证明突眼与吸烟有明显相关，故患者应戒烟以防止突眼加重。

(1)局部一般治疗:注意眼睛休息,戴保护眼镜,避免强光及外界各种刺激,睡眠时外用抗菌眼药水或药膏,用纱布或眼罩遮盖患眼,以防止角膜暴露干燥,继发炎症发生,单侧戴眼罩可减轻复视。高枕卧位,限制食盐及应用利尿剂可减轻眼睑水肿。用 0.5％甲基纤维素或 0.5％氢化可的松滴眼,可减轻局部刺激症状,严重病例如有结膜膨出明显如水泡者,可考虑暂时缝合患眼,以保护角膜,各种治疗无效时,可施行眼眶减压术。

(2)全身治疗:①甲状腺制剂,用于甲亢治疗过程中,同时对伴有突眼者,每天口服 40～80mg 甲状腺片,直至收效,减量至每天 20～40mg,维持 1 年以上。②糖皮质醇,目前应用广泛,因其具有抗感染及免疫抑制作用,可改善眼部软组织肿胀的症状和体征。常用药物泼尼松剂量视病情而定,一般口服量 40～120mg/d,有眼外肌及视神经受累者,剂量更大。一般用药 1 个月见效后,可改为维持量每天 10～20mg,维持 3～6 个月,甚至 1 年。不良反应往往不可避免,要密切观察,调整用药。一般用药物初期疗效较好。其他免疫抑制剂如环磷酰胺、硫嘌呤、环孢素也可酌情试用。③眶部放射治疗,现在认为本治疗在大剂量免疫抑制及糖皮质醇治疗无效的病例进行,本法疗效多表现在眼部水肿、充血好转,突眼度改善多不明显,一般总剂量 20GY,分 10 次照射,每次 2GY。本法与免疫抑制剂同用,效果更佳。④血浆换血法,有人报告血浆换血法对病程较短,眼突急骤伴有软组织浸润,角膜病变或视力障碍者有一定效果。换血浆的机制为,可迅速去除作为病因的血浆抗眼外肌抗体,免疫球蛋白及免疫复合物等。此法实践尚少,确切效果尚待进一步研究。

5.妊娠期甲亢治疗

妊娠期合并甲亢如何处理,近年来有较新的认识,由于妊娠只加重甲亢患者的心血管负担,不加重甲状腺毒症本身的病情,而妊娠为一免疫相对静止期,即妊娠期间免疫反应趋于缓和,各种自身免疫疾病趋于缓解,甲亢也不例外。妊娠期 TSAb 含量下降,症状减轻或趋于缓解,抗甲状腺药物治疗需量很少。因此,妊娠合并甲亢的治疗原则是控制甲亢,而非终止妊娠,在选择治疗方案时,既要控制母亲的甲亢,又要照顾胎儿正常发育。

(1)抗甲状腺药物治疗是首选,但此类药物可通过胎盘,抑制胎儿甲状腺功能,造成胎儿甲状腺肿大、克汀病及难产等。因此,使用剂量要小,一般为正常成人剂量的 1/2～2/3。妊娠前已有甲亢,但已基本控制者,可用小量维持,妊娠时尚未控制或发现甲亢者,要有效控制。一般丙硫氧嘧啶 100mg 每天 3 次,4～6 周控制后,迅速改为维持量,这样极少有胎儿的不利影响。服药过程中定期检测 $FT_3$、$FT_4$ 及 TSH。因丙硫氧嘧啶通过胎盘最少,不会造成畸胎,所以为妊娠控制甲亢首选药物,而甲疏咪唑有可致胎儿先天性皮肤发育不全一说,故此时慎用。甲状腺制剂是否合用看法尚不一致,不同意应用者认为合用甲状腺制剂时,要提高抗甲状腺药物剂量,对胎儿可能造成不利影响;主张联合应用者认为,尽管通过胎盘不多,但此量足以预防胎儿甲状腺肿及克汀病。普萘洛尔等 β 受体阻滞剂的应用也存在两种看法,主张不用者认为,可使子宫持续收缩而引起小胎盘及胎儿发育不良、心动过速、早产及新生儿呼吸抑制。大多数学者认为妊娠甲亢使用普萘洛尔是必要的,一般是安全的,尤其小剂量抗甲药物不能很好控制甲亢时,应加用普萘洛尔,20～40mg/d,2～4 次服用,甲亢控制后减量、渐停。

(2)放射性碘及稳定性碘均为禁用,前者可造成胎儿克汀病,后者可造成胎儿甲状腺肿及甲状腺功能异常。

## 二、毒性多结节性甲状腺肿

本病又称多结节性甲状腺肿伴甲亢。多为单纯性结节性甲状腺肿患病多年后发生甲亢，故也称继发性甲亢。它是一种独立疾病，还是某些致病因素导致一种临床综合征，尚不能肯定。在病理上毒性和非毒性多结节性甲状腺肿常难以区别，它的诊断主要靠临床表现及实验室检查。

### (一)临床表现

毒性多结节性甲状腺肿多见于老年，突眼罕见，症状较 Graves 病为轻，女性多见，起病缓慢，甲状腺结节性肿大多年，可以因服碘剂而起病，临床表现可突出某一器官或系统，如在心血管系统表现心律失常，甚至出现心力衰竭；也可表现消瘦、多汗、无力、颤抖；还可表现厌食、精神不振、极度衰弱的淡漠型甲亢。但都有可触及多个结节的甲状腺肿大，多无血管杂音或震颤。

### (二)实验室检查

甲状腺激素 $T_3$、$T_4$ 检测多为正常高值或略高值，sTSH 明显低于正常或测不出，甲状腺吸 $^{131}I$ 率多为正常高值，TMAb、TGAb 轻度增高，TRAb 阴性，TRH 兴奋试验无反应是本病重要诊断依据。甲状腺核素显像表现结节处放射性浓集，结节外组织放射性稀疏。

### (三)治疗

本病治疗比较困难，短期难以奏效，抗甲状腺药物要多年服用；手术治疗因患者多为老年体弱不宜采用，只在甲状腺肿大明显，引起压迫症状时才予考虑。目前多主张使用放射性碘治疗，因甲状腺吸 $^{131}I$ 率不太高，且甲状腺体积较大，故要用大量放射性碘治疗，并要多次服放射性碘才能达到控制目的，因一次很难将全部结节破坏。

## 三、自主性高功能甲状腺腺瘤

本病又称毒性甲状腺腺瘤或自主性功能亢进性甲状腺结节。本病以单一结节发病者多见，也可见两个或多个结节者。本病的高功能结节不是 TRAb 刺激引起，因血中无刺激物，其病因不明。结节本身不受 TSH 调节，故有自主性。结节外组织由于 TSH 受反馈抑制而呈萎缩性改变。结节一般质地较韧，病理呈腺瘤样改变。结节生长一般较缓慢，随着结节增大，功能增高亦明显，一般直径大于 3cm 者多伴有甲亢症状。

### (一)临床表现

本病多发于中老年，但比毒性多结节性甲状腺肿为早。起病缓慢，常有甲状腺结节性肿大，直径小于 3cm 时多无表现，大于 3cm 者可表现甲亢，但较轻，可仅有心动过速、消瘦、乏力或腹泻，不引起突眼。甲状腺检查多为圆形或卵圆形结节，表面光滑，质地坚韧，边界清楚，结节外甲状腺触及不到，无杂音及无震颤。

### (二)实验室检查

有甲亢时，$T_3$、$T_4$ 增高，TSH 明显降低；甲状腺吸 $^{131}I$ 率正常或偏高；甲状腺核素显像为本病诊断主要手段，结节处可呈"热结节"，周围甲状腺组织受抑制可完全不显像或轻微显影，此时要与先天性一叶阙如等相鉴别，可用 TSH 刺激试验或 $^{99m}Tc$-MIBI 及甲状腺激素抑制试验后二次显像进行鉴别诊断。

### （三）治疗

本病病程进展缓慢不伴甲亢,腺瘤不大,且无压迫症状时,可随访观察;伴甲亢或腺瘤较大有压迫症状者,宜手术切除。甲亢症状明显者,术前应认真准备,控制甲亢;对热结节以外甲状腺完全不显像的本病患者,还可考虑放射性碘治疗,但放射性碘用量较大（25～50mCi）,为治疗 Graves 病的 5～10 倍。当手术或放射性碘去除热结节后,核素显像可见被抑制的周围甲状腺组织重新显影。

## 四、碘甲亢

1983 年 Fradkin 等曾对碘致甲亢进行了全面综述。认为该病可发生于缺碘地方性甲状腺肿病区居民服碘后,也可发生于非地甲病区甲状腺功能正常的甲状腺肿患者,或原来没有甲状腺疾病的患者,或原有甲亢服抗甲状腺药物病情控制后,但这些人一旦应用碘剂后可能出现甲亢均称为碘诱发甲亢或称碘巴塞多氏症,简称碘甲亢。在我国高碘地甲病区,甲亢发病率亦很高,有学者在河北病区与在山东病区均发现并报道了水源性及食物性高碘甲亢的病例,这类病例也应属于碘甲亢。现分别简述之。在缺碘病区,Coindet 首先报告了每天每人给予碘 $250\mu g$ 后,经数周有 6 人发生临床甲亢,之后相继有人报告服用大量加碘面包、碘盐、碘化物及应用其他碘剂后均有碘甲亢病例发生;非地甲病区甲状腺功能正常的甲状腺肿患者,在应用碘化钾、胺碘酮、氯碘羟喹啉及含碘造影剂后也可诱发甲亢;原无甲状腺疾病的人,引发碘甲亢的常见药物是胺碘酮,而且多为年龄较大的人;甲亢患者经服抗甲状腺药物而控制后,往往因服卢戈氏液又诱发甲亢,也有应用碘化钾而诱发甲亢者;高碘地甲病区的碘甲亢,可以因食用高碘水或高碘食物诱发。我国此类病区的碘甲亢发病率为 1‰～2‰,远大于非地甲病区的甲亢发病率。

本病发病机制,仍不十分明了,一种假说认为,缺碘甲状腺肿患者,因碘缺乏甲状腺激素合成不足,机体处于 TSH 代偿性分泌过多状态,当补充大量碘剂后,在 TSH 的刺激下,甲状腺激素合成增多,导致甲亢,这种甲亢是暂时的,多可自行缓解;另一种解释为,甲状腺内存在着甲状腺结节,结节为自主功能性结节,不受 TSH 调节,当碘充足时,结节可自主利用大量的碘合成甲状腺激素,从而导致甲亢。还有学者认为一些人存在甲状腺潜在的缺陷——有亚临床甲亢,有不典型或极轻的症状,甲状腺合成甲状腺激素不高,但当碘充足时,合成甲状腺激素水平突然增高,则可出现临床甲亢。

碘甲亢临床表现多较 Graves 病为轻。发病多无精神刺激、急慢性感染等诱因,患者多为 25～40 岁女性,且有应用碘剂或服高碘水及食物的历史,甲状腺多为轻度肿大,无杂音及震颤,心率多在 100 次/min 以下,大多无突眼无肢体震颤。$TT_4$、$FT_4$ 多高于正常,$T_3$ 可升高或正常,TRAb 及 TSAb 多为阴性,TSH 多为正常,TRH 兴奋试验为无反应或低反应曲线。尿碘高于正常,甲状腺吸[131]I 率低于正常（在高碘地甲病区病例,可高于当地正常值）。

严格掌握碘剂适应证及慎重掌握碘剂剂量,是预防碘甲亢的重要环节。一旦发生并确诊碘甲亢后,首先立即停止碘的摄入,一般停碘 2～3 个月后症状多可缓解,停碘期间可用普萘洛尔等对症处理,一般不必应用抗甲状腺药物,更不能[131]I 治疗。但有自主性高功能结节时可考虑手术切除。

### 五、甲状腺癌甲亢

因大多数甲状腺癌功能低于正常甲状腺组织,甲状腺癌并发甲亢者临床较为少见,约占甲状腺癌的 0.25％～2.5％,多发生于 30～40 岁的女性患者。临床上甲状腺癌发生甲亢一般有以下 3 种情况。

(1)甲状腺原发癌为滤泡癌,此种癌组织功能增高,可以分泌甲状腺激素,通常其分泌的甲状腺激素水平不致发生临床甲亢,但当癌组织体积较大时(一般直径大于 3～4cm 时),则血中甲状腺激素水平明显增高,而出现甲亢症状。有学者遇到过数例此种患者,均经病理证实。

(2)甲状腺癌伴发甲亢,患者有典型甲亢症状及明显甲状腺肿大,往往在手术或病理检查时发现在甲亢组织中,包ъл着体积较小甲状腺癌灶,多为恶性度较低的乳头状癌。

(3)甲状腺癌转移灶可引起甲亢,这些转移灶数量较多,且多为能分泌甲状腺激素的滤泡癌转移灶。

另外,甲状腺癌手术后,垂体分泌的 TSH 增高,其刺激转移灶及术后残留甲状腺组织,分泌甲状腺激素增多引起甲亢。甲状腺核素显像对本病尤其对甲状腺转移癌诊断有意义,但要结合临床诊断。如发现冷结节,再结合结节质地较硬、单发、生长迅速、无痛及有淋巴结肿大等临床表现,应尽快控制甲亢而手术切除。由于癌灶可埋于正常甲状腺组织故可以表现温结节,由于癌肿可是巨大滤泡癌又可表现热结节。因此,甲亢疑有甲癌者宜手术切除,病理检查,以免贻误。

### 六、垂体性甲亢

垂体性甲亢很少见,病因有两类,大多数为垂体 TSH 分泌腺瘤引起,少数为下丘脑-垂体功能紊乱所致,如 TRH 分泌过多,垂体对甲状腺激素抵抗。垂体分泌 TSH 增多造成的甲亢,临床表现可轻可重,大多症状中等多有弥散性甲状腺肿大,少数有突眼。经抗甲药物治疗,不能根治,往往反复发作。实验室检查以 TSH 增高为特点,$T_3$、$T_4$ 及吸 $^{131}I$ 率可增高但 TSAb 可为阳性。垂体 TSH 腺瘤患者,可有蝶鞍扩大和视野缺损等垂体占位性病变的表现,血清 TSH-$\alpha$ 亚单位浓度升高,TRH 兴奋试验多为低或无反应曲线;而非垂体瘤垂体性甲亢,TSH-$\alpha$ 亚单位浓度不升高,TRH 兴奋试验呈正常反应曲线。本病的治疗多主张先应用抗甲状腺药物和普萘洛尔等控制症状,如为垂体 TSH 腺瘤者要进行肿瘤手术切除,而不采用甲状腺次全切除,因本病的本质是 TSH 增高所致继发性甲亢。近年来有人应用生长抑素类似药物 Sandostatin 治疗,该药可抑制 TSH 分泌,临床效果不错,也有用三碘乙酸治疗获满意疗效的报告。但应用 $T_4$ 来抑制 TSH 的方法已不再用于临床,因可加重甲亢。

### 七、卵巢甲状腺肿甲亢

当卵巢畸胎瘤中以甲状腺组织为主,或全部为甲状腺组织时,称为卵巢甲状腺肿。多发生在单侧,以良性为主,恶性者很少。有较少数本病患者发生甲亢。临床表现常可出现腹腔积液和胸腔积液,腹部可触及卵巢肿块。但并不表示本病为恶性,一旦发现以上体征就要考虑诊断本病的可能。大多数患者同时存在甲状腺肿大,有时为毒性多结节性甲状腺肿或毒性弥散性甲状腺肿,故认为卵巢甲状腺肿甲亢是卵巢甲状腺肿及甲状腺肿两者分泌甲状腺激素过多的共同作用,只有当卵巢甲状腺肿形成较大的自主性高功能结节时,才会单独形成甲亢。本病的诊断检测手段,主要有甲状腺、卵巢的核素显像、甲状腺激素、TSH 测定等,治疗则以手术切除卵巢甲状腺肿为主。

## 八、异位 TSH 综合征

有些甲状腺以外的肿瘤可分泌大量的具有 TSH 活性的类似物质，可兴奋甲状腺造成甲亢，这些疾病有绒毛膜上皮癌、葡萄胎、睾丸胚胎瘤、支气管癌、胃肠道及血液系统肿瘤、前列腺癌、乳腺癌及子宫癌等。

此类疾病中较常见的是绒癌、葡萄胎及睾丸胚胎瘤，它们的共同特点为能分泌大量 HCG（绒毛膜促性腺激素），其具有 TSH 样生物活性，可产生继发甲亢。有人报告胎盘中也有 HCG 及葡萄胎促性腺激素，后者也有类似 TSH 生物活性。此类患者大多只有甲亢的实验室证据，而无明显的甲状腺肿大的甲亢临床表现。但少数患者也可既有实验室证据，又有明显甚至严重甲亢表现，此时应仔细分析实验结果及想到对原发肿瘤的诊断，如年轻妇女甲亢是否为葡萄胎所引起。实验室表现一般 $T_3$、$T_4$ 增高，而 $T_3$ 增高不明显，$T_3/T_4$ 比值低，TRH 兴奋试验表现低反应或无反应曲线。治疗以去除原发肿瘤为主，个别症状严重者可用抗甲状腺药物及普萘洛尔对症处理。

## 九、症状性甲亢

本病又称假性甲亢，它和甲状腺性甲亢（如 Graves 病）不同，只有血中甲状腺激素短时升高，而没有甲状腺功能增高，也没有甲状腺激素持续性合成和分泌增多。当血液中甲状腺激素增高时，患者可以出现心慌、多汗、消瘦、乏力、腹泻等甲亢的症状及心速、手颤、甲状腺肿大等部分体征，此时检验 $T_3$、$T_4$ 可增高，TSH 也可降低。往往被误诊为甲亢，而进行抗甲亢药物治疗，可造成药物性甲减。其实，当血中甲状腺激素耗尽后，甲亢可自愈。故名短时症状性甲亢、假性甲亢，也有称为甲状腺毒症者。

假性甲亢主要由两类原因引起，其一，服用甲状腺激素造成超量所致，大多为不遵医嘱超量，也有误服或因减肥等意图故意超量的。此时临床表现及检验 $T_3$、$T_4$ 及 TSH 均可表现甲亢。此类患者在减少用量或停服甲状腺激素后，2～4 周甲亢症状逐渐减轻直至消失，4～6 周后检验可恢复正常。其二，为甲状腺炎所引起。常见者为亚急性肉芽肿性甲状腺炎及无痛性甲状腺炎，此类炎症可破坏甲状腺滤泡组织，使滤泡腔内贮存的大量甲状腺激素释放入血循环中，波及全身组织代谢增快，表现甲亢症状。

当甲状腺滤泡不再被炎症破坏，甲状腺激素不再向血循环中释放激素时，甲亢症状就会缓解，所以本病多有自限性或自愈性。当炎症侵及另一些甲状腺组织时，又有甲状腺激素释放入血，所以假性甲亢也有易复发性。

桥本病（慢性淋巴性甲状腺炎）也可引起假甲亢，机制基本同亚甲炎。但有一种类型桥本病可与 Graves 病共存，即甲状腺肿内有两种病理组织学存在的证据，此时不要误诊为假甲亢。

诊断与鉴别诊断的要点是：有甲亢部分症状，但不典型，不严重；有部分甲亢体征，也不典型；实验室检测 $T_3$、$T_4$ 增高，TSH 降低，但甲状腺吸 $^{131}I$ 率明显低于正常（5% 以下），核素显像出现局部或普遍性放射性稀疏。

处理：据不同原因针对处理。

# 第五节 原发性甲状旁腺功能亢进症

## 一、甲状旁腺功能亢进症分类

甲状旁腺功能亢进症(简称甲旁亢)可分为原发性、继发性、三发性和假性四类。

### (一)原发性甲旁亢

原发性甲旁亢是由于甲状旁腺本身病变引起的甲状旁腺激素(PTH)合成、分泌过多。

### (二)继发性甲旁亢

继发性甲旁亢是由于各种原因所致的低钙血症,刺激甲状旁腺,使之增生肥大,分泌过多的 PTH 所致,见于肾功能不全、骨质软化症和小肠吸收不良或维生素 D 缺乏与羟化障碍等疾病。

### (三)三发性甲旁亢

三发性甲旁亢是在继发性甲旁亢的基础上,由于腺体受到持久和强烈的刺激,部分增生组织转变为腺瘤伴功能亢进,自主地分泌过多的 PTH,常见于肾脏移植后。

### (四)假性甲旁亢

假性甲旁亢是由于某些器官,如肺、肝、肾和卵巢等的恶性肿瘤,分泌 PTH 多肽物质,致血清钙增高。

## 二、病因及病理

原发性甲状旁腺功能亢进症(简称原发性甲旁亢)是由于甲状旁腺本身病变引起的甲状旁腺素合成、分泌过多,从而引起钙、磷和骨代谢紊乱的一种全身性疾病,表现为骨吸收增加的骨骼病变、泌尿系结石、高钙血症和低磷血症等。其病理表现如下所述。

### (一)甲状旁腺腺瘤

甲状旁腺腺瘤大多单个腺体受累,少数有 2 个或 2 个以上腺瘤。2 个腺体异常,2 个腺体正常的情况不到 3%,多发性腺瘤为 1%~5%。病变腺体中会存在部分正常组织或第二枚腺体正常者,可诊断为腺瘤。腺瘤大小相差悬殊。偶尔病变腺体很大,但血清钙及 PTH 不高,这种腺体通常有囊性变。腺瘤常呈椭圆形、球形或卵圆形。色泽特点似鲜牛肉色,切除时呈棕黄色。

### (二)甲状旁腺增生

原发性增生占 7%~15%。所有腺体都受累(不论数目多少),但可以某腺体增大为主。原发性增生有 2 种类型,即透明主细胞和主细胞增生。肉眼所见腺体呈暗棕色,形状常不规则,有伪足。镜下所见腺体主要由大量透明细胞组成,偶尔含主细胞。主细胞或水样透明细胞增生亦伴有间质脂肪、细胞内脂质增多,常保存小叶结构,手术要活检一个以上的腺体,若第二个腺体也有病变,则能确立原发性增生的诊断;相反如第二个腺体正常,则增大的腺体为腺瘤。本病并非四个腺体都同样大小,某些腺体可明显增大,某些腺体可仅稍大于正常。仅根据大小来确定甲状旁腺是否正常并不可靠。

### (三)甲状旁腺腺癌

甲状旁腺腺癌少见。细胞排列成小梁状并为厚的纤维索所分割,细胞核大,深染,有核分裂相,镜下可见有丝分裂及无细胞小梁,伴有大的多形性主细胞。甲状旁腺癌呈典型的灰白色,坚硬,可有包膜和血管的浸润或局部淋巴结和远处转移(以肺部最常见,其次为肝和骨骼)。手术时可见结节周围有明显的局部反应,喉返神经、食管及气管常遭侵犯。若怀疑癌肿者不得切开活检。偶见甲状旁腺癌有较强的侵袭性,在首次手术时已发现有远处转移。在癌肿中有丝分裂象的增多和腺体基质纤维化的增加可能比肿瘤的浸润表现得更为明显。

### (四)骨骼病理

早期仅有骨量减少,以后骨吸收日渐加重,可出现畸形、骨囊性变和多发性病理性骨折,易累及颅骨、四肢长骨和锁骨等部位。镜下见骨内膜和骨外膜的骨吸收部位增多,破骨细胞数量增加,骨皮质哈佛管腔变大且不规则,骨皮质明显变薄。骨形成部位也增多,矿化骨体积减小,但矿化沉积速率仅轻度下降。病程长和(或)病情重者,在破坏的旧骨与膨大的新骨处形成囊肿状改变,囊腔中充满纤维细胞、钙化不良的新骨及大量毛细血管,巨大多核的破骨细胞衬于囊壁,形成纤维性囊性骨炎,较大的囊肿常有陈旧性出血而呈棕黄(棕色瘤)色。

## 三、临床表现

悲叹、呻吟、结石、骨病(moans,groans,stones and bones;4S)是本病的典型症状。以往的甲旁亢(PT)主要是骨骼和泌尿系病变,患者可有多种症状和体征,包括复发性肾石病、消化性溃疡、精神改变以及广泛的骨吸收。目前大多数患者在发现时没有症状或诉说的症状相当含糊。精神神经的症状较前多见(尤其在老年病例)。约50%的无症状PT患者只表现为血清钙、磷生化改变和血PTH升高。具有显著高钙血症的患者可表现出前述高钙血症的症状和体征。

临床症状可分为高血清钙、骨骼病变和泌尿系三组,可单独出现或合并存在。一般进展缓慢,常数月或数年才引起患者的注意,甚至不能叙述明确的发病时间。在极少数情况下,该病可以突然发病,患者可有严重的并发症,如明显的脱水和昏迷(高钙血症性甲状旁腺危象)。

### (一)高钙血症

正常情况下,与正常的血清钙水平对应的是正常的PTH水平。并且,低血清钙常伴有PTH升高,而高血清钙常伴PTH降低。PT时PTH升高,但血清钙亦高。血清钙增高所引起的症状可影响多个系统。中枢神经系统方面有淡漠、消沉、性格改变、反应迟钝、记忆力减退、烦躁、过敏、多疑多虑、失眠、情绪不稳定和衰老加速等。偶见明显的精神症状,如幻觉、狂躁、甚至昏迷。某些患者在甲状旁腺切除后,神经精神表现可逆转。近端肌无力、易疲劳和肌萎缩亦可完全消失,一般无感觉异常。消化系统表现一般不明显,可有腹部不适及胃和胰腺功能紊乱。高血清钙致神经肌肉激惹性降低,胃肠道平滑肌张力降低,蠕动缓慢,引起食欲缺乏、腹胀、便秘,可有恶心、呕吐、反酸、上腹痛。高血清钙可刺激促胃液素分泌,胃酸增多,10%~24%的患者有消化性溃疡,随着手术治疗后高血清钙症被纠正,高胃酸、高促胃液素血症和消化性溃疡亦缓解。钙离子易沉着于有碱性胰液的胰管和胰腺内,激活胰蛋白酶原形成胰蛋白酶,5%~10%的患者有急性或慢性胰腺炎发作。临床上慢性胰腺炎为甲旁亢的一个重要诊断线索,一般胰腺炎时血清钙降低,如患者血清钙正常或增高,应追查是否存在甲旁亢。高血清钙还可引起心血管症状,如心悸、气短、心律失常、心力衰竭以及眼部病变(如结合膜钙化颗粒、角膜钙化及带状角膜炎)等。

### (二)骨骼系统表现

#### 1.骨骼广泛脱钙

骨骼受累的主要表现为广泛的骨关节疼痛,伴明显压痛。绝大多数患者有脱钙,骨密度低。开始症状是腰腿痛,逐渐发展到全身骨及关节,活动受限,严重时不能起床,不能触碰,甚至在床上翻身也引起难以忍受的全身性疼痛。轻微外力冲撞可引起多发性病理性骨折,牙齿松动脱落,重者有骨畸形,如胸廓塌陷变窄、椎体变形、骨盆畸形、四肢弯曲和身材变矮。有囊样改变的骨骼常呈局限性膨隆并有压痛,好发于颌骨、肋骨、锁骨外 1/3 端及长骨。易误诊为有巨细胞瘤,该处常易发生骨折。病程长、肿瘤体积大、发病后仍生长发育的儿童或妊娠哺乳者骨病变更为严重。骨髓被纤维结缔组织填充而出现继发性贫血和白细胞减少等。80%的以骨骼病变表现为主或与泌尿系结石同时存在,但亦可以骨量减少和骨质疏松为主要表现,而纤维性囊性骨炎罕见。

#### 2.骨质软化

骨质软化呈广泛性骨密度减低,程度不等,重者如软组织密度,骨皮质变薄、骨髓腔增大。骨小梁模糊不清,同时可合并长骨弯曲变形、三叶骨盆,双凹脊椎,胸部肋骨变形,致胸廓畸形,可有假骨折线形成。

#### 3.骨膜下骨质吸收

骨膜下骨质吸收常发生于双手短管状骨,表现为骨皮质外缘呈花边状或毛刺状,失去骨皮质缘的光滑锐利外观,严重者呈局限性骨缺损。骨皮质内缘亦可有类似改变,为骨内膜下骨质吸收的表现。骨膜下骨质吸收是甲旁亢的可靠征象,但要注意以下 2 点:①轻型或早期患者可无此表现;②继发性甲旁亢(特别是肾性骨营养不良症)可有此种表现,诊断时应加以排除。

骨质吸收亦可见于关节软骨下、锁骨近端或远端的软骨下骨、后肋上、下缘骨膜下及指(趾)末节丛状部等处。掌指骨骨膜下骨质吸收以摄放大像(小焦点 0.3mm)或普通照片用放大镜观察显示更清楚。

#### 4.骨囊性病变

骨囊性病变包括破骨细胞瘤(或棕色瘤)和皮质囊肿。前者为较大的骨质密度减低区,圆形或不规则形,与正常骨分界清楚,可发生于骨盆骨,长骨、下颌骨、肋骨等处,直径为 2~8cm,常为多发。手术切除甲状旁腺腺瘤后,此种病变可以消退,仅在原囊壁处残留条状高密度影。皮质囊肿为骨皮质膨起的多发小囊性改变。棕色瘤为甲旁亢的特异表现,具有较高的诊断价值,但常被误诊为骨巨细胞瘤、骨囊肿或骨纤维异常增生症。棕色瘤发生在骨软化的背景上,常呈分叶状,发生在长骨骨干呈多发性,有时棕色瘤巨大,伴骨折。当甲旁亢的病因祛除后,棕色瘤可消失。这些特点可与骨肿瘤或骨的肿瘤样病变相区别。

#### 5.颅骨颗粒状改变

在骨密度减低的情况下,颅骨出现大小不等、界限不清的颗粒状高密度影,使颅骨呈现密度不均的斑点状,并夹杂小圆形低密度区,以额骨明显。颅骨外板模糊不清。

6.病理性骨折

骨折往往发生在骨棕色瘤部位,有时表现为明显弯曲变形,有如小儿的青枝骨折,常见为四肢长骨、肋骨、脊椎骨、锁骨、骨盆骨,常为反复多发骨折,骨折处有骨痂生成。

7.牙周硬板膜消失

牙周硬板膜为牙的骨衣,为高密度白线样结构围绕在牙根周围,甲旁亢患者此膜消失。此征象并非本病的特征性表现,畸形性骨炎、佝偻病、维生素 D 缺乏症亦可有此表现。

**(三)泌尿系统表现**

长期高钙血症可影响肾小管的浓缩功能,同时尿钙和磷排量增多,因此,患者常有烦渴、多饮和多尿。可反复发生肾脏或输尿管结石,表现为肾绞痛或输尿管痉挛的症状,血尿或砂石尿等,也可有肾钙盐沉着症。结石一般由草酸钙或磷酸钙组成。结石反复发生或大结石形成可以引起尿路阻塞和感染,一般手术后可恢复正常,少数可发展为肾功能不全和尿毒症。肾钙质沉着也可引起肾功能下降和磷酸盐滞留。原发性甲旁亢患者肾石病的发生率国外为 57%～90%(国内为 41%～49%)。单纯肾石病而无骨病变的甲旁亢患者甚少见。

**(四)软组织钙化(肌腱、软骨等处)**

软组织钙化可引起非特异性关节痛,常先累及手指关节,有时主要在近端指间关节,皮肤钙盐沉积可引起皮肤瘙痒。新生儿出现低钙性手足抽搐应检查其母有无甲旁亢。软骨钙质沉着病和假痛风在原发性甲旁亢中较常见。对这些患者要仔细筛选。偶尔假痛风可以作为本病的首发表现。在老年人中常存在有其他疾病(如高血压、肾功能减退、抑郁症),选择手术治疗要慎重。

**(五)特殊临床类型**

1.急性型

少数甲旁亢发病急剧或病程凶险,血清钙迅速升高达 4.25mmol/L(15～17mg/dL)伴肾功能不全。患者食欲极差,顽固性恶心、呕吐、便秘、腹泻或腹痛、烦渴、多尿、脱水、氮质血症、虚弱无力、易激惹、嗜睡,最后高热、木僵、抽搐和昏迷,病死率达 60%。

2.无症状型

约 1/3 的患者属此型,或仅有一些非本病特有的症状,经检查血清钙而发现本病。有些婴儿因低钙性搐搦症而发现为本病。

3.自发缓解型

甲状旁腺腺瘤发生梗死,PTH 分泌锐减,高血清钙症状消失或有暂时性甲旁减症状,血、尿的钙、磷水平恢复正常,但仍有纤维囊性骨炎表现。

4.儿童型

儿童型少见,多数为腺瘤。临床表现模糊,如乏力、生长延缓、反复恶心、呕吐、性格改变等。关节炎较多见,肾结石及消化性溃疡较多,血清钙水平较高。3/4 的病例血清钙在 3.75mmol/L(15mg/dL)以上。

5.母亲型

原发性甲旁亢不影响妇女受孕,但妊娠对母亲和胎儿均不利。母亲高钙血症导致新生儿血清钙低的情况罕见。患有甲旁亢的母亲,其产儿有低钙血症。而有家族性良性高钙血症母亲的婴儿也有低钙血症的报道。新生儿的低钙血症是源自患无症状型甲状旁腺瘤的母亲所致,妊娠期的甲旁亢患者胎儿病死率达 17％(1/6),并可危及母亲的安全。妊娠的甲旁亢患者手术治疗时机应在孕 6 个月时较安全合适。对母亲和胎儿造成死亡危险的因素是严重的高钙血症。

在妊娠期间,高血清钙有所下降,给本病的诊断带来一定困难,但羊水中总钙和离子钙仍明显升高。其分娩的新生儿易发生低钙性搐搦症。如忽视妊娠期营养补充或合并有慢性腹泻、吸收不良等情况时,母亲易伴发维生素 D 缺乏症。另一方面,妊娠期遇有应激情况时,又极易加重甲旁亢病情甚至导致高血清钙危象的发生。

**6.正常血清钙型**

患者血清总钙正常,但离子钙升高。这些患者的病情多较轻,有些患者可能合并有佝偻病或骨软化症,故血清钙可正常。

**7.多发性内分泌肿瘤综合征(MEN)**

MEN-Ⅰ型中约有 4/5 的患者,MEN-Ⅱ型中约有 1/3 患者伴有甲状旁腺腺瘤或增生。其临床表现依累及的内分泌腺而异。

**8.青少年型**

长骨的干骺端钙化过度,类骨质钙化不良,其表现与佝偻病类似,常发生四肢弯曲畸形和青枝骨折。本型的血、尿生化检查所见与一般原发性甲旁亢相同。

## 四、诊断

### (一)基本诊断依据

原发性甲旁亢的诊断主要依靠临床和实验室资料。临床上遇有以下情况者,应视为本病的疑诊对象。

(1)屡发性、活动性泌尿系结石或肾钙盐沉积症者。

(2)原因未明的骨质疏松,尤其伴有骨膜下骨皮质吸收和(或)牙槽骨板吸收及骨囊肿形成者。

(3)长骨骨干、肋骨、颌骨或锁骨巨细胞瘤,特别是多发性者。

(4)原因未明的恶心、呕吐,久治不愈的消化性溃疡,顽固性便秘和复发性胰腺炎者。

(5)无法解释的精神神经症状,尤其是伴有口渴、多尿和骨痛者。

(6)阳性家族史者以及新生儿手足搐搦症者的母亲。

(7)长期应用抗惊厥药或噻嗪类利尿剂而发生较明显的高血清钙症者。

(8)高尿钙伴或不伴高钙血症者。

### (二)定位诊断

PT 的定位诊断对于 PT 的手术治疗非常重要。诊断方法包括 B 超、CT、MRI、数字减影血管造影和核素扫描等。对有经验的外科医师第一次手术探查的成功率可达 90％～95％。第一次颈部探查前的定位诊断主要是仔细的颈部扪诊,符合率约为 30％。高分辨 B 超可显示甲状旁腺腺瘤,其阳性率也较高。

如第一次手术失败,则再次手术前的定位诊断尤其重要。

1.颈部超声检查

B超(10Hz)可显示较大的病变腺体,定位的敏感性达89%,阳性正确率达94%。假阴性的原因是位置太高或太低,或藏在超声暗区,腺体太小等。检查时,患者取仰卧位,颈部后伸,肩部垫枕,作纵切面及横切面检查,对每枚腺体作3个方位测定。有时颈部斜位、头转向左或右侧,可帮助显露腺体。

2.放射性核素检查

(1)$^{123}$I和$^{99m}$Tc-sestamibi减影技术可发现82%的病变。

(2)$^{99m}$Tc和$^{201}$T1双重核素减影扫描(与手术符合率可达92%)可检出直径大于1cm的病变,对于甲状腺外病变也特别敏感,阳性率为83%,敏感性为75%。

3.颈部和纵隔CT检查

颈部和纵隔CT能发现纵隔内病变,对位于前上纵隔腺瘤的诊断符合率为67%。可检出直径大于1cm的病变。对手术失败的病例,可利用高分辨CT检查以排除纵隔病变。

4.选择性甲状腺静脉取血测免疫反应性甲状旁腺激素(iPTH)

血iPTH的峰值点反映病变甲状旁腺的位置,增生和位于纵隔的病变则双侧甲状腺上、中、下静脉血的iPTH值常无明显差异。虽为创伤性检查,但特异性强、操作较易,定位诊断率为70%~90%。国内用此方法定位正确率为83.3%。

5.选择性甲状腺动脉造影

选择性甲状腺动脉造影对其肿瘤染色的定位诊断率为50%~70%。动脉造影可能发生严重的并发症,主要为短暂的脊髓缺血或脊髓损伤的危险性,有报道发生偏瘫、失明。因此,这项检查应慎用,造影剂的剂量不可过大、浓度不可过高、注射速度不可过快。手术探查前1小时静脉滴注亚甲蓝5mg/kg,可使腺体呈蓝色,有助于定位。再次探查的病例,亦可选择有创性检查方法:①静脉插管,在两侧不同水平抽血查PTH;②动脉造影,可显示增大的腺体,有70%~85%的患者可定位。

(三)诊断标准

(1)具备以下第①~⑧项即可诊断。①血清钙经常大于2.5mmol/L,且血清蛋白无显著变化,伴有口渴、多饮、多尿、尿浓缩功能减退、食欲缺乏、恶心、呕吐等症状。②血清无机磷低下或正常下降(小于1.13mmol/L)。③血氯上升或正常上限(大于106mmol/L)。④血ALP升高或正常上限。⑤尿钙排泄增加或正常上限(大于200mg/d)。⑥复发性两侧尿路结石,骨吸收加速(广泛的纤维囊性骨炎,骨膜下骨吸收,齿槽硬线消失,病理骨折,弥散性骨量减少)。⑦血PTH增高(大于0.6μg/L)或正常上限。⑧无恶性肿瘤。若偶然合并恶性肿瘤,则手术切除后上述症状依然存在。

(2)具备以下第①~③项及第④项中的a即可诊断,兼有第④项b及第⑤项可确诊,第⑥项可作为辅助诊断。①周身性骨质稀疏,以脊椎骨及扁平骨最为明显。②颅骨内外板模糊不清,板障增厚呈毛玻璃状或颗粒状改变。③纤维囊性骨炎样改变,可呈网格状及囊状改变。④骨膜下骨吸收:a.皮质的外缘密度减低或不规则缺失,呈花边状或毛糙不整,失去原有清晰的边缘;b.指骨骨膜下骨吸收最为典型,尤常见中指中节骨皮质外面吸收,出现微细骨缺损区。⑤软骨下骨吸收,锁骨外端、耻骨联合等处。⑥常伴有异位钙化及泌尿系结石。

## 五、鉴别诊断

原发性甲状旁亢与下列疾病的诊断进行鉴别。

### (一)高钙血症

**1.多发性骨髓瘤**

多发性骨髓瘤可有局部和全身性骨痛、骨质破坏及高钙血症。通常球蛋白、特异性免疫球蛋白增高、血沉增快、尿中本-周(Bence-Jones)蛋白阳性,骨髓可见瘤细胞。血碱性磷酸酶(ALP)正常或轻度增高,血PTH正常或降低。

**2.恶性肿瘤**

(1)肺、肝、甲状腺、肾、肾上腺、前列腺、乳腺和卵巢肿瘤的溶骨性转移。骨骼受损部位很少在肘和膝部位以下,血磷正常,血PTH正常或降低,临床上有原发肿瘤的特征性表现。

(2)假性甲旁亢(包括异位性PTH综合征),患者不存在溶骨性的骨转移癌,但肿瘤(非甲状旁腺)能分泌体液物质引起高血清钙。假性甲旁亢的病情进展快,症状严重,常有贫血。体液因素包括PTH类物质前列腺素和破骨性细胞因子等。

**3.结节病**

结节病有高血清钙、高尿钙、低血磷和ALP增高,与甲旁亢颇相似,但无普遍性骨骼脱钙,血浆球蛋白升高,血PTH正常或降低。类固醇抑制试验有鉴别意义。

**4.维生素A或D过量**

有明确的病史可供鉴别,此症有轻度碱中毒,而甲旁亢有轻度酸中毒。皮质醇抑制试验有助鉴别。

**5.甲状腺功能亢进症**

由于过多的$T_3$使骨吸收增加,约20%的患者有高钙血症(轻度),尿钙亦增多,伴有骨质疏松。鉴别时甲亢临床表现容易辨认,PTH多数降低、部分正常。如果血清钙持续增高,血PTH亦升高,应注意甲亢合并甲旁亢的可能。

**6.继发性甲旁亢**

继发性甲旁亢原因很多,主要有以下几条。

(1)各种原因引起低血清钙和血磷高,皆可刺激甲状旁腺增生、肥大,分泌过多的PTH。如慢性肾功能不全、维生素D缺乏、胃、肠道及肝胆、胰疾病,长期磷酸盐缺乏和低磷血症等。

(2)假性甲状旁腺功能减退(由于PTH效应器官细胞缺乏反应,血清钙过低、血磷过高),刺激甲状旁腺,使iPTH增高。

(3)降钙素过多,如甲状腺髓样癌分泌降钙素过多。

(4)其他原因,如妊娠、哺乳、皮质醇增多症等。

**7.三发性甲旁亢**

三发性甲旁亢是在继发性甲旁亢的基础上,甲状旁腺相对持久而强烈的刺激反应过度,增生腺体中的一个或几个可转变为自主性腺瘤,引起高钙血症。本病仅在久病的肾衰竭患者中见到。

**8.假性甲旁亢**

假性甲旁亢是由全身各器官,特别是肺、肾、肝等恶性肿瘤引起血清钙升高,并非甲状旁腺本身病变,常有原发恶性肿瘤的临床表现,短期内体重明显下降、血清 iPTH 不增高。

9.良性家族性高钙血症

在年轻的无症状患者或血 PTH 仅轻度升高者,高钙血症很可能是家族性低尿钙性高钙血症而不是原发性甲旁亢。但该病较少见,为常染色体显性遗传,无症状,高血钙,低尿钙小于 2.5mmol/24h(100mg/24h),血 PTH 正常或降低。

### (二)骨骼病变

1.骨质疏松症

血清钙磷和 ALP 都正常,骨骼普遍性脱钙。牙硬板、头颅、手等 X 线无甲旁亢的特征性骨吸收增加的改变。

2.骨质软化症

血清钙、磷正常或降低,血 ALP 和 PTH 均可增高,尿钙和磷排量减少。骨 X 线有椎体双凹变形、假骨折等特征性表现。

3.肾性骨营养不良

骨骼病变有纤维性囊性骨炎、骨硬化、骨软化和骨质疏松四种。血清钙降低或正常,血清磷增高,尿钙排量减少或正常,有明显的肾功能损害。

4.骨纤维异常增生症(Albright 综合征)

骨 X 线片似纤维性骨炎,但只有局部骨骼改变,其余骨骼相对正常,临床有性早熟及皮肤色素痣。

### (三)正常血清钙型原发性甲旁亢

现认为没有真正的正常血清钙性甲旁亢,这种病例可能发生在下列诸种情况中。

1.早期或轻型甲旁亢

早期或轻型甲旁亢只有血清钙离子的升高,或者 PTH 呈间歇性分泌状态,故其血清钙表现为间歇性增高,只有多次化验检查,才能发现血清钙升高。

2.钙和(或)维生素 D 摄入不足

钙和(或)维生素 D 摄入不足并发佝偻病或成人骨质软化症,此时 X 线片也很少发现纤维囊性骨炎的特点,造成 X 线片上的诊断困难。

3.病程长而严重的代谢性骨病患者

骨钙储存量已很少,即使在大量 PTH 的动员作用下,也难以有足量矿物质释放出来。此时表现为血清钙水平正常,而血清磷很低,与肾小管疾病所致低磷酸盐血症难以鉴别。但 2 和 3 两种情况在补充足量的钙及维生素 D 后,仍可出现高钙血症。

### (四)原发性甲旁亢伴外胚层来源器官畸形

马方综合征者兼有四肢长、蜘蛛样指(趾)、颚弓高、晶体脱位、漏斗胸、躯干瘦长、驼背及脊柱侧弯等骨骼畸形。可伴发外胚层来源器官的组织增生或肿瘤,如结节性硬化症多发性神经纤维瘤等。

### (五)原发性甲旁亢伴某些免疫紊乱疾病

如副蛋白血症、单克隆 γ 病等。有报道用原发性甲旁亢患者的血浆可使正常人的 B 细胞增多,手术切除甲状旁腺腺瘤后,此效应消失,可能是患者的甲状旁腺产生了一种物质,兴奋了淋巴细胞的免疫能力。

### (六)肾石病

本病尚需与肾石病鉴别,结石多为一侧,通常是草酸钙或磷酸钙结石。尿酸结石或胱氨酸盐结石较少见而且X线不显影。原发性甲旁亢者的结石在双侧肾盂中常呈鹿角形,且反复发作。

## 六、治疗

### (一)一般治疗

1.多饮水

限制食物中钙的摄入量,如忌饮牛奶、注意补充钠、钾和镁盐等,并禁用噻嗪类利尿剂、碱性药物和抗惊厥药物。慢性高血清钙者,可口服 $H_2$ 受体拮抗剂,如西咪替丁(甲氰咪胍),0.2g,3 次/日;或肾上腺能阻滞剂,如普萘洛尔(心得安)10mg,3 次/日;必要时加用雌激素、孕激素或结合雌激素治疗。

2.降钙素

鲑鱼降钙素 4~8U/kg,肌内注射,6~12 小时 1 次,或酌情增减剂量。密钙息为人工合成的鲑鱼降钙素,50~100U/次,肌内注射,每天或隔天 1 次。依降钙素为合成的鳗鱼降钙素益钙宁,每支 20U,每周肌内注射 1 次既可以抑制骨吸收,与二磷酸盐共用时还可急速降低血清钙。

3.磷酸盐

磷酸盐常用制剂有多种,可根据需要选用,如磷酸钠或磷酸钾,1~2g/d,如血清钙升高较明显,宜用中性磷酸盐溶液治疗。中性磷酸盐溶液含磷酸氢二钠($Na_2HPO_4 \cdot 12H_2O$)和磷酸二氢钾($KH_2PO_4 \cdot 2H_2O$)。配制方法:磷酸氢二钠 96.3g,磷酸二氢钾 10.3g,混合后加水至 500mL(每 10mL 含元素磷 215mg),每天口服 30~60mL。近年来发现,二磷酸酯与内生焦磷酸盐的代谢关系密切,二磷酸酯与骨组织的亲和力大,并能抑制破骨细胞的功能,可望成为治疗本病的较佳磷酸盐类。其中应用较多的有羟乙二磷酸盐(EHDP)和双氯甲基二磷酸盐($Cl_2$ MDP)。据报道,其疗效和耐受性均优于中性磷酸盐。应用磷酸盐治疗期间,应注意肾功能变化和导致异位钙化的可能。

### (二)高血清钙危象的治疗

1.高血清钙危象的临床特点

血清钙高于 3.75mmol/L(15mg/mL)时,可发生高血清钙危象,若抢救不及时,常突然死亡。如血清钙高于 3.75mmol/L,即使无症状或症状不明显,亦应按高血清钙危象处理。在高血清钙患者出现恶心、呕吐,应警惕发生危象可能。

2.高血清钙危象的诊断

诊断 PT 高血清钙危象要有 3 个条件:①存在 PT;②血清离子钙水平超过 1.87mmol/L [正常人血清离子钙水平为($1.18 \pm 0.05$)mmol/L,甲旁亢血清离子钙水平大于或等于 1.28mmol/L];③临床出现危象症状。

3.高血清钙危象的治疗

(1)输液:高血清钙危象者因畏食、恶心、呕吐常伴有脱水,加重高血清钙及肾功能不全,故迅速扩充血容量至关重要。恢复血容量、增加尿量和促使肾脏排钙，静脉输注生理盐水，补充钠盐，产生渗透性利尿作用，随着尿钠的排出，钙也伴随排出体外。需输注大量 5％葡萄糖生理盐水，输液量控制在每 4 小时 1000mL。第 1 天需输注生理盐水 4～8L，最初 6 小时输入总量的1/3～1/2，小儿、老年人及心、肾、肺衰竭者应慎用，并将部分生理盐水用 5％葡萄糖液代替。

（2）利尿：血清钙过高，每天尿量过少者在补充血容量后予以利尿，使尿量保持在100mL/h以上。可选用呋塞米（速尿）20～40mg，3～4 次/d，或 40～100mg 静脉注射。呋塞米能提高大量输液的安全性，既可避免发生心力衰竭、肺水肿，又可抑制肾小管重吸收钙，有利于降低血清钙，利尿排钙。亦可选用其他利尿剂，如依地尼酸 50～200mg 静脉推注等，血清钙过高患者每 1～2 小时可以重复注射。但应避免使用噻嗪类利尿剂。利尿仅能暂时降低血清钙，故应与其他治疗措施结合使用。

（3）补充电解质：每天监测血、尿电解质，以决定钠、钾、镁的补充量。治疗期间应每 4～6 小时测定血清钙、镁、钠、钾，注意维持电解质平衡。一般情况下，每排尿 1000mL 需补充 20mmol 氯化钾和 500mmol 氯化钠。

（4）磷酸盐：每 6 小时口服 1 次，每次 20～30mL，可供 230～645mg 元素磷，使血清钙下降。如果急需降低血清钙，可静脉注射中性磷溶液，其配方为 $Na_2HPO_4$ 0.081g 分子，$KH_2PO_4$ 0.019g分子，加蒸馏水到 1000mL，每升含磷元素 3.1g，常用量为每 6～8 小时静脉输入 500mL。血清磷高于 0.97mmol/L（3mg/dL）者慎用，静脉注射过量磷酸盐可引起严重低血清钙。口服磷酸盐时禁服抗酸剂，以防与磷酸盐结合而妨碍吸收。若降低血清钙的效果不佳，可改用磷酸盐灌肠或静脉滴注。应用期间要监测血清钙磷和肾功能，防止低钙血症和异位钙化的发生。

（5）依地酸二钠（EDTA 钠盐）：仅在严重高血清钙或一般治疗无效时应用，常用量 50mg/kg，加入 5％葡萄糖液 500mL 中静脉滴注，4～6 小时滴完。亦可用硫代硫酸钠 1.0g 加入生理盐水 100mL 中静脉滴注，紧急情况下可直接以 5％浓度静脉推注。输液过程中要监测血清钙。

（6）二氯甲酯（二磷酸酯）：可抑制破骨细胞活性，降低血清钙，对 PTH 或 cAMP 水平无影响，可口服或静脉注射，1600mg/d 或 1～5mg/kg。

（7）西咪替丁（甲氰米胍）：慢性 PT 高血清钙者可用西咪替丁治疗，用于急性原发性甲旁亢危象，西咪替丁 200mg 每 6 小时 1 次，可阻止 PTH 的合成和（或）释放，降低血清钙，也可作为甲旁亢患者手术前的准备，或不宜手术治疗的甲状旁腺增生患者，或甲状旁腺癌已转移或复发的患者。服用西咪替丁后血浆肌酐上升，故肾功能不全或肾病继发甲旁亢高血清钙患者要慎用。

（8）透析：首选血液透析，无条件时亦可采用腹膜透析，但必须采用无钙透析液。

（9）普卡霉素（光辉霉素）：降低血清钙作用可能与减缓肠钙吸收、抑制 PTH 对骨骼的溶解作用，或与抗肿瘤作用有关。常用量 10～25μg/kg，用适量生理盐水稀释后静脉滴注，若 36 小时后血清钙下降不明显，可再次应用。每周 1～2 次，用药后 2～5 天血清钙可降到正常水平。长期使用时，每周不得超过 2 次，必要时可与其他降血清钙药同用。应用期间，必须严密观察血清钙、磷变化和本药对骨髓、肝、肾等的毒性作用。此药为抗癌药,可抑制骨髓,对肝、肾毒性大,应慎用。

(10)糖皮质激素:病情允许时可口服,紧急情况下可用氢化可的松或地塞米松静脉滴注。

(11)降钙素:有助于降低血清钙,理论上 12 小时内可用 400～1000U。实际降钙素的剂量应根据病情、药源及经济情况,并结合患者对大量输液及利尿药的反应而定。

(12)急诊手术:甲状旁腺危象多数系腺瘤所致,且一般病程较晚,肿瘤体积较大,易定位,因而更趋向于作单侧探查。手术时机掌握在血清钙下降到相对安全的水平,或血清钙上升停止而开始下降,患者全身情况可以耐受手术时,施行急诊手术,一般效果良好。

(13)其他疗法:其他疗法有如下几种。①放射性保护有机磷制剂。WR-2721 具有迅速降低 PTH 分泌的作用,但有较明显的不良反应。②无升高血清钙的维生素 D 制剂。在慢性肾功能不全所致的甲旁亢中有较好的疗效,亦可用于 PT 的治疗。另一方面,PT 患者体内存在高 PTH、低 25-(OH)D3 现象,提示 PT 患者伴有维生素 D 不足或缺乏。③二磷酸盐类。虽可迅速降低血清钙,但 3 个月后血清钙回升。④乙醇注射疗法。在 B 超引导下,将乙醇注入甲状旁腺腺瘤,在 36 小时或 24 小时内血清钙可以降到正常。每 24 小时可注射 1～3 次,在高血清钙危象时更显有用,但长期疗效尚有待观察。⑤钙感受器激动剂。NPSR-568 已用于 PT 的治疗,但尚需进一步观察临床疗效。

## 七、预后

血清钙水平是极好的指标,可证明手术是否成功。手术结果一般在手术后可以立即判断出来。如术中未发现病变腺体,术后仍持续存在高血清钙;如腺瘤或癌肿已切除,在术后 24～48 小时内血清钙会下降 2～3mg,然后在 3～4 天后恢复正常。

手术切除病变的甲状旁腺组织后 1～2 周,骨痛开始减轻,6～12 个月明显改善。骨结构明显修复需 1～2 年或更久。如术前活动受限者,大都术后 1～2 年可以正常活动并恢复工作。手术成功切除则高钙血症纠正,不再形成新的泌尿系结石。X 线检查显示有骨改变及 ALP 升高者,术后血清钙下降会更加严重,低血清钙重而持续时间长,需给予数周至数月或更久的钙及维生素 D 治疗。

PT 手术并发症很少,偶可发生甲亢、胰腺炎,原因尚不清楚。胰腺炎临床表现很重。约 1/2PT 患者手术后出现低血清镁,由于长期低血清钙合并低血清镁,使这种并发症的处理极为复杂。

# 第六节　原发性醛固酮增多症

## 一、西医概述

原发性醛固酮增多症(简称原醛症)是指肾上腺皮质发生病变(大多为腺瘤,少数为增生)使醛固酮分泌增多,导致水钠潴留,血容量扩张,从而抑制了肾素血管紧张素系统,以高血压、低血钾、肌无力、夜尿多为主要临床表现的一种综合征。

原醛症的主要病理生理变化为醛固酮分泌增多,肾素活性被抑制,引起高血压、低血钾、肌无力、周期性瘫痪,血钠浓度升高,细胞外液增多,尿钾排出相对地过多,二氧化碳结合力升高,尿 pH 值为中性或碱性。

原醛症患者之所以醛固酮分泌增多,肾上腺皮质腺瘤是一个主要原因,而且占原醛症病因的大多数,其次是增生,再其次是癌。Conn 氏为 95 例原醛症患者做手术探查,发现 82 例(86%)为腺瘤和 13 例(14%)为双侧肾上腺皮质增生。

## 二、诊断要点

### (一)临床表现

#### 1.高血压

高血压为最早出现的症状,一般不呈恶性演变,但随病情进展血压渐高,大多数在 22.7/13.3kPa(170/100mmHg)左右,高时可达 28.0/17.3kPa(210/130mmHg)。

#### 2.神经肌肉功能障碍

(1)肌无力及周期性瘫痪较为常见,一般说来,血钾愈低,肌肉受累愈重,常见诱因为劳累,或服用氯噻嗪、呋塞米等促进排钾的利尿药。麻痹多累及下肢,严重时累及四肢,也可发生呼吸、吞咽困难。麻痹时间短者数小时,长者数日或更久;补钾后麻痹即暂时缓解,但常复发。

(2)肢端麻木、手足抽搐。在低钾严重时,由于神经肌肉应激性降低,手足抽搐可较轻或不出现,而在补钾后,手足抽搐往往明显。

#### 3.肾脏表现

(1)因大量失钾,肾小管上皮细胞空泡变性,浓缩功能减退,伴多尿,尤其夜尿多,继发口渴、多饮。

(2)常易并发尿路感染。

#### 4.心脏表现

(1)心电图呈低血钾图形:R-T 间期延长,T 波增宽、降低或倒置,U 波明显,T、U 波相连或呈驼峰状。

(2)心律失常:较常见者为期前收缩或阵发性室上性心动过速,严重时可发生心颤。

### (二)实验室检查

#### 1.血、尿生化检查

(1)低血钾:大多数患者血钾低于正常,一般在 2~3mmol/L,严重者更低。低血钾往往呈持续性,也可为波动性,少数患者血钾正常。

(2)高血钠:血钠一般在正常高限或略高于正常。

(3)碱血症:血 pH 值和 $CO_2$ 结合力为正常高限或略高于正常。

(4)尿钾高:在低血钾条件下(低于 3.5mmol/L),每天尿钾仍在 25mmol 以上。

(5)尿钠排出量较摄入量为少或接近平衡。

#### 2.尿液检查

(1)尿 pH 值为中性或偏碱性。

(2)尿常规检查可有少量蛋白质。

(3)尿比重较为固定而减低,往往在 1.010~1.018,少数患者呈低渗尿。

3.醛固酮测定

(1)尿醛固酮排出量：正常人在普食条件下，均值为 21.4mmol/24h，范围 9.4～35.2nmol/L（放免法），本症中高于正常。

(2)血浆醛固酮：正常人在普食条件下（含 Na160mmol/d，K 60mmol/d）平衡 7 天后，上午 8 时卧位血浆醛固酮为 413.3±180.3pmol/L，患者明显升高。

醛固酮分泌的多少与低血钾程度有关，血钾甚低时，醛固酮增高常不明显，此因低血钾对醛固酮的分泌有抑制作用。另一特征是血浆肾素-血管紧张素活性降低，而且在用利尿剂和直立体位兴奋后也不能显著升高。若为继发性醛固酮增多症，则以肾素-血管紧张素活性高于正常为特征。

4.肾素、血管紧张素Ⅱ测定

患者血肾素、血管紧张素Ⅱ基础值降低，有时在可测范围内。正常参考值前者为 0.55±0.09pg/(mL·h)，后者为 26.0±1.9pg/mL。经肌内注射呋塞米（0.7mg/kg 体重）并在取立位 2 小时后，正常人血肾素、血管紧张素Ⅱ较基础值增加数倍，兴奋参考值分别为 3.48±0.52pg/(mL·h)及 45.0±6.2pg/mL。原醛症患者兴奋值较基础值只有轻微增加或无反应。醛固酮瘤中肾素、血管紧张素受抑制程度较特发性原醛症更显著。

5.24 小时尿 17-酮类固醇及 17-羟皮质类固醇

一般正常。

6.螺内酯试验

螺内酯可拮抗醛固酮对肾小管的作用，每天 320～400mg（微粒型），分 3～4 次口服，历时 1～2 周，可使本症患者的电解质紊乱得到纠正，血压往往有不同程度的下降。如低血钾和高血压是由肾脏疾患所引起者，则螺内酯往往不起作用。此试验有助于证实高血压、低血钾是由于醛固酮过多所致，但不能据之鉴别为原发性或继发性。

7.低钠、高钠试验

(1)对疑有肾脏病的患者，可作低钠试验（每天钠摄入限制在 20mmol），本症患者在数日内尿钠下降到接近摄入量，同时低血钾、高血压减轻，而肾脏患者因不能有效地潴钠，可出现失钠、脱水。低血钾、高血压则不易纠正。

(2)对病情轻、血钾降低不明显的疑似本症患者，可作高钠试验，每天摄入钠 240mmol/L。如为轻型原发性醛固酮增多症，则低血钾变得更明显。对血钾已明显降低的本症患者，不宜行此试验。

## 三、诊断标准

### (一)临床症状

(1)高血压。

(2)低钾血症。

(3)四肢麻痹、手足抽搐、多饮多尿。

### (二)检查所见

(1)血浆肾素活性(PRA)受抑制及下述 A、B 任何一项刺激试验无反应。A：呋塞米 40～60mg 静脉注射，立位 30～120 分钟。B：减盐食(10mEq/d)4 天，再保持立位 4 小时。

（2）血浆醛固酮浓度（PAC）或尿醛固酮排泄量增多。

（3）尿 17-羟皮质类固醇及 17-酮类固醇排泄量正常。

（4）肾上腺肿瘤定位诊断。包括腹膜后充气造影。

肾上腺静脉造影。

肾上腺扫描（$^{131}$I-胆固醇、CT）。

肾上腺或肾静脉血中醛固酮含量测定。

## 四、鉴别诊断

对于有高血压、低血钾的患者，除本症外，还要考虑以下一些疾病。

（1）原发性高血压患者因其他原因如服用氯噻嗪、呋塞米或慢性腹泻等而导致低血钾者。

（2）肾缺血而引起的高血压，如急进性原发性高血压、肾动脉狭窄性高血压，这些疾病的一部分患者可因继发性醛固酮增多而合并低血钾，但患者的血压一般较本症患者更高，进展更快，可伴有明显的视网膜损害。

此外，此组高血压患者往往有急进性肾衰竭的临床表现，伴氮质血症、酸中毒等。肾动脉狭窄患者中部分可听到肾区血管杂音，放射性肾图、静脉肾盂造影、分测肾功能显示一侧肾功能减退。这类患者血浆肾素活性高，对鉴别诊断甚重要。

（3）失盐性肾病（失钾性肾病）：通常由于慢性肾盂肾炎所致，往往有高血压、低血钾，患者肾功能损害较明显，尿钠排出量较高，常伴有脱水。血钠不高反而偏低，无碱中毒，往往呈酸中毒。低钠试验显示肾不能保留钠。

（4）分泌肾素的肾小球旁细胞的肿瘤（肾素瘤）：分泌大量肾素，可引起高血压、低血钾。但患者的年龄较轻，而高血压严重，血浆肾素活性甚高，血管造影可显示肿瘤。

（5）肾上腺其他疾病：皮质醇增多症，尤以腺癌和异位 ACTH 综合征所致者，可伴明显低血钾，临床症群可助鉴别诊断。

（6）先天性 11β-羟类固醇脱氢酶（11β-HSD）缺陷为近年确认的一种新病种。临床表现近似原发性醛固酮增多症，包括严重高血压、明显的低血钾性碱中毒，多见于儿童和青年人。可发生抗维生素 D 的佝偻病，由于盐皮质激素所致高尿钙。此病用螺内酯治疗有效，用地塞米松治疗也可奏效。发病机制为先天性 11β-羟类固醇脱氢酶缺陷。患者 17-羟及游离皮质醇排量远较正常为低，但血浆皮质醇正常。此外，尿中皮质素（可的松）代谢物/皮质醇（氢化可的松）代谢物比值降低。

## 五、诊断提示

（1）因早期症状常表现为单一血压升高而易误诊，此病所致高血压占所有高血压症的 0.4%～2%，多为轻中度高血压。它可早于低血钾症群 2～4 年出现。做出原发性高血压诊断应慎重，凡是小于 40 岁的高血压患者或用一般降压药物治疗效果不佳，或伴有肌无力时应警惕本病的可能性。应常规检查血钾、24 小时尿钾排泄量、肾上腺 B 超。

（2）低钾所致发作性肌无力、肌麻痹易与周期性瘫痪混淆，对于低血钾者，应仔细寻找低钾原因，在确立周期性瘫痪诊断时应慎重。尤其在补钾过程中出现抗拒现象者应警惕此病。

（3）原醛症的定位诊断 CT 准确性更高；B 超强调采用多个切面探查，CT 扫描时则强调薄层增强扫描(3~5mm),范围应包括整个肾上腺。

### 六、药物治疗

对肾上腺皮质增生所致的原醛症,近年来倾向于用药物治疗。

(1)螺内酯(spironolactone)可能是治疗醛固酮分泌增多症患者最有效的药,它作为竞争抑制剂,竞争与醛固酮有关的细胞溶质受体,因此,在靶组织上有对抗盐皮质激素的作用。螺内酯也是一种抗雄激素和孕激素的药物,这可以解释它的许多不良不良反应,性欲减退、乳房痛和男子女性型乳房可发生在 50% 或更多的男性。而月经过多和乳房痛可发生于服药妇女。这样,不良反应将有碍于螺内酯的长期使用,特别是年轻的男女,螺内酯的剂量范围从每天 50mg 一次到每天 100mg 2 次。

(2)药物如 amiloride(阿米洛利,咪吡嗪)或 triamterene(USP,氨苯蝶啶,三氨蝶呤)也可以对抗醛固酮对肾小管的作用,这些制剂是通过抑制钠的重吸收和钾的排泄,通过对肾小管细胞的直接作用,而不是竞争醛固酮的受体。这可以解释为什么氨苯蝶啶和咪吡嗪比螺内酯的抗高血压作用要小。

(3)钙通道阻滞剂,如硝苯地平也是醛固酮增多症患者有效的药物,它除了抗高血压作用外,还可减少醛固酮的生成。

(4)氨氯米特也可抑制醛固酮的合成,治疗原醛症有一定疗效。

### 七、治疗提示

腺瘤的根除方法为手术切除。特发性增生型虽可做大部分肾上腺切除术(一侧切除,另一侧切除大部分),但手术疗效差,目前倾向于药物治疗,有时难以确定为腺瘤或增生,需做手术探查。

# 第七节 继发性醛固酮增多症

继发性醛固酮增多症(继醛症)是由于肾上腺外的原因引起肾素-血管紧张素系统兴奋,肾素分泌增加,导致醛固酮继发性的分泌增多,并引起相应的临床症状,如高血压、低血钾和水肿等。

### 一、病因

**(一)有效循环血量下降所致肾素活性增多的继醛症**

(1)各种失盐性肾病:如多种肾小球肾炎、肾小管性酸中毒等。

(2)肾病综合征。

(3)肾动脉狭窄性高血压和恶性高血压。

(4)肝硬化合并腹腔积液以及其他肝脏疾病。

(5)充血性心力衰竭。

(6)特发性水肿。

**（二）肾素原发性分泌增多所致继醛症**

1.肾小球旁细胞增生（Bartter 综合征）Gitelman 综合征。

2.肾素瘤（球旁细胞瘤）。

3.血管周围细胞瘤。

4.肾母细胞瘤。

## 二、病理生理特点

**（一）肾病综合征、失盐性肾脏疾病**

由于缺钠和低蛋白血症，有效循环血量减少，球旁细胞压力下降，使肾素-血管紧张素系统激活，导致肾上腺皮质球状带分泌醛固酮增加。

**（二）肾动脉狭窄**

肾动脉狭窄时，入球小动脉压力下降，刺激球旁细胞分泌肾素。

**（三）醛固酮**

85％的在肝脏代谢分解，当患有肝硬化时，对醛固酮的清除能力下降，血浆醛固酮半衰期延长，有 30 分钟延长至 60～90 分钟。同时由于腹腔积液的存在，刺激球旁细胞肾素分泌增多，两者均可导致患者醛固酮水平明显增高。

**（四）特发性水肿**

特发性水肿是由于不明原因的水盐代谢紊乱所致，水肿所产生的有效循环血量下降刺激肾素分泌增多，导致醛固酮水平增高。

**（五）心力衰竭**

心力衰竭可以使醛固酮的清除能力下降，且有效循环血量不足，均可兴奋肾素血管紧张素系统，使醛固酮的分泌增加。

**（六）Batter 综合征（BS）**

BS 系常染色体显性遗传疾病，是 Batter 于 1969 年首次报道的一组综合征，主要表现为高血浆肾素活性，高血浆醛固酮水平，低血钾，低血压或正常血压，水肿，碱中毒等。病理显示患者的肾小球旁细胞明显增多，主要是肾近曲小管或髓襻升支对氯离子的吸收发生障碍，并伴有镁、钙的吸收障碍，使钠、钾离子重吸收被抑制，引起体液和钾离子丢失，导致肾素分泌增加和继发性醛固酮增多；前列腺素产生过盛；血管壁对血管紧张素Ⅱ反应缺陷；肾源性失钠、失钾；血管活性激素失调。

目前临床上将 BS 分为 3 型。

1.经典型

幼年或儿童期发病，有多尿、烦渴、乏力、遗尿（夜尿增多），有呕吐、脱水，肌无力，肌肉痉挛，手足搐搦，生长发育障碍。不治疗者可出现身材矮小。尿钙正常或增高，肾脏无钙质沉着。

2.新生儿型

新生儿型多发病于新生儿，也可在出生前被诊断。胎儿羊水过多，胎儿生长受限，大多婴儿为早产。出生后几周可有发热、脱水，严重时可危及生命。部分患儿伴有面部畸形，生长发育障碍，肌无力，癫痫，低血压、多饮、多尿。儿童早期被诊断前通常有严重的电解质紊乱和相应的症状。常因高尿钙，早期即有肾脏钙质沉着。

3.变异型

变异型即 Gitelman 综合征(GS)。发病年龄较晚,多在青春期后或成年起病,症状轻。有肌无力,肌肉麻木,心悸,手足搐搦。生长发育不受影响。部分患者无症状,可有多饮、多尿症状,但不明显。部分患者有软骨钙质沉积,表现为受累关节肿胀疼痛。是 BS 的一个亚型,但目前也有人认为 GS 是一个独立的疾病。

### (七)Gitelman 综合征(GS)

1966 年 Gitelman 等报道了 3 例不同于 BS 的生化特点的一种疾病,除了有低血钾性代谢性碱中毒等外,还伴有低血镁、低尿钙、高尿镁。血总钙和游离钙正常。尿钙肌酐比(尿钙/尿肌酐)≤0.12,而 BS 患者尿钙肌酐比大于 0.12。GS 患者 100% 有低血镁,尿镁增多,绝大多数 PGE2 为正常。

### (八)肾素瘤

肿瘤起源于肾小球旁细胞,也称血管周细胞瘤。肿瘤分泌大量肾素,可引起高血压和低血钾。本病的特点:①患者年龄轻,但高血压严重;②有醛固酮增多症的表现,有低血钾;③肾素活性明显增加,尤其是肿瘤一侧肾静脉血中;④血管造影可显示肿瘤。

### (九)药源性醛固酮增多症

甘草内含有甘草次酸,具有潴钠排钾作用。服用大量甘草者,可并发高血压,低血钾,血浆肾素低,醛固酮的分泌受抑制。

## 三、临床表现

继发性醛固酮症由多种疾病引起,各有其本身疾病的临床表现,下述为本症相关的表现。

### (一)水肿

原有疾病无水肿,出现继醛症时一般不引起水肿,因为有钠代谢"脱逸"现象。原有疾病有水肿(如肝硬化),发生继醛症可使水肿和钠潴留加重,因为这些患者钠代谢不出现"脱逸"现象。

### (二)高血压

因各种原因引起肾缺血,导致肾素-血管紧张素醛固酮增加,高血压发生。分泌肾素的肿瘤患者,血压高为主要的临床表现。而肾小球旁细胞增生的患者,血压不高为其特征。其他继醛症患者血压变化不恒定。

### (三)低血钾

继醛症的患者往往都有低血钾。

## 四、实验室检查与特殊检查

(1)血清钾为 1.0~3.0mmol/L,血浆肾素活性多数明显增高,在 27.4~45.0ng/(dL·h)[正常值 1.02~1.75ng/(dL·h)];血浆醛固酮明显增高。

(2)24 小时尿醛固酮增高。

(3)肾上腺动脉造影,目的是了解是否有肿瘤压迫情况。

(4)B超波探查对肾上腺增生或肿瘤有价值。

(5)肾上腺 CT 扫描,磁共振检查是目前较先进的方法,以了解肿瘤的部位及大小。

(6)肾穿刺,了解细胞形态,能确定诊断。

## 五、药物治疗

### (一)维持电解质的稳定

低钾的患者补充钾盐是简单易行的方法,口服或静脉输注或肛内注入。手足搐搦或肌肉痉挛者可给予补钙、补镁。

### (二)抗醛固酮药物

螺内酯剂量根据病情调整,一般每天用量 $60\sim200mg$。螺内酯可以拮抗醛固酮作用,在远曲小管和集合管竞争抑制醛固酮受体,增加水和 $Na^+$、$Cl^-$ 的排泌,从而减少 $K^+$、$H^+$ 的排出。

### (三)血管紧张素转换酶抑制药

ACEI 应用较广,它可有效抑制肾素血管紧张素醛固酮系统,阻断 AT I 向 AT II 转化,有效抑制血管收缩,减少醛固酮分泌,帮助预防 $K^+$ 丢失。同时还可降低蛋白尿,降高血压等作用。

### (四)非甾体类抗感染药

吲哚美辛应用较广,它可抑制 PG 的排泌,并有效抑制 PG 刺激的肾素增高,保持血压对血管紧张素的反应性。另外,还有改善患儿生长发育的作用。GS 患者因 $PGE_2$ 为正常,故吲哚美辛 GS 无效。

## 六、预后

BS 和 GS 两者均不可治愈,多数患者预后较好,可正常生活,但需长期服药。

# 第八节　肾上腺髓质增生

肾上腺髓质增生(AMH)作为一种单独的病理变化,20 世纪 70 年代以前并未引起人的注意。30 余年前我国专家提出肾上腺髓质增生是一个独立疾病。Carney 等在 1975 年报道在 II 型多发性内分泌瘤中出现了肾上腺髓质增生,并认为是嗜铬细胞瘤的前期病变。以后国内外的报道陆续增多,统计资料表明,单纯性肾上腺髓质增生和作为 II 型多发性内分泌瘤组成部分的肾上腺髓质增生都是存在的,中国发现的病例均为前者,国内外总例数约 200 例。

## 一、病理特征

肾上腺体积大、增厚,有时可见到肾上腺有结节样改变,肾上腺某个部位髓质增厚或均匀增厚。光镜和电镜下增生的髓质细胞与嗜铬细胞瘤的细胞相似。现肾上腺髓质增生病理诊断标准如下:肾上腺尾部和两翼都出现了髓质;髓质细胞大;髓质/皮质比值增大;计算所得的肾上腺髓质重量增加 2 倍以上。

肾上腺髓质增生也可作为 II 型多发性内分泌瘤(MEA-II)的组成部分。MEA-II 是可能与 APUD 系统有关的常染色体显性遗传疾病,常包括甲状腺髓样癌、甲状旁腺肿瘤及嗜铬细胞瘤(或肾上腺髓质增生),有的还合并有神经节瘤等。MEA-II 型中肾上腺增生有 40% 的为双侧,其余为单侧,而单纯肾上腺髓质增生 70%～80% 的为双侧增生。

## 二、诊断与鉴别诊断

其临床表现与嗜铬细胞瘤非常相似,同属儿茶酚胺症。主要症状为持续高血压的基础上出现阵发性加剧,发作时酷似嗜铬细胞瘤。精神刺激、劳累常为诱因,而按压腹部不引起发作。病程较长,病情无逐渐加重趋势。α受体阻滞剂治疗有效而一般降压药物无效。

加之血、尿儿茶酚胺及其代谢产物升高(尤其是在高血压发作后)基本可确诊。若儿茶酚胺测定不予支持时,可行药物抑制和激发试验。

B超、CT及MRI等检查未能发现腹膜后肿瘤,CT检查有时可显示肾上腺体积增大但无占位影像,进一步支持了肾上腺髓质增生的诊断。

放射性核素[131]I-MIBG([131]碘-间碘苄胍)肾上腺髓质扫描,是利用[131]I-MIBG易被嗜铬组织摄取的特点,可以在形态学上区分肾上腺髓质增生和嗜铬细胞瘤,在国外是首选的定位、定性方法。

## 三、治疗

由于本病例数较少,治疗也尚在探讨阶段,一般认为手术是首选方案,内科治疗只为辅助手段。

确诊是双侧肾上腺髓质增生或未确诊须手术探查的,取腹正中切口,以兼顾双侧肾上腺区域,同时还可探查全腹腔、腹主动脉两侧。探查时比较双侧增生的程度,Montallbano提出,若一侧增大,可将增大的一侧肾上腺切除,另一侧外观正常的肾上腺做快速冰冻切片活检。两侧肾上腺均不增大时,应做两侧活检,以决定处理方案。取活组织探查时,应谨慎操作,因肾上腺髓质增生严重时,腺体可完全失去正常的扁平形态,腺体饱满如注,做活检或分离腺体时极易破裂致髓质流失,不易得到全面的病理结果。较多见的双侧肾上腺髓质增生,既往国内外文献主张行双侧肾上腺手术。

国内主张对增生显著的一侧做肾上腺全切除,另一侧切除2/3,并刮除剩余的髓质,再用甲醛溶液(福尔马林)涂抹。或对术前已明确肾上腺增大侧的肾上腺行全切除,术后密切注意血压变化及对侧肾上腺的发展情况,必要时再行该侧的次全切除,据报道,在5例单侧切除的病例中,有1例因术后血压无下降再做对侧次全切除,其余所有病例3个月后临床及儿茶酚胺均恢复正常。

对于有经验的麻醉医师,在经腹或腰部切口可采用硬膜外麻醉,一般情况下选用全麻。吗啡能使儿茶酚胺释放增加,阿托品类药物或肌肉松弛药能抑制迷走神经,引起心率加快而诱发心律失常,在麻醉时应该避免。肾上腺髓质增生患者术中血压波动较嗜铬细胞瘤小,术前使用α-肾上腺能阻滞剂,目的是控制血压及心律,而不是为预防术中大量儿茶酚胺释放,术前扩容是必要的。术后无须用去甲肾上腺素来维持血压。

行双侧肾上腺手术,术前需糖皮质激素替代治疗。手术中切除肾上腺肿瘤或一侧肾上腺时,应立即静脉滴注氢化可的松以防肾上腺危象发生(激素应用见库欣病治疗)。

药物治疗主要为α肾上腺能受体阻滞剂。如酚苄明(phenoxybenzamine,氧苯苄胺)10mg,1~2/d服用;选择性$α_1$受体阻断药哌唑嗪(prazosin,脉宁平),依据个体敏感性不同,3~9mg/d,分3次服用;也可选择α及β受体阻滞剂拉贝洛尔等;在出现突然高血压发作时立即缓慢静推酚妥拉明(phentolamine,regitine,苄胺唑啉)1~5mg,待血压降至21/13kPa左右继以 10～20mg 静脉滴注(0.1～0.2mg/min)。

有资料显示,$^{131}$I-MIBG 在有效剂量下可产生放射治疗作用。

### 四、预后

本病为良性病变,疾病本身并不引起死亡,由于儿茶酚胺过多可引起高血压,出现心、脑、肾等并发症。外科治疗效果肯定而持久,文献报道近期疗效达 100％,远期疗效亦不低于 60％。

# 第九节　肾上腺皮质功能减退症

慢性肾上腺皮质功能减退症分为原发性和继发性。继发性是指下丘脑-垂体病变引起,原发性又称 addison 病,是指由于双侧肾上腺本身病变引起皮质功能绝大部分破坏而致的一组临床症候群。

### 一、病因

#### (一)特发性慢性肾上腺皮质功能减退

特发性慢性肾上腺皮质功能减退是由于自身免疫破坏引起,病理常显示特异性自身免疫性肾上腺炎,约 75％的患者血中检测出抗肾上腺自身抗体,50％患者伴有其他器官的自身免疫病,称为自身免疫性多内分泌综合征,最常见的是 addison 病、桥本甲状腺炎和糖尿病三者的组合,称为 Schmidt 综合征。

#### (二)双侧肾上腺结核

双侧肾上腺结核也为本病常见病因,因血行播散所致。肾上腺皮质和髓质均遭到严重侵袭,肾上腺有干酪样坏死和钙化、纤维化等改变。

#### (三)其他病因

扩散性真菌感染也可以引起肾上腺炎症性破坏;在 HIV 感染者,巨细胞病毒或 HIV 本身引起的肾上腺炎可导致肾上腺功能衰退;肾上腺脊髓神经病,一种 X 连锁隐性遗传病,也是年轻男性肾、上腺皮质功能减退的病因;肺、乳腺、小肠癌肾上腺转移、淋巴瘤、白血病浸润、淀粉样变性、双侧肾上腺切除或放射治疗、类固醇激素合成酶抑制药酮康唑、氨鲁米特等均可导致慢性肾上腺皮质功能减退。

### 二、病理生理与临床表现

主要由于皮质醇及醛固酮缺乏所致,突出的临床表现为显著乏力,特征性色素沉着和直立性低血压。

#### (一)乏力

乏力见于所有患者,乏力程度与病情严重程度有关,严重者甚至卧床不起,无力翻身。乏力主要是由于皮质醇和醛固酮减少造成蛋白质合成不足,糖代谢紊乱及水电解质代谢异常引起。

### (二)色素沉着

色素沉着见于全身的皮肤黏膜,为棕褐色,有光泽。于暴露部位和易摩擦部位更明显,如面、颈部、手背、掌纹、肘、腕、甲床、足背、瘢痕和束腰带部位;于齿龈、舌下、唇、颊部、阴道、肛周黏膜等处也有色素沉着;在正常情况下有色素沉着的部位如乳晕、腋部、脐部、会阴等色素沉着更加明显;在色素沉着的皮肤常常间有白斑点。色素沉着是垂体 ACTH 及黑素细胞刺激素(MSH)、促脂素(LPH)(三者皆来源于一共同前体 POMC)分泌增多所致。

### (三)低血压

由于皮质醇缺乏,对儿茶酚胺升压反应减弱,查体可出现心脏缩小、心音低钝等。

### (四)胃肠道症状和消瘦

食欲缺乏、恶心、呕吐、腹胀、腹泻、腹痛、胃酸分泌减少、消化不良。患者均有不同程度的体重减轻,消瘦常见。

### (五)低血糖

皮质醇缺乏致糖异生减弱、肝糖原耗损,患者易发生低血糖,尤其在饥饿、创伤、急性感染等情况下更易出现。

### (六)其他表现

重者出现不同程度的精神、神经症状,如淡漠、抑制、神志模糊、精神失常等。也伴有男性性功能减退,女性月经失调,腋毛和阴毛脱落。肾上腺皮质低功时常伴有醛固酮缺乏,机体保钠能力降低,引起血容量降低、低钠血症和轻度代谢性酸中毒。由于皮质醇作用使 ADH 释放增多,肾脏对自由水清除减弱,易发生水中毒。

### (七)肾上腺皮质危象的病理生理和临床表现

当原有慢性肾上腺皮质功能减退症加重或由于肾上腺皮质破坏(急性出血、坏死和血栓形成、感染严重的应激状态),会导致肾上腺皮质功能急性衰竭。

正常人在应激时肾上腺皮质可以几倍至几十倍地增加糖皮质激素分泌,以提高机体的应激能力。慢性肾,上腺皮质功能减退时,其肾上腺皮质激素贮备不足,当遇到感染、过劳、大量出汗、呕吐、腹泻、分娩、手术、创伤等应激情况时,不能过多分泌肾上腺皮质激素,导致病情恶化,发生危象。而肾上腺皮质破坏、出血患者很快出现肾上腺皮质功能衰竭。临床上表现为严重的糖皮质激素伴(或不伴)盐皮质激素缺乏的症候群。

患者病情危重,出现低血压或休克及高热,体温可达 40℃伴脱水表现。同时可伴有精神萎靡,嗜睡甚至昏迷,可有惊厥。恶心、呕吐、腹泻、腹痛、低血糖、低钠血症也经常发生。若不及时抢救,会很快死亡。

### 三、实验室检查

(1)血生化改变,常有低血钠和高血钾,由于血容量不足常有肾前性氮质血症,可有轻、中度高血钙和空腹低血糖。

(2)血皮质醇水平及 24 小时尿游离皮质醇、17-DHCS 及 17-KGS 普遍低于正常,且皮质醇昼夜节律消失。轻者由于反馈性 ACTH 增高,上述指标可维持于正常范围内。

(3)血尿醛固酮可以正常或偏低。

(4)ACTH 水平和 ACTH 兴奋试验。原发性肾上腺皮质功能减退者基础 ACTH 明显升高,甚至可达正常人的数十倍,常于 88～440pmol/L。继发下丘脑或垂体者 ACTH 水平降低。ACTH 兴奋试验:静脉滴注 25U 的 ACTH,持续 8 小时,检查尿 17-羟 DHCS 和(或)皮质醇变化,正常人在刺激后第 1 天较对照增加 1～2 倍,第 2 天增加 1.5～2.5 倍,或由 3～7mg/g 肌酐增至 12～25mg/g 肌酐。快速 ACTH 兴奋实验也常用:静脉注射人工合成 $ACTH_2$4 肽(1～24 片断),注射前及注射后 30 分钟测血浆皮质醇,或肌内注射,之前及注射后 60 分钟测血浆皮质醇,正常人兴奋后血浆皮质醇增加 10～20$\mu$g/dL,而原发性肾上腺皮质功能减退者因肾上腺皮质贮备减少,刺激后血皮质醇上升很少或不上升。继发性肾上腺皮质功能减退者可以上升很少或不上升,病变轻者也可以有正常的反应,这时可以做美替拉酮试验或胰岛素低血糖试验来判断垂体 ACTH 的贮备功能,不正常者常见于轻度和初期的继发性肾上腺皮质低功。应用3～5 天连续 ACTH 刺激试验,也可鉴别原发性与继发性及完全性与部分性肾上腺皮质功能不全,部分性肾上腺皮质低功或 Addison 病前期者基础值可在正常范围,刺激后第 1 天、第 2 天尿 17-DHCS 上升但不及正常,第 3 天反而下降。继发者基础值很低,以后逐渐上升,第 3～5天甚至可以达到正常反应水平。

### 四、诊断与鉴别诊断

多数患者就诊时已有典型慢性肾上腺皮质功能低下的临床表现:皮质黏膜色素沉着、乏力、恶心呕吐、消瘦和低血压等,为临床诊断提供了重要线索,此时要依赖实验室检查和影像学检查排除有关鉴别诊断后方可明确诊断。

血尿皮质醇、尿 17-DHCS 及血 ACTH 浓度、ACTH 兴奋试验为鉴别诊断和病因诊断所必需。肾上腺抗体测定、结核菌素试验及肾上腺和蝶鞍 CT 及 MRI 检查对病因诊断也有重要价值。

### 五、治疗

#### (一)疾病教育

疾病教育是必要的,也是治疗成功的关键。主要内容如下。

##### 1.疾病的性质及终身治疗的必要性

须长期坚持激素生理替代治疗。当在手术前、严重感染及发生并发症等应激情况,应及时将糖皮质激素增量至 3～5 倍甚至 10 倍以上,学会注射地塞米松或氢化可的松以应付紧急情况。

##### 2.随身携带疾病卡片

标明姓名、地址、亲人姓名、电话和疾病诊断。尽量让周围人知晓自己的病情和注意事项,告之遇病情危急或意识不清立即送往医院,应随身携带强效皮质激素,如地塞米松等。

#### (二)饮食

膳食中食盐的摄入量应多于正常人,10～15g/d。当大量出汗、呕吐、腹泻等情况应及时补充盐分。另外保证膳食中有丰富的糖类、蛋白质和维生素。

#### (三)皮质激素替代治疗

##### 1.皮质激素

皮质激素是本病的治疗基础。根据身高、体重、性别、年龄、劳动强度等,予以合适的基础量即为生理替代量,并模拟皮质醇的昼夜分泌规律,予以清晨醒后服全日量的 2/3,下午 4:00

服 1/3。应激状态时酌情增至 3～5 倍乃至 10 倍进行应激替代。给药时间以饭后为宜,可避免胃肠刺激。氢化可的松即皮质醇,是最常用替代治疗药物,一般清晨 20mg,下午 10mg 为基础量,以后在此剂量上调整。醋酸可的松口服后容易吸收,吸收后经肝脏转化为皮质醇,肝脏功能障碍者不适合应用,基础剂量为早晨 25mg,下午 12.5mg。泼尼松和泼尼松龙分别为人工合成的皮质醇和皮质素的衍生物,与氢化可的松及氟氢可的松等联合治疗,也可有效控制病情,一般泼尼松与泼尼松龙不单独应用治疗 Addison 病,因为它们的保钠作用很弱。

糖皮质激素药物的主要不良反应之一是引起失眠,所以下午用药时间一般不晚于 5pm。儿童皮质醇用量一般 20mg/m² 或<5 岁 10～20mg/d,6～13 岁 20～25mg/d,≥14 岁 30～40mg/d。

疗效判断:目前还缺乏标准实验指标来衡量替代治疗剂量是否得当。血浆皮质醇本身呈脉冲式分泌,易受应激等各种因素影响,加之服药种类、时间及采血情况的不同,其水平测定对判定疗效几乎没有帮助,血 ACTH 除有昼夜节律变化之外,其替代应用的糖皮质激素种类不同时对 ACTH 的抑制时间、程度的不同,故也无法作为疗效判断标准。

目前,判断糖皮质激素替代治疗是否适当,主要是观察患者的病情变化。皮质醇用量不足时,疲乏等临床症状不见好转,皮肤色素沉着不见减轻,可出现直立性低血压、低血钠、高血钾及血浆肾素活性升高等。而皮质醇用量过大时,体重过度增加,引起肥胖等库欣综合征表现,可出现高血压和低血钾等。皮质醇用量适中时,患者自觉虚弱、疲乏、淡漠等症状消失,食欲好转,其他胃肠道反应消失,体重恢复正常,皮肤色素沉着明显减轻。

2.皮质激素

若患者在经糖皮质激素替代治疗并且予足够食盐摄入后,仍有头晕、乏力、血压偏低等血容量不足表现的,可予加用盐皮质激素。

氟氢可的松是人工合成制剂,可以肌内注射、皮下埋藏或舌下含化。常每天上午 8:00,0.05～0.20mg 1 次顿服,是替代醛固酮作用的首选制剂。心肾功能不全、高血压、肝硬化患者慎用。

醋酸去氧皮质酮(醋酸 DOCA)油剂,每天 1～2mg 或隔日 2.5～5.0mg 肌内注射,适用于不能口服的患者。开始宜小剂量,可根据症状逐渐加量。去氧皮质酮缓释锭剂,每锭 125mg,埋藏于腹壁皮下,每天可释放约 0.5mg,潴钠作用可持续 8 个月至 1 年。

中药甘草流浸膏主要成分为甘草次酸,有保钠排钾作用。每天 10～40mL 稀释后口服,用于无上述药物时。

用药期间应监测血压及电解质。用药剂量适当,则血压遂上升至正常,无直立性低血压,血清钠和钾在正常水平。若盐皮质激素过量,则出现水肿、高血压、低血钾,甚至发生心力衰竭。而用量不足时头晕、疲乏症状无好转,血压偏低,化验血钠偏低而血钾偏高。

3.性激素

以雄激素为主,具有蛋白质同化作用,可改善倦怠、乏力、食欲缺乏和体重减轻等症状,对孕妇、充血性心力衰竭者慎用。甲睾酮 2.5～5mg/d,分 2～3 次服用或苯丙酸诺龙 10～25mg,每周 2～3 次肌内注射。

上述各激素替代治疗剂量为一般完全性 Addison 病患者的需要量。对于肾上腺全部或大部手术切除者,糖皮质激素的替代剂量可适当大些,但不宜过大。60 岁以上老年患者激素替代量应适当减少些。对伴有早期糖尿病、肥胖症和溃疡病的患者,激素量应减少 20%～30%。而在发生急性感染、创伤、手术等应激情况时,激素量需增至 3～5 倍,必要时改用静脉用药。对部分性 Addison 病患者,一般无应激时,无须补充糖皮质激素和加大食盐摄入量,在发生感冒、腹泻等轻度应激时,应短期加用小剂量皮质激素治疗。

### (四)病因治疗

病因是肾上腺结核者应抗结核治疗。活动性结核应在全量(生理需要量)应用糖皮质激素的同时充分系统地进行抗结核治疗,这样不会造成结核的扩散,也会改善病情。陈旧性结核在应用糖皮质激素替代时有可能引起结核活动,应于初诊后常规用半年的抗结核药物。

若病因是自身免疫病者,应检查是否存在多腺体受累,并酌情给予相应治疗。若合并甲状腺低功,需先给足糖皮质激素后再补充甲状腺素,若合并胰岛素依赖型糖尿病,可予以胰岛素治疗,注意从小剂量开始逐渐加量,以防低血糖发生。

对真菌感染、肿瘤转移等引起的肾上腺功能低下者也应予相应的病因治疗。

### (五)特殊情况下 Addison 病治疗

#### 1.外科手术时

应增加皮质激素的用量,以避免发生肾上腺危象,手术后逐渐减至原来的替代治疗剂量。小手术只需在术前肌内注射醋酸可的松 75～100mg 即可。在全麻下施行大手术,应静脉给予水溶性皮质激素,直至患者苏醒后继续 2 天。应用剂量根据手术大小和时间长短进行调整。一般手术当日麻醉前静脉注射氢化可的松 100mg,8 小时后再给予同样剂量,手术当天总量需 200～300mg,第 2 天剂量减半,第 3 天再减半,之后迅速恢复到基础替代剂量。如果手术出现并发症,皮质激素剂量应在并发症控制后减量。重症感染和重症外伤时糖皮质激素用量与大手术相同。

#### 2.妊娠及分娩时

妊娠早孕反应和分娩均处于应激状态,应予加大激素药物剂量。妊娠早期出现妊娠剧吐而不能口服者,应改为肌内注射或静脉滴注。如氢化可的松 50mg/d,注意维持水、电解质平衡,可适当静脉补充氯化钠和葡萄糖,待妊娠反应过后,恢复原来的替代治疗剂量,自妊娠 3 个月起至分娩前,对皮质激素的需要量与妊娠前基本相同或略做调整。与外科手术一样,分娩时为较大的应激反应,皮质激素的需要量明显增加。

分娩开始时肌内注射氢化可的松 100mg,分娩过程中每 8 小时肌内注射 1 次,每次 100mg,分娩时另肌内注射 100mg。分娩时注意补充血容量,若无并发症,于第 2～3 天减量至分娩日的一半,第 4～5 天再继续减半,直至恢复原来的替代剂量。

#### 3.肾上腺危象时

采用 5S 治疗方法。5S 分别指类固醇激素、盐、糖、支持治疗和寻找诱因。

(1)类固醇皮质激素首选药物为氢化可的松 100mg 静脉注射,使血皮质醇迅速达到正常人在发生应激时的水平,以后每 6 小时静脉滴注 100mg,使最初 24 小时总量约 400mg。一般 12 小时以内可见病情改善。第 2～3 天后总量可减至 300mg,分次静脉滴注。若病情好转,继续减总量至 200mg,以后 100mg。呕吐停止,可进食者改为口服。使用类固醇皮质激素应注意:一是病情严重者,尤其有较重并发症,如败血症等,大剂量皮质醇治疗持续时间应相对长些,直至病情稳定。二是原发性肾上腺皮质功能减退患者,当每天皮质醇口服剂量减至 50～60mg 时,常需盐皮质激素治疗,应加用氟氢可的松 0.05～0.2mg/d。三是继发性肾上腺皮质功能减退患者,当皮质醇每天口服剂量减至 50～60mg 时,不必加服氟氢可的松,若有水钠潴留,可应用泼尼松或地塞米松代替皮质醇。四是在危象危急期不适合应用醋酸可的松肌内注射,因为该药代谢缓慢,需在肝中转化为皮质醇才发挥生物效应,故不易达到有效的血浆浓度,不能有效抑制 ACTH 水平。

(2)补充盐水:危象患者液体损失量可达细胞外液的 20%～40%,故予迅速补充生理盐水,第 1 天、第 2 天一般予 2～3L,并根据失水、失钠程度、低血压情况结合患者心肺功能因素进行调整。若低血压明显,可酌情给予低分子右旋糖酐注射液 0.5～1L,或输入全血或血浆,也可考虑辅用升压药,如多巴胺、间羟胺等。如有酸中毒时可适当给予碱性药物。随着低血容量及酸中毒的纠正及皮质激素的使用,钾离子排出增加及转入细胞内液增多,危象初期的高血钾逐渐解除,此时应注意防止低血钾的发生。遇此情况可予 1L 中加入氯化钾 2g 静脉滴注。

(3)补充葡萄糖:危象患者常伴随着低血糖,故应予静脉滴注 5% 葡萄糖注射液,并持续到患者低血糖纠正、呕吐停止、能进食。对于那些以糖皮质激素缺乏为主,脱水不甚严重者,应增加葡萄糖输液量至 1.5～2.5L,同时补充盐水量适当减少。

(4)消除诱因和支持疗法:发生急性肾上腺危象的最常见诱因是急性感染,感染得不到控制,危象难以消除,故应针对病因选择有效的抗生素,对于存在多脏器功能衰竭也应积极抢救。同时给予全身性的支持疗法,治疗 2 天后仍处于昏迷状态的,可予下鼻饲,以补充流食和有关药物。

## 六、预后

早期诊断、合理的替代治疗及疾病教育是预后良好的关键。在 20 世纪 50 年代分离出肾上腺皮质激素之前,本病患者存活时间多数少于 2 年。在有了快速诊断技术和替代治疗以后,自身免疫性 Addison 病患者可获得与正常人一样的寿命,与正常人一样地生活。而其他原因引起的肾上腺皮质功能减退,其预后取决于原发病。

结核病引起者只要经过系统的抗结核治疗,预后也良好,极少数患者甚至可停用或应用很少量糖皮质激素。如病因是恶性肿瘤转移或白血病引起,预后不佳。儿童患者若能得到良好的指导,补充合适剂量激素,可以正常生长发育。

# 第十节　嗜铬细胞瘤

## 一、概述

嗜铬细胞瘤是一种较罕见的继发性高血压。高血压中嗜铬细胞瘤的发生率为 0.05%～0.1%。临床上常呈阵发性或持续性高血压、多个器官功能障碍及代谢紊乱症群,其特征为头痛、心悸、出汗三项主症与高血压、高代谢、高血糖三高症,以及血压、心率大幅度波动。

嗜铬细胞瘤是一种产生儿茶酚胺的肿瘤,大多数为良性约占 90%,恶性仅占 10%,肿瘤的数目,在成人中约80%的为单个单侧。单个肿瘤多发生于右侧,原因尚不明确。嗜铬细胞瘤80%～90%的位于肾上腺髓质。许多资料证明肾上腺髓质嗜铬细胞瘤内含有肾上腺素和去甲肾上腺素两种颗粒,而肾上腺髓质以外的嗜铬细胞瘤细胞只含有去甲肾,上腺素颗粒。嗜铬细胞瘤若能及早正确地诊疗,是完全可以治愈的,但如不能及时诊断或错误治疗则可导致严重后果,乃至死亡。

## 二、诊断要点

### (一)临床表现

#### 1.高血压症群

由于肾上腺素作用于心肌,心搏出量增加收缩压上升,但对周围血管除皮肤外有扩张作用,故舒张压未必增高;去甲肾上腺素作用于周围血管引起其收缩,促使收缩压和舒张压均升高,此为本病主要症群。临床上据血压发作方式,可分阵发性和持续性两型。阵发性高血压具有特征性,每因精神刺激、弯腰、排尿、排便、按摩、触摸、肿瘤手术检查、组胺试验、灌肠、麻醉诱导等而激发,血压骤然上升,收缩压高者可达40.0kPa(300mmHg),舒张压也相应明显升高,可达24.0kPa(180mmHg),一般在26.7～33.3/13.3～20.0kPa(200～250/100～150mmHg)之间。患者感心悸、心动过速(少数有心动过缓),剧烈头痛、头晕,表情焦虑,四肢及头部有震颤,皮肤苍白,尤以脸部为甚,全身多汗,手足厥冷、发麻或,有刺感,软弱无力,有时出现气促、胸闷、呼吸困难,有时伴以恶心、呕吐,中、上腹痛,瞳孔散大,视力模糊,神经紧张,濒死感。严重发作时可并发肺水肿、心力衰竭、脑出血或休克而死亡。阵发性高血压发作历时一般为数分钟,大多少于15分钟,但长者可达16～24小时。早期血管并无器质性改变,晚期动脉发生器质性变化,此时血压呈持续性升高,但仍可有阵发性加剧。儿童及青年患者常病情发展较快,可似急进性高血压,短期内可出现眼底病变,多为Ⅱ、Ⅳ度,并可有出血、乳头水肿、视神经萎缩,以至失明。

另外尚可发生氮质血症或尿毒症、心力衰竭、高血压脑病。嗜铬细胞瘤若得不到及时诊断和治疗,经一定时间(可长达十数年),则可出现诸多高血压心血管系统严重并发症,包括左心室肥大、心脏扩大、心力衰竭、冠状动脉粥样硬化、肾小动脉硬化、脑血管病变等。

#### 2.代谢紊乱

儿茶酚胺可使体内耗氧量增加,基础代谢率上升。发作时可见发热,体温上升1～2℃,多汗者由于散热体温升高可不明显。体重减轻多见,此系糖原分解,胰岛素分泌受抑制,血糖升高,脂肪过度分解所致。由于游离脂肪酸升高糖耐量降低等代谢紊乱,易诱发动脉粥样硬化。

#### 3.其他特殊临床表现

(1)低血压及休克:少数患者血压增高不明显,甚至可有低血压,严重者乃至出现休克,另外可有高血压与低血压相交替出现现象。发生低血压的原因为:肿瘤坏死、瘤体内出血,导致儿茶酚胺释放锐减乃至骤停;大量儿茶酚胺引起严重心律失常、心力衰竭或心肌梗死以致心排出量锐减,诱发心源性休克;肿瘤分泌大量肾上腺素,兴奋肾上腺素能β受体,引起周围血管扩张;部分瘤体可分泌较多量多巴胺,抵消了去甲肾上腺素的升压作用;大量的儿茶酚胺引起血管强烈收缩,微血管壁缺血缺氧,通透性增高,血浆渗出,有效血容量减少,血压降低。

(2)腹部肿块:嗜铬细胞瘤瘤体一般较大,少数患者(约10%)能在腹部扣及。触诊时应警惕可能诱发高血压发作。

(3)消化道症状：由于儿茶酚胺可使肠蠕动及张力减弱，故常可引起便秘、腹胀、腹痛，甚至结肠扩张，还可引起胃肠壁血管发生增生性及闭塞性动脉内膜炎，以致发展为肠梗死.出血、穿孔、腹部剧痛、休克、胃肠出血等急腹症表现。儿茶酚胺又可使胆囊收缩减弱，胆道口括约肌张力增高，引起胆汁潴留和胆石症发生。

(4)膀胱内肿瘤：膀胱内的嗜铬细胞瘤罕见。患者每于膀胱尿液充盈时、排尿时或排尿后刺激瘤体释放儿茶酚胺引起高血压发作，有时可致排尿时昏厥。

(5)红细胞增多症：由于嗜铬细胞瘤体可分泌红细胞生成素样物质，进而刺激骨髓引起红细胞增多。

### (二)实验室及其他检查

1.血、尿儿茶酚胺及其代谢产物测定

尿中儿茶酚胺及其终末代谢产物香草基杏仁酸(VMA)和中间代谢产物甲氧基肾上腺素(MN)、甲氧基去甲肾上腺素(NMN)的排泄量测定对本病的诊断具有一定的价值。但这些检查干扰因素多，波动性大，须多次测定才可靠。

2.药理试验

(1)胰高糖素试验：胰高糖素一次注射负荷量为 0.5～1.0mg。适用于血浆儿茶酚胺相对较低(400～1000pg/mL)及血压低于 22.7/13.3kPa(170/100mmHg)者。该剂有刺激瘤体分泌儿茶酚胺作用，分别采集胰高糖素注射前和注射后 3 分钟的血标本，注射后血浆儿茶酚胺浓度若为注射前的 3 倍或以上、或注射后浓度高于 2000pg/mL 诊断则可确立。试验时备有酚妥拉明，以期在发生显著升压反应时使用，以终止试验。胰高糖素试验的不良反应和假阴性极少，是目前值得推荐的激发试验。

(2)酚妥拉明：系肾上腺素能受体阻滞剂，可使本病患者血压迅速下降。负荷量 1～5mg/次。如注射后 2 分钟内血压迅速下降，其幅度>4.7/3.3kPa(35/25mmHg)，且持续时间为 3～5 分钟，可判为阳性。如一度下降后又迅速回升则为假阳性。正常人及其他高血压患者收缩压下降不明显。

3.定位诊断

B 超波、电子计算机断层扫描摄片法(CT)及磁共振(MRI)均可做出较准确的诊断，其中 MRI 尤佳，敏感性极高，几乎达 100%，且不需注射造影剂。

## 三、诊断标准

(1)波动性高血压。

发作型：血压波动于正常与高血压之间。

持续型：在高血压基础上的激烈变化。

因俯卧、倒卧、饱食、排便等诱因而使血压波动，血压上升时出现搏动性头痛、频脉、出汗、面色苍白、四肢冷、视力障碍。

一般抗高血压药无效，但 α 及 β 受体阻滞剂有效。

(2)尿蛋白、糖阳性，白细胞增多、高脂血症，血糖增高，CTT 异常，与肾功能成比例的眼底异常，BMR 上升。

具备以上症状,检查所见一部分或大部分条件,同时还必须具备下列第(3)～(5)条者即可做出诊断。

(3)血或尿中儿茶酚胺浓度增高。

(4)尿中儿茶酚胺代谢产物如甲氧基肾上腺素、甲氧基去甲肾上腺素及香草基杏仁酸(VMA)等排出增加。

(5)经 IVP(静脉肾盂造影)、超声检查、腹部 CT 等证实存在的肿瘤。

## 四、鉴别诊断

**(一)嗜铬细胞瘤的鉴别诊断主要应与其他继发性高血压及高血压病相鉴别**

包括急进性高血压、间脑肿瘤、后颅凹瘤(小脑及脑干肿瘤)、中风(中风后 2～3 个月内有血压波动、尿 VMA 值升高)等引起的高血压。本病持续高血压者的表现酷似高血压病,发展快者似急进型高血压,不同之处是患者有儿茶酚胺分泌过多的某些表现,如头痛、畏热、多汗、肌肉震颤、消瘦、疲乏、精神紧张、焦虑、心动过速、心律失常、直立性低血压等。

**(二)特殊病例尚需与甲状腺功能亢进症、糖尿病、更年期综合征等相鉴别**

但上述疾病绝大多数不伴有血浆总儿茶酚胺、游离儿茶酚胺以及尿中其代谢产物值的上升。

## 五、诊断提示

(1)临床上遇见以下情况时,应当考虑嗜铬细胞瘤的诊断。

阵发性高血压。

持续性高血压伴有某些特异性的本病症状者。

急进性、恶性高血压,大多是年轻患者。

高血压患者有一些难以解释的临床征象,如原因不明的休克、阵发性心律失常、剧烈腹痛者。

(2)典型嗜铬细胞瘤的诊断不难,困难在于一个不典型的患者,常具有不典型的和非特异性的临床表现。嗜铬细胞瘤模仿其他疾病的情况较为多见,以致造成早期、初次诊断的错误。因此,临床上必须根据其症状体征配合相应的生化及影像学检查,以便早期确诊及时治疗。

## 六、治疗方法

嗜铬细胞瘤一旦确诊并定位,应及时切除肿瘤,否则有肿瘤突然分泌大量儿茶酚胺、引起高血压危象的潜在危险。近年来,随着生化试验及显像技术的发展,嗜铬细胞瘤的定性和定位诊断技术大为提高,因此术手术成功率得以提高。术前应采用 α 受体阻滞剂使血压下降,减轻心脏负荷,并使原来缩减的血管容量扩大,以保证手术的成功。

### (一)药物治疗

1.嗜铬细胞瘤的定性及定位的诊断

一旦明确,应立即用药物控制,以防出现高血压急症。主要用药为长效 α 受体阻滞剂,包括酚苄明和哌唑嗪。

2.合并高血压急症时

可静脉给以酚妥拉明。如疗效不好可静脉输注硝普钠。

### (二)术前准备和药物治疗

**1.α肾上腺素能受体阻滞剂**

(1)酚妥拉明:用于高血压的鉴别诊断,治疗高血压危险发作或手术中控制血压。

(2)酚苄明:常用于术前准备,术前口服,直至血压接近正常,服药过程中应严密监测卧、立位血压和心率的变化。

(3)哌唑嗪、特拉唑嗪、多沙唑嗪:均为选择性突触后 $\alpha_1$ 肾上腺素能受体阻滞剂。应用时易致严重的直立性低血压,故应在睡前服用,尽量卧床。

(4)乌拉地尔(压宁定):可阻断 $\alpha_1$、$\alpha_2$ 受体,并可激活中枢 5-羟色胺 1A 受体,降低延髓心血管调节中枢的交感反馈作用,故在降压的同时不增加心率。

**2.β肾上腺素能受体阻滞剂**

因使用 α 受体阻滞剂后,β 受体兴奋性增强而致心动过速、心肌收缩力增强、心肌耗氧量增加,应使用 β 受体阻滞剂改善症状。

**3.钙通道阻滞剂(CCB)**

CCB 可用于术前联合治疗,尤适用于伴冠心病或儿茶酚胺心肌病患者,或与 α、β 受体阻滞剂合用进行长期降压治疗。常用硝苯地平。

**4.血管紧张素转换酶抑制剂(ACEI)**

如卡托普利。

**5.血管扩张剂**

硝普钠是强有力的血管扩张剂,主要用于嗜铬细胞瘤患者的高血压危象发作或手术中血压持续升高者。严密监测血压,调整药物剂量,以防血压骤然下降,并监测氰化物的血药浓度。

**6.儿茶酚胺合成抑制剂**

α-甲基对位酪氨酸为酪氨酸羟化酶的竞争性抑制剂,阻断儿茶酚胺合成。根据血压及血、尿儿茶酚胺水平调整剂量,可逐渐增加。常见的不良反应有嗜睡、抑郁、消化道症状、锥体外系症状如帕金森病等。减量或停药后上述症状可很快消失。

### (三)$^{131}$I-MIBG 治疗

主要用于恶性及手术不能切除的嗜铬细胞瘤。

### (四)嗜铬细胞瘤所致高血压危象的治疗

应首先抬高床头,立即静脉注射酚妥拉明。密切观察血压,当血压降至 160/100mmHg 左右时,停止注射。继之缓慢滴注。

### (五)术后处理

在肿瘤切除后,患者血压很快下降。如术后仍存在持续性高血压,可能是肿瘤未切除干净或已伴有原发性高血压或肾性高血压。儿茶酚胺在手术后 7～10 天即可恢复正常水平。因此在术后 1 周时要测定儿茶酚胺或其代谢物以明确肿瘤是否完全切除。

对于不能手术的患者或者恶性肿瘤扩散的患者,可以长期药物治疗。多数的肿瘤生长很慢。应用肾上腺素能受体阻滞剂以及 α-甲基酪氨酸长期治疗可有效抑制儿茶酚胺合成。

### (六)恶性嗜铬细胞瘤的治疗

恶性嗜铬细胞瘤可以在腹膜后复发或是转移到骨、肺、肝脏等处。复发有可能在第 1 次术后的数年或数十年后才发生,需要长期随诊观察。放疗虽效果不是很好,但对控制骨转移有好处。可以联合应用环磷酰胺、长春新碱、达卡巴嗪(甲氮咪胺)化疗。

### (七)家族性嗜铬细胞瘤的处理

家族性嗜铬细胞瘤通常是多发的或是累及双侧肾上腺,而且复发率高。可供选择的方案有对小的、无功能的肿瘤进行随诊观察、肿瘤侧肾上腺切除、预防性双侧肾上腺切除等。在双侧肾上腺全切术后应注意长期皮质激素替代治疗。

### (八)妊娠期嗜铬细胞瘤的处理

妊娠期嗜铬细胞瘤较难处理。在未经任何准备的情况下经阴道自行分娩往往会给产妇及婴儿带来很大危害。肿瘤的定位适宜行 MRI 检查。一旦诊断明确,就应服用 α 受体阻滞剂控制症状。如果是在妊娠的早期及中期,如术前准备充分后应立即手术。术后不需要终止妊娠,但手术有可能增加流产的概率。如果诊断时已处于妊娠晚期,在胎儿足月时可以随嗜铬细胞瘤手术而行剖宫产。如胎儿尚未成熟,应继续服用药物,并进行严密的监护,直到适宜手术。

# 第十一节　糖尿病

糖尿病是由于血中胰岛素相对或绝对不足或靶组织细胞对胰岛素敏感性降低,导致血糖过高,出现糖尿,进而引起脂肪和蛋白质代谢紊乱的一组综合征。临床上可表现为多尿、烦渴、多饮、多食、消瘦、乏力等,重症者容易发生酮症酸中毒等急性并发症或血管、神经等慢性并发症,严重影响患者的健康和生命质量。

糖尿病在病因、发病机制和自然病程等方面显示出高异质性,所以糖尿病是一组高血糖疾病的总称。基于病因和发病机制,可将糖尿病分为 1 型糖尿病、2 型糖尿病及其他类型。1 型糖尿病由于胰岛 β 细胞破坏而导致胰岛素缺乏,进一步又可分为:①免疫介导性糖尿病,包括急进型(儿童、青少年发病)和缓发型(成年人发病)。②特发性糖尿病(病因未明、少见)。2 型糖尿病包括胰岛素抵抗为主伴相对性胰岛素不足,或以胰岛素分泌不足为主伴或不伴胰岛素抵抗两种类型。2 型糖尿病约占所有糖尿病患者的 90% 以上。

## 一、分型

国际专家委员会关于糖尿病的病因学分型如下。

### (一)β 细胞遗传缺陷

染色体 12,HNF-1α;染色体 7,葡萄糖激酶;染色体 20,HNF-4α;线粒体 DNA;其他。

### (二)胰岛素作用遗传缺陷

A 型胰岛素抵抗;矮貌综合征;Robson Mendenhall 综合征;脂肪萎缩性糖尿病;其他。

### (三)外分泌性胰腺疾病

胰腺炎;损伤(胰切除术);肿瘤;纤维囊肿;血色病;纤维钙化性胰腺病;其他。

### (四)内分泌疾病

肢端肥大症;库欣综合征;胰高糖素瘤;嗜铬细胞瘤;甲状腺功能亢进;生长抑素瘤;醛固酮

瘤;其他。

### (五)药物或化学因素诱发疾病

Vocor;喷他脒;烟草酸;糖皮质激素;甲状腺素;二氮嗪;肾上腺素能兴奋剂;噻嗪类;苯妥英钠;α-干扰素;其他。

### (六)感染

先天性风疹;巨细胞病毒;其他。

### (七)免疫介导性糖尿病的少见形式

僵人综合征;胰岛素受体抗体;其他。

### (八)有时伴有糖尿病的其他遗传综合征

Down 综合征;Klinefelter 综合征;Turner 综合征;Wolfram 综合征;Friedreich 共济失调;Huntington 舞蹈病;Lawrence-Moon-Beidel 综合征;肌强直性营养不良;卟啉病;Prader-Willi 综合征等。

## 二、病因和发病机制

### (一)1 型糖尿病

1 型糖尿病的主要发病原因在于胰岛 β 细胞的破坏,通常导致胰岛素的绝对缺乏。其中绝大多数与自身免疫有关,称免疫介导性糖尿病,仅很少一部分 1 型糖尿病患者无自身免疫性反应的证据,称为特发性糖尿病。

1.免疫介导性糖尿病

免疫介导性糖尿病是相对比较明显的独立疾病,包括急进型(儿童、青少年发病)和缓发型(成年人发病,又称 LADA)。其发病机制主要是在遗传因素的基础上发生胰岛 β 细胞的自身免疫性破坏,往往有病毒感染促发史。

(1)遗传因素:1 型糖尿病与 HLA(组织相容性抗原)有很强的关联,与 DQA 和 B 基因有连锁,并且受 DRB 基因的影响。

(2)自身免疫因素:免疫介导性糖尿病是由胰岛 β 细胞所发生的细胞介导的自身免疫性损伤而引起。β 细胞免疫性损伤的标志物有:胰岛细胞自身抗体(ICAS)、胰岛素自身抗体(IASS).谷氨酸脱羧酶自身抗体(GAD65),以及酪氨酸磷酸化酶自身抗体 IA-2 和 IA-2β。在最初发现有空腹高血糖时,85%～90%的患者存在其中一种,通常是多种。这些自身抗体,病理组织学上可观察到胰岛有淋巴细胞浸润而呈免疫性胰岛炎。另外,这些患者易于发生其他类型的自身免疫性疾病,如慢性淋巴细胞性甲状腺炎、弥散性甲状腺肿伴甲状腺功能亢进症、慢性肾上腺皮质功能减退症、恶性贫血、白斑病等。

(3)病毒感染:β 细胞的自身免疫性损伤具有多基因遗传易感因素,并且与某些环境因素有关,病毒感染是最重要的环境因素之一。已知与 1 型糖尿病发病有关的病毒有柯萨奇 B4 病毒、腮腺炎病毒、风疹病毒、巨细胞病毒、脑炎心肌炎病毒及传染性单核细胞增多症病毒等。

2.特发性糖尿病

特发性糖尿病占 1 型糖尿病的很少一部分,其病因学尚不十分清楚。该类型糖尿病有很强的遗传性,缺乏 β 细胞自身免疫性损伤的免疫学证据,与 HLA 无关联,大多数发生在非洲或亚洲的某些人种。这种特发性糖尿病患者平时表现出不同程度的胰岛素不足,有易发酮症酸中毒的倾向,有可能绝对需要胰岛素替代治疗。

### (二)2 型糖尿病

2 型糖尿病的病因和发病机制尚未完全阐明,现扼要叙述如下。

#### 1.遗传因素

2 型糖尿病在不同种族中的发病率的差别很大,多有明显的家庭史,同一家族中有 2 人以上发生糖尿病者并不少见。有报道同胞中 38% 发生糖尿病或存在糖耐量异常的现象,而子女中有 1/3 的发生糖尿病或糖耐量异常。同卵孪生者成年后一个患糖尿病时,另一个在 5 年内发生糖尿病的概率接近 95%,说明遗传因素决定疾病的易感性和共显性。但是糖尿病的遗传方式多样,有显性遗传、隐性遗传、X 染色体伴性遗传,还有基因遗传,形成遗传异质性。

#### 2.环境因素

肥胖、摄食过多、体力劳动强度过低,城市现代化生活方式等均可使易感人群的糖尿病患病率显著增加。

2 型糖尿病发病机制显然与胰岛素抵抗和胰岛素相对缺乏有关,两者使肝脏葡萄糖产生增加和周围组织对葡萄糖利用率降低而造成高血糖,而高血糖、胰岛素抵抗和胰岛素分泌不足的循环往复,将使高血糖持久存在。在糖耐量正常和低减时,胰岛 β 细胞功能往往随血糖增高而使胰岛素分泌增加,但发展至显性糖尿病时 β 细胞分泌胰岛素的能力则不再随血糖增高而使胰岛素分泌增加,血糖曲线与胰岛素曲线产生显著分离。2 型糖尿病是一渐进性过程,发病基础有胰岛素抵抗基因、胰岛素分泌基因 β 细胞贮备基因和肥胖基因的存在,而进展因素则有肥胖、β 细胞、饮食和环境、年龄和活动程度等因素。在上述两类因素的共同作用过程中,由于各种因素的作用强度存在差异,因而在疾病进展中可有不同的表现。

## 三、临床表现

糖尿病患者,由于胰岛素绝对或相对不足,以及胰岛素抵抗,机体不能充分利用摄入的葡萄糖,以致出现以高血糖为主的一系列代谢紊乱表现。典型的临床表现为多尿、多饮、多食、体重下降,称之为"三多一少"症状。病程中可出现急性或慢性并发症。

### (一)多尿

因血糖过高,经肾小球滤出的葡萄糖不能完全被肾小管再吸收,因而形成渗透性利尿。排糖越多,尿量越多,每天尿量可达 5～10L 以上,与血糖、酮尿成正比。当酮症酸中毒时,$K^+$、$Na^+$ 回吸收困难,多尿更加严重。

### (二)多饮

由于多尿,水分丢失过多,发生细胞内脱水,刺激口渴中枢,口腔干燥,舌红而痛,排尿越多,则饮水越多。

### (三)多食

机体丢失大量葡萄糖,每天可达 500g 以上,使机体处于半饥饿状态,能量缺乏,进而引起食欲亢进。

### (四)乏力

由于血糖不能完全被氧化,即人体不能正常利用葡萄糖和有效地释放出能量,同时组织失水、电解质失调,因而感到全身乏力、精神萎靡。

### (五)消瘦

机体不能充分利用葡萄糖,使脂肪和蛋白质分解加强,消耗过多,呈负氮平衡,使机体逐渐消瘦,体重减轻。

### (六)并发症

1.急性并发症

急性并发症常见者为酮症酸中毒,其次为高渗性糖尿病昏迷,而乳酸性酸中毒则相对少见。

2.慢性并发症

(1)糖尿病性心脏病:糖尿病对心脏的影响包括在广泛的糖及脂肪等代谢紊乱基础上所发生的大量血管病变、微血管病变及心脏自主(植物)神经病变,近年来又提出范围更广的新概念——糖尿病性心脏病。后期可发生心肌损害、心律失常、心脏扩大及心功能不全等,预后较差。控制糖尿病、纠正代谢紊乱、及时采取相应的治疗措施,可有助于防止或减少并发症的发生和发展。

(2)糖尿病性血管病变:包括大、中动脉粥样硬化,主要侵犯主动脉、冠状动脉.大脑动脉、肾动脉和肢体外周动脉,可引起冠心病、缺血性或出血性脑血管病、肾动脉硬化、肢体动脉硬化等。

(3)糖尿病性肾脏病变:主要有肾小球硬化(亦称毛细血管间肾小球硬化症)、肾动脉硬化及慢性肾盂肾炎,偶有发生肾乳头坏死者。

(4)眼部病变:糖尿病视网膜病变、白内障、青光眼、屈光改变及虹膜睫状体病变等。

(5)神经病变:多发性周围神经病变、动眼神经(Ⅲ)、展神经(Ⅳ)麻痹、自主神经病变等。

(6)皮肤、肌肉、关节病变:皮肤小血管扩张、面色红润、皮下出血和瘀斑、皮肤发绀或缺血性溃疡、皮肤水疱病、黄色瘤、糖尿病性肌萎缩、营养不良性关节炎(亦称 Charcot 关节)等。

3.感染等并发症

疖、痈、手、足癣或体癣,肺结核、胆囊炎、牙周炎、泌尿路感染、真菌性阴道炎等。

## 四、实验室和辅助检查

包括:①血糖测定。②尿糖测定。③葡萄糖耐量试验。④胰岛素测定。⑤G 肽测定。⑥自身免疫标志物测定等。

## 五、诊断

### (一)诊断标准

(1)1980 年和 1985 年 WHO 糖尿病专家委员提出糖尿病诊断标准为:①有典型的糖尿病症状,即多饮、多尿伴不能解释的体重下降,随机血糖≥11.1mmol/L;或空腹血糖(FBG)≥7.8mmol/L;或 OGTT(成人 75g 葡萄糖,儿童 1.75/kg,总量不超过 75g),餐后 2 小时血糖≥11.1mmol/L,一次性血糖结果即可诊断糖尿病;若 OGTT2 小时血糖<7.8mmol/L,则可排除糖尿病;若 2 小时血糖在 7.8~11.1mmol/L,则可诊断糖耐量减低(IGT)。②若无糖尿病症状,除 FBG≥7.8mmol/L 或 OGTT 2 小时血糖≥11.1mmol/L 之外,尚需另加一项标准以确定诊断,即 OGTT 1 小时血糖≥11.1mmol/L,或另一次 OGTT 2 小时血糖≥11.1mmol/L,或另一次 FBG≥7.8mmol/L。

(2)1996 年新的诊断标准提出将糖尿病 FBG≥7.8mmol/L 的诊断标准降至≥7.0mmol/L,继续保留 OGTT 或餐后 2 小时血糖≥11.1mmol/L 的诊断标准不变。最后需指出的是,将

FBG 诊断标准改为 7.0mmol/L 的提议尚未得到 WHO 糖尿病专家委员会的一致同意。因此在未被 WHO 专家委员会最后核准前,仍可沿用 1985 年的 WHO 诊断标准。

**(二)诊断要点**

1.1 型糖尿病

(1)可发生于任何年龄,但多发于幼年、青年。

(2)起病较急。

(3)多尿、多饮、多食、体重减轻较明显。

(4)有易发生酮症酸中毒的倾向。

(5)起病早期血中自身免疫抗体,如 ICA、GAD、IAA 等阳性率高。

(6)空腹血清胰岛素和 G 肽测定值低于正常。

(7)胰岛素释放试验呈低平曲线。

(8)主要需要胰岛素治疗。

2.2 型糖尿病

(1)可发生于任何年龄,但多发生于成年,以 40 岁以后中老年更多见。

(2)起病较缓慢。

(3)多尿、多饮、多食、体重轻症状相对较轻或阙如。

(4)一般无明显酮症酸中毒的倾向,但在一定诱因下可发生。

(5)胰岛细胞自身抗体多为阴性。

(6)空腹血清胰岛素和 G 肽测定值可正常、轻度降低或高于正常。

(7)胰岛素释放试验显示胰岛素分泌量可稍低、正常或高于正常,分泌高峰可延迟。

(8)一般不需要胰岛素治疗,但在饮食调节和口服降血糖药治疗不能控制或因并发症和伴发病致病情加重时,亦需要用胰岛素治疗。

## 六、鉴别诊断

主要需排除其他原因引起尿糖阳性、血糖升高或糖耐量降低的原因。

**(一)内分泌疾病**

肢端肥大症、皮质醇增多症、甲状腺功能亢进症等。

**(二)胰腺疾病**

胰腺炎、胰腺癌、胰腺切除术后等。

**(三)颅脑疾病**

脑出血、脑肿瘤、脑外伤等。

**(四)消化系统疾病**

空肠疾病、弥散性肝脏疾病等。

**(五)药物因素**

肾上腺皮质激素,女性避孕药、雌激素、二氮嗪,噻嗪类利尿剂等。

**(六)肾性糖尿**

肾性糖尿系因肾糖阈降低所致,血糖及糖耐量均正常。

### 七、口服降糖药物治疗原则

目前批准使用的口服降糖药物主要包括促胰岛素分泌剂(磺胺类药物和格列奈类药物)和非促胰岛素分泌剂(α-葡萄糖苷酶抑制剂、双胍类药物和格列酮类药物)。在临床上,根据对血糖水平的影响以及产生低血糖的危险性,前者又被称为降糖药物,剂量过大时,易引起低血糖;后者又被称为抗高血糖药物,一般不会引起低血糖。

#### (一)根据需要选择口服降糖药物与剂型

为了便于药物的使用,要把药物制成一定的剂型。随着科技的进步,药物剂型不断发展,现在已发展到第四代。第一代里一般包括丸剂、片剂、胶囊和注射剂;第二代是前体药和缓释剂;第三代是控释药;第四代是靶向药。靶向药是可以直接作用于病变部位的药物,比如现在已用于临床的某些抗癌药。

1.素片

原始的药片我们称之为素片。有时,为了服药时患者的口感舒适些或便于药物到达作用部位,可以将素片包上糖衣或薄膜,分别称之为糖衣片或薄膜片。素片经口服后,被人体很快吸收,形成药物高峰,达到有效的血药浓度。随着药物排出,通常几个小时下降至无效。为了达到有效血药浓度,必须再次服药。下一次服药后,血中药物浓度又上升,造成药效不稳定。以每6小时服药1次为例,24小时中就会出现4次峰值,4次低谷。为了取得稳定的药效,必须增加服药次数。因此素片药物不但血药浓度不稳定,而且服药次数多,患者服药顺应性差。

2.缓释片

缓释片就是通过特殊的制剂工艺制成的、能够延缓药物释放的制剂。由于药物缓慢释放,释放时间延长,药物作用时间就延长,每天服药次数减少。

3.控释片

控释片是指通过制剂手段,提供释放药物的程序,在预定的时间内,药物按一定速度自动释放出来。作用于特定的部位,使血中药物浓度长时间恒定地维持在有效浓度范围内。控释片的优点是释药速度与时间无关;能消除血药浓度的"峰谷"(峰值指药物达到最高的血浓度,谷值指药物的最低血浓度),从而减少给药次数与不良反应,延长药物作用的时间。由于降糖药物与进食关系密切,很多药物是为了克服进餐后的血糖高峰。所以,素片类药物更为合适,使用也较多。目前仅在促进胰岛素分泌的磺胺类药物中使用了缓释剂及控释片,如格列吡嗪的素片药物是格列吡嗪,每天需服药2~3次。而格列吡嗪的控释片瑞易宁,每天只需服药1次;格列齐特的素片制剂达美康(80mg/片),每天需服2次,达美康缓释片(30mg/片)每天仅需口服1次。

#### (二)联合应用不同类型口服降糖药物

目前,临床应用的口服降糖药主要有磺胺类、双胍类、噻唑烷二酮类、非磺胺类促胰岛素分泌剂、葡萄糖苷酶抑制剂及其他口服降糖药六类。一般来说,相同种类的口服降糖药不能联合使用,不同种类的口服降糖药可多药联用。

### 八、磺胺类口服降糖药治疗

#### (一)K通道赋予磺胺类药物敏感性

磺胺类药物受体(SUR)属ATP结合蛋白家族,过去认为其有两种亚型:SUR1和SUR2。

SUR1 主要在胰岛细胞中表达,在脑部的表达水平较低,在心脏和骨骼肌中不表达或表达水平极低,其基因定位于 11p15.1,含 39 个外显子;SUR2 基因位于 12q11.12,编码 SUR2A 和 SUR2B 两种受体亚型,两者在心脏和骨骼肌中有高水平表达,脑和胰岛中的表达水平中等,肺、睾丸和肾上腺表达水平较低,肾、结肠、甲状腺和垂体中表达水平极低。SUR 是 ATP 敏感的 $K^+$($K_{ATP}$)通道的组分,$K_{ATP}$ 通道是由 SUR 与 Kir(钾离子通道内向整流蛋白)两种亚基以四聚体的形式组成,即(SUR/Kir6.X)×4(其中 Kir6.X 代表 6.1 或 6.2)。SUR 不具有内在通道活性,但它影响 $K_{ATP}$ 通道在细胞膜上的分布,赋予 $K_{ATP}$ 通道对磺胺类药物的敏感性,是部分钾离子通道开放剂和核苷的作用位点,起到一种调节亚单位的作用。心肌细胞上的 $K_{ATP}$ 通道由 SUR2A 和 Kir6.2 组成。平滑肌细胞上的 $K_{ATP}$ 通道由 SUR2B 与 Kir6.2 或 Kir6.1 组成。β 细胞膜上的 $K_{ATP}$ 通道是由 SUR1 和 Kir6.2 组成的八聚体,两组亚基的比例是 4:4。Kir6.2 亚基四聚体组成钾离子外流的孔道,主要是由 ATP 调节其关闭;SUR1 由 MgADP 和钾离子通道开放剂如二氮嗪活化开放,可增加钾离子通道对 ATP 的敏感性,而磺胺类药物与之结合可诱使其关闭。

β 细胞上的 $K_{ATP}$ 通道不仅决定着胰腺 β 细胞的静息电位,也是磺胺类药物和葡萄糖诱导的 β 细胞膜除极和钙离子升高所必需的。人们现已从 β 细胞瘤细胞膜上分离到 2 种能与磺胺类降糖药物结合的蛋白质(SUR1 和 SURX)。格列苯脲在 β 细胞上的结合位点有两种,一种是高亲和力位点(140D),另一种是低亲和力位点(65D);SUR1 可能是其在 β 细胞上的高亲和力位点,而低亲和力位点有可能是 Kir6.2。格列苯脲则选择性地与 SURX(65kD)结合。不同的磺胺类药物与受体结合反应的动力学决定了它们促进 β 细胞分泌胰岛素的药效不同。格列苯脲与受体结合的速度较格列苯脲快 2.5～3 倍,解离速度也较其快 8～9 倍,从而使得其发挥作用的有效血药浓度也低,同时具有起效时间短、低血糖反应和体重增加较少的特点。

格列齐特高选择性作用于胰岛 β 细胞的 SUR1-Kir6.2,存在一个结合位点基团(磺酰脲基团),结合快,解离快,结合是可逆性的,可阻断 $K_{ATP}$ 通道,同时起效也快,较少出现低血糖反应和体重增加。格列苯脲与 SUR1-Kir6.2 有高亲和力,有两个结合位点(磺酰脲基团和苯甲酰胺基团),结合属不可逆性,刺激胰岛素分泌作用持续时间较长,易导致低血糖反应和体重增加。$D_{860}$ 介于格列齐特和格列苯脲之间。当然,这些还需进一步深入的研究。

阻断心血管系统的 $K_{ATP}$ 通道可能会有不利影响—消除了心肌的"缺血预适应",使保护心肌的生理性适应措施受到抑制,损害了心肌功能的恢复,并增加最终的心肌梗死面积。格列苯脲结合于 140D 的 SUR,显著抑制二氮嗪诱导的前臂血管扩张,而格列苯脲选择性结合于 65D 的 SUR,对心血管系统的 $K_{ATP}$ 通道的影响不大。但也有研究表明磺胺类药物治疗并不会增加心血管事件的危险。

**(二)关闭 β 细胞膜 K 通道导致胰岛素释放**

1.胰腺素作用机制

使 β 细胞膜上的 $K_{ATP}$ 通道关闭是胰岛素释放的主要机制,磺胺类药物和葡萄糖(通过转运、磷酸化和氧化代谢产生 ATP)均可通过此机制刺激 β 细胞释放胰岛素。关于磺胺类药物刺激胰岛 β 细胞分泌胰岛素的分子机制目前的研究认为包括两条途径:①依赖 $K_{ATP}$ 通道的途径,磺胺类药物可与 β 细胞膜上的 SUR 特异性结合,关闭钾离子通道,细胞内钾离子外流受阻,因而胞内 $K^+$ 升高,从而细胞膜除极,从而触发电压依赖的 $Ca^{2+}$ 通道开放,细胞外 $Ca^{2+}$ 内流增加,使胞内 $Ca^{2+}$ 浓度升高,刺激胰岛素分泌颗粒向胞外分泌。这一过程可能由 $Ca^{2+}$/钙调蛋白激酶(CaMK)介导。②不依赖 $K_{ATP}$ 通道的途径。

十余年来,研究发现磺胺类药物并不局限于与 β 细胞膜上的 SUR 结合。有研究显示:[³H]标记的格列苯脲和[³H]标记的格列苯脲还可与 β 细胞内胰岛素分泌颗粒膜上的一种 65D 的蛋白结合。通过对 β 细胞的电压钳研究证实:磺胺类药物可不通过关闭 $K_{ATP}$ 而直接加强 $Ca^{2+}$ 依赖的胰岛素分泌作用。这些都提示磺胺类药物具有不依赖 $K_{ATP}$ 的促胰岛素分泌作用。最近有学者阐述了它作用的分子模式:分泌颗粒内 pH 值降低是胰岛素分泌颗粒释放的必要条件,胰岛素分泌颗粒膜上的 v 型质子泵(v-$H^+$-ATPase)负责将 $H^+$ 泵入分泌颗粒内使颗粒内环境酸化,这一过程需要颗粒膜上的 CIC-3$Cl^-$ 通道同时将 $Cl^-$ 转运入颗粒内以保持电中性。磺胺类药物与胰岛素分泌颗粒膜上 65D(g-SUR)的受体结合后,引起与之耦联的 CIC-3$Cl^-$ 通道活性增加,后者与分泌颗粒膜上的 $H^+$-ATPase 协同作用,使颗粒内的微环境极度酸化,从而引起胰岛素分泌。

2.胰腺外作用机制

磺胺类药物除对 β 细胞具有直接刺激作用,近年来,应用葡萄糖钳夹技术发现磺胺类药物还可使人体外周葡萄糖利用增加 10%~52%(平均 29%),减轻肝脏和肌肉组织的 IR,但也有学者认为,此作用可能继发于葡萄糖毒性的改善。不同磺胺类药物可能具有程度不同的内在拟胰岛素作用,格列苯脲具有较强的此类作用。格列苯脲在体内具有胰外作用的最早证据:可使胰腺切除的狗的血糖降低。大量研究报道,格列苯脲在离体培养的脂肪细胞和肌肉中具有直接的拟胰岛素和胰岛素增敏作用。格列苯脲可激活细胞内特异的蛋白磷酸化酶而促进 GLUT4/1 的转位,激活糖原合酶,从而促进外周组织的葡萄糖利用。

胰外作用分子模式为:格列苯脲以一种不可饱和的和时间依赖的方式直接插入脂肪细胞/肌细胞细胞膜上的 Caveolae/DIGs(Caveolae/Detergent insoluble glycolipid-enriched rafts)区,通过直接影响 DIGs 的结构/组成和(或)通过诱导糖基磷脂酰肌醇(GPI)-磷脂酶 C(PLC)的激活使 GPI-脂质/蛋白从 DIGs 释放,进而引起特异性的 DIG/Caveolae 成分的重新分布。结果,酰化的非受体酪氨酸激酶(non-RTK),如 pp59Lyn,从 Caveolin(一种相对分子量为 29kD 的膜蛋白)分离并迁移至细胞膜的非 DIG 区而被解除抑制。这些过程伴随着 Caveolin 的酪氨酸磷酸化,这进一步使 pp59Lyn 和 Caveolin 间的相互作用失去稳定或抑制它们重新结合。被活化的 non-RTK 使胰岛素受体底物(IRS)蛋白在特定的酪氨酸残基磷酸化,进而发动代谢性的拟胰岛素信号,通过磷脂酰肌醇-3-激酶(PI-3K)通路沿着 IRS 下游的胰岛素信号级联传向脂质和糖原合成途径及 GLUT4 转位装置。

(三)磺胺类药物用于饮食和运动不能良好控制的 T2DM

磺胺类药物(sulfonylureas,SUs)有三代产品,第二代磺胺类药物主要有格列苯脲(优降糖)、格列齐特(达美康)、格列吡嗪(美吡达、灭特尼和瑞易宁)、格列喹酮(糖适平)及格列波脲(克糖利),临床上应用广泛。第一代磺胺类药物与第二代磺胺类药物比较,前者对磺胺类受体(SUR)的亲和力低,脂溶性差,细胞膜的通透性差,需口服较大剂量(数百至数千毫克)才能达到相同的降糖作用;而另一方面,第一代磺胺类药物氯磺丙胺相对于第二代磺胺类药物,其引起的低血糖反应及其他不良反应的发生率高,因而现在第一代磺胺类药物临床使用较少。

目前第二代磺脲类药物在临床上应用广泛。格列苯脲的降糖作用最强,持续时间长,易发生蓄积作用。因此,年龄大有心血管并发症者尽量不作为首选药物。格列苯脲与格列齐特、格列齐特缓释片和格列吡嗪控释片属于中长制剂,降糖作用较强。瑞易宁为格列吡嗪的控释片,利用胃肠道给药系统变为长效制剂,作用时间长达24小时,每天服药1次即可。格列喹酮和格列吡嗪普通剂型属短效制剂,作用时间短。大部分磺胺类药物均经肝脏代谢后从肾脏排泄,仅格列喹酮主要经胆道排出,大约5%的经肾排泄,故适用于轻、中度肾功能不全的患者,但应监测肾功能。格列吡嗪和格列齐特还有改善负荷后早期胰岛素分泌的作用及不依赖于降血糖效应的抗血小板聚集的作用,可减缓微血管并发症的发生,适用于糖尿病视网膜病和(或)早期糖尿病肾病患者。

格列苯脲(迪北、亚莫利和万苏平)属于第三代磺胺类药物,其降糖作用较强,类似于格列苯脲,可有效地降低FPG、餐后血糖及$HbA_{1c}$,同时发现格列苯脲对血清胰岛素水平的影响弱于格列苯脲。应从小剂,量开始服用磺胺类药物,每4~7天增减剂量1次,根据监测血、尿糖结果调整药量。餐前30分钟服用,每天剂量超过最大剂量的50%时,应分次服用。

磺胺类药物主要适用于T2DM用饮食和运动治疗血糖控制不理想者。可作为非肥胖T2DM的一线用药。老年患者或以餐后血糖升高为主者宜选用短效类,如格列吡嗪和格列喹酮。轻、中度肾功能不全患者可选用格列喹酮。病程长和空腹血糖较高的T2DM患者可选用中长效类药物(格列苯脲、格列苯脲、格列吡嗪控释剂、格列齐特和格列齐特缓释片)。

鉴于心肌细胞和血管平滑肌细胞上存在$K_{ATP}$(SUR2A,SUR2B)通道,其生理作用为在缺血和缺氧时,该通道开放可降低心肌耗氧需求及扩张血管。磺胺类药物可使SUR关闭,因而这类降糖药物对心血管事件是否有潜在的不利影响,以及不同磺胺类药物对胰岛β细胞上SUR1以及心肌、血管细胞SUR2A和SUR2B的作用是否有差别等问题备受关注。

在体外试验中,格列齐特、格列吡嗪和$D_{860}$对β细胞SUR1的选择性较格列苯脲强;在心脏缺血预适应研究以及前臂血流灌注变化研究中,格列苯脲明显优于格列苯脲,对心血管细胞$K_{ATP}$通道的开放无不利影响;其他磺胺类药物对心脏缺血预适应的影响如何尚有待明确。在临床研究中,UKPDS研究认为磺胺类药物对心脏事件并无不利影响,磺胺类药物强化血糖控制组心肌梗死发生率低于传统治疗组;澳大利亚MONIA多中心研究显示,发生急性心肌梗死的T2DM患者中,事件发生前用格列苯脲、格列齐特或胰岛素治疗的亚组病死率并无差别;而Mayo Clinic报道急性心肌梗死后行直接球囊血管成形术的糖尿病患者中,用磺胺类药物治疗者较未用磺胺类药物者早期病死率高,为一独立因素,而住院期间出现的室性心律失常与后期不良事件的发生与磺胺类药物的应用不相关。所有这些都表明,对于一般未发生心血管事件的T2DM患者,根据病情选用磺胺类药物治疗是安全的;对于有心血管高危因素的患者或以往已发生过心肌梗死者,如用磺胺类药物宜选择格列苯脲、格列齐特或格列吡嗪,而不用格列苯脲;对发生急性心肌梗死的患者,在急性期尽可能用静脉滴注胰岛素控制高血糖,继之以皮下注射胰岛素。急性期过后,如按糖尿病病情拟用磺胺类药物者,选择同上。

**(四)磺胺类降糖作用与剂量及残存胰岛功能有关**

磺胺类药物降血糖作用的特点是:①磺胺类药物刺激胰岛素释放的量可达非药物刺激的

2 倍左右,虽然各种磺胺类药物降糖作用的强度有所不同,但经调整剂量后,每片磺胺类药物的降糖效果基本相当。②磺胺类药物的降糖幅度与起始治疗时患者的 FPG 水平直接相关。对于开始治疗时,$HbA_{1c}$<10%,FPG 在 11.1mmol/L 左右的 T2DM 患者,磺胺类药物可使其 FPG 降低 3.3~3.9mmol/L,$HbA_{1c}$ 降低 1.5%~2.0%。③磺胺类药物的日剂量范围较大,在一定剂量范围内,其降糖作用呈剂量依赖性,但也取决于患者尚存的胰岛功能,一旦超过最大有效浓度后降糖作用并不随之增强,而不良反应明显增加。如在格列吡嗪普通剂型的最大允许量为 30mg/d,其控释片的最大剂量为 20mg/d。④磺胺类药物对胰岛 β 细胞的刺激效应在一定程度上还受血糖浓度的影响,即存在所谓"葡萄糖依赖作用"。实验已证实:磺胺类药物在较低浓度时,在不同的血糖水平其刺激胰岛素分泌的强度可有差别。格列吡嗪控释片和格列齐特缓释剂在药理剂量时,每天口服 1 次维持 24 小时较低的血药浓度,由于它们刺激胰岛素的分泌还与进餐有关,因而可获得与普通剂型和格列苯脲相似的或更稳定的血糖控制,低血糖事件的发生也很少。⑤格列吡嗪和格列齐特可以改善进餐负荷后早期胰岛素分泌,能有效地减轻 T2DM 患者餐后血糖的上浮。⑥FPG<13.9mmol/L、有较好的胰岛功能、新诊断的、胰岛自身抗体(GAD 抗体和 ICA)阴性的 T2DM 患者对磺胺类药物的反应良好。

使用磺胺类药物治疗血糖控制不能达标时,可联合使用双胍类、噻唑烷二酮类、α-葡萄糖苷酶抑制剂或胰岛素以提高单独应用的疗效。研究表明,磺胺类药物与胰岛素合用对血糖控制、血 $HbA_{1c}$、每天胰岛素需要量和内源性胰岛素分泌等的效果较单独治疗好,磺胺类药物与胰岛素合用特别适合于单独一种治疗效果欠佳、发生原发性与继发性磺胺类药物失效的患者。由于磺胺类药物和双胍类药物的作用机制不同,合用时具有减轻胰岛素缺乏及 IR 程度、减少不良反应、降低磺胺类药物失效发生率和加强降血糖作用等优点。已有证据表明,及时联用噻唑烷二酮类药物可显著减少磺胺类药物继发性失效。但同一患者一般不同时用两种磺胺类药物,也不同时联用格列奈类非磺胺类胰岛素促泌剂。

**(五)磺胺类不用于 β 细胞功能衰竭/急性代谢紊乱/严重并发症/妊娠者**

一般认为,磺胺类药物不宜用于下列情况:①T1DM。②T2DM 患者 β 细胞功能已衰竭。③T2DM 合并急性严重代谢紊乱(如酮症酸中毒或高渗性昏迷)。④糖尿病合并妊娠或糖尿病妊娠和哺乳期。⑤T2DM 患者伴应急状态者(如严重感染、急性心肌梗死、严重创伤及手术期间)。⑥已有严重的心、肝、脑、肾和眼部并发症或并发症者。⑦对磺胺类药物过敏或有严重不良反应者。⑧儿童患者和老年人要小心应用,要酌情调整磺胺类药物的剂量或以选用作用时间较短的药物,如格列喹酮为宜,剂量不宜过大。患者应该禁酒,因为乙醇可诱发或加重空腹时磺胺类药物的降糖作用而发生低血糖症。

临床应用磺胺类药物时,必须注意:①选用长效制剂,提高依从性和疗效。②兼顾胰岛素分泌和磺胺类药物的胰外作用,因为有较强胰外作用的磺胺类药物疗效更好。③不同磺胺类药物不联合使用。④低血糖常见的诱因有高龄、饮酒、肝/肾疾病和多种药物合用,格列苯脲的低血糖反应较严重,忌用于老年人。磺胺类药物应在餐前 0.5 小时服用。

**(六)磺胺类引起低血糖症/体重增加/其他不良反应**

1.低血糖反应

低血糖反应是磺胺类药物最常见而重要的不良反应,常发生于老年患者或肝肾功能不全者,高龄、肝肾疾病、药物剂量过大、体力活动过度、进食不规则、饮含酒精的饮料以及多种药物相互作用等为常见诱因,糖尿病患者随病程延长和自主神经系统损伤,对低血糖的对抗调节能力越来越差,低血糖的症状也越来越不明显,越来越不易被察觉。严重低血糖反应可诱发冠心病患者心绞痛或心肌梗死,也可诱发脑血管意外;反复或持续的低血糖可导致神经系统不可逆损伤,甚至昏迷和死亡,应予避免。氯磺丙脲和格列苯脲为长效磺胺类药物,格列苯脲的代谢产物也具降糖活性,两者均由肾脏排泄。因此,在老年患者,尤其是有肾功能不全的患者中,常可引起严重而持久的低血糖症,停药后易反复复发,在急诊应引起足够的重视。格列苯脲(优降糖)与复方新诺明合用可引起严重低血糖症(已有 10 多例病例死亡报道)。格列苯脲和格列吡嗪控释剂也为长效制剂,但由于其较低的有效血药浓度和葡萄糖依赖的降糖反应,故低血糖症的发生率较格列苯脲显著减少。但格列苯脲引起的低血糖症可持续 72 小时。格列喹酮降糖作用温和,作用时间较短,且只有 5% 从肾脏排泄,因此,老年人使用较安全。

2.增加体重

对于某些应用胰岛素治疗的患者,同时服用磺胺类药物面临的重要问题就是体重增加。避免体重增加的最好办法是坚持严格的均衡低脂饮食和规律的适当运动,必要时,应积极减肥,保持体重在正常范围内。临床研究表明:格列吡嗪控释剂、格列奇特和格列苯脲增加体重作用不明显或较其他磺胺类药物低。

3.肝肾功能损害

一些患者可出现便秘、腹泻、胃灼热、饱胀、食欲减退、恶心或痉挛性腹痛等症状。这些不良反应都比较轻微,通常会在长期服用后消失。偶见肝功能损害和胆汁淤积性黄疸,故肝功能不全者禁用。多数磺胺类药物,如甲苯磺丁脲、氯磺丙脲、格列苯脲及格列吡嗪对胃酸分泌和胃蛋白酶活性无明显作用,但格列喹酮对胃酸和胃蛋白酶分泌有显著刺激作用,故有消化性溃疡患者应慎用格列喹酮。磺胺类药物主要通过肾排泄,肾功能损害时,其血浓度明显上升,易诱发低血糖,故肾功能不全者禁用。有些磺胺类药物制剂(如格列喹酮)主要通过肝胆系统排泄,可用于轻度肾功能不全者,但中度以上肾功能不全者仍需禁用。

4.心血管事件

缺血预适应是一种强力的内源性心脏保护机制,保护心脏免于致死性缺血。发生轻度心肌缺血时,$K_{ATP}$ 通道开放,出现 IP。$K_{ATP}$ 通道开放是 IP 反应的基础,抑制心脏 $K_{ATP}$ 通道开放的药物对缺血心肌可能有害。例如,格列苯脲关闭 β 细胞膜上的 $K_{ATP}$,对心肌和血管平滑肌细胞 $K_{ATP}$ 通道有关闭作用。但是,不同药物其作用存在差别,例如格列苯脲和格列奇特不影响 IP。糖尿病伴缺血性心脏病者应选择对 β 细胞选择性高和较少影响 IP 的格列苯脲;在心肌梗死的急性期及围血管成形术期禁用磺胺类药物(尤其是格列苯脲),宜用胰岛素。

5.皮肤过敏反应

磺胺类药物可引起皮疹、瘙痒和荨麻疹等轻微的皮肤反应。常在服药几周后消失。如果有严重、持续的皮肤反应,需停药。另外,可能会对阳光敏感,可用防晒霜防皮肤被晒伤。

6.酒精不耐受

发生率低,多见于服用氯磺丙脲或甲苯磺丁脲者,但任何一种磺胺类药物都可能出现。一些患者在饮用含酒精饮料或药物,甚至极少量的酒精(比如,半杯葡萄酒)后 10～30 分钟内就会出现头痛、颜面潮红或麻刺感,也可能出现恶心和头晕。这些症状有时会持续 1 小时。格列苯脲或格列苯脲少有此类反应。为了预防这种反应,最简单的就是避免饮酒。

7.其他不良反应

第一代磺胺类药物偶可引起白细胞减少、粒细胞缺乏、再生障碍性贫血、血小板减少和溶血性贫血等,第二代磺胺类药物极少引起血液系统毒性。心血管系统的不良反应正在受到医学界的极大关注,目前比较公认的是格列苯脲可降低心肌对抗缺血的能力,故老年人及有冠心病的患者应慎用。氯磺丙脲还可引起抗利尿激素不适当分泌而导致低钠血症和水中毒。亲脂性磺胺类药物在抑制肝糖输出的同时,还对线粒体的氧化磷酸化有解耦联作用,但格列苯脲和格列喹酮等药物在通常的治疗浓度下,对线粒体的生物能量生成无明显影响。如患者存在肝肾功能不全或用量过大时,要注意这一不良反应的发生;或者在合用 β 受体阻滞剂时,更要特别注意两药同一不良反应相加带来的危险,因为 β 受体阻滞剂(如普萘洛尔)亦对肝肾细胞的线粒体生物氧化有抑制作用。

(七)磺胺类治疗存在原发性或继发性失效可能

有些糖尿病患者过去从未用过磺胺类药物,应用足量的磺胺类药物 1 个月后未见明显的降糖效应,称为原发性失效,发生率约为 10%,其原因可能有缺乏饮食控制和严重的胰岛 β 细胞功能损害等,糖脂毒性是胰岛 β 细胞功能损害的最重要的原因,β 细胞衰竭为 T2DM 的必然程序和演变过程,可能是由"β 细胞凋亡基因"决定的,因此 T2DM 使用饮食治疗、格列苯脲或二甲双胍,β 细胞衰竭的速度都是相同的;目前没有磺胺致 β 细胞衰竭的确切依据。磺胺类药物失效不等于 β 细胞凋亡,一般认为,β 细胞凋亡与磺胺类或其他药物无关。有些糖尿病患者服用磺胺类药物治疗初期能有效地控制血糖,但长期服用后疗效逐渐下降,血糖不能控制,甚至无效。判定标准是每天应用大剂量(如格列苯脲 15mg/d,疗程 3 个月)空腹血糖仍>10mmol/L,HbA$_{1c}$>9.5%,称为继发性失效,其发生率为 20%~30%,年增长率为 5%~10%。发生与胰岛 β 细胞功能逐渐下降和外周组织的 IR 不能缓解密切相关。其他因素有:①饮食控制不佳,活动量过少。②磺胺类药物剂量不够或吸收障碍。③同时服用了升高血糖的制剂如糖皮质激素等。④存在应激反应。⑤心理因素等。⑥病例选择不当。有学者总结 10 年中近 2000 例 T2DM 的口服降糖药使用效果,发现继发性失效多发生于用药后 1 年内,以后的发生率与使用时间无明显关系,但 80% 的口服磺胺类药物患者以后均停用或加用其他药物。双胍类药物也可发生继发性失效,年发生率为 5%~10%。

继发性失效的处理方法是:①加用胰岛素治疗:可在早晚餐加用中效胰岛素(NPH)或 3 餐前加用胰岛素或睡前(9 时)加中长效胰岛素。②加用二甲双胍 0.25g,每天 3 次。③加用 α-葡萄糖苷酶抑制剂,如阿卡波糖 50~100mg,每天 3 次,进餐时服用。④改用胰岛素治疗。先行胰岛功能测定,若 β 细胞功能差,则应改用胰岛素治疗,亦可加用二甲双胍或阿卡波糖。⑤消除上述引起继发磺胺药失效的因素,如饮食控制和增加运动,或加用胰岛素增敏剂、GLP-1 激动剂或 DPP-Ⅳ 抑制剂。

## 九、格列奈类促胰岛素分泌剂治疗

格列奈类为非磺胺类胰岛素促分泌剂,是一类类似磺胺类药物的药物,能改善胰岛 β 细胞的早期相胰岛素分泌,产生类似生理的胰岛素分泌模式,从而降低餐时血糖高峰,故又称为"餐时血糖调节剂"。

第 1 个餐时血糖调节剂是 1997 年 FDA 批准的瑞格列奈(诺和龙),之后 1999 年又合成了作用更为优异的那格列奈(唐力)。瑞格列奈的结构类似氯茴苯酸,而那格列奈是苯丙氨酸衍生物。

**(一)格列奈类促胰岛素分泌剂作用机制与磺胺类相似而结合位点不同**

本类与磺胺类药物相比有以下明显的优势。

(1)它不引起胰岛素的直接胞泌,不抑制细胞内蛋白质(胰岛素原)合成。

(2)它是一种"快开－快闭",即起效快和作用时间短的胰岛素促泌剂,具有"快进、快效、快出"的特点。其"快开"作用是指它刺激胰岛素分泌的模式与食物引起的生理性早期相胰岛素分泌相似,可以有效地增强早期相胰岛素的分泌,从而控制餐时血糖增高,而它的"快闭"作用不会同时导致基础或第 2 相胰岛素的升高,能够预防高胰岛素血症,并减少低血糖倾向。

(3)它的胰岛素促泌作用具有葡萄糖依赖性,其作用强度与血糖水平正相关。在空腹状态下服用,仅仅使血胰岛素和葡萄糖水平发生较轻微的变化;在低血糖时,几乎不刺激胰岛素分泌,因而能有效地模拟胰岛素生理性分泌,从而能更好地控制血糖波动,很少发生低血糖反应且症状轻微。

(4)餐前服药,刺激胰岛素快速释放,而两餐之间不刺激胰岛素分泌,对保护胰岛 β 细胞有重要意义。

(5)"进餐服药,不进餐不服药"的用药原则提供了给药更大的灵活性,而且很容易在进餐同时被记住,大大增加了患者的依从性。

(6)具有较好的胰腺特异性,对血管平滑肌和心肌的作用很弱,其中那格列奈与 β 细胞 $K_{ATP}$ 亲和力较其他心血管 $K_{ATP}$ 结合强 300 倍,因此,不影响心肌的"缺血预适应"。

**(二)格列奈类刺激胰岛素分泌迅速而短暂**

口服后迅速而近于完全吸收,进餐时服用吸收稍延缓,其发挥刺激胰岛素分泌的作用起效迅速(30 分钟内起效),持续时间较短,在血循环中与蛋白质结合,98% 的与血清蛋白结合,1 小时内药物浓度达峰值,血浆半衰期($t_{1/2}$)亦约 1 小时,由肝脏细胞色素 P450 酶 3A4(CYP3A4)所完全代谢,而其代谢产物无降糖作用,服药 4～6 小时后,几乎 98% 的瑞格列奈被代谢,92% 的由粪便排出,而 8% 的经尿排出,其生物利用度为 63%。那格列奈在口服后也迅速吸收,达到血药峰值的时间约为 50 分钟,进高脂肪饮食可使其血药峰值增加 12%,但达峰时间延缓约 50%,其生物利用度为 70%。在血循环中,那格列奈与血浆蛋白(主要是清蛋白)广泛结合(在男性＞98%),主要通过混合功能氧化酶系代谢,细胞色素 P450(CYP)C29 是那格列奈代谢主要的催化剂,其次是 CYP3A4。其代谢产物活性多为那格列奈的 1/6～1/3,只有少量异丙醇代谢产物具有活性,强度与那格列奈相当。在人体,那格列奈原药及代谢产物 80% 由肾脏排泄,16% 以原药形式排出,约 10% 在粪便中排泄,半衰期为 1.5～1.8 小时,24 小时内可完全清除。

**(三)格列奈类治疗 T2DM**

在磺胺类药物失效时,改用该类药物亦能取得较好疗效;几乎不影响患者的体重,对肥胖和非肥胖的 T2DM 同样有效;因口服吸收快,起效快,服后大部分经肝胆排泄,体内无蓄积,更适用于老年及有轻、中度肾功能障碍的 T2DM 患者;还可用于 IGT 的患者。但下列情况不适合使用格列奈类:①T1DM。②严重的肝肾功能不全。③合并妊娠或哺乳。④有急性并发症和并发症(如糖尿病酮症酸中毒、乳酸性酸中毒、非酮症高渗性昏迷、感染以及手术等)。

1.用法与用量

瑞格列奈餐前 10～15 分钟服用,每天 3 次,疗效优于每天 2 次。起始剂量每次餐前0.5～1.0mg(对使用过另一种口服降糖药而换成瑞格列奈者,开始即可用每餐 1mg),根据血糖调节用量,最大单次剂量为 4mg,每天为 16mg。进一次餐服一次药,不进餐时不服药,故被称为"餐时血糖调节剂"。那格列奈单一或联合应用的开始剂量为 120mg,每天 3 次服用,餐前10～15 分钟内服用。老年 T2DM 患者开始时,宜在餐前服用 60mg。对血糖接近目标值的患者可用 60mg。对健康志愿者进行的大规模 I 期剂量范围试验中,那格列奈的剂量范围为30～240mg,每天三餐前服用,所有剂量的耐受性均良好。

2.疗效与联合用药

与磺胺类药物相比,瑞格列奈在为期 1 年的治疗中,控制 $HbA_{1c}$ 水平的效果与格列齐特和格列苯脲相当,而优于格列吡嗪。瑞格列奈可降低 FPG 2.6～2.7mmol/L,$HbA_{1c}$ 1.6%～1.9%。若与二甲双胍合用,较单用瑞格列奈作用更强,可使 FPG 再下降达 2.2mmol/L,$HbA_{1c}$ 再降低 1.4%。单用格列奈类,血糖控制不理想,可与二甲双胍、格列酮类药物或胰岛素联合应用,以增加单用的疗效。格列奈类与二甲双胍合用,尤其适用于肥胖患者。由于本类药物的作用机制与磺胺类药物相似,所以两类之间不可联用。

3.不良反应与注意事项

瑞格列奈口服易耐受,不良反应较少。常见的有轻度低血糖(即使未进食或推迟进餐时间也极少发生低血糖症),胃肠功能失调如腹泻和呕吐,短暂性视觉障碍等。在对瑞格列奈、格列苯脲、格列齐特和格列吡嗪进行的长期比较研究中,瑞格列奈发生严重低血糖的危险性明显较其他三种低。那格列奈的常见不良反应有低血糖、乏力、恶心、腹泻和腹痛等,少见的过敏反应如皮疹、瘙痒和荨麻疹也有报道,少数病例有肝酶升高,不过是轻微或暂时性的,很少导致停药。那格列奈可增加血尿酸水平,机制和意义未明。

瑞格列奈的代谢降解是通过肝脏的 CYP3A4,故诱导此酶活性增强的药物削弱其作用,如巴比妥盐、卡马西平和利福平,而抑制此酶活性的药物可增强其降糖作用,如酮康唑和红霉素。格列奈类吸收后 90% 以上的与血浆蛋白结合,故凡与血浆蛋白结合强的药物,可竞争性抑制其与血浆蛋白结合,从而增强格列奈类的降糖作用,属于此类的药物有 β-肾上腺素能受体阻滞剂、氯霉素、非甾体类抗感染药物、华法林和磺胺类药物等。

## 十、双胍类降糖药治疗

双胍类降糖药物有苯乙双胍(降糖灵)和二甲双胍。苯乙双胍由于乳酸酸中毒的发生率高,目前已被淘汰。现在,临床上主要应用二甲双胍。市售的盐酸二甲双胍、格华止、美迪康、迪化糖锭、君力达和甲福明等的成分都是二甲双胍。口服二甲双胍 0.5～1.5mg 的绝对生物利用度 50%～60%,2 小时血浓度达峰值,血浆半衰期 1.5～4.5 小时,不与血浆蛋白结合,分布广泛,但小肠细胞的浓度高。

### (一)双胍类抑制肝糖输出并促进组织糖利用

**1.作用靶点**

二甲双胍作用的分子靶点主要是一磷酸腺苷(AMP)激活的蛋白激酶(AMPK),AMPK参与体内很多代谢过程,并且在很多环节上都发挥着重要的作用。有研究显示,随着二甲双胍剂量的增加,离体肝细胞上 AMPK 的活性增加,而且活性几乎接近所谓的最大的刺激剂量。另 1 项研究发现,二甲双胍在骨骼肌上也同样有这样的作用,它可刺激骨骼肌上 AMPK 的活性。在生化反应过程中,AMPK 被激活之后,可以使脂肪组织中激素敏感性脂肪酶的活性降低,使得肝脏上一些酶的表达降低,同时 AMPK 也可作用于肌肉组织,使葡萄糖的转运增强,最终发挥降低非酯化脂肪酸、降低血脂和降低血糖的作用。

**2.抑制肝糖产生和输出**

肝糖产生过多和肝糖异生是 T2DM 血糖升高的主要原因。长期高血糖可以通过诱导肝脏线粒体超氧化物生成,肝脏糖异生的磷酸烯醇式丙酮酸羧化酶(PEPCK)和葡萄糖-6-磷酸酶mRNA 表达增加导致肝脏葡萄糖输出增加。二甲双胍抑制肝糖输出的机制是使糖原异生和糖原分解降低,部分可能通过减少脂肪酸和脂质氧化来实现。这种作用可能还依赖于较低浓度的胰岛素存在。

**3.促进外周组织利用葡萄糖**

尤其是骨骼肌是二甲双胍增加胰岛素介导的葡萄糖利用的主要部位,当餐后血糖升高时,二甲双胍可增加骨骼肌对葡萄糖的摄取并加速葡萄糖的氧化代谢,降低血糖。

**4.抑制脂肪分解**

二甲双胍可抑制脂肪分解,降低极低密度脂蛋白—胆固醇、低密度脂蛋白—胆固醇、三酰甘油和 FFA,抑制肠道羟甲基戊二酰辅酶 A 还原酶(HMG-CoA)和胆固醇酰基转移酶活性,抑制肠道胆固醇的生物合成和贮存。

**5.减轻胰岛素抵抗**

二甲双胍可显著增加胰岛素受体的数量和亲和力,改善肌肉和脂肪的组织酪氨酸激酶的活性,进一步改善这些组织的胰岛素敏感性。高胰岛素血症、高血糖产生的糖毒性和高脂血症产生的脂毒性是引起 IR 抵抗的重要因素,二甲双胍在降低血糖和降血脂的同时不引起胰岛素分泌,能改善 IR。

**6.抑制食欲和减少肠道糖吸收**

二甲双胍的作用机制还有抑制食欲,减少肠道糖的吸收。总结二甲双胍的作用机制:从程度上看,二甲双胍对脂肪分解的作用比较弱,对肌肉摄取葡萄糖的作用也比较弱,它最主要的作用还是抑制肝糖输出,从而降低空腹血糖。

### (二)双胍类不引起低血糖/高胰岛素血症/体重增加

二甲双胍口服后主要在小肠吸收,一般在 6 小时内吸收完全,在血浆内不与蛋白质结合,达峰时间为 1～2 小时,半衰期为 4～8 小时,生物利用度为 50％～60％。摄食可延缓二甲双胍在消化道的吸收,吸收后它可迅速分布到体内各组织。其在胃肠浓度最高,而在肝肾浓度最低,不为肝脏所降解,而由肾小管主动排泄,大约90％的经肾在 24 小时内排出。肾功能减退时,半衰期可明显延长。

二甲双胍的作用在于：①不刺激胰岛素分泌，主要作用于胰外组织，单用不会引起低血糖，且能改善 IR，避免高胰岛素血症，在降低血糖的同时对 β 细胞又起保护作用。②不引起体重增加，肥胖者还能减轻体重。③改善脂代谢，降低血脂，增进微循环，延缓和改善血管并发症。UKPDS 研究显示，二甲双胍治疗组较一般治疗组心肌梗死发生率降低了 39%，卒中发生率降低了 40%。④二甲双胍降低三酰甘油和非酯化脂肪酸的作用还可以减少对 β 细胞的脂毒性。二甲双胍优良的作用特点，使其成为 T2DM 最常用的药物之一，尤其是伴 IR 的肥胖 T2DM 患者，可使胰岛素的敏感性增加 20%～30%。

一般禁忌证包括：①T1DM。②酮症酸中毒、非酮症高渗昏迷和乳酸酸中毒等急性并发症者。③严重肝肾功能不全者，严重贫血、缺氧、心力衰竭、酗酒和慢性严重肝脏病等，其理由是担心二甲双胍会引起或加重乳酸酸中毒，但目前仍缺乏充分的对照研究依据。④感染和手术等应激情况，严重高血压、明显的视网膜病和进食过少的患者。⑤妊娠、哺乳期妇女和 80 岁以上者。⑥近期有上消化道出血者。⑦使用血管造影剂和强抗凝剂（如华法林）前后 48 小时内。⑧血液系统疾病，特别是大细胞性贫血和溶血性贫血患者。⑨线粒体基因突变性糖尿病也不宜使用。

### (三)双胍类的非降糖作用值得关注

#### 1.抗动脉粥样硬化和抗血栓

葡萄糖毒性的氧化应激对组织产生的损害主要与多元醇通路、蛋白激酶 C(PKC)通路、晚期糖基化终末产物(AGEs)通路和氨基己糖通路等代谢通路有关。双胍类药物可针对性地作用这些通路，减轻氧化应激对组织的损伤。二甲双胍的结构与 AGEs 的强力抑制剂氨基胍相似，可抑制 AGEs 的生成与堆积。双胍类药物对血管内皮具有保护作用，如改善内皮介导的舒张功能、抑制单核细胞的黏附、降低黏附分子、C 反应蛋白和纤维蛋白原的水平，抑制单核细胞向巨噬细胞分化，抑制脂质沉积和滑肌细胞增生，减少心脏终点事件。双胍类药物降低凝血因子Ⅶ、凝血因子、PAI-1 和 C 反应蛋白水平，抑制纤维蛋白原交联和血小板聚集，纠正血液高黏高凝状态。

#### 2.纠正血脂谱异常

二甲双胍能改善糖尿病患者的脂代谢异常：减少脂肪氧化 10%～30%，降低游离脂肪酸、低密度脂蛋白、极低密度脂蛋白与 Lp(a)和三酰甘油水平，升高高密度脂蛋白，有利于糖尿病合并大血管并发症者减少心脑血管疾病的终点事件。双胍类药物降低 FFA，改善机体对胰岛素的敏感性和 β 细胞分泌功能。

#### 3.抗氧化

二甲双胍对高糖诱导的 PKCβ$_2$ 通路活化有抑制作用，可使血浆抗氧化活性增高 4 倍；通过降低 AGEs 前体甲基乙二醛生成，避免高血糖对血管内皮的损伤，但其抗氧化作用的机制仍不清楚。

#### 4.降低血压与心率

糖尿病时胰岛素传递信号异常，导致血管收缩增强，引起高血压。正常时胰岛素通过 PI-3 激酶通路激活 NO 合酶，升高平滑肌细胞上钠泵活性及葡萄糖穿膜转运能力，当胰岛素的舒张血管作用受损时，NO 的血管扩张作用受损，增加平滑肌细胞钙离子内流，损害血压升高时的血管舒张功能。二甲双胍对人血压无直接影响,但能刺激钠泵活性,增加乳酸生成,具有中枢抗高血压和抑制肾交感神经作用,有助于降低糖尿病相关的病死率。

5.治疗多囊卵巢综合征

二甲双胍是胰岛素增敏剂,近年来临床用于治疗多囊卵巢综合征(PCOS)获得良好的效果。二甲双胍降低患者血中的胰岛素,改善胰岛素抵抗,降低睾酮水平,使雌二醇水平上升,月经恢复。罗格列酮和二甲双胍均可改善 PCOS 的男性化症状,似乎二甲双胍更多的是纠正高雄性激素血症,而罗格列酮对高胰岛素血症与胰岛素抵抗更有效。

6.其他作用

AMPK 是一种能量感知分子,二甲双胍通过提高胰岛素受体酪氨酸激酶的活性、增加GLUT4 的数目和活性和增强糖原合酶的活性等多重作用机制增加周围组织的胰岛素敏感性。二甲双胍还能改善葡萄糖非氧化代谢通路,增加周围组织胰岛素介导的葡萄糖利用。AMPK 可能有心脏保护作用,二甲双胍可明显缩小动物模型心肌梗死的面积。近年来发现,糖尿病患者口服二甲双胍时乳腺癌发病率很低,二甲双胍可以减少糖尿病患者罹患癌症的风险。

**(四)新确诊患者在生活方式干预时应用双胍类治疗**

2005 年发表的国际糖尿病联盟(IDF)全球 T2DM 临床指南中推荐,新诊断的 T2DM 患者第 1 步应进行教育和生活方式干预,无效时即可接受口服降糖药物治疗。在这些药物中,无论对于超重还是正常体重的患者,除非存在双胍类药物的禁忌证,患者从起始就应使用。2006年,欧洲糖尿病研究会(EASD)和美国糖尿病学会(ADA)共同发布了 T2DM 治疗新共识,将二甲双胍的使用时间进一步提前,建议新确诊的糖尿病患者应当在采取生活方式干预的同时应用二甲双胍。最新版的 ADA 指南推荐患者被诊断为糖尿病后应立即开始生活方式干预和二甲双胍治疗,在此基础上,如果 $HbA_{1c} \geqslant 7\%$,则可分别加用基础胰岛素、磺胺类药物和格列酮类药物。

二甲双胍除了具有良好的降糖作用外,其最大的优势在于降低 T2DM 患者心血管并发症。在 UKPDS 试验中,接受二甲双胍强化治疗的患者除了降低 42% 的糖尿病相关死亡外,还可降低 39% 的心肌梗死风险和 41% 的卒中风险。二甲双胍可以减轻体重,改善胰岛素敏感性。

1.适应证

双胍类药物主要适用于下列情况:①肥胖 T2DM 患者经饮食和运动治疗后,血糖控制不佳者,可作为首选药物。②非肥胖 T2DM 患者与磺胺类或 α-葡萄糖苷酶抑制剂合用可增强降糖效果。③接受胰岛素治疗的糖尿病患者(包括 T1DM、T2DM 和一些特殊类型的糖尿病),血糖波动大或胰岛素用量大,有 IR 者可合用双胍类药物。④可用于治疗肥胖的非糖尿病患者及多囊卵巢综合征患者。⑤IGT 或 IFG 者,使用双胍类药物可防止和延缓其发展为糖尿病,已被糖尿病预防项目研究(diabetes prevention program,DPP)证实。⑥青少年 T2DM,尤其是肥胖和超重者。

2.常用种类及用法

二甲双胍开始宜小剂量,250mg,每天 2 次,餐前或餐后口服。1～3 天后,加至 250mg,每天3次,如无特殊反应,可逐渐加到500mg,每天2～3次,或850mg,每天2次。以后视病情调整剂量。最小有效量约为500mg,在500～3000mg的剂量范围内有效,最佳控制血糖的剂量为2000mg。

二甲双胍常规用药从250～500mg,3次/d开始,最大不超过2500mg/d,但对肥胖伴胰岛素抵抗的糖尿病患者,最大剂量可达3000mg/d。苯乙双胍从25mg,3次/日开始,最大不超过150mg/d。双胍类药物的降低血糖作用是剂量依赖性的,当剂量达到2g时,降低血糖作用达平台。餐后服药药效可降低25%。故如无胃肠道反应可餐前服药,如胃肠道反应重可于餐后服药。

### 3.二甲双胍与其他药物联用

二甲双胍可以与各种口服降糖药联合应用,不但获得良好的效果,而且减少了每种药物剂量与不良反应,延缓药物的继发性失效。最近很多研究报道了,在T2DM成年患者给予二甲双胍/格列苯脲复合剂为初始治疗20周后,不仅获得比单药治疗者更好的血糖控制,而且β细胞的1相和2相胰岛素分泌均较单药治疗者有显著提高,提示联合用药对胰岛功能有更好的作用。还有多篇研究报道了二甲双胍与噻唑烷二酮联合治疗的益处。据报道,5000余例糖尿病患者接受二甲双胍与罗格列酮联合治疗6个月以上,$HbA_{1c}$（-1.3%）和空腹血糖（-2.61mmol/L）显著下降,联合治疗使达到$HbA_{1c}$<6.5%（IDF目标）和<7.0%（ADA目标）的患者比例比二甲双胍单药治疗时分别增加了34%和50%。

对磺胺类药物、α-葡萄糖苷酶抑制剂或胰岛素治疗效果不佳的糖尿病,加用二甲双胍可取得满意疗效。与氯米芬合用,可使90%的多囊卵巢综合征伴有IR和雄激素增多者月经恢复正常。

# 参考文献

[1]徐化高.现代实用内科疾病诊疗学[M].北京:中国纺织出版社有限公司,2021.

[2]徐玮.现代内科疾病诊疗精要[M].青岛:中国海洋大学出版社,2020.

[3]金琦.内科临床诊断与治疗要点[M].北京:中国纺织出版社有限公司,2020.

[4]刘培育.临床内科常见病诊疗学[M].天津:天津科学技术出版社,2020.

[5]于治民.新编临床内科诊疗新进展[M].西安:世界图书出版西安有限公司,2020.

[6]何茜.新编内科学基础与临床实践[M].天津:天津科学技术出版社,2020.

[7]明晓.临床呼吸内科疾病诊疗[M].沈阳:沈阳出版社,2020.

[8]闫东.内科疾病基础与临床诊断[M].昆明:云南科技出版社,2020.

[9]周生建.实用临床内科肿瘤学[M].天津:天津科学技术出版社,2020.

[10]于治民.新编临床内科诊疗新进展[M].西安:世界图书出版西安有限公司,2020.

[11]孙京喜.内科疾病诊断与防治[M].北京:中国纺织出版社有限公司,2020.

[12]刘兵.临床内科疾病诊断与治疗[M].北京:科学技术文献出版社,2020.

[13]侯昭礼.现代急诊内科疾病诊疗[M].北京:科学技术文献出版社,2020.

[14]高胜利.实用临床内科急症诊断与处理[M].天津:天津科学技术出版社,2020.